REPRODUÇÃO DE CÃES

Marcelo Rezende Luz
Alexandre Rodrigues Silva

REPRODUÇÃO DE CÃES

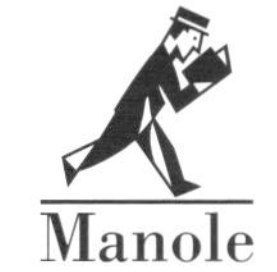

Manole

Editora gestora: Sônia Midori Fujiyoshi

Projeto gráfico: Departamento Editorial da Editora Manole
Diagramação e revisão ortográfica: Estúdio Asterisco
Ilustrações: Rafael Zemantauskas
Capa: Rubens Lima
Imagens dos autores: arquivo pessoal

Imagens da capa gentilmente cedidas pela Dra. Wenche Farstad e Sr. Knut Framstad, do Canil Streamside, Siggerud, Noruega.

CIP-BRASIL. CATALOGAÇÃO NA PUBLICAÇÃO
SINDICATO NACIONAL DOS EDITORES DE LIVROS, RJ

L994r

Luz, Marcelo Rezende
Reprodução de cães/Marcelo Rezende Luz, Alexandre Rodrigues Silva; colaboração Adriana Falco de Brito ... [et al.]. – 1. ed. – Barueri [SP]: Manole, 2019.
432 p.: il.; 23 cm.

Inclui índice
ISBN 9788520455425

1. Medicina veterinária. 2. Cães – Reprodução. I. Silva, Alexandre Rodrigues. II. Luz, Marcelo Rezende. III. Título.

19-57705 CDD: 636.089
CDU: 636.09

Leandra Felix da Cruz – Bibliotecária – CRB-7/6135

Edição – 2019

Editora Manole Ltda.
Av. Ceci, 672 – Tamboré
06460-120 – Barueri – SP – Brasil
Tel.: (11) 4196-6000
www.manole.com.br
https://atendimento.manole.com.br/

Impresso no Brasil
Printed in Brazil

Durante o processo de edição desta obra, foram tomados todos os cuidados para assegurar a publicação de informações precisas e de práticas geralmente aceitas. Do mesmo modo, foram empregados todos os esforços para garantir a autorização das imagens aqui reproduzidas. Caso algum autor sinta-se prejudicado, favor entrar em contato com a editora.

Os autores e os editores eximem-se da responsabilidade por quaisquer erros ou omissões ou por quaisquer consequências decorrentes da aplicação das informações presentes nesta obra. É responsabilidade do profissional, com base em sua experiência e conhecimento, determinar a aplicabilidade das informações em cada situação.

Editora Manole

Aos meus pais, Célia e Sérgio, e à
minha filha, Ana Clara. Amo vocês.
Marcelo Rezende Luz

Aos meus pais, Nice e Magomante.
Com todo meu amor.
Alexandre Rodrigues Silva

A todos os cães, clientes, canis, tutores,
alunos, parceiros e nossos ex-professores
que participaram da construção e do
aprimoramento de nosso conhecimento.
Os autores

Agradecimentos

Gostaria de agradecer a algumas pessoas que foram muito importantes na minha formação profissional e pessoal: Dr. José Augusto Bastos Afonso (Clínica de Bovinos de Garanhuns/UFRPE), Dr. Carlos Fernando Marins Rodrigues (Gertec Embriões), Prof. Dr. Paulo Henrique Franceschini (FCAV/UNESP Jaboticabal), Profa. Dra. Vera Fernanda Martins Hossepian de Lima (FCAV/UNESP Jaboticabal), Dra. Fabiana Ferreira de Souza (FMVZ/UNESP Botucatu), Dr. Marcelo Roncoletta (Imprenha Biotecnologia), Profa. Dra. Maria Isabel Mello Martins (UEL), Dr. John P. Verstegen III (Minitube), Profa. Dra. Maria Denise Lopes (FMVZ/UNESP Botucatu), Prof. Dr. Mario Binelli (*University of Florida*), Prof. Dr. Patrick W. Concannon (*Cornell University*) (*in memoriam*), Prof. Dr. Marc Roger Jean Marie Henry (EV/UFMG). Agradeço especialmente a Patricia Maria Coletto Freitas, por compartilhar comigo diversos projetos de vida.

Marcelo Rezende Luz

Meu agradecimento à Profa. Dra. Lúcia Daniel Machado da Silva (FAVET/UECE) por ser meu modelo profissional e humano a ser seguido. Obrigado por todos os ensinamentos passados e pela inspiração na carreira. Agradeço também à Profa. Dra. Maria Denise Lopes (FMVZ/UNESP Botucatu) pela torcida e pelo incentivo de sempre.

Alexandre Rodrigues da Silva

Sobre os colaboradores

Adriana Falco de Brito
Médica-veterinária. Doutora em Fisiopatologia e Saúde Animal pela Universidade do Oeste Paulista (UNOESTE). Professora da Faculdade de Ciências Agrárias da Unoeste.

Alexandre Rodrigues Silva
Médico-veterinário. Doutor em Ciências Veterinárias pela Universidade Estadual do Ceará (UECE). Professor Associado de Medicina Veterinária e do Programa de Pós-Graduação em Ciência Animal da Universidade Federal Rural do Semi-Árido (UFERSA). Membro-Diretor do Colégio Brasileiro de Reprodução Animal (CBRA). Membro da Society for the Study of Reproduction, EUA. Titular do Canil Urbana Legio, especializado na criação de cães da raça Cocker Spaniel Inglês.

Antonio Cavalcante Mota Filho
Médico-veterinário. Doutor em Ciências Animais pela Universidade Estadual do Ceará (UECE). Professor Titular do Centro Universitário Leão Sampaio. Membro do Comitê de Ética Animal do Centro Universitário Leão Sampaio.

Berenice de Ávila Rodrigues
Médica-veterinária. Pós-Doutora e Doutora em Ciências Veterinárias pela Universidade Federal do Rio Grande do Sul (UFRGS).

Camila Infantosi Vannucchi
Médica-veterinária. Doutora em Reprodução Animal pela Universidade de São Paulo (USP). Professora Associada da Faculdade de Medicina Veterinária e Zootecnia da USP.

Daniel Couto Uchoa
Médico-veterinário. Doutor em Biotecnologia pela Rede Nordeste de Biotecnologia (RENORBIO). Mestre em Ciências Veterinárias pela Universidade Estadual do Ceará (UECE). Titular do Canil Grande Canafístula, especializado na criação de cães das raças Boxer e Buldogue Francês.

Eduardo Maldonado Turra
Médico-veterinário. Doutor em Melhoramento Genético Animal pela Universidade Federal de Minas Gerais (UFMG). Professor Associado da Escola de Veterinária da UFMG. Titular do Canil Prince Regis, especializado na criação de cães da raça Boxer.

Erika Christina Santos Oliveira
Médica-veterinária. Pós-Doutora em Reprodução Animal pela Smithsonian Conservation Biology Institute (SBCI, EUA). Doutora em Ciência Animal pela Universidade Federal de Minas Gerais (UFMG). Professora Adjunta do Departamento de Medicina Veterinária da Universidade Federal Rural de Pernambuco (UFRPE).

Érika Ramos de Alvarenga
Bióloga. Pós-Doutora em Melhoramento Genético Animal e Doutora em Genética pela Universidade Federal de Minas Gerais (UFMG). Pesquisadora da UFMG.

Fernando Antonio Bretas Viana
Doutor em Oftalmologia e Mestre em Clínica e Cirurgia Veterinárias pela Universidade Federal de Minas Gerais (UFMG). Árbitro de todas as raças do sistema da Confederação Brasileira de Cinofilia/Federação Cinológica Internacional (CBKC/FCI).

Flávia Maria de Oliveira Borges Saad
Médica-veterinária. Doutora em Ciência Animal pela Universidade Federal de Minas Gerais (UFMG). Professora Associada do Departamento de Zootecnia da Universidade Federal de Lavras (UFLA).

Guilherme Ribeiro Valle
Médico-veterinário. Doutor em Ciência Animal pela Universidade Federal de Minas Gerais (UFMG). Professor Adjunto do Departamento de Medicina Veterinária da Pontifícia Universidade Católica de Minas Gerais (PUC Minas).

Herlon Victor Rodrigues Silva
Médico-veterinário. Mestre e Doutorando em Ciências Veterinárias pela Universidade Estadual do Ceará (UECE). Titular do Canil Urbana Legio, especializado na criação de cães da raça Cocker Spaniel Inglês.

Isabel Candia Nunes da Cunha
Médica-veterinária. Pós-Doutora pela Tierärztliche Hochschule Hannover (Alemanha). Doutora em Medicina Veterinária pela Universidade Estadual Paulista Júlio de Mesquita Filho (FMVZ/UNESP, Campus de Botucatu). Professora Assistente do Laboratório de Reprodução e Melhoramento Genético Animal da Universidade Estadual do Norte Fluminense Darcy Ribeiro (UENF).

João Marcelo Azevedo de Paula Antunes
Médico-veterinário. Pós-Doutor e Doutor em Medicina Veterinária pela Universidade Estadual Paulista Júlio de Mesquita Filho (FMVZ/UNESP, Campus de Botucatu). Professor do Programa de Pós-Graduação em Ciência Animal e do Centro de Ciências Agrárias da Universidade Federal Rural do Semi-Árido (UFERSA).

Lílian Rigatto Martins
Médica-veterinária. Pós-Doutora em Reprodução Animal pela Michigan State University (MSU, EUA). Doutora em Reprodução Animal pela Universidade Estadual Paulista Júlio de Mesquita Filho (FMVZ/UNESP, Campus de Botucatu). Professora Associada do Instituto de Ciências da Saúde da Universidade Federal de Mato Grosso (UFMT).

Lívia Magosso Ramires
Médica-veterinária. Doutora em Fisiopatologia e Saúde Animal pela Universidade do Oeste Paulista (UNOESTE).

Lúcia Daniel Machado da Silva
Médica-veterinária. Doutora em Ciências Veterinárias pela Université de Liège (ULiège, Bélgica). Professora Adjunta da Faculdade de Veterinária da Universidade Estadual do Ceará (UECE).

Marcelo Rezende Luz
Médico-veterinário. Doutor em Reprodução Animal pela Universidade Estadual Paulista Júlio de Mesquita Filho (FMVZ/UNESP, Campus de Botucatu). Professor Associado da Escola de Veterinária da Universidade Federal de Minas Gerais (UFMG). Presidente do Colégio Brasileiro de Reprodução Animal (CBRA, Diretoria Executiva 2019-2023). Membro da European Veterinary Society for Small Animal Reproduction (EVSSAR).

Maria Denise Lopes
Médica-veterinária. Doutora em Fisiopatologia Médica pela Faculdade de Medicina Veterinária e Zootecnia da Universidade Estadual Paulista Júlio de Mesquita Filho (FMVZ/UNESP, Campus de Botucatu). Professora Titular de Fisiopatologia da Reprodução Animal da Faculdade de Medicina Veterinária e Zootecnia da Universidade Estadual Paulista Júlio de Mesquita Filho (FMVZ/UNESP, Campus de Botucatu).

Mariana Gobbato Neuls
Médica-veterinária. Mestre em Reprodução de Animais pela Universidade Federal do Rio Grande do Sul (UFRGS).

Maria Isabel Mello Martins
Médica-veterinária. Pós-Doutora pela École nationale vétérinaire d'Alfort (França). Doutora em Biotecnologias da Reprodução Animal pela Universidade Estadual Paulista Júlio de Mesquita Filho (FMVZ/UNESP, Campus de Botucatu). Professora Associada do Departamento de Clínicas Veterinárias da Universidade Estadual de Londrina (UEL).

Monica Correia do Amaral
Médica-veterinária. Mestre em Ciências Veterinárias pela Universidade Federal do Paraná (UFPR). Árbitra da Confederação Brasileira de Cinofilia (CBKC). Titular do Canil Blendale, especializado na criação de cães da raça Terrier.

Patricia Maria Coletto Freitas
Médica-veterinária. Doutora em Cirurgia Veterinária pela Universidade Estadual Paulista Júlio de Mesquita Filho (FCAV/UNESP, Campus de Jaboticabal). Professora Associada da Escola de Veterinária da Universidade Federal de Minas Gerais (UFMG).

Rita de Cássia Soares Cardoso
Médica-veterinária. Doutora em Reprodução Animal pela Universidade Estadual do Ceará (UECE). Professora Associada da Universidade Federal Rural de Pernambuco (UFRPE, Unidade Acadêmica de Garanhuns).

Silvia Edelweiss Crusco
Médica-veterinária. Pós-Doutora em Genética Molecular pela Universidade Estadual Paulista Júlio de Mesquita Filho (FMV/UNESP, Campus de Araçatuba). Doutora em Reprodução Animal pela Universidade de São Paulo (USP). Professora Titular de Reprodução Animal, Biotecnologias e Obstetrícia da Universidade Paulista (UNIP) e Universidade Anhanguera.

Tayse Domingues de Souza
Médica-veterinária. Doutora em Ciência Animal pela Universidade Federal de Minas Gerais (UFMG). Professora Adjunta de Medicina Veterinária da Universidade Vila Velha (UVV). Membro da European Veterinary Society for Small Animal Reproduction (EVSSAR). Membro da Associação Brasileira de Patologia Veterinária (ABPV). Titular do Canil Stansfield Collies, especializado na criação de cães da raça Collie.

Vamilton Alvares Santarém
Médico-veterinário. Doutor em Clínica Médica pela Faculdade de Medicina Veterinária e Zootecnia da Universidade Estadual Paulista Júlio de Mesquita Filho (FMVZ/UNESP, Campus de Botucatu). Professor do Programa de Pós-Graduação em Ciência Animal da Universidade do Oeste Paulista (UNOESTE). Membro do Colégio Brasileiro de Parasitologia Veterinária (CBPV).

Vitor Márcio Ribeiro
Médico-veterinário. Doutor em Parasitologia pela Universidade Federal de Minas Gerais (UFMG). Professor Adjunto do Departamento de Medicina Veterinária da Pontifícia Universidade Católica de Minas Gerais (PUC Minas). Diretor Clínico do Santo Agostinho Hospital Veterinário.

Sumário

Apresentação

Este livro é fruto do trabalho e da colaboração de médicos-veterinários, professores universitários e criadores que, sob a coordenação dos autores, Prof. Marcelo Rezende Luz da Universidade Federal de Minas Gerais (UFMG) e Prof. Alexandre Rodrigues Silva da Universidade Federal Rural do Semi-Árido (UFERSA), produziram uma obra de grande relevância para a cinofilia brasileira sobre reprodução de cães. O espectro coberto pelo livro, dentro da preocupação com o bem-estar e a saúde dos cães, abrange: a atuação do veterinário especialista em reprodução canina junto aos criadores, uma breve introdução sobre cinofilia, o funcionamento dos órgãos reprodutivos, manejo reprodutivo de cães, a nutrição de reprodutores, neonatos e filhotes, inseminação artificial, cuidados com a fêmea gestante, o parto, cuidados com a mãe e os filhotes no pós-parto, cuidados sanitários no canil, doenças infecciosas da reprodução, leishmaniose, infertilidade e doenças reprodutivas na fêmea e no macho, bem como genética e controle de doenças hereditárias, castração ou inibição temporária da reprodução.

Dada a estrutura organizacional do livro, percebe-se a sua utilidade não só acadêmica, para estudantes e profissionais de medicina veterinária, mas também para criadores de cães. O uso apropriado desse livro pelos nossos criadores permitirá a elevação do nível da nossa criação, melhorando a eficiência reprodutiva do plantel, com embasamento técnico e sem perder de vista a saúde e o bem-estar dos nossos cães.

Na condição de dirigente cinófilo e criador de cães, sinto-me honrado em ter sido convidado pelos autores para fazer uma pequena apresentação desta obra, que, por sua relevância, funcionará, tenho certeza, como um divisor de águas no nível da nossa criação de cães.

Roberto Claudio Frota Bezerra
Criador de cães da raça Boxer, Presidente do
Kennel Clube do Estado do Ceará (KCEC),
Presidente do Conselho Cinotécnico da CBKC e
representante da CBKC junto ao Ministério da
Agricultura, Pecuária e Abastecimento (MAPA).

Prefácio

O livro em questão foi gerado como mais uma etapa na carreira de dois dos melhores profissionais que trabalham na área de reprodução de pequenos animais: Marcelo Rezende Luz e Alexandre Rodrigues Silva. Sempre atentos e se espelhando nos melhores profissionais da área, se empenharam e juntos selecionaram profissionais, todos médicos-veterinários ou biólogos, espalhados pelo Brasil, e organizaram temas relevantes dentro da área de criação e reprodução de cães.

A área de reprodução de pequenos animais entra definitivamente como coirmã da área de reprodução de grandes animais, sempre considerada relevante no contexto social e econômico do país. A área *pet* tem se desenvolvido enormemente e, junto com um mercado promissor das empresas de nutrição, saúde e *pet shops*, a área de criação e reprodução dos animais de estimação cresceu de maneira concomitante atendendo uma demanda cada vez maior.

O conhecimento a respeito da fisiologia reprodutiva dos cães sofreu um salto nas últimas décadas acompanhando a utilização de técnicas de reprodução artificial; dessa forma a criação de cães, bem como o entendimento de doenças específicas e a possibilidade de diagnosticá-las com o uso de ferramentas modernas e adequadas abriu um campo de trabalho inexplorado. Ao trilhar esse caminho, muitos profissionais iniciaram sua vida trabalhando particularmente com a reprodução de cães e se especializaram. Após terem realizado intercâmbios técnicos relevantes e convivido com os melhores profissionais da área, em laboratórios sofisticados, trouxeram para o Brasil, além do trabalho nas universidades, suas experiências em forma de um livro.

O livro *Reprodução de Cães* se divide em vários capítulos, todos escritos por profissionais experientes no assunto, e reúne os principais temas envolvendo a reprodução de cães, a começar pela relação do médico-veterinário com o criador, passando por conceitos importantes da cinofilia, fisiologia do sistema genital, nutrição, obstetrícia, neonatologia, as principais doenças localizadas no sistema genital, inseminação artificial e manejo de canil, sempre com esquemas e fotografias explicativas que tornam o texto fácil e compreensível.

Tanto os alunos como os profissionais que trabalham com a reprodução de cães terão acesso a vários assuntos importantes da criação e reprodução, facilitando o estudo e o dia a dia de uma clínica ou de um criatório de cães.

Profa. Dra. Maria Denise Lopes

Médica-veterinária, Doutora em Fisiopatologia Médica (Reprodução Animal) e Professora Titular de Fisiopatologia da Reprodução Animal da FMVZ/UNESP, Campus de Botucatu

Este livro que nos é apresentado sobre reprodução em cães é um valioso material didático e de consulta, tanto para os acadêmicos de medicina veterinária e profissionais da área, como para criadores e amantes de cães. O livro foi organizado em 16 capítulos que estão muito bem distribuídos, a começar pela atuação do médico-veterinário especialista em reprodução junto aos criadores de cães, passando pela cinofilia, órgãos reprodutivos, manejo reprodutivo, nutrição, inseminação artificial, cuidados com a gestante, parto, cuidados no pós-parto, cuidados sanitários, doenças infecciosas, infertilidade e doenças reprodutivas, controle de doenças hereditárias, castração e inibição temporária da fertilidade.

Os autores organizadores do livro foram iluminados ao decidirem fazer esta parceria e oferecer ao público um livro de excelente qualidade com informações práticas e de grande utilidade. Os colaboradores também foram selecionados de acordo com sua experiência e vivência, o que contribui grandemente para a qualidade final do trabalho.

Por conhecer bem os organizadores do livro e por saber do esmero que eles têm em tudo que fazem, fico muito feliz em poder apresentar esse livro e convidar o leitor a deleitar-se nesse universo maravilhoso da reprodução canina e encantar-se com o lindo espetáculo da vida.

Profa. Dra. Lúcia Daniel Machado da Silva
Médica-veterinária, Doutora em Medicina Veterinária
(Reprodução Animal) e Professora Adjunta de
Obstetrícia Veterinária da FAVET/UECE

CAPÍTULO 1

Atuação do veterinário especialista em reprodução canina junto aos criadores de cães

Herlon Victor Rodrigues Silva
Monica Correia do Amaral

INTRODUÇÃO

O criador de cães deve ter em seu canil a assistência de um veterinário clínico e de um especialista em reprodução, sendo possível encontrar esses serviços em um mesmo profissional. É importante ter mais de um veterinário para atender aos diversos casos de emergências e procedimentos de fim de semana, como cesarianas, cuidados neonatais e inseminações artificiais.

O veterinário especialista em reprodução de cães atua junto ao criador, auxiliando na obtenção dos melhores resultados em seu programa de criação. Além do domínio das técnicas e dos procedimentos, o profissional deve ter especial interesse e conhecimento em cinofilia, para que conheça as raças e suas particularidades, esteja familiarizado com as necessidades dos criadores e compreenda o lado emocional e financeiro envolvido na produção e exposição de cães de excelente qualidade.

A rentabilidade do canil está diretamente relacionada à prolificidade (gestação com vários conceptos) e sobrevivência dos animais nascidos. No caso de uma diminuição na produção de filhotes, cabe ao veterinário especialista ajudar o criador a detectar precocemente a origem do problema e buscar solucioná-lo. Assim sendo, o veterinário especialista é o responsável pela saúde reprodutiva de todo o plantel e deve ter disponibilidade para atuar, muitas vezes, nos finais de semanas e feriados.

A clínica veterinária que atende reprodução deve oferecer serviços que vão desde exames pré-acasalamento até cesarianas programadas. Entretanto, previamente às práticas reprodutivas, é de fundamental importância haver comunicação entre o veterinário e o criador sobre o estado clínico geral dos cães a serem utilizados na reprodução. É desaconselhada a utilização de indivíduos que possuam alguma doença, seja ela de origem infecciosa ou parasitária (p. ex., brucelose, leishmaniose) ou de origem genética (p. ex., malformação de órgãos ou membros), que possa ser transmitida de macho para fêmea e vice-versa ou até mesmo para as crias. A seguir serão descritos os principais pontos a serem observados antes, durante e depois das práticas reprodutivas.

SELEÇÃO DOS REPRODUTORES

Muitas vezes, o veterinário especialista em reprodução é chamado para auxiliar na seleção dos progenitores do plantel de criação. Recomenda-se ao futuro criador assistir a exposições de conformação e conversar com o maior número possível de criadores da raça desejada.

A maioria dos criadores iniciantes tende a cometer erros que podem refletir no futuro da criação. É bastante comum o poder aquisitivo do criador influenciar na escolha do seu animal inicial ou mesmo dos progenitores em um acasalamento desejado: muitos criadores podem, de início, tender a escolher exemplares mais baratos, esperando que estes tenham o mesmo rendimento de cães altamente selecionados. Nesses casos, o papel do veterinário deve ser o de orientar a melhor escolha para o criador, de acordo com a possibilidade de investimento que este pode realizar, priorizando indivíduos com histórico dos pais ou até mesmo dos irmãos de ninhadas anteriores, para que seja possível evitar características indesejadas e verificar a quem o cão será semelhante.

A base de toda criação, bem como o futuro do canil, depende principalmente das matrizes que este possui. A idade recomendada para a fêmea iniciar a carreira reprodutiva é geralmente a partir do terceiro cio, ou com 18 meses de idade, quando ela atinge a maturidade física e sexual. Não é recomendável acasalar a cadela após os 6 a 8 anos, dependendo da raça, quando se observam diminuição da fertilidade e aumento importante dos casos de distocia, perda neonatal e redução no tamanho da ninhada.

O criador deve selecionar os exemplares que mais se aproximam do padrão oficial da raça, com bom temperamento e de linhagens reconhecidas pelo controle das doenças genéticas a que a raça é predisposta. Já foram identificadas mais de 700 doenças genéticas em cães de raça. Com os avanços científicos, principalmente após o sequenciamento do genoma canino, muitos laboratórios no Brasil e no exterior estão capacitados para fazer testes genéticos para diagnosticar cães portadores de doenças hereditárias. Na maioria dos casos, os testes utilizam amostras séricas ou bucais que são enviadas por via postal ao laboratório. Essa é uma prática recomendada para se obter uma reprodução seletiva de cães saudáveis e deve ser mediada pelo veterinário especialista.

Os problemas genéticos podem se acentuar devido ao tipo de acasalamento a ser realizado, como por exemplo, o *inbreeding*, no qual são usados indivíduos com alto grau de parentesco (irmão × irmã; pais × filhos), que, apesar de fixar características desejadas, favorece o aparecimento de anomalias genéticas. Em grau menos intenso, tem-se o *linebreeding*, com indivíduos de menor grau de parentesco (sobrinhos × tios; avós × netos; primo × prima) e, por fim, o *outcross*, no qual podem ser utilizados indivíduos sem parentesco, ou mesmo com parentesco distante, caso em que a ocorrência de problemas genéticos é menos intensa do que nas duas formas anteriores. O veterinário e o criador devem discutir sobre a escolha dos acasalamentos, considerando, por exemplo, aparência física, características a serem fixadas, temperamento e coeficiente de *inbreeding* (mais detalhes no Capítulo 15).

EXAMES PRÉ-ACASALAMENTO

Os reprodutores (matriz e padreador) devem ser submetidos a exame clínico completo antes do acasalamento, bem como realizar o exame sorológico para brucelose canina. Em caso de resultado positivo, testes adicionais devem ser feitos para a confirmação ou não do resultado, e a reprodução deve ser adiada. A brucelose canina é uma realidade subestimada no Brasil por muitos criadores. Até mesmo em grandes canis com vasto histórico de criação já foram encontrados casos de indivíduos infectados. A maioria das ocorrências atendidas é de fêmeas já em processo de abortamento no terço final da gestação, ou quando há reabsorção embrionária/fetal. A casuística de brucelose canina tem aumentado, em geral, porque muitos criadores não se preocupam com medidas preventivas, como exigir o teste negativo para a doença em caso de nova aquisição no plantel ou mesmo em acasalamentos a serem realizados. Os resultados dos exames para brucelose devem ser analisados pelo veterinário, em face da vasta gama de testes existentes.

O veterinário deve orientar o criador a testar todos os cães do canil para brucelose canina periodicamente. Outras doenças devem ser pesquisadas em regiões específicas do país, como a leishmaniose (mais detalhes nos Capítulos 11 e 12).

No caso das fêmeas, além do exame clínico para confirmar a boa saúde geral, deve-se também checar o histórico reprodutivo (informações sobre ninhadas anteriores, aptidão materna, lactação, número de cirurgias de cesariana realizadas, geração de filhotes com criptorquidismo) e avaliar a condição física (p. ex., obesidade, desnutrição). Fêmeas com histórico de infertilidade ou perda gestacional devem ser submetidas a exames complementares, para detecção de enfermidades sistêmicas, endócrinas ou infecciosas. Recomenda-se que fêmeas com contínuos problemas reprodutivos que já estejam em idade avançada ou tenham realizado até 3 cesarianas sejam retiradas do programa de reprodução.

É muito importante que a futura gestante esteja com a vacinação em dia. Além disso, é aconselhável fazer o reforço vacinal no mês que precede a data prevista para o aparecimento do cio (estro), de modo a garantir a máxima produção e transferência de anticorpos para os filhotes através do colostro. Hoje em dia, os laboratórios asseguram que as vacinas não são abortivas, inclusive as com vírus vivo atenuado. Porém, para evitar estresse e imunossupressão na mãe, a vacinação é desaconselhável durante a gestação. A vermifugação também é indicada antes do acasalamento para minimizar a transmissão placentária de endoparasitas.

Os machos reprodutores devem ser submetidos a exames andrológicos periódicos para a avaliação de fertilidade, uma das causas de falha de concepção nas cadelas. Entretanto, pode tratar-se de um caso de infertilidade temporária, que pode ocorrer devido a algum tratamento com antibiótico ou quimioterápico ou estresse recente que o animal tenha sofrido (p. ex., acidentes, viagens, exposições de beleza, uso excessivo em acasalamentos, mudança na alimentação, ambiente incomum). Esse diagnóstico pode ser realizado pelo veterinário.

Na prática, tem-se observado que alguns cães de determinadas raças parecem oscilar, alternando espermogramas de boa e má qualidade. É importante ressaltar que o primeiro ejaculado após um longo período de abstinência pode ser de qualidade inferior. O manejo reprodutivo correto dos padreadores que estão em repouso sexual deve ser orientado pelo veterinário. Em relação à maturidade sexual, deve-se priorizar a utilização de reprodutores entre 2 e 6 anos de idade que estão no auge de sua capacidade reprodutiva, porém não é descartada a possibilidade de indivíduos mais novos ou mais velhos, estando clinicamente sadios e com laudo de exame andrológico favorável.

MONITORAMENTO DO CIO

O erro no manejo reprodutivo é a causa mais comum de infertilidade aparente nas cadelas e, em muitos casos, é resultante de um acasalamento feito fora do período fértil. Muitos criadores ainda acreditam que a ovulação ocorre sempre em dias específicos do cio, entre o 10º e o 13º dia. Porém, além das comprovações científicas, tem-se constatado na prática que algumas cadelas podem ovular antes do 5º dia, considerando o 1º dia o início da eliminação de secreção vaginal sanguinolenta (muito comum, p. ex., em Chow Chow e Australian Shepherd), e após o 20º dia do período de cio. Então, além da observação das mudanças comportamentais (receptividade) e fisiológicas (diminuição na secreção vaginal) da fêmea, é necessário que sejam realizados testes diagnósticos, como exames de citologia vaginal e dosagens hormonais (LH e progesterona) para melhorar a taxa de concepção e aumentar o número de filhotes em uma ninhada. Todo esse acompanhamento por meio de exames, como coleta de material, envio ao laboratório, interpretação dos resultados e recomendações técnicas, deve ser realizado pelo veterinário com vistas a aumentar a eficiência reprodutiva do plantel.

A citologia vaginal é o exame mais comumente executado na rotina reprodutiva; por meio dele, é possível acompanhar o ciclo reprodutivo da cadela, a partir de avaliação microscópica de esfregaços vaginais. Esse exame pode ser realizado no próprio canil caso o veterinário possua um microscópio. Porém, apesar de ser um exame de fácil realização, ele não determina o momento da ovulação, sendo necessário recorrer a outras formas de monitoração em conjunto com a citologia. É recomendado, na maioria dos casos, realizar o exame de citologia vaginal a partir do 5º dia após o início da eliminação de secreção vaginal serossanguinolenta, salvo exceções de determinadas raças e indivíduos precoces, os quais devem ser acompanhados o mais cedo possível. Além disso, esse exame pode ajudar no diagnóstico e acompanhamento do tratamento de algumas doenças, como a vaginite.

Apesar de ser uma ferramenta importante para o manejo reprodutivo e disponível em testes rápidos, a dosagem de LH tem alto custo e, muitas vezes, é difícil detectar o pico de LH, que ocorre dois dias antes da ovulação. A dosagem de LH é precisa quando utilizada em conjunto com a dosagem de progesterona para prever em quanto tempo ocorrerá a ovulação. O teste deve ser realizado a partir do 4º ou 5º dia do proestro ou quando a citologia vaginal apresentar 50% de células superficiais, pois é necessário repetir o exame diariamente para determinar o dia do pico.[1,2]

A dosagem de progesterona sérica é o método mais preciso para a monitoração do cio, normalmente sendo suficientes duas a cinco dosagens para se obter um resultado confiável. A concentração sérica de progesterona varia muito entre indivíduos durante o período de máxima fertilidade, então os acasalamentos ou as inseminações são feitos baseados na detecção do período de ovulação. Essa técnica é de fundamental importância, principalmente quando utilizam-se amostras seminais mais frágeis, como sêmen resfriado e descongelado. O veterinário deve indicar o laboratório de sua confiança.[1,2]

INSEMINAÇÃO ARTIFICIAL

A inseminação artificial (IA) é uma biotecnologia muito usada na reprodução de animais da espécie canina. Por várias razões, muitas vezes o acasalamento natural não é possível (fato que deve ser confirmado pelo veterinário que presta assistência ao canil) ou desejado. A técnica de IA permite que indivíduos que não poderiam se reproduzir e passar seus genes, por não conseguirem acasalar do modo natural, possam fazê-lo facilmente. Dentre os motivos que levam os criadores a optar pelo método, podem-se citar: conformação desfavorável para o acasalamento; incompatibilidade física entre a fêmea e o macho; problemas articulares; anormalidades congênitas, como a presença de estreitamento vaginal e vulvar; inexperiência; falta de libido por parte do macho; agressividade por parte da fêmea; diminuição do risco de exposição do padreador a doenças sexualmente transmissíveis; distância geográfica entre os reprodutores e utilização de sêmen congelado.

A demanda pela utilização da IA vem crescendo entre os criadores, principalmente em cães cuja conformação racial prejudica a monta natural. O procedimento de IA é seguro, mas para garantir o seu sucesso é imprescindível monitorar o cio da cadela, para identificar o período fértil, e utilizar um macho com fertilidade comprovada. Quando realizada em boas condições sanitárias e técnicas, a inseminação artificial com sêmen fresco pode ter resultados semelhantes ou até melhores do que os da monta natural. O veterinário deve avaliar a quantidade e os momentos de inseminação necessários conforme o período do cio que a fêmea se encontra, baseado nos exames de monitoramento.

Em IA com sêmen refrigerado, é possível obter a mesma taxa de concepção que a inseminação com sêmen fresco. Já no caso de utilização de sêmen congelado, a taxa de sucesso pode sofrer oscilações, sendo os melhores resultados obtidos por inseminação intrauterina.

As melhores taxas possíveis em eventos nos quais o sêmen é de excelente qualidade e a cadela está no período ideal são de 70 a 80%. A diminuição na eficiência do procedimento pode ocorrer quando não se utiliza sêmen recém-coletado (p. ex., sêmen refrigerado ou congelado) e ao utilizar cadelas que não passaram por determinação do período ideal ou que já “falharam” em outras tentativas. O veterinário deve trabalhar de forma a maximizar as condições para melhorar a eficiência reprodutiva, com apoio do criador.

A técnica de refrigeração do sêmen é utilizada principalmente para evitar os custos e o estresse envolvidos no deslocamento de animais que vivem em cidades diferentes. Para tanto, o veterinário deve realizar colheita, avaliação, diluição, refrigeração, acondicionamento e envio do sêmen em um recipiente isotérmico, a fim de ser utilizado para inseminar uma cadela que viva a uma distância significativa do macho. O sêmen é misturado a um diluidor protetor apropriado e a mistura é refrigerada até 4 a 5 ºC. Esse método pode manter os espermatozoides férteis por até 72 horas (ou até mais tempo), aproximadamente, dependendo da qualidade do sêmen, do diluidor e da forma de armazenamento. É importante que a colheita, a diluição e o acondicionamento do sêmen sejam realizados por um veterinário capacitado, e que a cadela a ser inseminada tenha o cio rigorosamente monitorado para realizar o procedimento de IA no momento apropriado. O sêmen geralmente é enviado por via postal ou despacho aéreo. Em território nacional, o transporte das amostras é fácil, porém, devido ao uso de gema de ovo em alguns diluidores, bem como por se tratar de amostra biológica, o envio internacional deve ser adaptado às regras de cada país.[3]

No Brasil, a Confederação Brasileira de Cinofilia (CBKC) reconhece as ninhadas de filhotes nascidos por inseminação artificial com sêmen congelado. A principal vantagem da técnica é o armazenamento de material genético de animais considerados de grande valor, possibilitando a sua utilização em gerações futuras, mesmo após a morte ou perda da fertilidade do progenitor.

Um protocolo bastante realizado nos Estados Unidos, porém raramente aplicado no Brasil, é a utilização de amostras seminais provenientes de machos diferentes, em que após o nascimento é realizado o exame de DNA para saber a paternidade de cada filhote. Esse procedimento não é regulamentado pela CBKC (mais detalhes sobre inseminação artificial no Capítulo 6).

CUIDADOS PRÉ-NATAIS

A gestação canina tem uma duração de 9 semanas e, nesse período, o veterinário deve fazer todo o acompanhamento clínico e nutricional da mãe, para garantir uma gestação saudável. São vários os métodos utilizados para o diagnóstico gestacional, incluindo palpação abdominal, radiografia e dosagens hormonais (relaxina). No entanto, a técnica mais indicada e segura para a confirmação da gestação é a ultrassonografia, que deve ser feira a partir de 25 dias após o último acasalamento. A técnica permite calcular a idade gestacional, estimar a quantidade de fetos, bem como descrever se estão vivos ou apresentam alguma malformação.

O exame ultrassonográfico também é importante para diagnosticar casos de pseudogestação, quando pode haver a intervenção médica do veterinário. Os exames ultrassonográficos podem ser realizados em clínicas veterinárias, em centros de diagnóstico ou até mesmo no canil, caso o veterinário possua aparelho portátil.

Não é recomendado alterar a dieta da cadela antes de 42 dias de gestação. Seu peso deve ser mantido com uma nutrição saudável baseada em uma ração balanceada, ou com rações próprias para este período. Um ganho de peso precoce pode ter efeitos muito nocivos sobre a saúde da mãe.

A partir de 42 dias de gestação, a fêmea entra no terço final de gestação, período no qual acontece o rápido desenvolvimento dos fetos e a mineralização do esqueleto. Esse é o momento de aumentar a quantidade de alimento em 50% e substituir a ração por um produto mais rico em energia, minerais e proteína. Pode ser uma ração para filhotes de boa qualidade ou, de preferência, um produto específico para esta fase gestacional disponível no mercado. Para não sobrecarregar a fêmea, é aconselhável fracionar a ração em pequenas porções.

Em torno de 42 dias de gestação, recomenda-se, para diminuir a contaminação dos neonatos, realizar uma nova vermifugação da cadela devido à reativação de larvas latentes de *Toxocara canis* em resposta a alterações hormonais e sua migração para o útero e as mamas. A partir de 55 dias de gestação, o veterinário pode realizar um exame ultrassonográfico para avaliar a viabilidade fetal e determinar a data estimada do parto.

CESARIANAS PROGRAMADAS

A necessidade de cesarianas é elevada para algumas raças, cuja conformação anatômica pode gerar grande dificuldade na hora do parto, como Buldogues (Inglês e Francês), Pugs, Scottish Terriers, entre outras. Devido ao alto valor comercial dessas raças, os criadores optam cada vez mais pela cesariana programada para reduzir os riscos de perdas de filhotes durante o parto normal. Neste caso, o veterinário especialista é requerido para a realização do procedimento cirúrgico em uma data segura para a sobrevivência dos filhotes, principalmente em relação à maturidade pulmonar dos neonatos.

Para evitar a realização de uma cesariana prematura, o veterinário deve fazer acompanhamento ultrassonográfico diário nos dias que antecedem a data prevista para o parto, bem como a avaliação da diminuição transitória da temperatura corporal da fêmea e dosagem de progesterona sérica nos últimos dias da gestação.

CUIDADOS NEONATAIS

Durante o período neonatal, a mortalidade pode ser muito alta, chegando a 25%. A principal causa dessa alta taxa são infecções. Devido a características fisiológicas, o filhote é extremamente frágil nesse período. A dependência da mãe é absoluta não apenas para se alimentar, mas também para manter a temperatura corporal, urinar e defecar. Contudo, com alguns cuidados adequados e a orientação do veterinário especialista, esse índice de mortalidade pode ser diminuído ou mesmo zerado. É importante que o veterinário conheça o local do parto e a maternidade para que possa dar orientações adequadas, que variam de acordo com cada canil e mesmo conforme a rotina do lugar.[4]

Um problema bastante comum relatado pelos criadores, e que ocorre mais comumente em raças de portes grande e gigante, é o esmagamento dos neonatos devido ao peso da mãe. Assim, é recomendado ter um ambiente ideal para a fêmea parir e poder cuidar dos filhotes, no qual podem ser providenciadas estruturas que evitem esse esmagamento.

Neonatos caninos podem apresentar problemas congênitos graves o suficiente para interferir na sua viabilidade. O veterinário deve examinar todos os recém-nascidos logo após o parto para avaliar parâmetros como frequência cardíaca e respiratória, tônus musculares, reflexos e coloração das membranas mucosas, além de buscar defeitos, como fenda palatina, hérnias, hidrocefalia, entre outros. O período mais crítico são as duas primeiras semanas que antecedem a abertura dos olhos e ouvidos, em que falta de diagnóstico ou falhas no manejo podem levar rapidamente os neonatos ao óbito. A avaliação veterinária nesse período é fundamental para evitar ou minimizar as perdas neonatais.[5]

No caso de morte de neonato, recomenda-se que seja feita uma necropsia o mais rápido possível para obter um diagnóstico de causa provável e realizar uma possível prevenção ou tratamento do restante da ninhada (mais detalhes no Capítulo 9). Outros fatores que levam à morte de neonatos, seja com ou sem abortamento espontâneo, até casos de maceração e mumificação fetal devem ter suas causas investigadas.

REFERÊNCIAS

1. Feldman EC, Nelson RW. Ovarian cycle and vaginal cytology. In: Feldman EC, Nelson RW. Canine and feline endocrinology and reproduction. 3.ed. St. Louis: Saunders, 2004. p.752-74.
2. Johnston SD, Kustritz MVR, Olson PNS. The canine estrous cycle. In: Johnston SD, Kustritz MVR, Olson PNS. Canine and feline theriogenology. Philadelphia: Saunders, 2001. p.16-31.
3. Gonçalves PBD, Figueiredo JR, Freitas VJF. Biotécnicas aplicadas à reprodução animal. 2.ed. São Paulo: Roca, 2008. 408p.
4. England GCW. Physiology and endocrinology of the female. In: England GCW, Heimendahl AV. Canine and feline reproduction and neonatology. 2.ed. Gloucester: BSAVA, 2010. p.166-84.
5. Sorribas CE. Atlas de neonatologia e pediatria em cães. São Paulo: MedVet, 2013. 389p.

CAPÍTULO 2

Cinofilia: uma breve introdução

Alexandre Rodrigues Silva
Antonio Cavalcante Mota Filho
Fernando Antonio Bretas Viana

INTRODUÇÃO

Ao longo de muitos anos tem sido notório o enlace entre o ser humano e o cão. A origem deste remonta a milhares de anos e admite-se que seja proveniente do lobo, com o qual compartilha cerca de 98% de seu material genético.[1] Talvez por ter sido o primeiro animal a ser domesticado, o cão desempenha hoje importante papel na sociedade humana, muitas vezes ocupando *status* de membro da família.

ORIGEM E DOMESTICAÇÃO DO CÃO

Não se sabe quais foram as circunstâncias exatas envolvendo a domesticação dos cães, mas são duas as teorias mais aceitas: a busca do homem por um auxiliar para suas caçadas ou, em um movimento inverso, a aproximação dos cães aos nossos ancestrais, visando à obtenção de restos de alimentos.

Desde o início da domesticação, o homem tem conduzido um processo marcante de seleção artificial, escolhendo os cães com as características físicas, comportamentais e de aptidões mais desejadas.[2] Assim, surgiu um vasto número de raças, que variam entre si de acordo com a sua morfologia e/ou função. São justamente os 2% de diferenças em relação ao lobo que conferem ao cão um *pool* de genes capazes de se manifestar em amplas variedades morfológicas[3], do pequeno Chihuahua até o gigante Dogue Alemão. Existem raças extremamente antigas, como o Cão dos Faraós, cuja existência a história relata ser de, pelo menos, 3.000 anos. Porém, a maioria das raças só surgiu há aproximadamente 300 anos. Muitas delas foram formadas a partir de intervenção humana, que separou cães com as qualidades desejadas e os fez reproduzir para que transmitissem tais características aos seus filhotes.

Apesar da domesticação e do cruzamento seletivo, os cães mantiveram, mesmo que parcialmente, algumas de suas habilidades sensoriais, como olfato e audição apurados. Em relação aos sentidos, o comportamento do animal se manifesta como uma capacidade herdada e gravada em sua memória, com base na sua formação e que se reflete em habilidades produtivas, a depender da função de cada raça.[4] Em aproveitamento dessas particularidades, o cão foi condicionado desde os primórdios a executar várias tarefas, como caçar, pastorear rebanhos e guardar territórios.[5]

Dentre os criadores de cães, existem os comerciantes, cujo objetivo é tão somente a multiplicação dos animais e obtenção de lucro; os idealistas, que tentam aprimorar a raça, sonhando em produzir o "cão perfeito"; e o misto dos dois. Inicialmente, os custos para uma boa criação são altos; envolvem, muitas vezes, importações e pagamentos de acasalamentos e demoram algum tempo para que se tenha retorno, não só em termos de qualidade como financeiramente. No geral, a criação é bem-sucedida à medida que consegue se autofinanciar, mas há os casos de raças pouco vendáveis, o que torna quase impossível esse equilíbrio financeiro no balanço anual.[6]

No sentido de trazer ao leitor algumas noções sobre o início de uma criação de cães, o presente capítulo objetiva mostrar alguns princípios básicos da criação, da escolha da raça à formação do plantel e implantação do canil.

CLASSIFICAÇÃO CINOLÓGICA – RAÇAS CANINAS

A criação de um cão segue vários passos. O primeiro deles consiste na escolha da raça a ser criada, o que, em geral, é bastante conflitante, pois são inúmeros os fatores que podem interferir nessa escolha. Geralmente, a decisão se baseia em um contato ou associação prévia com a raça. Entretanto, em muitos casos, é necessária uma ampla pesquisa antes de se decidir a raça mais adequada para cada pessoa e ambiente. Tal escolha não pode ser intempestiva. É preciso levar em conta vários aspectos, como o estilo de vida do criador, o espaço disponível para o cão, o clima da região e as necessidades inerentes à manutenção de cada raça, entre outros. Caso se pretenda iniciar uma criação comercial, é ainda necessário analisar a raça mais viável economicamente. Os cães de raças de pequeno porte geralmente têm boa aceitação de mercado, vendem com mais facilidade e os gastos com a manutenção dos adultos são menores.

No Brasil, a principal associação cinófila que estabelece os padrões das raças caninas é a Confederação Brasileira de Cinofilia (CBKC), filiada à Federação Cinológica Internacional (FCI), sediada na Bélgica e considerada a maior organização cinófila do mundo, contando com mais de 80 países-membros. Segundo a CBKC, existem cerca de 350 diferentes raças caninas, as quais foram agrupadas em 11 diferentes grupos oficiais, de acordo com a função e/ou o tipo físico[7], descritos a seguir:

- Grupo 1 (cães pastores e boiadeiros, exceto os suíços): apresentam vigor físico, têm boa resistência e são inteligentes. Como exemplares deste grupo ressaltam-se: Pastor Alemão (Figura 2.1), Border Collie, Boiadeiro Australiano e Old English Sheepdog;

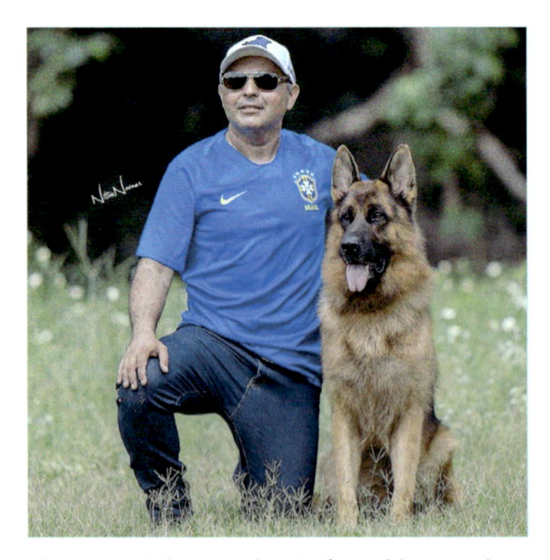

Figura 2.1 Paker von der Grafenwald, exemplar da raça Pastor Alemão de propriedade da Sra. Tereza Cristina Cirino, com seu handler Henrique Silva, da Escola de Adestramento Edukdog.

- Grupo 2 (cães tipo Pinscher, Schnauzer, Molossos e Boiadeiros Suíços): apresentam como características a guarda, o trabalho e a utilidade. São exemplos o Boiadeiro Bernês (Figura 2.2), Boxer, Dobermann, Dogue Alemão, Fila Brasileiro, Pinscher, Rottweiler e Schnauzer;

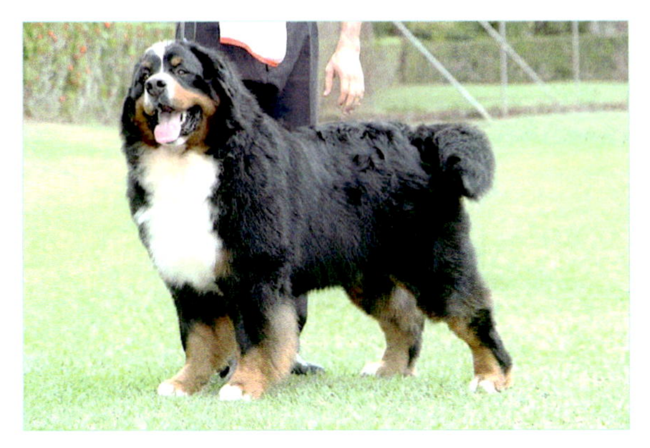

Figura 2.2 Bernesieger Brad Pitt "Sole", exemplar da raça Boiadeiro Bernês, de propriedade do Sr. Tiago Pozzato, criação do canil Bernesieger Kennel.

- Grupo 3 (Terriers): suas características principais são a velocidade e a resistência, úteis em sua atividade de caça miúda, sobretudo em sua função de rateiros. Alguns dos exemplares deste grupo são: Boston Terrier, Bull Terrier, Fox Terrier e Yorkshire Terrier (Figura 2.3);

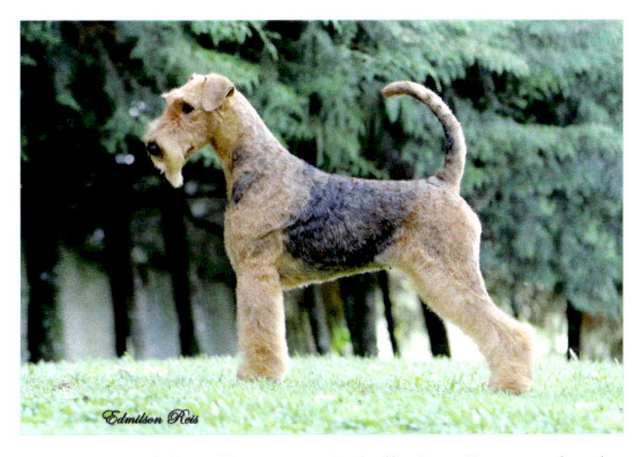

Figura 2.3 Aloiz Deli Veerra Mirabella "Vera", exemplar da raça Airedale Terrier, de propriedade da veterinária e juíza Mônica Amaral, titular do canil Blendale.

- Grupo 4 (Teckel ou Dachshund): apresentam olfato apurado e desempenham funções de caça de toca com extrema aptidão. É um grupo constituído por cães similares de tipo anão que variam em tamanho e pelagem. Os exemplares que compõem este grupo podem ter pelo duro, longo ou liso, nos tamanhos *kaninchen*, anão e *standard* (Figura 2.4);

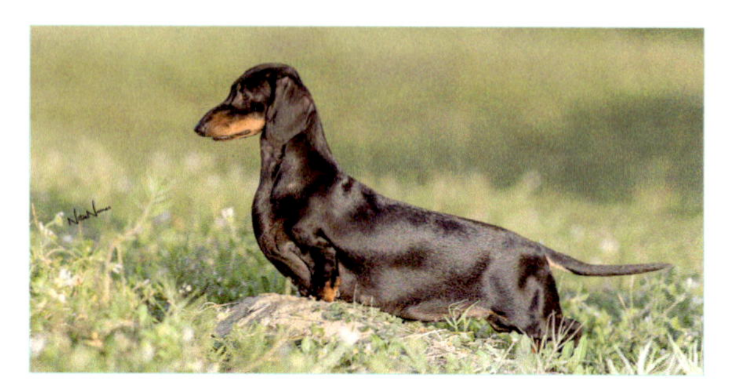

Figura 2.4 Severina Ceará Dachs Mark Mass, exemplar da raça Dachshund Pelo Curto, de propriedade do Sr. Alberto Cunha Neto.

- Grupo 5 (cães do tipo Spitz e tipo Primitivo): Spitz são animais com cabeça – e às vezes outras características – semelhante a dos cães ancestrais. São bem-adaptados ao frio e empregados especialmente para caça e tração de trenó. Primitivos são raças que, como o próprio nome diz, existem há centenas de anos. O grupo é representado, dentre outros, por: Akita, Basenji, Chow Chow (Figura 2.5), Husky Siberiano e Spitz Alemão;
- Grupo 6 (sabujos e rastreadores): são excepcionais na resistência física, adoram o trabalho coletivo e possuem olfato apurado e capacidade de perseguição à caça elevada. Caçam farejando o chão e normalmente possuem longas orelhas, que concentram os odores no focinho quando a cabeça é abaixada. Exemplos deste grupo: Basset Hound (Figura 2.6), Beagle, Rhodesian Ridgeback e Dálmata;
- Grupo 7 (cães de aponte): são aqueles que caçam farejando o ar, indicando ao caçador a presença da presa, geralmente aves. Neste grupo, estão incluídos, por exemplo: Pointer Inglês (Figura 2.7), Setter Inglês, Vizsla e Weimaraner;
- Grupo 8 (recolhedores, levantadores e cães d'água): têm como função principal o recolhimento da caça abatida, inclusive dentro da água.

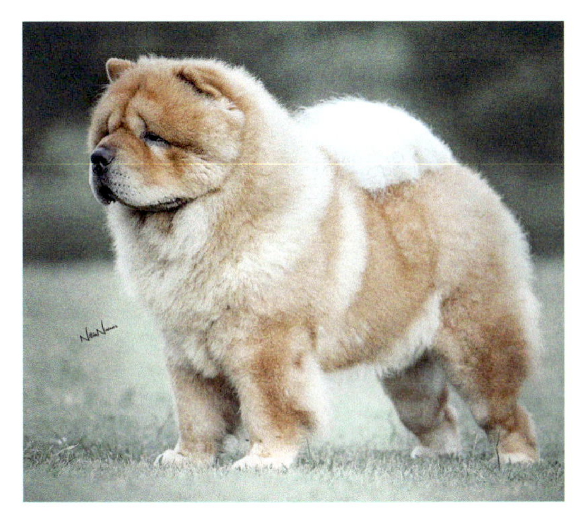

Figura 2.5 Eros of Phoenix and D'Elia Chow, exemplar da raça Chow Chow, de propriedade da Sra. Marcela Rodrigues.

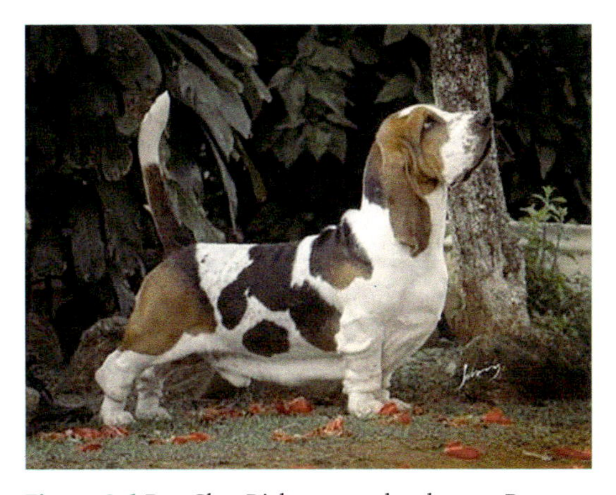

Figura 2.6 Pan Clan Ricky, exemplar da raça Basset Hound, de propriedade da Sra. Bianca Teixeira, árbitra CBKC/FCI.

Pelo faro apurado, docilidade e facilidade de adestramento, são bastante utilizados nas operações policiais para combate de entorpecentes e explosivos. Algumas raças do grupo são: Cocker Spaniel Inglês (Figura 2.8) e Americano, Labrador Retriever e Golden Retriever;

- Grupo 9 (cães de companhia): como o próprio nome sugere, sua função é fazer companhia aos seus donos/tutores. Neste grupo estão:

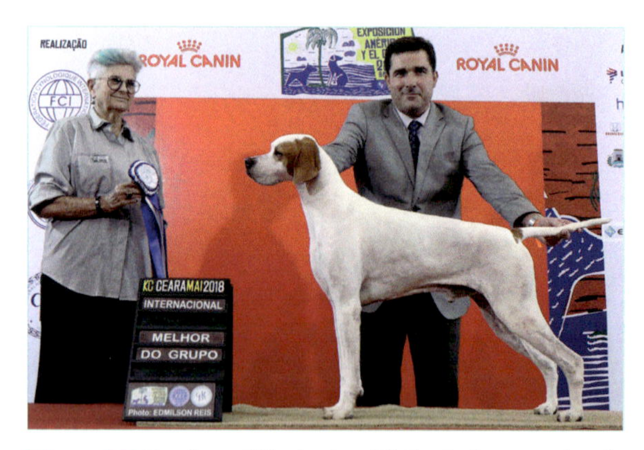

Figura 2.7 Coralwood Kanix Out Of The Park, exemplar da raça Pointer Inglês, de propriedade dos Srs. Silvio Baptista e Marcos Loureiro, com seu *handler* Wladyr Uchoa.

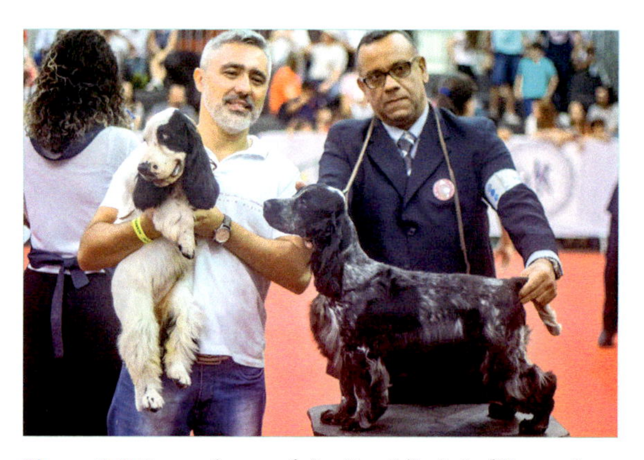

Figura 2.8 Emma (esquerda) e Eva (direita), filhotes da raça Cocker Spaniel Inglês, criação do canil Urbana Legio, de propriedade dos veterinários Alexandre Rodrigues (foto) e Herlon Rodrigues, com o *handler* Ricardo Garcia.

Bichon Frisé, Maltês, Poodle, Shih Tzu, Lhasa Apso, Pequinês, Pug, Chihuahua e Buldogue Francês (Figura 2.9);

- Grupo 10 (galgos): verdadeiras máquinas de corrida, foram criados para apreenderem diretamente a caça, sendo, por esse motivo, os cães dotados de melhor função visual. Atualmente são muito empregados em atividades esportivas (corrida). Este grupo engloba raças como: Afghan Hound, Greyhound, Saluki e Whippet (Figura 2.10);

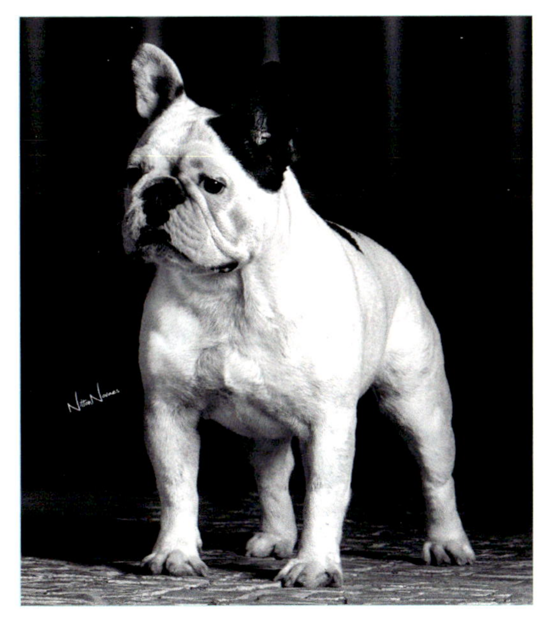

Figura 2.9 Avigdours Bouquet des Passion Tendress "Boris", exemplar da raça Buldogue Francês, de propriedade do veterinário Daniel Uchoa.

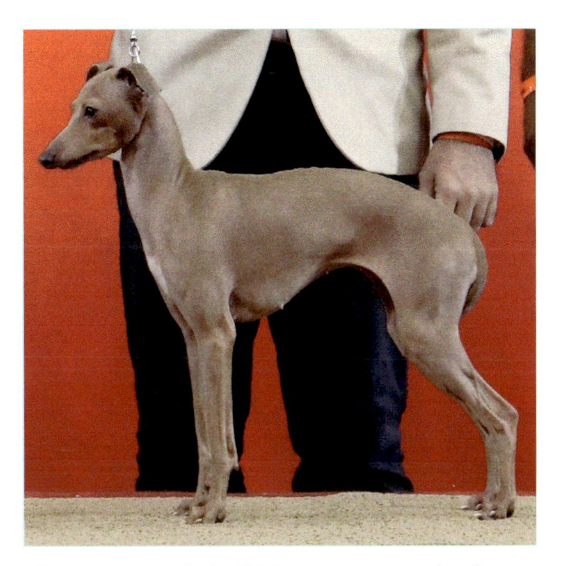

Figura 2.10 Davincis GV Francesca, exemplar da raça Pequeno Lebrel Italiano, de propriedade do canil Sable Dune.

- Grupo 11 (raças não reconhecidas pela FCI): são aquelas que possuem reconhecimento apenas brasileiro, como por exemplo: American Bully, American Pit Bull Terrier, Biewer Terrier, Buldogue Americano, Buldogue Campeiro (Figura 2.11), Ovelheiro Gaúcho e Rastreador Brasileiro.

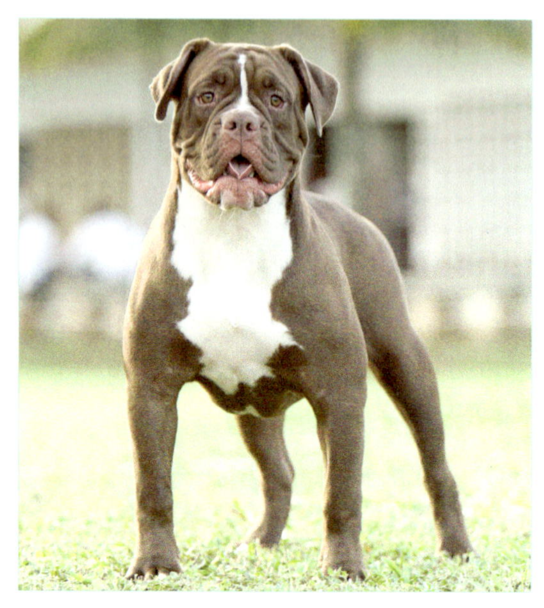

Figura 2.11 Nobilis Canis Kira, exemplar da raça Buldogue Campeiro, de propriedade do Sr. Rodrigo Farias Ferreira Gomes.

AQUISIÇÃO DO PLANTEL

Uma vez escolhida a raça, começa o processo de aquisição do plantel. É fundamental que o iniciante adquira seu plantel a partir de criadores mais experientes, que já vêm conduzindo um programa de seleção eficiente no intuito de fixar características desejadas. Obviamente, isso não assegura a compra de um cão perfeito, mas diminui a possibilidade de falhas graves para o padrão da raça que se pretende criar. Além disso, mesmo criadores mais experientes necessitarão, eventualmente, adquirir novos animais para evitar a endogamia excessiva em seu plantel.

Embora a maioria dos criadores prefira a aquisição de filhotes a animais adultos, essa prática não é exatamente a mais adequada para o início de uma criação. Embora em geral possam ser obtidos por um valor mais acessível, filhotes muito jovens (com idade inferior a 12 semanas) não receberam o esquema completo de vacinações, o que aumenta as chances de contágio de doenças e mortalidade, ainda que, ao se adquirir animais de criadores idôneos, que primam pela sanidade de seus animais e pelas instalações, essas desvantagens podem ser suplantadas. Além disso, várias características desejáveis da maioria das raças só se mostram em animais mais velhos.[6]

Uma excelente opção é adquirir fêmeas adultas jovens para atuarem como matrizes, mas o preço desses animais é, geralmente, muito elevado. Apesar disso, sua aquisição carrega a vantagem de que esse animal será acasalado em breve e poderá ressarcir parte do valor investido. É necessário salientar que a aquisição de uma cadela pré-púbere ou uma jovem adulta não assegura sua reprodução, uma vez que sua fertilidade ainda não foi testada. Mesmo no caso de fêmeas anunciadas como reprodutoras, é interessante checar por completo o seu histórico reprodutivo. Sob este ponto de vista, o ideal é adquirir fêmeas que já apresentaram três ciclos estrais (cios) normais e que já acasalaram, produzindo ao menos uma ninhada a partir de um parto normal e um número adequado de filhotes viáveis para a raça em questão. Por sua vez, cadelas que já estão há 4 a 5 ciclos (cios) sem produzir devem ser evitadas, pois há maior probabilidade de apresentarem distúrbios reprodutivos. A aquisição de fêmeas já gestantes pode ser também uma opção conveniente, visto que confirma sua fertilidade e assegura o retorno do investimento.[6]

Notoriamente, é necessário que o fenótipo da fêmea seja averiguado, bem como a capacidade de transmissão de suas características desejáveis. Mais que isso, é importante que seu genótipo seja estudado, haja vista a grande importância que a linhagem genética materna oferece à criação.[8]

A linhagem genética representada por grandes matrizes de diferentes gerações é a chave para uma criação de alta qualidade.[8]

No entanto, a influência coletiva de um macho em uma criação é bastante superior à da fêmea, pois, ao longo de sua vida reprodutiva, ele poderá realizar inúmeros acasalamentos, gerando uma grande prole com diferentes cadelas. É por esse motivo que a aquisição de um macho reprodutor deve ser extremamente criteriosa, pois, se for portador de defeitos genéticos, pode rapidamente espalhá-los em uma população. Geralmente, a aquisição de um reprodutor comprovado demanda um investimento muito alto e, por isso, muitos criadores optam por não adquirir machos e utilizam os serviços de monta de um reprodutor pertencente a outro proprietário. Em todo caso, na aquisição de um macho jovem ou de um reprodutor já comprovado, é necessário que o animal passe por uma bateria de exames clínicos que garantam sua sanidade no momento da compra, bem como uma detalhada avaliação andrológica, mesmo que ele já tenha a progênie comprovada.[6]

Um acasalamento caseiro, às vezes, pode custar caro!

CANIL

A escolha da raça canina que se deseja criar determinará o tipo e o tamanho das instalações necessárias, o manejo e os custos exigidos para a implantação do canil. Questões como afinidade na escolha da raça, facilidade de manutenção e venda, custo de criação, espaço disponível e valor comercial dos animais são os principais pontos a serem analisados para que o empreendimento tenha viabilidade econômica.

Por ser um ambiente que lida com animais, recomenda-se que a localização de um canil comercial seja, preferencialmente, fora do perímetro urbano, para evitar problemas referentes ao barulho e ao mau cheiro. A utilização de propriedades rurais pode tornar o negócio mais viável para o pequeno investidor. Entretanto, os cuidados a serem dispensados no controle de ectoparasitos, como o carrapato, podem ser maiores se o canil estiver próximo a criações de animais de produção, como bovinos e equinos. Há sempre o risco de transmissão de doenças por esses parasitas.

No caso de o canil estar localizado em áreas residenciais, algumas medidas de precaução devem ser tomadas. Sugere-se ter cautela na escolha da raça, dando preferência àquelas que são mais tranquilas, menos barulhentas. Caso contrário, é preciso ter muito cuidado com os latidos. Repreender os cães desde novos é uma opção, pois assim eles ficam condicionados e aprendem a respeitar limites. Deve-se sempre ser cuidadoso e manter a higiene do canil e dos animais para evitar odores indesejáveis. Seja na área rural ou urbana, opte por locais de fácil acesso, com vias transitáveis e sinalizadas, de preferência asfaltadas e próximas a centros urbanos.

As instalações de um canil são simples, porém devem ser adequadas e funcionais. A área deve ser dividida em[9]:

- Alas de serviço: destinadas ao escritório e ao depósito de ração e materiais de uso diário;
- Alas de manejo dos animais: onde ficam os boxes para abrigo dos cães e as áreas para banho e tosa, exercício e maternidade.

Os boxes devem ser divididos em duas áreas, uma coberta para abrigo, correspondendo a aproximadamente 30% do total, e outra aberta, para movimentação dos animais. É necessário salientar que cada uma dessas áreas deve obedecer a um manejo adequado, principalmente do ponto de vista sanitário, a fim de evitar a proliferação de doenças, conforme será abordado no Capítulo 10.

Na construção dos canis, alguns cuidados devem ser observados:

- O local de construção deve ser o mais alto e ensolarado possível, com os canis sempre voltados para a nascente;
- O espaço deve variar em função do tamanho dos animais a serem criados. Embora não existam trabalhos científicos a este respeito, recomenda-se um espaço mínimo de 3 m^2 para cada cão pequeno, 6 m^2 para os médios, 9 m^2 para os grandes, e entre 12 e 15 m^2 para raças gigantes;
- O formato de um canil geralmente é retangular, mas pode ser quadrado quando se criam raças que podem mutilar a cauda nas paredes, como o Dogue Alemão;
- O piso deve ser de cimento liso (não queimado). O uso de ardósia, pedras diversas e a maioria das cerâmicas é contraindicado, pelo aquecimento excessivo, abrasividade e/ou poros que permitem o acúmulo de sujidades e agentes infecciosos. É importante atentar para a presença de caídas adequadas e esgotamento sanitário individualizado e de grande calibre, evitando entupimentos por pelos dos animais;

- A área coberta deve ser de telhas de barro com forro interno de PVC, para evitar a presença de ectoparasitos na sustentação. Beirais grandes evitam a entrada de chuvas no abrigo dos animais;
- As paredes devem ser impermeabilizadas com tinta lavável resistente ou revestidas por cerâmica apropriada.

REGISTRO DE AFIXO E REGISTRO GENEALÓGICO

Para que os filhotes produzidos em um canil possam receber seu certificado de registro de origem, também conhecido como *pedigree*, é necessário que o próprio canil seja registrado perante uma entidade cinófila. Conforme citado, a CBKC é a principal entidade atuante no Brasil, sendo a representante oficial da FCI no país. Segundo esta entidade, o registro de um canil, que se configura no chamado registro do afixo utilizado na criação de cães de raça pura, tem como finalidade distinguir os seus produtos, já que comporá o nome individual do cão descendente da fêmea de propriedade do titular do afixo ao momento do nascimento. Esse registro confere ao proprietário o direito de uso da nomenclatura do canil como prenome ou sobrenome dos filhotes gerados, sendo um direito garantidamente exclusivo, haja vista que não pode haver duplicidade de canis no banco de dados internacional da FCI.[7]

O serviço de registro genealógico (SRG) da CBKC/FCI é o responsável pela manutenção do registro de todos os cães de raça pura no território nacional. Esse órgão é encarregado da emissão do *pedigree* do cão, que consiste em uma certidão de nascimento onde constam os dados de seus pais, avós e bisavós (nomes e resultados obtidos em provas oficiais e seleções), bem como sua data de nascimento. Além disso, no *pedigree* (Figura 2.12) são realizadas anotações referentes ao controle de doenças genéticas (p. ex., displasia coxofemoral), tatuagem ou *microchip*, criador e proprietário, bem como resultados de provas de trabalho e homologação de títulos.[7]

É necessário salientar que, além da FCI, existem outras entidades cinófilas ao redor do mundo responsáveis por emissão de *pedigrees*, registro de canis e gerenciamento dos padrões raciais em seus países de atuação. Como exemplo de tais entidades, podem-se citar o *The Kennel Club*, do Reino Unido, e o *American Kennel Club*, nos Estados Unidos.

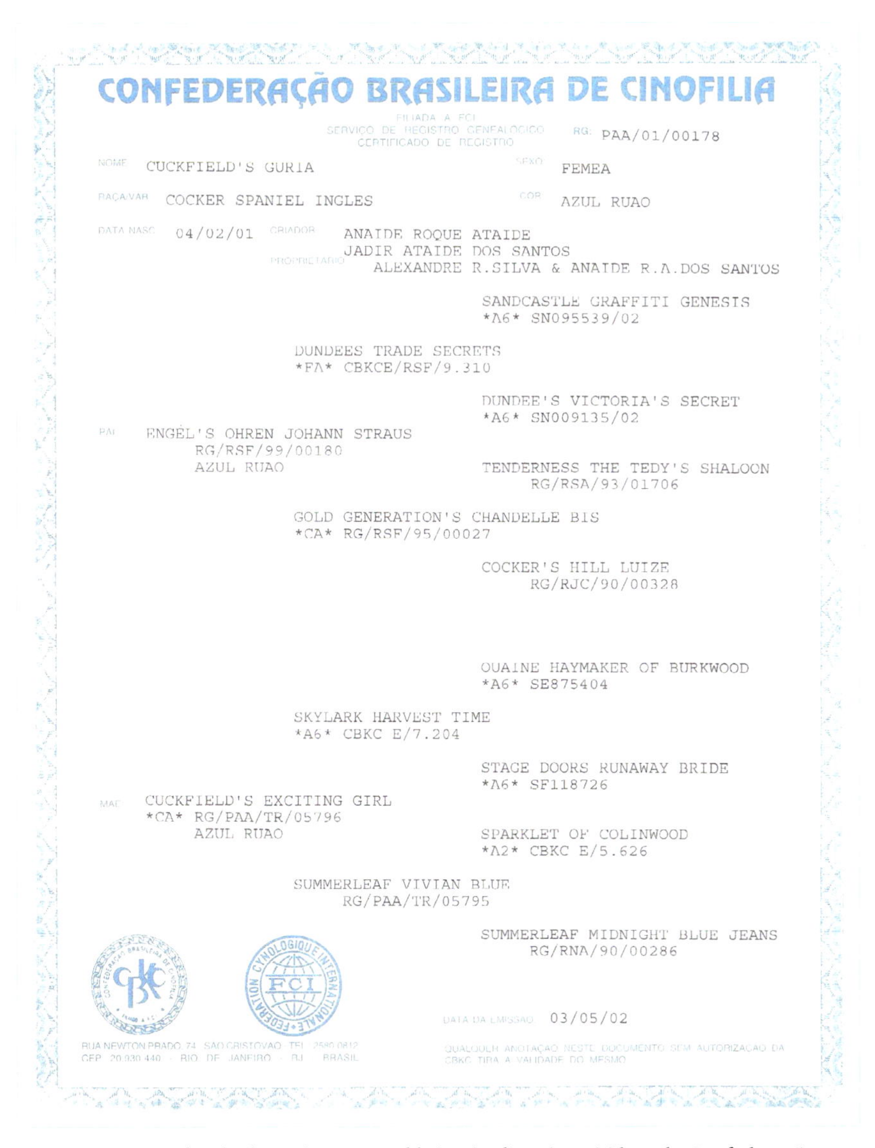

CONFEDERAÇÃO BRASILEIRA DE CINOFILIA

FILIADA A FCI
SERVIÇO DE REGISTRO GENEALÓGICO
CERTIFICADO DE REGISTRO

RG: PAA/01/00178

NOME CUCKFIELD'S GURIA SEXO FEMEA

RAÇA/VAR COCKER SPANIEL INGLES COR AZUL RUAO

DATA NASC 04/02/01 CRIADOR ANAIDE ROQUE ATAIDE
JADIR ATAIDE DOS SANTOS
PROPRIETARIO ALEXANDRE R.SILVA & ANAIDE R.A.DOS SANTOS

SANDCASTLE GRAFFITI GENESIS
A6 SN095539/02

DUNDEES TRADE SECRETS
FA CBKCE/RSF/9.310

DUNDEE'S VICTORIA'S SECRET
A6 SN009135/02

PAI ENGEL'S OHREN JOHANN STRAUS
RG/RSF/99/00180
AZUL RUAO

TENDERNESS THE TEDY'S SHALOON
RG/RSA/93/01706

GOLD GENERATION'S CHANDELLE BIS
CA RG/RSF/95/00027

COCKER'S HILL LUIZE
RG/RJC/90/00328

OUAINE HAYMAKER OF BURKWOOD
A6 SE875404

SKYLARK HARVEST TIME
A6 CBKC E/7.204

STAGE DOORS RUNAWAY BRIDE
A6 SF118726

MAE CUCKFIELD'S EXCITING GIRL
CA RG/PAA/TR/05796
AZUL RUAO

SPARKLET OF COLINWOOD
A2 CBKC E/5.626

SUMMERLEAF VIVIAN BLUE
RG/PAA/TR/05795

SUMMERLEAF MIDNIGHT BLUE JEANS
RG/RNA/90/00286

CBKC FCI

DATA DA EMISSAO 03/05/02

RUA NEWTON PRADO, 74 SAO CRISTOVAO TEL 2580 0812
CEP 20.930.440 - RIO DE JANEIRO - RJ - BRASIL

QUALQUER ANOTAÇAO NESTE DOCUMENTO SEM AUTORIZAÇAO DA CBKC TIRA A VALIDADE DO MESMO

Figura 2.12 Certificado de registro genealógico (*pedigree*) emitido pela Confederação Brasileira de Cinofilia (CBKC), reconhecido pela Federação Cinológica Internacional (FCI).

IMPORTÂNCIA DO CONTROLE ZOOTÉCNICO

A escrituração zootécnica é imprescindível em qualquer sistema de criação animal. Ela envolve a identificação individual dos animais, geralmente por meio de nomes próprios ou numerações, além do registro de quaisquer ocorrências com eles, tanto sanitárias como reprodutivas. No passado, essa escrituração costumava ser realizada por meio de anotações em fichas individuais, mas hoje existem vários programas de computador destinados a esse fim. Com base nesses dados, o manejo dos animais é facilitado e torna-se mais eficiente.

Em termos de registros reprodutivos, especial atenção deve ser dada às anotações relativas às datas de cios das fêmeas e de acasalamento. É preciso, ainda, registrar se a fêmea foi submetida ao acasalamento natural ou inseminação artificial, bem como identificar o reprodutor utilizado. Em seguida, é necessário registrar dados acerca do diagnóstico de gestação realizado pelo veterinário, com referência à confirmação da gestação, viabilidade e número de fetos. A provável data do parto deve ser também anotada, principalmente porque seu conhecimento permitirá a adequação do manejo nutricional, sanitário e reprodutivo dos animais. Além disso, quaisquer doenças ou alterações do sistema reprodutor que sejam detectadas precisam ser registradas. Por fim, deve-se apontar o tipo de parto, natural ou distócico, levando-se em conta sua data, bem como número, sexo, peso e identificação dos filhotes. Não se deve esquecer, ainda, de relatar quaisquer abortos, natimortos ou fetos malformados.

ÉTICA E BEM-ESTAR NA CRIAÇÃO DE CÃES

Um dos principais dilemas éticos relativos à criação de cães está na produção de mais vidas caninas, haja vista a grande quantidade de animais de rua em nosso país. Esses cães representam um problema social por diversos motivos: além de não possuírem as condições mínimas de bem-estar e conforto, constituem problema de saúde e segurança pública. Diante desses fatos, surgem algumas perguntas ao se fomentar a criação de cães: Qual é a justificativa para produzir mais cães, se o país já não dá conta do número de cães que habitam as grandes cidades? Qual é o verdadeiro intuito do criador? E mais, ainda que o Brasil não tivesse problemas com a superpopulação dos animais de rua, quais são as responsabilidades do criador para com os animais que produziu?

A reprodução de animais domésticos é sempre resultado da atitude (ou da falta de, em alguns casos) do proprietário/tutor desses animais.

Desse modo, quando um ser humano decide produzir cães, ele é diretamente responsável por eles – por sua existência, sobrevivência, bem-estar e conforto. Se esses animais serão felizes ou sofrerão (ou se estarão em qualquer ponto entre esses dois polos), essa possibilidade só existe porque alguém decidiu produzi-los. Isso leva em consideração toda a ideia de posse responsável: se seu cão morde alguém, a responsabilidade é sua; se ele produz descendentes, a responsabilidade também é sua.

Nesse sentido, vislumbra-se outro dilema ético da criação de cães, a produção responsável. Ao cogitar criar uma ninhada, o proprietário está disposto a se responsabilizar integralmente pelo futuro desses animais? Nesse primeiro momento, em que a criação aparentemente está contribuindo para o problema de superpopulação, que tipo de responsabilidade cabe ao criador? Qual é o papel social do criador de animais? E mais, que tipos de medidas podem ser tomadas para a reversão desse conflito? Elas cabem igualmente ao criador e ao simples proprietário?

EXPOSIÇÕES E SUA IMPORTÂNCIA

As exposições caninas tiveram início no século XVIII, mais precisamente na Inglaterra. Naquela época, o país era assolado pela peste bubônica transmitida por ratos, e várias raças caninas foram desenvolvidas para combatê-los. Essas raças eram criadas nos vários condados ingleses e muitas delas receberam seus nomes a partir deles, como Norfolk Terrier, Sttafordshire Bull Terrier e Yorkshire Terrier. Eram valorizados os animais com maior aptidão à caça aos ratos e, assim, logo surgiram competições para avaliar as raças mais eficientes neste mister.

Com o passar do tempo e o desenvolvimento de novas raças, começaram as exposições de beleza, em que a morfologia do animal é o fator mais valorizado. No Brasil, essas exposições começaram a ocorrer no início do século XX, quando imigrantes europeus, especialmente britânicos, fundaram, no Rio de Janeiro, o Brasil Kennel Club.

Atualmente, ocorrem diversos tipos de exposições:

- Exposições de beleza: visam a avaliação morfológica do cão e outorgam certificados para os diversos tipos de campeonatos a que o animal pode se habilitar;

- Exposições de trabalho: avaliam a capacidade de trabalho do cão, por meio de provas funcionais de faro, obediência e proteção (em seu conjunto, denominadas *Schutzhund*), caça e pastoreio, entre outras;
- *Agility*: de certa maneira, também é uma prova de trabalho. Exige do animal a execução de vários exercícios em aparelhos no menor tempo possível, com o auxílio de um condutor;
- Outras competições caninas: embora menos populares, há diversas provas, a maioria delas extraoficiais, como *frisbee*, dança canina, *flyball*, *good citizen dog*, entre outras.

As exposições são promovidas pelos diversos kennel clubes espalhados pelo Brasil, e seu calendário é anualmente divulgado pela Confederação Brasileira de Cinofilia.

REFERÊNCIAS

1. Villá C, Maldonado JE, Wayne R. Phylogenetic relationships, evolution, and genetic diversity of the domestic dog. J Hered 1999; 90:71-7.
2. Dinets V. Dog domestication. 2007. Disponível em: http://dinets.travel.ru/dogs.htm. Acesso em: 05/04/2012.
3. Parker HG, Kim LV, Sutter NB, Carlson S, Lorentzen TD, Malek TB et al. Genetic structure of the pure breed domestic dog. Science 2004; 304:1160-4.
4. Bruce Fogle TM. The new encyclopedia of the dog. New York: Dorling Kindersley, 2000.
5. Allsop N. Cry havoc. Australia: New Holland Publishers, 2011.
6. De Cramer K. Breeding is a bitch. Noordheuwel Krugersdorp: Kejafa Knowledge Works, 2015. 330p.
7. Confederação Brasileira de Cinofilia (CBKC). Padrões FCI. Disponível em: https://www.cbkc.org/padroes/principal.htm. Acesso em: 30/01/2017.
8. Trotter PC. Born to win, breed to succeed. Singapure: Kennel Club Pro Series, 2009. 418p.
9. Grandjean D, Vaissaire J, Vaissaire JP. Enciclopédia do cão Royal Canin. Paris: Aniwa, 2001. 635p.

Os autores agradecem aos fotógrafos Nilton Novaes e Odijas Frota, bem como aos proprietários citados, a gentil cessão das imagens ilustrativas utilizadas neste capítulo.

CAPÍTULO 3

Órgãos reprodutivos: como funcionam

Marcelo Rezende Luz
Alexandre Rodrigues Silva
Isabel Candia Nunes da Cunha

INTRODUÇÃO

O sistema reprodutor dos cães é composto por diversos órgãos e estruturas que, cada qual com sua função ou funções, propiciam a reprodução da espécie. Os criadores devem conhecer algumas características básicas do funcionamento desse sistema, pois essas informações podem ser úteis para a realização de tarefas no canil, como acompanhamento de acasalamentos e partos.

SISTEMA REPRODUTOR DA CADELA

O sistema reprodutor da cadela (Figura 3.1) é composto pelos seguintes órgãos e estruturas: ovários, tubas uterinas, útero (cornos uterinos, corpo uterino e cérvix), vagina, vulva e glândulas mamárias – que, do ponto de vista embrionário e anatômico, não compõem o sistema reprodutor, mas devido a sua função e resposta aos hormônios reprodutivos, foram aqui descritas.[1-4]

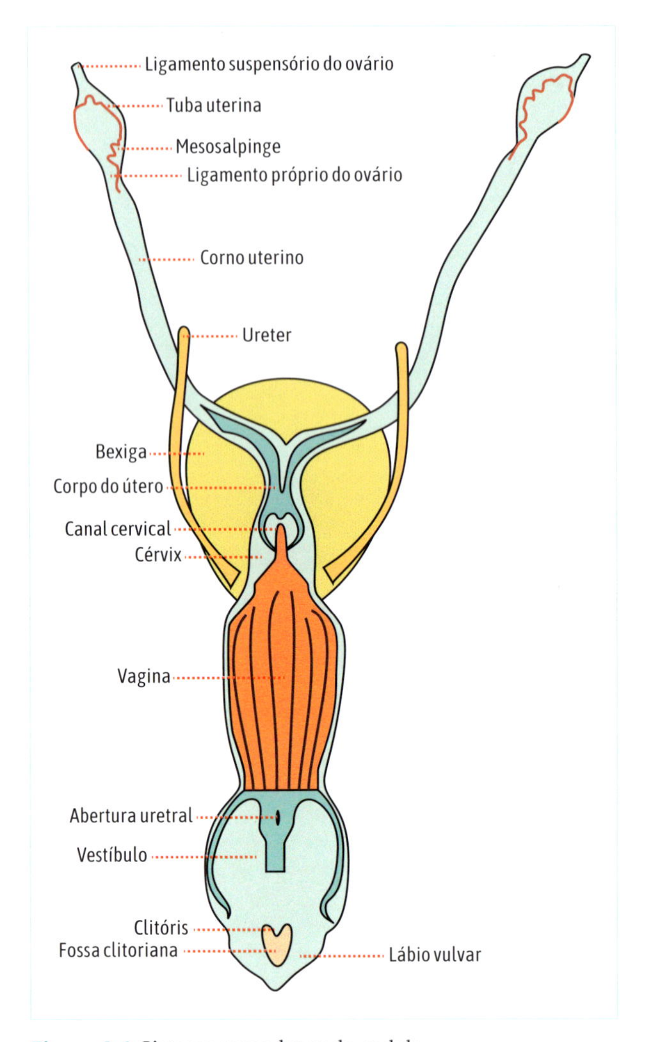

Figura 3.1 Sistema reprodutor da cadela.
Fonte: adaptada de Evans e Christiensen, 1993.[5]

Ovários

Cada cadela possui dois ovários (Figura 3.2A), as gônadas femininas, responsáveis pela produção e liberação dos ovócitos ("óvulos") (Figura 3.2B). Os ovários ficam envolvidos em uma bolsa, a *bursa ovariana*. Os ovócitos se desenvolvem dentro de estruturas arredondadas chamadas *folículos ovarianos* e a cada cio ocorrem ovulações espontâneas. Após as

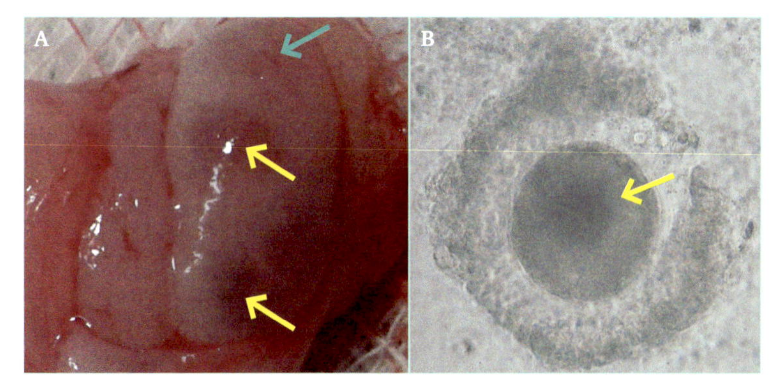

Figura 3.2 **A.** Ovário de cadela fora da bursa ovariana (*seta verde*), contendo folículo ovariano (*setas amarelas*). **B.** Ovócito (*seta*) de cadela visualizado em microscópio, em aumento de 400×. (Foto B: Lílian Rigatto Martins)

ovulações, formam-se nos ovários estruturas chamadas *corpos lúteos*. Além disso, os ovários também são responsáveis pela produção dos hormônios sexuais, dentre eles, os estrógenos e a progesterona. Esses hormônios estão envolvidos em fenômenos biológicos diversos durante o ciclo estral, a gestação, o parto e o pós-parto.[1-4]

Os ovários ficam próximos às tubas uterinas para que, após as ovulações, os ovócitos sejam captados para o interior das tubas. A forma e o tamanho dos ovários variam conforme a fase do ciclo estral, se a cadela está gestante ou não – visto que sofrem ação dos hormônios sexuais – e a presença ou não de patologias.[2]

A ovulação é um fenômeno induzido pelo hormônio luteinizante (LH), que causa ruptura dos folículos ovarianos e liberação dos ovócitos para as tubas uterinas, com formação dos corpos lúteos nos ovários.

Tubas uterinas

A tuba uterina (Figura 3.3) é o *local da fertilização* dos ovócitos. Para cada ovário existe uma tuba uterina equivalente. São estruturas alongadas que conectam os ovários ao útero.[3] Após as ovulações, os ovócitos

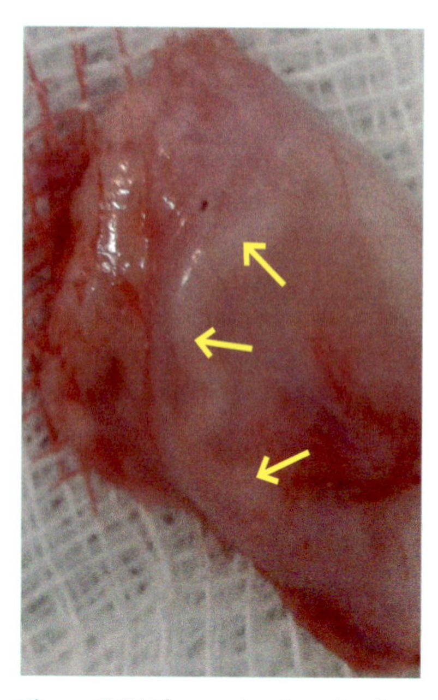

Figura 3.3 Tuba uterina (*setas*) sobre a superfície do ovário de uma cadela.

adentram as tubas e são fertilizados – caso tenha ocorrido acasalamento fértil – e os embriões formados são transportados até o útero, onde entram no estágio chamado "mórula", o que leva 6 dias após a fertilização ou 9 dias após a ovulação.[4]

Útero

O útero (Figura 3.4) é o *órgão onde se desenvolve a gestação.*[3] É nele que os embriões se implantam, os fetos são formados e se desenvolvem até o momento do parto. Nas cadelas, o útero é dividido em três partes: 1) dois cornos uterinos (em formato de "V"), local onde a gestação se desenvolve; 2) corpo do útero e 3) cérvix ou colo do útero. Internamente, o útero é revestido por uma estrutura chamada endométrio, que secreta muco para nutrir os embriões antes da formação da placenta, mas que também pode predispor o local à piometra, caso ocorra infecção.[2] A cérvix é um canal curto e estreito que funciona como uma barreira que os espermatozoides têm de ultrapassar após o acasalamento, e assim sele-

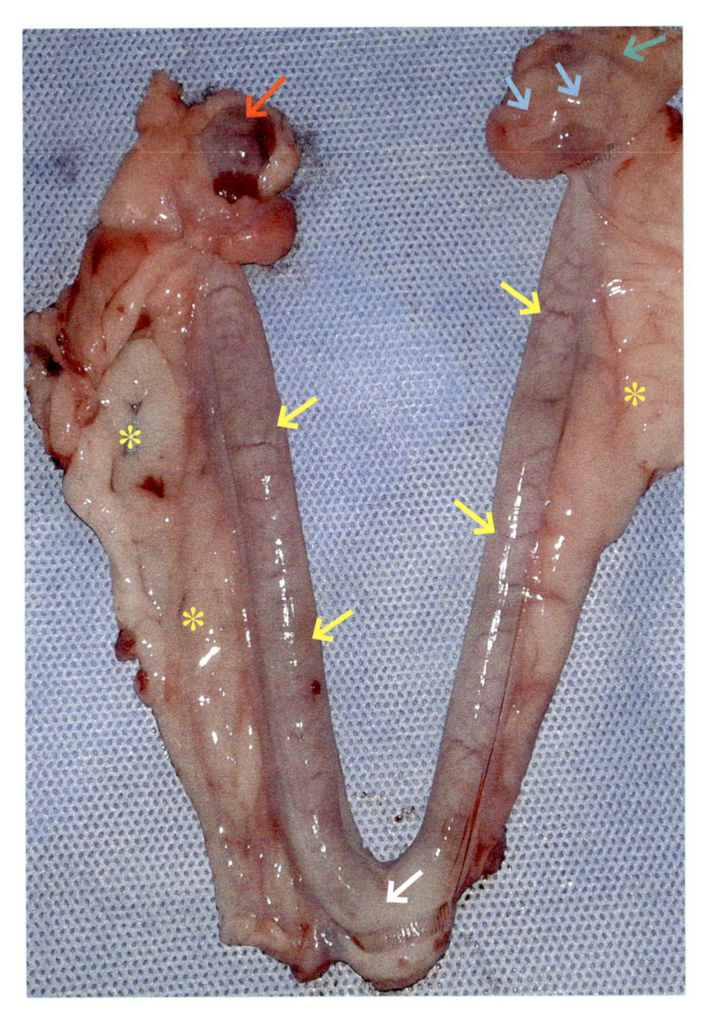

Figura 3.4 Útero não gestante de cadela. Notar o ovário esquerdo sem a bursa ovariana (*seta vermelha*), a bursa ovariana envolvendo o ovário direito (*seta verde*), a tuba uterina direita (*setas azuis*), os dois cornos uterinos (*setas amarelas*), o ligamento largo do útero (*asteriscos*) e o corpo do útero (*seta branca*).

ciona os gametas masculinos mais "fortes". Além disso, protege o útero, pois fica aberta apenas durante as fases de proestro e estro; no momento do parto, quando o útero se contrai para expulsar os fetos maduros prontos para o nascimento; e no pós-parto, permanecendo fechada durante a gestação e as demais fases do ciclo estral.[4]

Vagina

A vagina é o órgão que recebe o pênis durante o acasalamento.[3] É um canal longo, estreito e tortuoso, localizado entre a vulva e a abertura da cérvix. A parte da vagina mais próxima à cérvix é muito estreita, de maneira que apenas uma pipeta ou um endoscópio para realização de inseminação artificial passa pela região.[4] Um vaginoscópio ou dedo para exame ginecológico pode ser inserido apenas na parte da vagina próxima à vulva. Já no momento do parto, os fetos passam pelo canal vaginal, que fica dilatado. Durante o proestro, a vagina e a cérvix produzem muco que, junto das hemácias (as células vermelhas do sangue) vindas do útero, compõe a secreção vaginal eliminada pelas cadelas.[4]

Em um acasalamento natural, o pênis do cão fica acoplado no interior da vagina devido à forte pressão muscular vaginal, o que faz com que o casal fique unido por um período de 5 minutos até mais de 1 hora[2], no decorrer do qual o cão permanece ejaculando.

A vagina também sofre ação hormonal (Figura 3.5). Durante o proestro/estro, por exemplo, há proliferação das camadas de células vaginais,

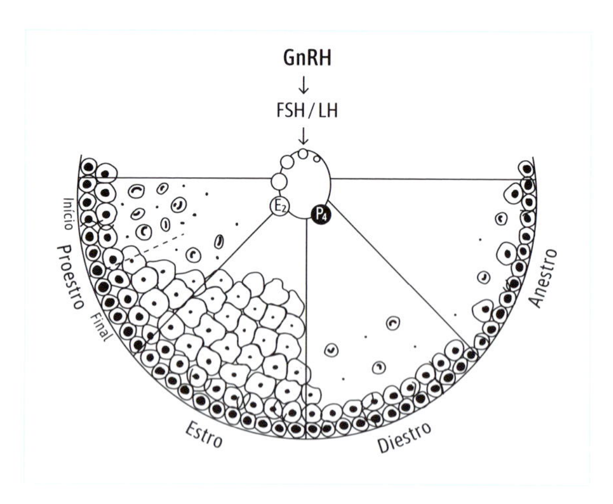

Figura 3.5 Alterações que ocorrem na parede vaginal, sob ação hormonal nas diferentes fases do ciclo estral. Os hormônios envolvidos são: hormônio liberador de gonadotrofinas (GnRH), hormônio folículo-estimulante (FSH), hormônio luteinizante (LH), estradiol (E2) e progesterona (P4).
Fonte: Luz, 2004.[6]

com o intuito de proteger a vagina contra a abrasão do pênis. Sendo assim, é possível identificar em qual fase do ciclo estral o animal se encontra ao realizar o exame de citologia vaginal (ver detalhes no Capítulo 4).[7]

Na região da vagina próxima à vulva, há a abertura da uretra (meato urinário), estrutura que liga a bexiga ao canal vaginal, para micção, e o clitóris, localizado na porção baixa da fossa clitoriana.

Vulva

A vulva é a estrutura mais externa do sistema reprodutor da cadela. Possui dois lábios vulvares, com comissuras dorsal e ventral. Os lábios devem permanecer fechados para proteger o sistema reprodutor. Assim como descrito anteriormente, a vulva também sofre ação hormonal, ou seja, durante o proestro e, às vezes, também no estro, aumenta de tamanho, ficando pequena nas outras fases do ciclo.[1-4,6,7] Cadelas que ainda não atingiram a puberdade têm a vulva bem pequena, do mesmo modo que cadelas mais velhas, que já acasalaram e pariram várias vezes, têm a vulva bem desenvolvida. A região entre o ânus e a vulva e que recobre a região pélvica é denominada períneo.

Cadelas castradas têm tendência à obesidade, e o acúmulo de gordura no períneo pode causar dermatite perivulvar.

Glândulas mamárias

As glândulas mamárias (Figura 3.6) são estruturas especializadas que, sob estímulos hormonais específicos, produzem leite para os recém-nascidos após o parto ou em cadelas que desenvolvem pseudociese (pseudogestação). Estão localizadas do tórax até a região inguinal do animal. A maioria das cadelas possui dez glândulas mamárias, mas eventualmente pode haver cadelas com oito ou doze glândulas, ou, às vezes, um número ímpar de mamas.[8] Cadelas mais velhas, que já amamentaram várias vezes, podem ficar com as glândulas mamárias bastante pendentes.

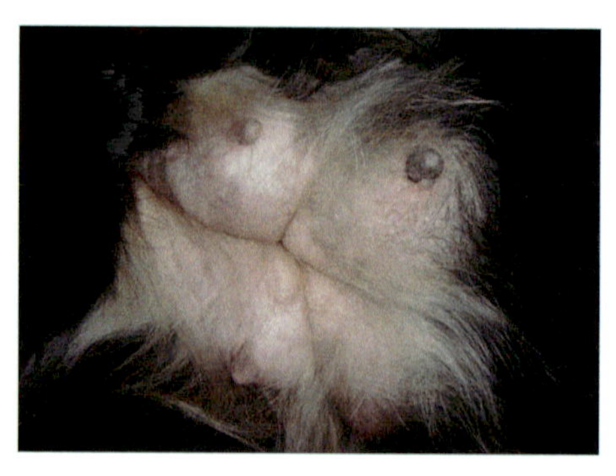

Figura 3.6 Glândulas mamárias (mamas) bem desenvolvidas em cadela sob estímulo hormonal alguns dias antes do parto.

PRINCIPAIS HORMÔNIOS DA REPRODUÇÃO

A reprodução é uma sequência de eventos que têm como objetivo final a produção de filhotes saudáveis. Após o nascimento, o animal deve crescer, atingir a puberdade e produzir gametas (ovócitos e espermatozoides) férteis. Além disso, deve apresentar comportamento reprodutivo e capacidade de acasalar, sendo todas essas etapas mediadas por hormônios.[3]

Os hormônios são substâncias produzidas em diferentes regiões do corpo (p. ex., cérebro, ovários, testículos, útero, placenta) e que desencadeiam ações específicas em determinados locais de atuação. Assim, diferentes hormônios interagem para que o processo de reprodução aconteça de modo satisfatório (Figura 3.7). Para mais detalhes sobre hormônios, veja Quadro 3.1 no final deste capítulo.

Os hormônios produzidos pelo animal podem ser dosados/quantificados em laboratórios para diversas finalidades. Podem, por exemplo, influenciar o funcionamento de um órgão (p. ex., testículo, ovário), indicar se ocorreu ovulação, revelar a presença de tumores (testiculares, ovarianos) e a ocorrência de estresse, além de servir como meio diagnóstico de gestação. Existem diversos métodos para dosagem hormonal, e cada laboratório deve validar a dosagem de cada hormônio para a espécie em questão a fim de que o resultado seja confiável. O veterinário é o profissional indicado e capacitado para fazer todas essas diferenciações, escolhas, indicações e interpretações.

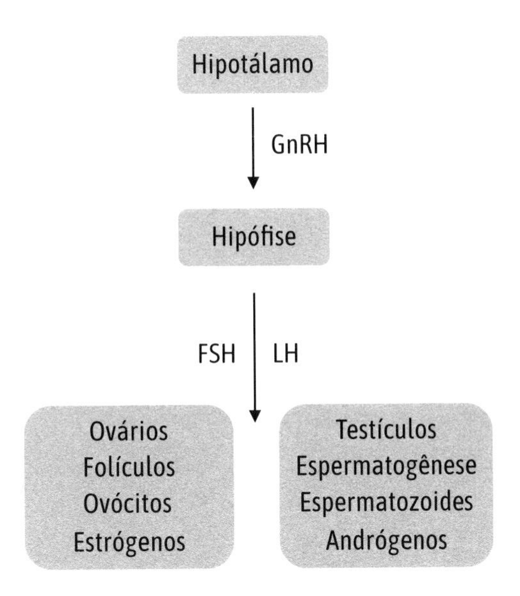

Figura 3.7 Interações entre hormônios produzidos no cérebro (hipotálamo e hipófise) e nas gônadas (ovários e testículos), levando à produção de gametas e hormônios sexuais.

PUBERDADE E MATURIDADE SEXUAL NA CADELA

A puberdade é o início da capacidade de se reproduzir, sendo estabelecida pelo período em que a cadela entra no cio pela primeira vez.[2,4] Em geral, as cadelas atingem a puberdade entre os 6 e 24 meses de idade, de modo mais precoce em cadelas de raças pequenas, com puberdade normalmente até os 9 meses de idade. Com frequência, o primeiro cio aparece quando a cadela atinge dois terços do seu peso adulto final. Todavia, o primeiro cio nem sempre é percebido com facilidade, geralmente é mais curto e pode até mesmo ser um "cio silencioso". Diversos fatores podem influenciar o início da puberdade, por exemplo: raça, genética, ambiente da criação (confinada ou solta), presença de outras fêmeas no cio (efeito dormitório), exposição ao sol, alimentação e doenças, como as afecções neonatais e a desnutrição. O uso de alguns medicamentos também pode retardar a chegada da puberdade.[2,4] Embora a cadela seja capaz de reproduzir ainda na puberdade, após atingir a maturidade sexual, geralmente no segundo ou terceiro cio, passa a apresentar ciclos estrais regulares, maior taxa de ovulação e máxima fertilidade.

CICLO REPRODUTIVO DA CADELA

O ciclo reprodutivo da cadela é chamado de *ciclo estral* e é dividido em quatro fases distintas: *proestro*, *estro (cio)*, *diestro (metaestro)* e *anestro* (Figura 3.8).[2,4] Algumas vezes, os criadores se referem ao cio como sendo a fusão do proestro – início do sangramento – com o estro, chamado de "cio verdadeiro".

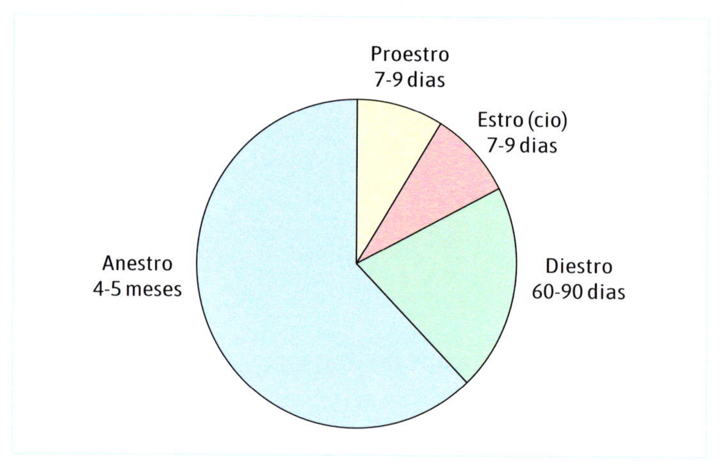

Figura 3.8 As quatro fases do ciclo estral da cadela e suas respectivas durações.

O ciclo da cadela aparentemente não sofre influência das estações do ano, com exceção das raças Basenji e Mastim Tibetano.[6] O intervalo entre dois cios consecutivos ocorre em média a cada 7 meses, mas pode variar normalmente de 5 a 12 meses.[2,4,7]

Proestro

Proestro é a fase em que ocorre crescimento dos folículos ovarianos com intensa produção de estrógenos, o que causa atração de machos,

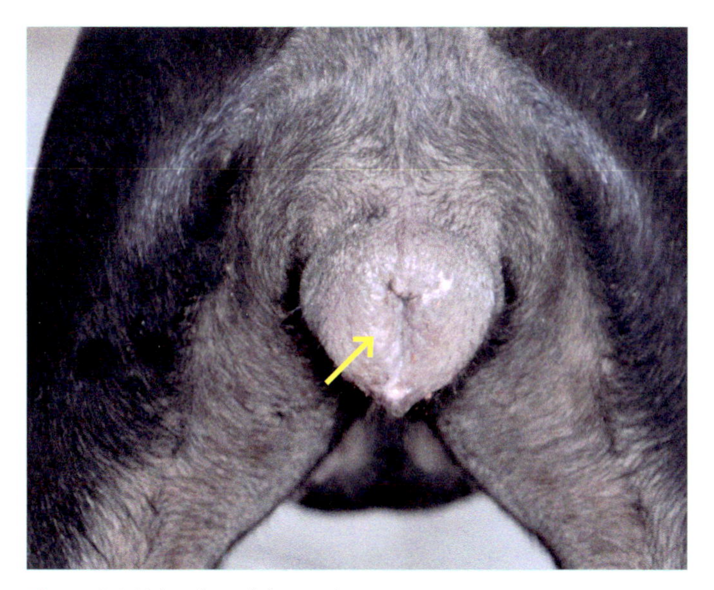

Figura 3.9 Vulva de cadela no cio.

edema (inchaço) da vulva (Figura 3.9) e do períneo e secreção vaginal sanguinolenta. Nessa fase, a cadela ainda não aceita a monta do macho. Normalmente tem duração de 7 a 9 dias, mas pode durar de 3 dias a 3 semanas.[7,8]

Estro (cio)

O cio é a fase do ciclo em que a cadela aceita a monta do macho e que as ovulações ocorrem. Normalmente, a secreção vaginal sanguinolenta acaba ou diminui muito, a vulva em geral fica flácida e a cadela fica ativamente procurando o cão. Essa fase costuma ter duração de 7 a 9 dias, mas pode variar de 2 a 21 dias. A maioria das cadelas com ciclo estral regular ovula entre os dias 3 e 5 do cio, e o período mais fértil se dá entre o 2º e o 4º dia após as ovulações.[2,4,7] Isso ocorre porque, após as ovulações, os ovócitos terminam sua maturação para poderem ser fertilizados (Figura 3.10). Todavia, as ovulações podem ocorrer já a partir do 2º dia do proestro, ou até o dia 32 após o início do proestro[2] (Figura 3.11). Além disso, não é possível determinar se a cadela está ovulando apenas por contagem dos dias, comportamento dela com o macho, diminuição da secreção vaginal sanguinolenta, exposição da vulva ou diminuição do edema da vulva, que não são critérios confiáveis.[7,8] Por outro lado, a regularidade dos cios é muito importante. Cadelas que passam a apresentar cios com maior ou menor frequência que o normal estão sujeitas à infertilidade, e o veterinário deve ser consultado o quanto antes.

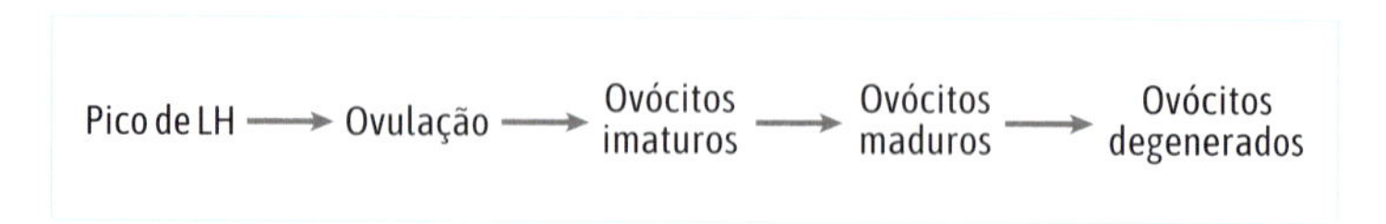

Figura 3.10 Cronologia das ovulações, maturação e degeneração dos ovócitos na cadela.

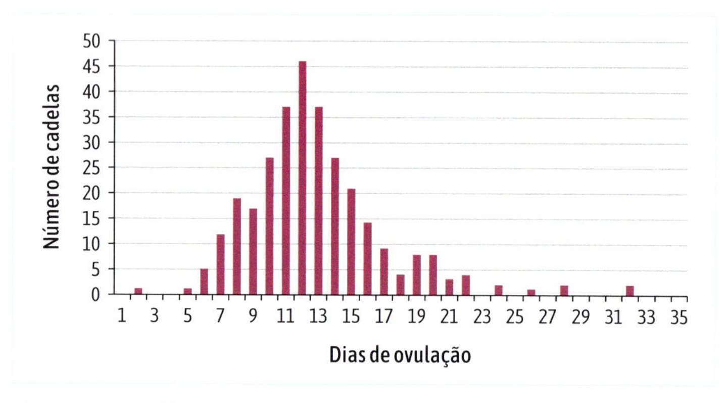

Figura 3.11 Gráfico indicando a dispersão das ovulações em cadelas ao longo dos dias do proestro e estro, demonstrando que as ovulações podem ocorrer entre o 2º e o 32º dia, sendo o dia 1 o primeiro dia do proestro. Fonte: Fontbonne *et al.*, 2011.[2]

Cio silencioso ("cio seco") é aquele em que a cadela não demonstra sinais de que está no cio, com pouca ou nenhuma secreção vaginal sanguinolenta, mas em geral os machos conseguem perceber que elas estão no cio.

"Cio falso" ou cio interrompido (*split heat*) é aquele em que a cadela entra no cio e pode até aceitar a monta do macho, mas o cio é interrompido repentinamente, sem que ocorra ovulação. Após algumas semanas, a cadela retorna ao "cio verdadeiro", agora acompanhado de ovulação.

Diestro (metaestro)

Diestro é a fase seguinte ao cio, quando a cadela não acasalou, ou o fez, mas não ficou gestante. É nessa fase que os corpos lúteos (Figura 3.12) produzem progesterona, independentemente de a cadela estar gestante, e tem duração de 60 a 90 dias. Não há sinais externos que demonstrem se a cadela está no diestro ou no anestro, a próxima fase do ciclo.[9] A longa ação da progesterona no útero, associada à intensa produção de muco no período, criam um ambiente favorável à multiplicação bacteriana e ao desenvolvimento de piometra[4] (ver Capítulo 13). É importante saber que a gestação, quando a cadela acasalou no cio e foi fertilizada, ocorre no mesmo período do diestro.[2,4]

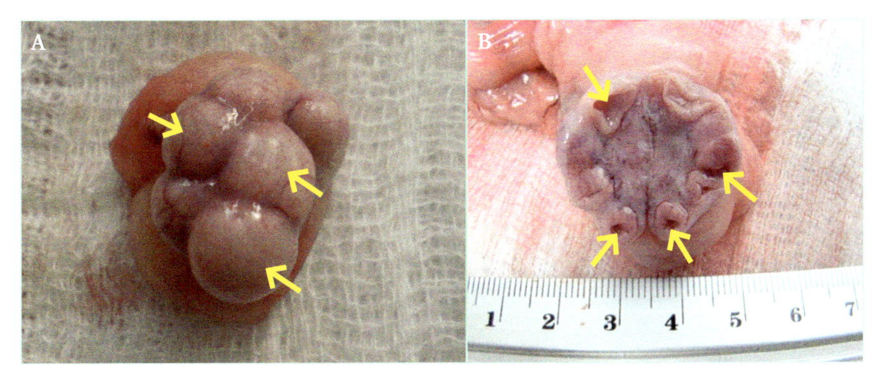

Figura 3.12 A e B Imagens de ovários de cadelas com presença de corpos lúteos (*setas*). **A.** Corpos lúteos íntegros. **B.** Ovário seccionado ao meio, mostrando os corpos lúteos parcialmente no interior do ovário (*setas*).

Anestro

Anestro é a fase mais longa do ciclo, com duração de 4 a 5 meses. É quando o útero se regenera para o próximo ciclo.[2,4]

Variações raciais dos ciclos

Cadelas de algumas raças podem apresentar cios muito próximos, e outras, cios muito espaçados. Cadelas de raças grandes, como Pastor Alemão e Rottweiler, por exemplo, podem entrar no cio a cada 5 meses, fato considerado normal. Já cadelas das raças Labrador Retriever e Collie podem entrar no cio a cada 8 ou 9 meses, o que também é considerado normal. Essa característica de cios próximos ou espaçados pode ser transmitida geneticamente à ninhada. E há cadelas de algumas raças que entram no cio apenas uma vez por ano, como a raça africana Basenji, o Mastim Tibetano[10] e algumas linhagens de Greyhound.

Detecção do cio

O indivíduo mais capacitado para detectar o cio de uma cadela é o *cão*. Ele possui um olfato potente, que o permite detectar odores a quilômetros de distância, e antes mesmo do início do proestro. Desta forma, ele identifica fêmeas que estão para entrar no cio e aquelas que já estão, inclusive cadelas com sinais discretos de cio, como as de raças de pelos médios ou longos, nas quais a secreção vaginal sanguinolenta é difícil de ser observada. O cão utilizado para esta finalidade é chamado de rufião (Figura 3.13), e pode até mesmo não ser o que irá acasalar com a fêmea no cio, mas aquele que possui o melhor olfato ou libido do canil, como um cão *pet*, por exemplo. Neste caso, deve ser preferencialmente vasectomizado.

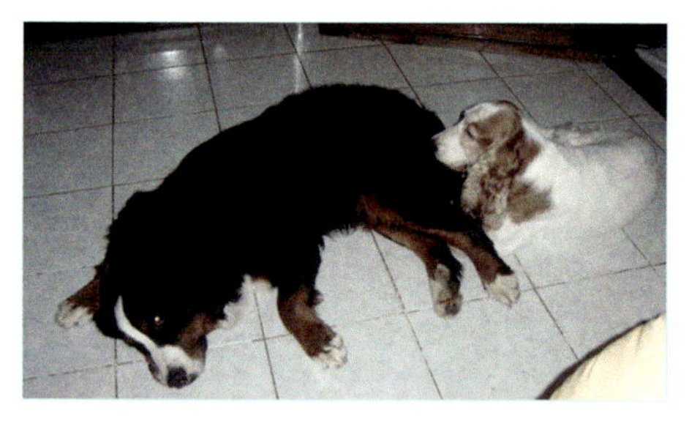

Figura 3.13 Cão da raça Cocker Spaniel Inglês rufiando cadela da raça Boiadeiro Bernês no cio. Note que o cão está com extrema atenção na fêmea.

Fatores que influenciam a ciclicidade

Diversos fatores podem influenciar a ciclicidade das cadelas, tanto a manifestação como o intervalo entre os cios.[2,4,8] Dentre eles, têm-se:

- **Idade:** cadelas mais velhas costumam entrar no cio menos frequentemente que cadelas jovens e apresentam mais cios silenciosos. Entretanto, ao contrário das mulheres, não há menopausa nas cadelas.
- **Raça:** o intervalo entre cios pode ser afetado pela raça.
- **Contato social:** cadelas que convivem em grupos (matilhas) podem ter seu cio sincronizado, induzido pelas fêmeas dominantes. Fêmeas submissas, por outro lado, podem ter seus cios inibidos pelas dominantes. A única forma de impedir a sincronização dos cios em um canil é separar as cadelas, principalmente a dominante, ou por meio de contraceptivos, o que geralmente *não* é indicado para matrizes.
- **Medicamentos**: vários medicamentos, como hormônios e antifúngicos, podem inibir a manifestação dos cios.

Os criadores devem fazer um acompanhamento do ciclo estral de cada cadela individualmente, anotando as datas de início e extensão dos cios, duração da secreção vaginal sanguinolenta e comportamento. Essas informações são sempre úteis ao veterinário, em caso de suspeita de doenças ou infertilidade, e para reprodução assistida.

SISTEMA REPRODUTOR DO CÃO

O sistema reprodutor do cão pode ser comparado a uma fábrica, como proposto por Senger.[3] O principal produto a ser produzido são os espermatozoides, para que possam ser depositados dentro do sistema reprodutor da cadela e sejam capazes de fecundar os ovócitos. Já os hormônios (como a testosterona) e outras secreções produzidas contribuem para a eficiência da "indústria".[3] Esse sistema possui diversos órgãos e estruturas que trabalham em conjunto, com funções diferentes, para cumprir essas metas. É necessário que haja uma perfeita harmonia entre os diversos componentes para que a fertilidade do cão seja mantida.

O sistema reprodutor do cão é composto pelos seguintes órgãos e estruturas: escroto, testículos, epidídimos, cordões espermáticos, próstata, pênis e prepúcio[1] (Figura 3.14).

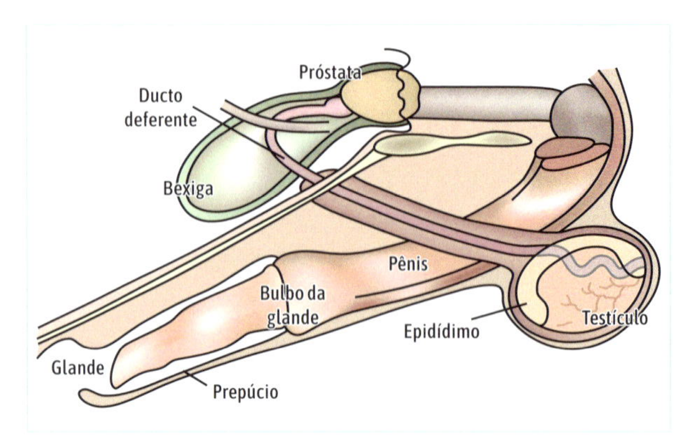

Figura 3.14 Sistema reprodutor do cão. Note os órgãos e as estruturas, como pênis (bulbo peniano e glande), prepúcio, ducto deferente, testículo, epidídimo e próstata.

Escroto

O escroto, ou bolsa escrotal, (Figura 3.15) normalmente possui poucos pelos e aloja, protege e participa no controle da temperatura dos testículos; por isso a sua integridade é tão importante. Os testículos ficam fora do corpo do cão, pois precisam estar a uma temperatura mais baixa que a temperatura corporal para que a produção de espermatozoides possa ocorrer.[1,8,11] Deve ser livre de inflamações, traumas e alterações de volume, que podem prejudicar a fertilidade do animal. O escroto deve ser solto e se movimentar sobre os testículos, e a presença de irregularidades, como nódulos ou aderências, pode sugerir inflamação, infecção ou neoplasias (tumores), motivos para consulta ao veterinário.

Testículos

O testículo (Figura 3.16) é como uma fábrica onde os espermatozoides são produzidos, produção esta conhecida como espermatogênese. Além disso, é o local de produção dos hormônios, como a testosterona.[3]

Os cães normalmente possuem dois testículos e há diferenças de tamanho entre as diversas raças, conforme o peso, a idade e o porte do animal.[8] Isso exclui um padrão rígido de referência a todos os tamanhos de cães. Em contrapartida, animais da mesma raça que possuem testículos ligeiramente maiores em geral produzem mais espermatozoides.[11]

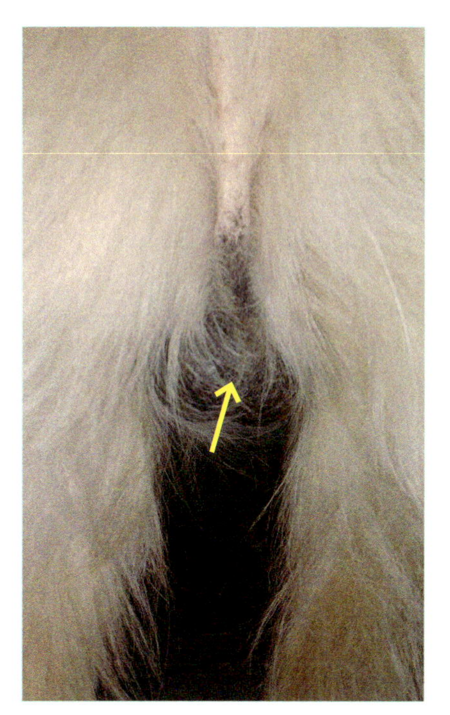

Figura 3.15 Escroto íntegro em cão da raça Golden Retriever (*seta*).

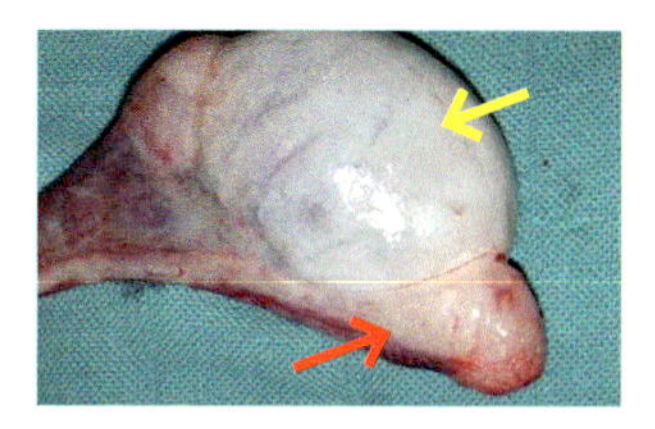

Figura 3.16 Testículo (*seta amarela*) e epidídimo (*seta vermelha*) de cão após orquiectomia (castração).

Por sua vez, deve-se atentar caso seja observada grande diferença de tamanho entre os dois testículos de um animal, o que pode ser alguma doença.

Nos cães, a descida dos testículos para o escroto geralmente se completa com 4 a 10 dias de vida, e ambos os testículos devem estar presentes dentro do escroto até os 45 dias de vida. Todavia, somente após o cão completar 6 meses que a ausência de um ou ambos os testículos no escroto pode sugerir alguma doença. Além disso, em cães jovens, a "subida" temporária do testículo no canal inguinal ou lateral ao pênis pode ocorrer devido à agitação ou excitação do animal.[2,4,8]

Cada espermatozoide leva cerca de 2 meses para se formar totalmente dentro dos testículos. Porém, mesmo completos, ainda não são capazes de se movimentar e de fecundar os ovócitos. Eles precisam passar por outra etapa de maturação dentro dos epidídimos.[11]

O ejaculado normal de um cão possui vários milhões ou até mais de 1 ou mais bilhões de espermatozoides produzidos durante a espermatogênese.[12] A produção de espermatozoides dentro dos testículos é um processo contínuo, que ocorre todos os dias do ano, independentemente de o cão estar em regime de acasalamento e da frequência de ejaculações.[8]

Epidídimos

O epidídimo é um tubo longo que recebe os espermatozoides prontos, vindos dos testículos, para ali sofrerem a sua maturação, ou seja, tornarem-se aptos para fecundar. Esse trajeto pelos epidídimos leva aproximadamente 2 semanas. Após isso, ficam armazenados até o momento da ejaculação. O epidídimo é dividido em três partes, a cabeça, o corpo e a cauda. A cauda do epidídimo se conecta com o ducto deferente, situado dentro do cordão espermático, local de onde saem os espermatozoides no momento da ejaculação.[1,11]

Cordões espermáticos

Os cordões espermáticos são estruturas que vão desde os testículos até o anel inguinal.[11] Dentro desses cordões passam estruturas importantes que participam da produção e movimentação dos espermatozoides, como ductos deferentes, vasos sanguíneos, nervos e músculo cremáster. O ducto deferente, como mencionado, é responsável por levar os espermatozoides do epidídimo até a uretra no momento da ejaculação. O cordão espermático funciona como um "ar-condicionado", que diminui a temperatura do "motor da fábrica" e ajuda a manter a temperatura do testículo adequada para a produção de espermatozoides.[3]

Próstata

A próstata, ou glândula prostática, é responsável pela produção de um líquido claro chamado plasma seminal, que "cai" dentro da uretra, juntando-se aos espermatozoides para formar o sêmen no momento da ejaculação.[4,8] Localizada dentro da pelve, seu funcionamento é dependente dos hormônios masculinos, como a testosterona, e, caso o cão seja castrado, ela diminui de tamanho.[8]

O plasma seminal, produzido pela próstata, tem como funções: fornecer nutrientes para os espermatozoides, participar do "funcionamento" do espermatozoide no momento da fecundação e fazer com que o sêmen se torne líquido, o que facilita o deslocamento dos espermatozoides dentro do sistema reprodutor da cadela.[11]

Pênis

O pênis é o *órgão copulatório* do cão (Figura 3.17). Ele é formado por vários tecidos que se enchem de sangue durante a ereção, permitindo que aumente de tamanho. Além disso, nos cães, o pênis possui um osso interno, o osso peniano, que ajuda no momento da penetração da fêmea. Outra particularidade do pênis canino é uma estrutura chamada bulbo peniano. No momento da ereção, o bulbo ingurgita-se, em formato esférico, firme, e se encaixa dentro da vagina, fazendo com que o cão fique "engatado" à fêmea. Com o pênis ingurgitado, o macho não consegue retirar o pênis da vagina, o que estimula a subida dos espermatozoides para o útero e evita perda de sêmen.[3,4,8]

O pênis do cão é bastante flexível. Isso permite ao cão, durante o acasalamento, girar o corpo a 180° para aguardar o final da ejaculação e o desengurgitamento do bulbo para se separar da fêmea[8] (Figura 3.18).

No interior do pênis passa a uretra, um canal único usado tanto para urinar quanto ejacular.

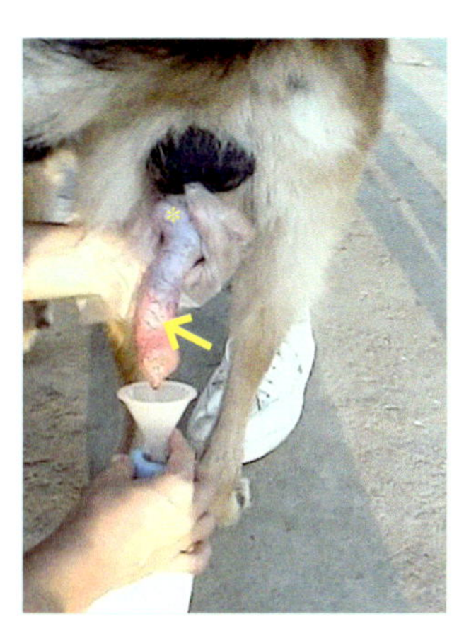

Figura 3.17 Pênis canino ereto (*seta*) durante coleta de sêmen. Note a região do bulbo peniano ingurgitado (*asterisco*).

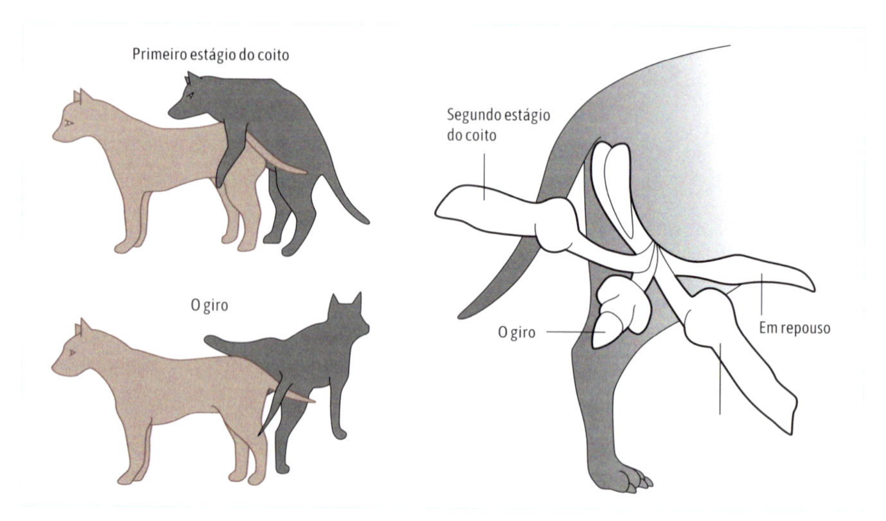

Figura 3.18 Fases do acasalamento canino e flexibilidade do pênis durante a cópula e no momento do giro.
Fonte: adaptada de Grandaje, 1972.[13]

Prepúcio

O prepúcio é uma estrutura formada pela pele do abdômen. Ele serve para abrigar e cobrir a parte livre do pênis quando este não está em ereção.[11] Possui uma abertura (óstio prepucial) em sua extremidade, que possibilita ao cão expor o pênis. O revestimento interno do prepúcio, chamado de mucosa, possui glândulas cuja secreção, juntamente com restos celulares e bactérias, forma o esmegma, secreção esverdeada comumente observada quando o cão se deita ou expõe o pênis[8], rica em feromônios.

PUBERDADE E MATURIDADE SEXUAL NO CÃO

A puberdade é o momento que o cão adquire a capacidade de se reproduzir, com comportamento sexual adequado, e seu ejaculado já apresenta espermatozoides.[3] Em média, o cão atinge a puberdade aos 9 meses de idade, variando entre 6 e 18 meses.[2] Porém, essa idade pode ser afetada por alguns fatores, como raça, genética, porte e nutrição. Os cães de raças miniaturas e pequenas são mais precoces, e cães de raças grandes e gigantes são mais tardios.[8] É importante ressaltar que, embora um cão púbere possa se reproduzir, ele ainda não atingiu a capacidade máxima de produção de espermatozoides do cão adulto, o que ocorre na maturidade sexual, normalmente alguns meses após a puberdade. Além disso, o ejaculado do cão púbere contém grande quantidade de espermatozoides mortos e defeituosos,[14-16] o que também demonstra que ele ainda não tem máxima fertilidade.

EREÇÃO E EJACULAÇÃO

Previamente à ejaculação, ocorre a ereção peniana, fenômeno controlado pelo sistema nervoso do animal. Os hormônios masculinos (Quadro 3.1) também são importantes durante a ereção peniana e as funções sexuais.[3]

A ejaculação ocorre por comando do sistema nervoso e consiste da passagem do sêmen ao longo da uretra peniana, seguida por sua expulsão através do orifício uretral externo, localizado na glande do pênis.[8]

O ejaculado canino apresenta três frações distintas. A primeira fração do ejaculado serve para limpar a uretra de resíduos de urina e de outras secreções normalmente ali presentes. A segunda é a fração espermática, a única que possui espermatozoides em abundância. A última fração do ejaculado é de origem prostática.[8,12]

O cão pode ser estimulado e condicionado a ejacular para realização de espermograma e outros exames ou para inseminação artificial.

Quadro 3.1 Principais hormônios da reprodução e suas funções.

GnRH: hormônio liberador de gonadotrofinas, produzido por uma região do cérebro chamada hipotálamo. Este hormônio é o desencadeador de todo o processo reprodutivo; estimula outra região do cérebro, a hipófise (glândula pituitária), a produzir e liberar hormônios (FSH e LH) que agem nos ovários e testículos.
FSH: hormônio folículo-estimulante, produzido pela hipófise. Nas fêmeas, estimula o crescimento dos folículos ovarianos, que contêm os ovócitos a serem ovulados. Nos machos, atua no processo da espermatogênese.
LH: hormônio luteinizante, também produzido pela hipófise. Este hormônio é responsável por induzir as ovulações e a formação dos corpos lúteos nos ovários. Nos machos, estimula a produção de hormônios pelos testículos.

(continua)

Quadro 3.1 Principais hormônios da reprodução e suas funções. *(continuação)*

Prolactina: também produzido pela hipófise. É responsável por induzir a produção de leite nas glândulas mamárias (lactação), pelo funcionamento dos corpos lúteos e pelo comportamento materno. Causa os sinais de pseudogestação (gravidez psicológica) nas cadelas acometidas.
Estradiol (estrógeno, estrogênio): hormônio produzido principalmente pelos folículos ovarianos. Tem papel importante na indução da ovulação, comportamento sexual e produção da secreção vaginal sanguinolenta no proestro.
Progesterona: hormônio produzido pelos corpos lúteos dos ovários, responsável pela manutenção da gestação.
Testosterona: hormônio produzido principalmente pelos testículos, responsável por produção de espermatozoides, desenvolvimento dos órgãos reprodutores, desenvolvimento corporal, comportamento sexual e masculinidade.
Ocitocina: hormônio produzido pela região do cérebro chamada hipotálamo. É responsável pela "descida" do leite nas mamas e pela contração do útero no momento do parto.
PGF2α: é uma substância com ação similar à dos hormônios, produzida principalmente por útero e placenta. É um dos hormônios responsáveis pelo desencadeamento do parto.
Cortisol: hormônio produzido pelas glândulas adrenais. Está envolvido nas situações de estresse, incluindo o desencadeamento do parto.
Relaxina: hormônio produzido predominantemente pela placenta da cadela, responsável por inibir a contração do útero durante a gestação e pelo relaxamento dos ligamentos da pelve no momento do parto. Pode ser utilizado no diagnóstico de gestação.
Hormônios tiroidianos (T3 e T4): são produzidos pela glândula tireoide, com ações no coração, metabolismo, desenvolvimento fetal, sistemas esquelético e nervoso, síntese de proteínas e enzimas etc. Os efeitos da deficiência dos hormônios na fertilidade de cães ainda são contraditórios.
Hormônio Antimülleriano (AMH): produzido nos ovários e testículos. Pode indicar a presença ou ausência das gônadas, neoplasias e até fertilidade nas fêmeas.
Feromônios: são substâncias odoríferas produzidas e liberadas para fora do corpo do animal, e que também afetam a reprodução. São detectadas pelo olfato de outro animal da mesma espécie e causam alterações comportamentais e físicas, como atração sexual, demarcação de território e identificação de cadelas no cio.

REFERÊNCIAS

1. Reece WO. Functional anatomy and physiology of domestic nimals. 4.ed. Iowa: Wiley-Blackwell, 2009.
2. Fontbonne A, Grellet A, Fontaine E. Faire reproduire son chien. Les clés d'une pratique réussie. Paris: Champ-Libre, 2011.

3. Senger PL. Pathways to pregnancy and parturition. 2.ed. Pulmann: Current Conceptions, 2005.
4. England G. Dog breeding, whelping and puppy care. Oxford: Wiley-Blackwell, 2013.
5. Evans HE, Christensen GC. The urogenital system. In: Evans HE (ed.). Miller's anatomy of the dog. 3.ed. Philadelphia: Saunders, 1993. p.494.
6. Luz MR. Manejo del apareamiento en la especie canina. In: Gobello C. (org.). Temas de reproducción en caninos y felinos por autores latinoamericanos. Buenos Aires: Gráfica Latina, 2004. p.99-106.
7. Concannon PW, McCann JP, Temple M. Biology and endocrinology of ovulation, pregnancy and parturition in the dog. J Reprod Fertil Suppl 1989; 39:3-25.
8. Johnston SD, Kustritz MVR, Olson PNS. Canine and feline theriogenology. Philadelphia: Saunders, 2001.
9. Luz MR, Bertan CM, Binelli M, Lopes MD. Plasma concentrations of 13,14-dihydro 15-keto prostaglandin F2-alpha (PGFMα), progesterone and estradiol in pregnant and non pregnant diestrus cross-bred bitches. Theriogenology 2006; 66:1436-41.
10. Royal Canin. Reprodução canina. Paris: RCS Paris, 2006.
11. Arashiro EKN, Henry M. Anatomofisiologia do sistema genital dos machos. In: Henry M, Echeverri AML. Andrologia veterinária básica. Belo Horizonte: CAED-UFMG, 2013. p.28-43.
12. Silva AR. Avaliação andrológica em cães e gatos. Rev Bras Reprod Anim 2002; 5:52-5.
13. Grandaje, J. The erect dog penis: A paradox of flexible rigidity. Vet Rec 1972; 91:141-7.
14. Gobello C. Prepubertal and pubertal canine reproductive studies: conflicting aspects. Reprod Dom Anim 2014; 49:70-3.
15. Taha MA, Noakes DE, Allen WE. Some aspects of reproduction function in the male beagle at puberty. J Small Anim Pract 1981; 22:663-7.
16. Mialot JP, Guerin C, Begon D. Growth, testicular development and sperm output in the dog from birth to post pubertal period. Andrologia 1985; 17:450-60.

CAPÍTULO 4

Manejo reprodutivo de cães

Marcelo Rezende Luz
Alexandre Rodrigues Silva
Daniel Couto Uchoa

INTRODUÇÃO

O sucesso reprodutivo está no planejamento dos acasalamentos, visto que os erros no manejo dos acasalamentos são responsáveis pela maioria das falhas reprodutivas em cadelas. O fato de a cadela entrar no primeiro cio entre 4 e 24 meses, com média de 6 a 9 meses na maioria das raças, faz do manejo reprodutivo um componente muito importante, pois um cio perdido – uma cadela que não ficou gestante – leva o criador a esperar até 1 ano para ter uma nova chance com sua matriz. Portanto, neste capítulo serão descritas diversas medidas que o criador deve considerar antes de colocar seus cães para acasalar, bem como durante o acasalamento, para otimizar o cio, ampliar a chance de a cadela ficar gestante e aumentar o número de filhotes das ninhadas.

Os cuidados de manejo reprodutivo devem começar bem antes de a cadela entrar no cio, especialmente se estiver planejada a realização de inseminação artificial (IA) com sêmen refrigerado ou congelado, ou quando se planeja viajar para acasalar. Normalmente, o acasalamento é planejado pelo proprietário da fêmea.[1]

Não deixe para planejar o acasalamento quando a cadela já estiver no cio: caso algum dos reprodutores tenha algum problema, poderá ser tarde demais.

MATRIZ

Cuidados com a fêmea antes do acasalamento

O ideal é que toda fêmea que vá acasalar no próximo cio seja avaliada clinicamente por um veterinário semanas ou meses antes do acasalamento programado. Ele é o profissional que vai cuidar da saúde geral e reprodutiva da cadela, e essa avaliação permite evitar com certa facilidade algumas falhas no acasalamento. Para isso, é importante que o criador tenha um veterinário especialista em reprodução de sua confiança (ver detalhes no Capítulo 1).

Para acasalar, a matriz deve estar com boa saúde, bem nutrida (com bom *escore* corporal, nem acima nem abaixo do peso – ver detalhes no Capítulo 5), com as vacinas em dia e livre de endoparasitos, ectoparasitos e hemoparasitos (detalhes no Capítulo 10).[1] Durante a consulta, o veterinário realizará um exame físico geral e um exame ginecológico (Figura 4.1), buscando identificar alterações clínicas gerais ou doenças reprodutivas – como alterações vulvares (lacerações, dermatites), vaginais (estreitamento de canal, persistência de hímen, hiperplasia vaginal), uterinas (endometrite, hidrometra, mucometra), ovarianas (cistos, tumores), mamárias (abscessos, tumores) – que necessitem de tratamento para aumentar a fertilidade. Ele poderá solicitar ou realizar exames, como citologia vaginal, ultrassonografia do sistema reprodutor, exames para doenças infecciosas e para doenças genéticas da raça.

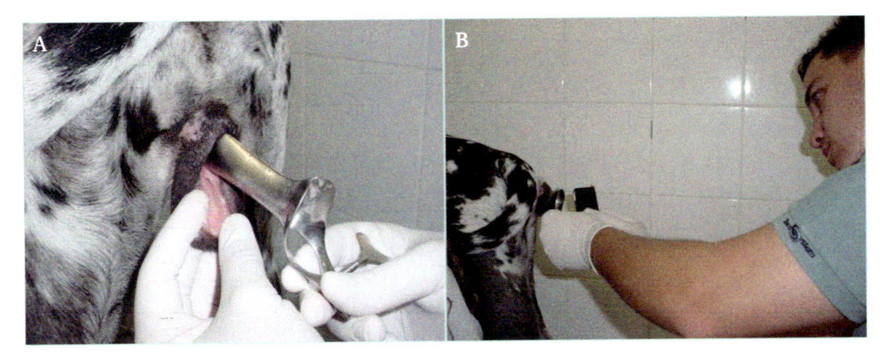

Figura 4.1 **A.** Introdução de espéculo vaginal para exame ginecológico em cadela. **B.** Realização de vaginoscopia.

A matriz deve ser negativa para algumas doenças infecciosas, como brucelose, leptospirose e herpesvirose. Esses exames devem ser feitos previamente ao acasalamento.

Assim que a cadela iniciar o ciclo (secreções vaginais, aumento do tamanho da vulva), o proprietário deve contatar o veterinário, idealmente antes do 5º dia do proestro, para uma primeira avaliação, visto que não é incomum perder os sinais dos primeiros dias do proestro, e depois a cada 2 ou 3 dias, para acompanhar o progresso do cio com exames para fertilidade.[2]

Quando a cadela pode ter a primeira ninhada? E a última?

No Capítulo 3 foram descritos aspectos relacionados ao porte do animal e ao início da puberdade. Esses indicativos devem ser considerados ao se planejar o primeiro acasalamento do animal.

Normalmente, assume-se que a cadela pode acasalar pela primeira vez no 2º ou 3º cio. Isso decorre, basicamente, de dois fatores. O primeiro é que a cadela ainda não terminou de crescer quando entra no primeiro cio, ou seja, seu organismo não está maduro. Assim, nessa idade, uma gestação levaria a uma competição por nutrientes que poderiam servir para a cadela se desenvolver e crescer melhor. O segundo fator é que a fertilidade máxima da cadela costuma ser atingida após o 2º ou 3º cio, geralmente após o animal possuir mais de 2 anos de idade.[3] Por outro lado, a partir de 4 a 6 anos, a fertilidade das cadelas começa a diminuir, podendo haver nascimento de ninhadas menores (Figura 4.2). Essa diminuição da fertilidade varia conforme o porte da raça.[3] Na prática, as raças de pequeno e médio porte, de crescimento rápido, geralmente estão aptas para ter uma ninhada a partir do 2º cio (se já atingiram seu desenvolvimento corporal total), e as raças de porte grande e gigante a partir do 3º cio,[4] ou seja, o mais importante é avaliar se a cadela já teve seu desenvolvimento pleno, e também se já realizou os exames para as doenças genéticas da raça em questão.

Em alguns países europeus, já foi imposta uma idade mínima para a obtenção da primeira ninhada na reprodução de cadelas de raça, assim como o número máximo de ninhadas e a idade máxima para a cadela se reproduzir. É aconselhável não exceder 4 a 6 ninhadas no decorrer da

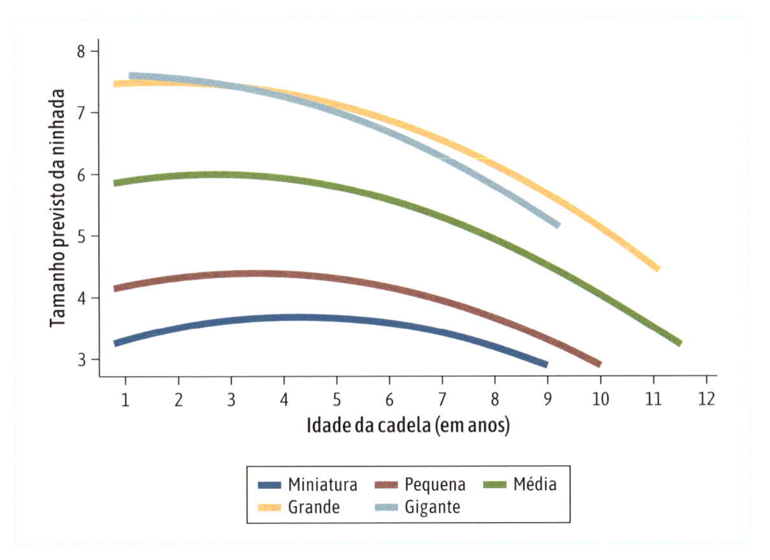

Figura 4.2 Prolificidade esperada nas ninhadas em relação à idade e ao tamanho das cadelas, refletindo a fertilidade ao longo da vida.
Fonte: adaptada de Borge *et al.* (2011).[3]

vida reprodutiva de uma cadela, e não é recomendado utilizar cadelas com mais de 7 a 8 anos como reprodutoras. No caso de cadelas de raças grandes, o limite deve ser antecipado. Como as cadelas mais velhas têm menor fertilidade, podem dar origem a filhotes muito frágeis, com alta taxa de mortalidade entre o nascimento e a desmama.[4] Além disso, não é recomendável que cadelas que nunca pariram antes (nulíparas) acasalem pela primeira vez após 6 anos de idade.

Geralmente, não se deve exceder uma ninhada por ano do mesmo animal,[4] mas há exceções. Por exemplo, se a cadela teve uma ninhada pequena na gestação anterior e está em boa condição física, é possível acasalá-la já no próximo cio. Mas é recomendável um repouso de 1 ano ("pular" um cio) após este novo acasalamento.[4] Do mesmo modo, quando a cadela possui intervalo entre cios curto (p. ex., 4 meses), pode-se acasalar alternadamente, obtendo-se duas gestações em 1 ano.

A frequência de reprodução das matrizes deve depender do número de filhotes da ninhada anterior e da condição física da cadela antes do cio.[4]

Vantagens de monitorar cios e ovulações

Alguns criadores se perguntam muitas vezes sobre a utilidade de monitorar os cios e de identificar a fase ideal para realizar o acasalamento. Na prática, a monitoração pode ajudar no trabalho diário dos criadores, além de aumentar o número de filhotes nascidos (melhorar a prolificidade).[4] Vejamos algumas situações: (a) se a cadela acasalará por monta natural com um macho fértil que esteja à disposição para várias montas em dias diferentes, provavelmente não há necessidade de monitorar o período fértil; (b) se a cadela será inseminada com sêmen refrigerado ou congelado e serão realizadas poucas ou apenas uma inseminação, o monitoramento é fundamental para detectar as ovulações; (c) quando várias cadelas sincronizam o cio e se deseja utilizar o mesmo macho, faz-se necessário acompanhamento da ovulação e decisão do momento ideal de inseminação para cada cadela, podendo-se utilizar o mesmo ejaculado fracionado para inseminação de mais de uma cadela em um mesmo momento.

Em algumas cadelas de *altíssima fertilidade* (minoria das fêmeas), os ovócitos podem permanecer viáveis por vários dias, bem como os espermatozoides, dentro do sistema reprodutor da fêmea. Muitas dessas cadelas, quando acasaladas ou inseminadas com sêmen de boa qualidade, podem gerar ninhadas saudáveis e de bom tamanho. Entretanto, na maioria das fêmeas, os ovócitos permanecem viáveis apenas 2 a 3 dias após a maturação. Além disso, cadelas com alterações da duração do ciclo estral (ciclos irregulares) não se encaixam nas médias citadas para as fêmeas de alta fertilidade, e são candidatas em potencial ao controle do período fértil e à IA.[5]

Outras vantagens de monitorar os cios são descritas no Quadro 4.1.

Embora as alterações no comportamento da cadela e a cor da secreção vaginal sejam os métodos mais fáceis para se detectar as fases de proestro ou estro, em geral são pouco confiáveis para determinar o momento ótimo para a IA. Normalmente, as alterações comportamentais detectadas incluem[1,2,4,5]:

Afastamento da cauda para o lado e postura de lordose: ocorre quando se toca com a mão a região perineal e vulvar da cadela no cio. Algumas cadelas exibem esse comportamento logo quando entram no

Quadro 4.1 Vantagens de monitorar os cios antes de acasalamento ou inseminação artificial.[1,2,4,5]

- Aumenta a probabilidade de a cadela ficar gestante (50 a 80% das cadelas não fecundadas após o acasalamento não foram acasaladas no momento certo);
- Amplia as chances de se ter uma ninhada numerosa (maior prolificidade);
- Se a cadela for viajar para acasalar, a viagem tem menos custos e menor risco de falha, pois diminui o número de dias fora de seu domicílio e os gastos com acomodação e refeições;
- Menor quantidade de acasalamentos ou colheitas de sêmen para machos com idade avançada;
- O acasalamento é mais fácil, diminuindo os riscos de lesões;
- Representa ganho de tempo;
- Permite o uso de sêmen congelado, cuja disponibilidade é limitada: o sêmen congelado possui baixa sobrevivência após o descongelamento, de apenas 12 a 24 horas;
- Se um acasalamento prévio falhou, os cães estarão em média 6 meses mais velhos no próximo ciclo, e a fertilidade de ambos diminui a cada ano;
- As cadelas entram no cio apenas 2 vezes no ano (eventualmente 3 vezes), e as falhas reprodutivas representam tempo e dinheiro;
- O uso do sêmen refrigerado é crescente, pois os resultados se assemelham à monta natural e IA com sêmen fresco;
- Os acasalamentos podem ser caros quando se calcula o preço de envio da cadela para acasalar ou do sêmen, o valor da cobertura, o pagamento das inseminações e as consultas veterinárias, por isso é importante minimizar a chance de falhas.

cio, outras o demonstram apenas poucos dias antes do período ótimo para IA (Figura 4.3);

- Inchaço (edema) da vulva e do períneo: a vulva tende a diminuir seu tamanho e ficar mais flácida no estro em relação ao proestro, porém algumas cadelas permanecem com a vulva inchada por todo o estro, o que pode conduzir a acasalamentos tardios e falha reprodutiva (Figura 4.4);
- Aceitação da monta: o fato de a cadela aceitar a monta indica apenas que ela está no cio (estro). Porém, como o período do cio na cadela é longo (7 a 9 dias, podendo durar até 21 dias), quando a fêmea aceita a monta do macho não necessariamente significa que está no seu período ótimo de fecundação. Além disso, algumas cadelas podem ser receptivas a alguns machos especificamente, mas não a outros, ou mesmo estar no cio e possuir patologias, como estreitamento do canal vaginal, que não permitem o acasalamento;

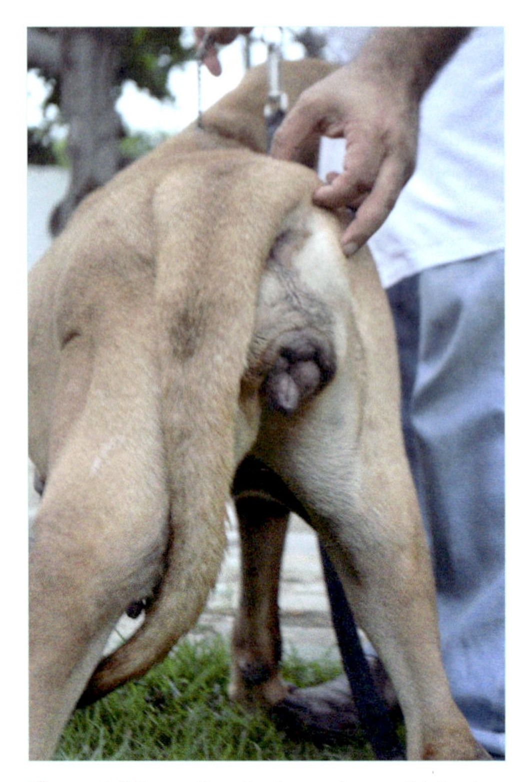

Figura 4.3 Lateralização de cauda e exibição de vulva de cadela da raça Fila Brasileiro no cio.

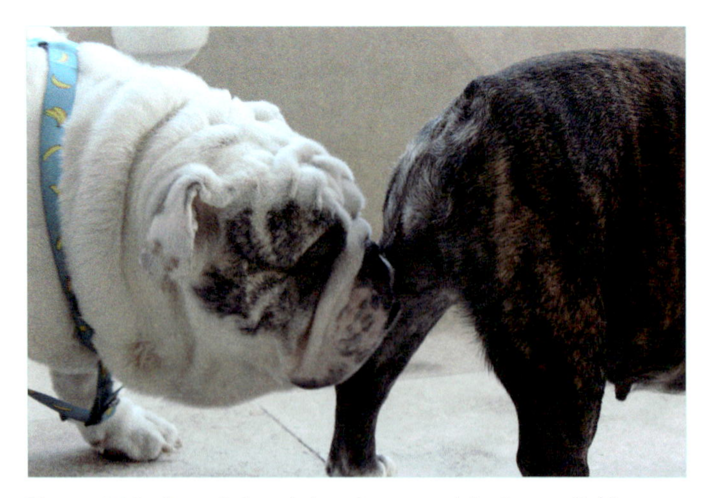

Figura 4.4 Inchaço (edema) de vulva em cadela da raça Buldogue Inglês no cio e aproximação do macho.

- Secreção vaginal: à medida que o proestro e o estro progridem, há uma tendência de a secreção vaginal diminuir e clarear, mas esse aspecto não é confiável, pois não possui relação com o período fértil. Nas fêmeas de pelo longo, ocorre maior dificuldade de verificação da secreção vaginal, sendo importante que haja a tosa da região perivulvar para facilitar a observação do cio nas que não participam de exposição. Já aquelas que participam de exposição devem ser avaliadas semanalmente, utilizando-se um papel branco absorvente para examinar a secreção.

Portanto, existem *ideias erradas* sobre o momento do acasalamento durante o cio, que podem causar falhas reprodutivas[4], tais como:

- "A cadela deve ser acasalada entre os dias 10 e 13 do cio". Isso não é confiável, pois algumas cadelas são acasaladas com sucesso antes do 10º dia do cio e outras após o 20º dia, ou mesmo após o 25º dia. Isso acontece porque as ovulações na cadela podem ocorrer do 2º dia ao 32º dia do "cio", considerando o dia zero o início do proestro (Figura 4.5);
- "Se a cadela aceitar o macho sem dificuldade significa que está no período ótimo de fertilidade";

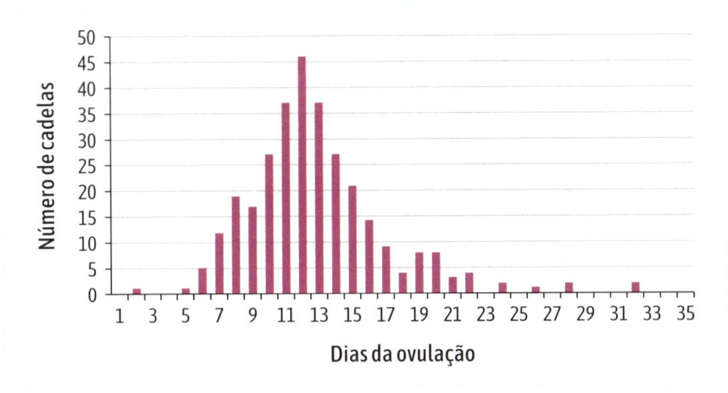

Figura 4.5 Gráfico indicando a dispersão das ovulações em cadelas ao longo dos dias do ciclo, demonstrando que as ovulações podem ocorrer entre o 2º e o 32º dia, sendo o dia 1 o primeiro dia do proestro.
Fonte: Fontbonne *et al.*, 2011.[9]

- "O macho nunca se engana na identificação do momento certo". Embora alguns cães possam ser capazes de detectar esse momento, nem todos são; também pode ser que os humanos não interpretem esses sinais corretamente;
- "A cadela está fértil no mesmo período durante cios sucessivos". Isso não é confiável porque em muitas fêmeas o momento das ovulações varia de um ciclo para o outro, por influência de vários fatores.

Em contrapartida, há ferramentas que são essenciais para detectar o *período fértil da cadela*, e assim monitorar o melhor momento para o acasalamento ou a realização das inseminações artificiais, dentre eles:

- **Exame de citologia vaginal** (esfregaço vaginal, colpocitologia): é um dos procedimentos mais utilizados para acompanhar o ciclo estral da cadela. Foi desenvolvido nas décadas de 1960-1970 e monitora as alterações das células da vagina em resposta à ação hormonal. O exame de citologia vaginal (Figura 4.6) consiste em coletar e avaliar ao microscópio as células vaginais, o que possibilita ao veterinário identificar as diferentes fases do ciclo estral e infecções no sistema reprodutor, mas não permite identificar as ovulações;[2,4,5]
- **Dosagens hormonais**: são testes que medem a concentração de hormônios no sangue, como progesterona e LH. Dessa forma, podem-se realizar dosagens hormonais para detectar as ovulações e, assim, o período mais fértil da cadela (ver detalhes no Capítulo 3). A dosa-

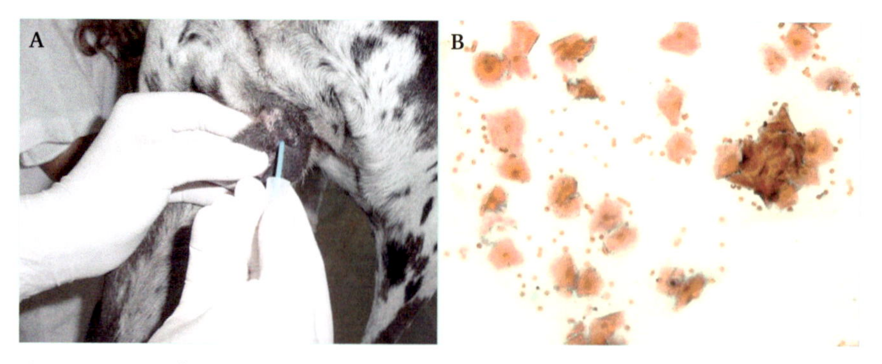

Figura 4.6 **A.** Coleta de material vaginal para o exame de citologia vaginal. **B.** Células coletadas da vagina visualizadas ao microscópio.

gem de progesterona é o único teste que, quando usado isoladamente, é confiável para agendar acasalamentos.[1] Em geral, as dosagens de progesterona são realizadas do final do proestro até o início do estro, e em média 2 a 5 dosagens são suficientes para uma monitoração adequado. *Além disso, a dosagem de progesterona para determinar o dia da ovulação é o melhor método para identificar a data prevista do parto com acurácia.* É importante salientar que pode haver variação no resultado em função do laboratório que efetuou a dosagem, de modo que os testes só podem ser interpretados com base nas normas do laboratório que os realizou.[6] A progesterona pode ser dosada em laboratórios ou por *kits* comerciais. Os *kits* são boas opções, principalmente em regiões onde os laboratórios que dosam hormônios são escassos, desde que sejam bem conservados, conforme recomendações do fabricante. Até o momento da finalização deste capítulo, não havia *kits* comerciais para dosagem de progesterona à venda no Brasil, apenas importados. Já o *kit* para dosagem de LH está disponível no país, e sua mensuração isolada é, aparentemente, um bom teste. Entretanto, o ideal é de 1 a 2 análises diárias, a partir do final do proestro. Em casos mais específicos, como IA com sêmen congelado, a dosagem de LH deve ser mais considerada;[2,5]

- **Endoscopia vaginal**: é um exame mais acurado que a citologia vaginal, mas ainda pouco usado no Brasil e também em outros países, devido aos custos do equipamento. Permite ao veterinário avaliar o fundo do canal vaginal e associar com as ovulações;[5]
- **Ultrassonografia ovariana**: é um exame que vem aos poucos sendo utilizado mundialmente para detectar as ovulações em cadelas. São necessários aparelhos de ultrassonografia sofisticados, bastante experiência do profissional e monitoração diária da cadela durante o proestro até o final das ovulações. É mais recomendado para cadelas que serão inseminadas com sêmen congelado, e em cadelas com histórico de infertilidade.[7] Além disso, tem como inconveniente a dificuldade de detecção da ovulação em cadelas obesas.

O *teste de resistência do muco vaginal* é um exame realizado com a introdução de um aparelho na vagina da cadela que mede a resistência do muco, que varia

(continua)

no cio e tem relação com as ovulações. Pesquisas recentes na França demonstraram que, embora seja uma técnica confiável, apresenta muitas variações nos resultados por diversos fatores, o que faz com que ainda não seja indicada para uso. Além disso, há variações na resistência do muco vaginal em uma mesma fase para diferentes portes raciais, e o uso do aparelho pode predispor a infecções vaginais e uterinas, como piometra.

Quanto mais ferramentas forem utilizadas no monitoramento do ciclo, maiores as chances de se obter uma gestação com elevado número de filhotes.

Quais são os melhores dias para acasalar?

O sistema de acasalamentos pode ser bem simples em muitas cadelas, e a grande maioria das ninhadas é produzida por acasalamento natural. A partir do 5º dia do sangramento, pode-se usar um cão rufião para detectar se a fêmea já está aceitando a monta, a cada 1 ou 2 dias. As fêmeas jovens que não têm histórico de infertilidade ou de doenças reprodutivas, muitas vezes do mesmo proprietário que o macho, podem ser acasaladas no 7º ao 9º dia após o início da secreção sanguinolenta, e acasalar a cada 2 dias (dia sim, dia não), enquanto a fêmea aceitar o macho e ele estiver interessado nela.[1,8] Já no caso de cadelas que não aceitam a monta mesmo no cio por 7 a 10 dias (início do estro), quando há falta de interesse (libido) de um macho experiente por uma cadela que está receptiva a ele, e em cães que foram acasalados previamente sem sucesso, deve-se monitorar o cio e estabelecer o período ideal para os acasalamentos[8] (Figura 4.7).

Quando o reprodutor não está disponível para várias montas, em dias diferentes, ou quando a fertilização será por IA, os melhores dias para o acasalamento são definidos utilizando-se as ferramentas para detecção do período fértil descritas anteriormente. É necessário saber com exatidão o dia das ovulações para determinar o momento de acasalar, que será baseado na interpretação dos resultados dos exames de citologia vaginal, dosagem de progesterona e/ou LH, endoscopia vaginal e/ou ultrassonografia ovariana.

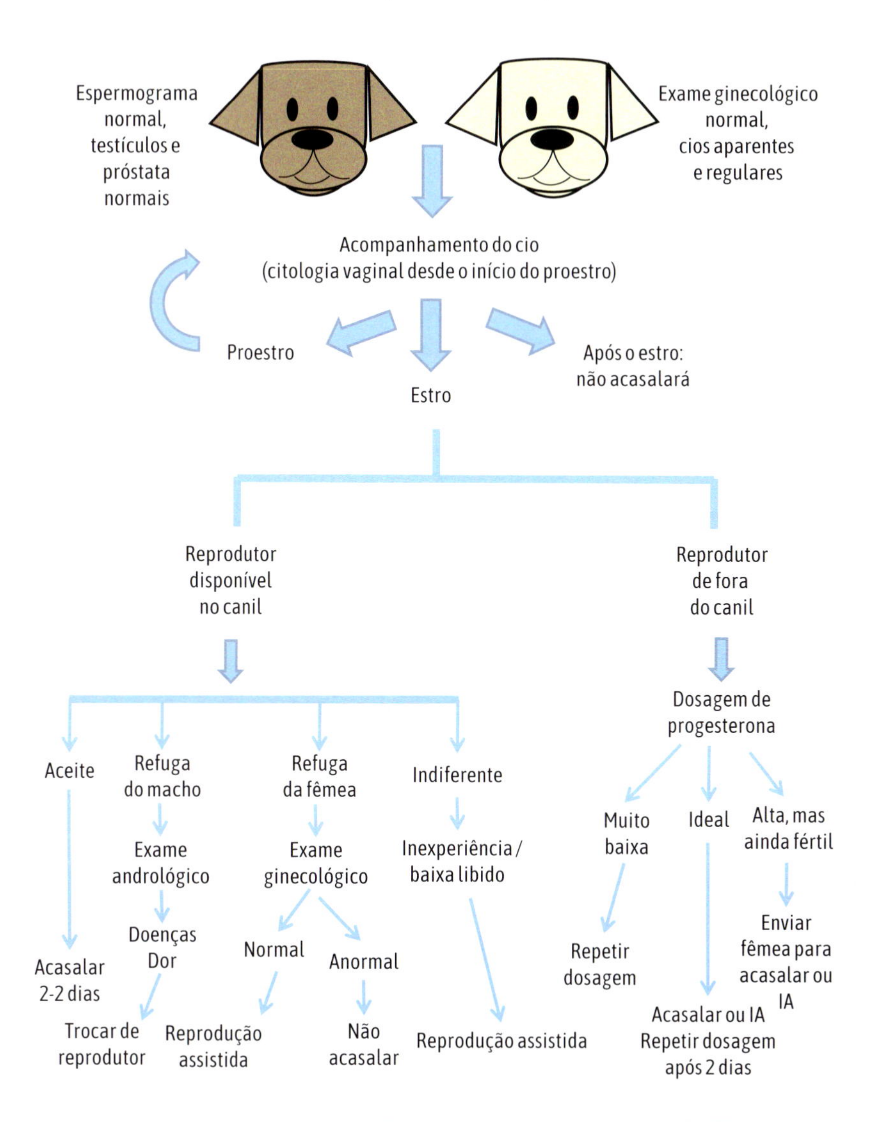

Figura 4.7 Esquema básico para otimização da reprodução de cães.
Fonte: adaptada de Pierson *et al.*, 1996.[9]

Acasalamentos *muito distantes* do período ótimo de fertilização levam a um sério risco de a cadela não ficar gestante ou de o número de filhotes ser menor. Além disso, pode ocorrer a gestação de um único filhote, o que pode causar dificuldades no parto e até a necessidade de cesariana.[4]

Manejo da fêmea pré-acasalamento

Algumas regras de higiene devem ser respeitadas entre os reprodutores. É importante inspecionar a vulva para a presença de secreções purulentas ou esbranquiçadas que indiquem infecções. Nesses casos, uma consulta ao veterinário é fundamental.[4] Em raças de pelo comprido, podem-se cortar os pelos ao redor da vulva para facilitar a penetração do pênis e seu recolhimento no prepúcio após o acasalamento. Outra opção, para fugir do corte dos pelos, é utilizar gel humano na pelagem.[10]

Quando uma fêmea jovem e inexperiente for utilizada, é bom que o macho seja experiente, mas não muito agressivo. Além disso, é interessante que eles se conheçam bem antes do início do cio.[1]

As causas de falhas no acasalamento natural estão descritas no Quadro 4.2.

Quadro 4.2 Causas de falhas no acasalamento natural.

- Momento incorreto do ciclo: muito cedo ou muito tarde. É a causa mais comum de falha reprodutiva;
- Incompatibilidade de tamanhos: um muito maior que o outro, mesmo sendo da mesma raça;
- Incompatibilidade de temperamento: um animal simplesmente "não gosta" do outro;
- Limitações físicas: dor na coluna, dor ortopédica, fimose, dor prostática, presença de "freio" peniano, vulva pequena, vagina estreita, septo vaginal, hiperplasia vaginal, tumor vaginal etc.;
- Baixa libido do macho ou da fêmea;
- Machos treinados apenas com coleta manual para IA.

PADREADOR

Em uma criação bem-sucedida, o padreador representa um dos principais fatores de ganho genético, podendo ser responsável por um número de descendentes superior àquele alcançado pelas fêmeas. É inegável, entretanto, que um canil não necessariamente precisa possuir machos reprodutores, haja vista a possibilidade de utilização de animais de outros criadores ou mesmo da compra de sêmen de animais de alto valor genético. Em todo caso, o manejo do referido reprodutor se configura um importante fator a contribuir para o sucesso da criação.

Escolha do futuro reprodutor

Sabe-se que um campeão de exposições não necessariamente tornar-se-á um grande reprodutor. Em todo caso, é importante a escolha de um filhote promissor, com características apropriadas para o programa de criação, mas principalmente oriundo de uma linhagem sanguínea conhecida por transmitir genótipos/fenótipos desejáveis. Obrigatoriamente, o filhote deve se apresentar em perfeito estado sanitário e não manifestar distúrbios de comportamento, atuando sempre de modo ativo, porém permitindo ser manuseado com facilidade. Vale salientar que o filhote canino já deve apresentar seus testículos no interior do escroto entre 30 e 45 dias de vida.

Quando começar a utilizá-lo na reprodução?

Com exceção da raça Pastor Alemão, para a qual sua entidade cinófila apenas concede os chamados "permitidos" de acasalamento a machos a partir dos 18 meses, não existe hoje regulamentação de idade mínima para uso de um cão reprodutor no Brasil. Alguns clubes de raça, entretanto, orientam que o acasalamento apenas seja realizado após os reprodutores serem submetidos a alguns exames, como laudos radiográficos para exclusão de displasia coxofemoral e de cotovelos. Em todo caso, devem-se respeitar os limites naturais impostos pela puberdade dos indivíduos de acordo com as diferentes raças. O fenômeno da puberdade é classicamente determinado no macho como o momento a partir do qual ele é capaz de manifestar sua libido, desempenhando um comportamento efetivo de monta, associado à presença dos primeiros espermatozoides no ejaculado. Ressalta-se, entretanto, que esses primeiros ejaculados são constituídos por poucos espermatozoides, em sua maioria com defeitos. Por esse motivo, o fato de um cão jovem se interessar pela fêmea em cio e já apresentar alguns espermatozoides no ejaculado não o qualifica necessariamente para atuar como reprodutor. Para tanto, é necessário que ele passe por um processo de amadurecimento reprodutivo, sendo um reflexo de seu "amadurecimento hormonal". Essa fase de amadurecimento varia entre cães e pode sofrer influência de vários fatores, como genética, nutrição e ambiente. Desses, o menos relevante para o cão é o ambiente, visto que, à exceção das raças Basenjii e Mastim Tibetano, a reprodução da espécie canina não recebe influência de fatores ambientais, como a luminosidade. Por sua vez, é notória a relevância do estresse causado pelas altas temperaturas sobre a reprodução de qualquer espécie.[11]

Preparo do cão para acasalamento

Dentre os diferentes fatores que influenciam o potencial reprodutivo de um cão, destaca-se a nutrição, tema específico do Capítulo 5 deste livro. No entanto, vale salientar que a nutrição de um cão reprodutor deve ser diferenciada, principalmente porque a maioria dos grandes reprodutores costuma fazer uma série de acasalamentos consecutivos e, muitas vezes, encontra-se engajada em campanhas de exposição, o que demanda grande carga energética dos cães.

O filhote a partir de 4 meses de idade deve ser levado à presença de cadelas no cio, para que este futuro reprodutor possa interessar-se por fêmeas, até mesmo antecipando a puberdade. Deve-se apenas ter o cuidado de não o expor a fêmeas dominantes, a fim de que não sofra agressão, torne-se submisso e tenha medo de cadelas no cio.

Quanto ao manejo sanitário, é preciso ter em mente que um reprodutor deve estar completamente saudável para que possa desempenhar adequadamente suas funções, sendo recomendado que o calendário de vacinações seja estritamente obedecido e o cão esteja totalmente livre de endo e ectoparasitos. Além disso, é necessário que o proprietário compreenda que o cão pode estar acometido por doenças nos diversos sistemas, que, mesmo não ligadas diretamente ao sistema reprodutor, podem afetar sua capacidade reprodutiva de maneira direta ou secundária.[12]

Também é importante saber que medicações administradas no passado ou atualmente podem ter efeito deletério sobre a formação de espermatozoides, como glicocorticoides, hormônios esteroides e antifúngicos, como o cetoconazol.[13]

Para ter certeza de que o cão está apto para desempenhar a atividade reprodutiva, recomenda-se consultar o veterinário, para que este possa efetuar exame andrológico no animal. Nessa avaliação, serão listadas informações a respeito de idade e manejo nutricional e sanitário do animal, bem como de seu histórico reprodutivo. Além disso, o *pedigree* do animal pode ser requisitado, e o grau de consanguinidade, avaliado, pois sabe-se que um alto coeficiente de endogamia pode interferir na performance reprodutiva do cão.[14] Em seguida, o veterinário procederá ao exame específico do sistema reprodutor do animal, a começar pelo exame de sua genitália externa e, se necessário, o toque retal para avaliação prostática. Por fim, será realizado um espermograma a partir do sêmen do animal coletado por meio da manipulação digital do seu bulbo peniano. Contudo, em casos raros nos quais o cão não responde a esse tipo de estimulação, é possível o uso de um aparelho de eletroejaculação, por meio do qual o cão anestesiado recebe um estímulo elétrico diretamente na inervação de sua próstata, forçando-o a ejacular. O ejaculado obtido será avaliado quanto aos seus diversos parâmetros de qualidade para que o animal seja considerado apto ou inapto para a reprodução.[15] Em complemento à avaliação andrológica, o veterinário pode requisitar a dosagem de hormônios reprodutivos, em especial da testosterona, bem como exames de imagem.

Vale salientar que o comportamento sexual do animal, particularmente sua libido, é um reflexo das concentrações de testosterona, sendo também influenciado por outros fatores, como estado nutricional, raça, temperatura e ambiente. Assim, cães com baixa libido, sem causa externa aparente, não são recomendados para uso em programas de criação. Por fim, haja vista a crescente difusão de doenças infecciosas, como erliquiose, babesiose, leishmaniose, herpesvirose e brucelose, no Brasil, recomenda-se que o cão seja sempre testado para tais doenças previamente a seu uso na reprodução. Essas doenças são abordadas nos Capítulos 10 e 11.

Processo de acasalamento

O momento do acasalamento em si é uma etapa fundamental da reprodução. Por isso, deve ser sempre monitorado pelo criador, para evitar a ocorrência de lesões nos reprodutores, e até para ter certeza se o acasalamento ocorreu. Porém, às vezes, os proprietários dos animais devem observar de longe, para não inibir os cães.[1]

A cadela no cio deve ser solta com o macho em um lugar calmo, como um jardim ou gramado. O macho realizará o acasalamento com maior facilidade em um entorno que ele conheça bem e impregnado com seu odor. Assim, é aconselhado que a fêmea seja sempre levada ao ambiente do macho. Este perceberá que a fêmea está no cio através do odor liberado por sua genitália, que se encontra impregnada de feromônios.[16]

Os dois se aproximarão e inicia-se um processo de cortejo, o qual causa a excitação dos parceiros. Geralmente, o macho é mais ativo no início.[10] A corte inicia-se com cheiradas do macho na cabeça e na região lateral da cadela e lambidas na vulva, além de brincadeiras, pulos e tentativas de montas.[17] A duração depende da raça e da experiência dos reprodutores, podendo a penetração ocorrer imediatamente ou demorar vários minutos, ou mesmo não acontecer.

Quando os machos são mais tímidos ou pouco experientes, as cadelas experientes os provocam e mostram o meio certo para a monta:[4,10] o pênis do macho entra parcialmente em ereção a partir da rigidez provida pelo osso peniano associada ao aumento do fluxo sanguíneo no pênis, o que facilita sua introdução, através da vulva, na vagina da cadela (Figura 4.8). Nesses casos, quando o acasalamento ocorre é devido a várias tentativas do macho.

É necessário ressaltar que nem todos os cães acasalam com todas as cadelas. Muitos fatores influenciam essa seleção, como a hierarquia. Alguns machos, embora campeões de beleza ou de trabalho em exposições, caso sejam um pouco submissos, não acasalam com uma fêmea dominante. A cadela pode inclusive aceitar a sua aproximação, mas recusar a monta no último momento. Além disso, alguns cães podem simplesmente não "gostar um do outro".[4] E há reprodutores que permitem a presença do *handler*, do proprietário ou do veterinário no momento da monta, enquanto outros rapidamente desmontam da cadela ou se tornam agressivos.[1]

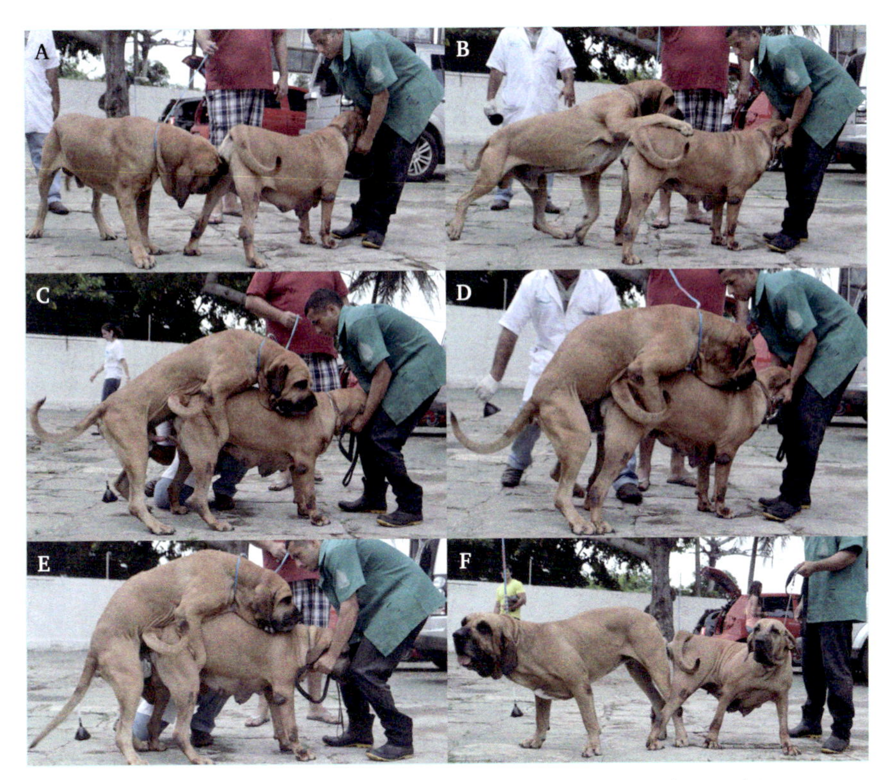

Figura 4.8 Sequência de acasalamento assistido em cães da raça Fila Brasileiro. **A.** Cortejo do macho à cadela em cio. **B.** Início da monta. **C.** Apontamento (nem sempre necessário). **D.** Cobertura propriamente dita. **E.** Início da ejaculação. **F.** Engate e continuidade da ejaculação.

Quando a cadela se sente "pronta", ela direciona a região posterior para o cão e desvia a cauda para um lado, deixando a vulva visível. O macho então monta a fêmea, apoia seus membros anteriores no flanco dela e introduz o pênis na vagina[17]. Esse fato desencadeia contrações vaginais que favorecem a subida dos espermatozoides, a manutenção da ereção e o aprisionamento do macho durante a ejaculação. Essa fase pode durar de 5 a 30 minutos, não sendo necessária qualquer intervenção por parte do proprietário.[16] Após a penetração, o macho faz uma série de movimentos rápidos e o pênis ingurgita-se, cheio de sangue, o que mantém o macho "engatado" na fêmea, com o pênis dentro da vagina até o final do acasalamento. O cão dá um giro de 180° e desmonta da fêmea, virando-se de costas para ela ("faz o nó"), ainda ejaculando no interior da vagina. O fato de estarem "engatados" impede a perda do sêmen, como mencionado no Capítulo 3. Eles podem permanecer acoplados por poucos minutos ou mais de 1 hora, mas a média é de 15 a 30 minutos. Nesse momento do acasalamento, eles devem ser supervisionados para que não haja uma separação forçada, geralmente pelo mais forte (tentando correr ou arrastar o outro) ou por alguma pessoa, o que pode causar lesões ou hemorragias, além de diminuir a fertilidade nesse cio. Não é incomum a cadela choramingar neste momento. Pode ocorrer também que o "nó" fique do lado de fora, sem o cão ficar "engatado", mas ainda ejaculando dentro da vagina. Qualquer tentativa de separar os dois nesse momento pode causar lesões físicas graves e alterações psicológicas, que podem prejudicar acasalamentos futuros[1]. Além disso, deve-se observar se o cão recolheu o pênis corretamente dentro do prepúcio após a perda da ereção.[4]

Com exceção da raça Pastor Alemão, para a qual sua entidade reguladora recomenda um máximo de 60 ninhadas registradas durante o ano para um reprodutor selecionado, as entidades responsáveis pelas demais raças não oferecem qualquer limite quanto ao uso de um reprodutor. Em todo caso, é importante que o cão não seja superutilizado, para que não haja prejuízos em seu desempenho reprodutivo, sendo sugerido seu uso para acasalamento de apenas duas fêmeas por semana. Após um período de extensa utilização do reprodutor, recomenda-se que ele seja submetido a um descanso reprodutivo de, pelo menos, 14 dias, até que sua fertilidade seja reestabelecida.

Além disso, é preciso considerar que caso o animal adquira uma doença infecciosa em um acasalamento, ou acasale com um animal recém-infectado (falso-negativo no exame), poderá demorar semanas ou meses para que o exame para a doença seja positivo, e ele pode estar transmitindo a doença durante os acasalamentos.

À medida que o cão envelhece, seu desempenho reprodutivo diminui. Entretanto, não existe um limite máximo de idade para sua utilização na reprodução. De modo geral, recomenda-se a realização de um exame andrológico periódico do cão para verificar a qualidade do seu sêmen e constatar se ele continua apto ou não para a reprodução.

REFERÊNCIAS

1. Greer ML. Canine reproduction and neonatology. Jackson: Teton Newmedia, 2015.
2. Romagnoli S. Canine breeding management – optimizing fertility in bitches. Veterinary Times; 2014:10. Disponível em: www.vetsonline.com. Acesso em: 02/08/2018.
3. Borge KS, Tonnenssen R, Nodtvedt A, Indrebo A. Litter size at birth in purebred dogs: a retrospective study of 224 breeds. Theriogenology 2011; 75:911-9.
4. Royal Canin. Reprodução canina. Paris: RCS Paris, 2006.
5. England G. Dog breeding, whelping and puppy care. Oxford: Wiley-Blackwell, 2013.
6. Volkmann DH. The effects of storage time and temperature and anticoagulant on laboratory measurements of canine blood progesterone concentrations. Theriogenology 2006; 66:1583-6.
7. Levy X, Fontbonne A. Determining the optimal time of mating in bitches: particularities. Rev Bras Reprod Anim 2007; 31:128-34.
8. Kustritz MRV. The dog breeder's guide to successful breeding and health management. St. Louis: Saunders, 2006.
9. Pierson P, Grandjean D, Sergheraert R, Pibot P. Guide pratique de l'élevage canin. Paris: Editions Fontaine, 1996.
10. Fontbonne A, Grellet A, Fontaine E. Faire reproduire son chien. Les clés d'une pratique réussie. Paris: Champ Libre, 2011.
11. Burke TJ. Small animal reproduction and infertility: a clinical approach to diagnosis and treatment. Philadelphia: Lea & Febiger, 1986.
12. Feldman EC, Nelson RW. Canine and feline endocrinology and reproduction. Philadelphia: W.B. Saunders Company, 1996.
13. Johnston SD, Kustritz MVR, Olson PNS. Canine and feline theriogenology. Philadelphia: W.B. Saunders, 2001.
14. Wildt DE, Baas EJ, Chakraborty PK, Wolfle TL, Stewart AP. Influence of inbreeding on reproductive performance, ejaculate quality and testicular volume in the dog. Theriogenology 1982; 14:445-52.
15. Silva AR. Avaliação andrológica em cães e gatos. Rev Bras Reprod Anim 2002; 5:52-5.
16. Grandjean D, Vaissaire JJP. Enciclopédia do cão Royal Canin. Paris: Aniwa Publishing, 2001.
17. Correa JE. Canine breeding and reproduction. 2002. Alabama A&M and Auburn Universities. Disponível em: www.aces.edu. Acesso em: 02/08/2018.

CAPÍTULO 5

Nutrição de reprodutores, neonatos e filhotes

Flávia Maria de Oliveira Borges Saad

INTRODUÇÃO

Atentar para as diferenciações nutricionais que ocorrem nas diversas fases da vida de um cão é uma importante ferramenta para garantir, entre outros pontos, a longevidade do animal. De modo geral, as variações nutricionais são muito mais gritantes entre etapas fisiológicas distintas do que entre espécies diferentes, em uma mesma etapa fisiológica. Nesse quesito, duas fases merecem atenção especial quanto ao manejo nutricional: o crescimento dos filhotes e a gestação e lactação das cadelas. Animais em crescimento e fêmeas em lactação apresentam maior demanda energética que os animais adultos nas demais fases.

O crescimento é um dos períodos mais críticos em termos nutricionais, pois é necessário cobrir todos os requisitos dos animais para um bom desempenho e, ao mesmo tempo, evitar um superconsumo. Um subconsumo na fase de crescimento leva a quadros genéricos de perda de peso, déficits imunológicos e alterações nas respostas gênicas que se refletem em toda a vida do animal. Já uma dieta desbalanceada pode desencadear problemas específicos igualmente graves. Por exemplo, uma alimentação caseira, cuja base seja somente carne bovina, poderá conduzir a uma deficiência de cálcio com um quadro de osteodistrofia, maus aprumos, menor crescimento e agravamento de displasias (em raças predispostas). No entanto, o superconsumo também pode levar a problemas graves, principalmente em raças grandes ou gigantes.

Embora as fases de gestação e lactação sejam relativamente curtas se comparadas às demais (crescimento, maturidade, senilidade), as mudanças fisiológicas no período são imensas e rápidas, exigindo um manejo nutricional criterioso. Considerando a elevada produção de leite de uma cadela, em função do tamanho da ninhada, além do alto valor energético do leite, tem-se que as necessidades energéticas durante o período de lactação são bastante altas.

Fêmeas gestantes não apresentam um aumento das necessidades energéticas até as 3 últimas semanas de gestação. A produção de leite, por sua vez, depende do número de filhotes. Se a cadela apresenta um grande número de filhotes (acima de oito), suas necessidades energéticas para a produção de leite, principalmente a partir da 3ª semana de lactação, excede sua capacidade de consumo. Nesse caso, a cadela mobiliza suas reservas corporais, o que resulta em uma significativa perda de peso.

Assim, a relação entre nutrição e reprodução é muito importante, visto que as deficiências, os excessos e os desbalanços nutricionais são capazes de alterar o desempenho reprodutivo.

O conceito de nutrição mínima significa que determinado alimento garantirá que o animal não desenvolverá doenças e carências relacionadas à escassez de nutrientes, mas nada além disso. Em oposição, o conceito de nutrição ótima significa que o animal, além de estar nutrido, terá vantagens adicionais no decorrer da vida, como longevidade, pelagem brilhante e alta imunidade, além de ser condição primária para garantir a viabilidade e o sucesso na reprodução e na criação dos filhotes. Animais reprodutores devem receber uma alimentação baseada em nutrição ótima.

PRINCIPAIS COMPONENTES DA DIETA E EFEITOS NA REPRODUÇÃO

Desde o início dos anos 2000, o foco na área de reprodução de animais de companhia tem mudado, pois a nutrição tem participado diretamente desse processo, de forma abrangente. A forte inter-relação entre a reprodução e fatores como meio ambiente e nutrição implica a utilização de conceitos recentes no procedimento, provenientes da constante investigação sobre a interferência desses fatores no desempenho reprodutivo.

Nutrição dos padreadores

Um dos principais focos da nutrição no auxílio à reprodução em machos é o combate aos radicais livres, que reduz drasticamente a produção de testosterona pelas células de Leydig. A membrana espermática é composta por altas concentrações de ácidos graxos poli-insaturados (PUFA), dentre os quais, os ácidos docosa-hexaenoico (DHA, 22:6n-3), docosapentanoico (DPA, 22:5n-6) e araquidônico (C20:4n-6). Esses lipídeos de membrana são importantes para sua integridade e fluidez, e tornam os espermatozoides extremamente suscetíveis à peroxidação lipídica por espécies reativas ao oxigênio (ROS). A utilização do sêmen sem apropriada associação com antioxidantes pode causar danos sérios à membrana e alterar a taxa antioxidante/pró-oxidante.[1]

Ácidos graxos poli-insaturados

Na nutrição *pet*, os óleos de peixe e de linhaça são fontes comuns de ômega 3, nutriente muito utilizado como suplemento alimentar no combate à inflamação, dado que inibe a ação enzimática do ácido araquidônico. Por sua vez, o ácido araquidônico e seus metabólitos estão envolvidos na formação de adenosina 3',5'-monofosfato cíclico (AMPc), que regula a liberação e produção do hormônio luteinizante (LH), responsável pelo funcionamento das células de Leydig. Sabe-se que o bom funcionamento dessas células está diretamente relacionado com a espermatogênese e a produção de testosterona induzida pela elevação de concentrações plasmáticas de hormônio liberador de gonadotrofinas (GnRH).

A suplementação com os diversos ácidos graxos deve ser feita de maneira criteriosa, tendo em vista que, devido à diferença de composição da membrana espermática das diversas espécies, a maior proporção de ômegas 3 ou 6 incorre em efeitos diferenciados. A suplementação com ácidos graxos da série 3 aumenta a produção de hormônios relacionados com a função testicular e melhora a qualidade seminal, elevando a capacidade de produção de sêmen, a concentração de espermatozoides e reduzindo a porcentagem de defeitos morfológicos no sêmen de cães.[2]

Em estudo com cães suplementados durante 60 dias com ômegas 3 e 6 na relação de 3,5:1, ácido oleico (10,1 g/kg) e vitamina E (1 UI/kg), com apenas 15 dias, observou-se melhora na qualidade do sêmen, com maior termorresistência e aumento no vigor e na concentração espermática já no primeiro mês de suplementação.[2]

Vitaminas

Várias vitaminas têm importância reconhecida na reprodução de cães, em particular na qualidade seminal dos reprodutores. A vitamina E é um dos mais importantes antioxidantes de membrana, que previne danos oxidativos causados por ROS. Esse micronutriente atua complexando-se a ácidos graxos poli-insaturados, mimetizando o efeito físico do colesterol na dupla camada lipídica e inibindo a fosfolipase A_2. Por ser lipossolúvel, a vitamina E, após sua absorção, é incorporada a quilomícrons, armazenada e carreada por lipoproteínas de baixa densidade. Assim, é na bicamada lipídica da membrana espermática que a vitamina está presente na proporção de 1 mol de vitamina E/1.000 mols de fosfolipídeos, e a suplementação via oral é mais efetiva que a adição do alfa-tocoferol aos diluentes de sêmen, devido à maior incorporação da molécula adquirida via dieta na membrana espermática.

A vitamina E normalmente é suplementada junto com ácidos graxos e é uma vitamina com função antioxidante por inibir a peroxidação lipídica e, consequentemente, diminuir danos celulares. Com isso, é capaz de manter viáveis as espermátides e permitir uma adequada diferenciação de células epiteliais do epidídimo. Em contrapartida, sua deficiência pode levar a danos degenerativos irreparáveis, pois, mesmo com o retorno da sua suplementação, não é possível o reestabelecimento da normalidade morfológica dos espermatozoides.[3] A deficiência também é capaz de inibir a conversão de ácido araquidônico a docosapentanoico, modulando a composição da membrana espermática.

Em animais sadios, a suplementação com vitamina C apresentou um efeito de redução da peroxidação lipídica seminal linear com a crescente dose de ácido ascórbico fornecida – e foi capaz de inibir a produção de espécies reativas de oxigênio (ROS) induzida pela intoxicação por cádmio, o que demonstra um efeito protetor sobre as células germinativas testiculares, garantindo, assim, a espermatogênese normal. Porém, a suplementação isolada pode favorecer uma menor taxa de espermatozoides vivos quando comparada à suplementação conjunta de ácido ascórbico e vitamina E. Aliás, essa combinação é muito favorável, não apenas pela maior porcentagem de espermatozoides vivos, mas também por diversas outras vantagens sobre a suplementação isolada de vitaminas C e E. O sinergismo dessas vitaminas melhorou a ação antioxidante e a motilidade espermática.[4]

A vitamina A também exerce importante papel na produção espermática, pois é fundamental para a proliferação e o crescimento de epitélios. Sendo assim, a sua deficiência pode levar à inibição da espermatogênese e à presença de somente alguns tipos celulares no túbulo seminífero, como células de Sertoli, espermatogônia e alguns espermatócitos. O betacaroteno é muito eficiente no combate ao estresse oxidativo e à apoptose celular, logo, tem efeitos benéficos na reprodução e sua deficiência pode causar aspermia.

Os folatos são compostos que estão presentes em folhas verdes e, por essa via, podem ser suplementados. Fazem parte da síntese de proteínas, DNA e transferência de RNA, podendo ser importante para a espermatogênese, promovendo o aumento de peso testicular e epididimário e o aumento da concentração de enzimas antioxidantes. Quando associado ao zinco, o ácido fólico proporciona aumento de espermatozoides normais e redução na porcentagem de anormais no sêmen.[5]

O ácido fólico tem ação sinérgica com o zinco, porém sua atuação no sistema reprodutor ainda não é bem esclarecida. Supõe-se que pode alterar parâmetros endócrinos ao estimular as células de Sertoli, que proporcionarão um desenvolvimento adequado das espermatogônias.

Microelementos minerais

O zinco é um mineral que tem grande importância para diversas funções no organismo, inclusive para o sistema reprodutor. Ele é essencial para síntese e secreção dos hormônios luteinizante (LH) e folículo-estimulante (FSH), diferenciação gonadal, crescimento testicular, formação e maturação espermática, estereidogênese testicular e fertilização. Além disso, os hormônios reprodutivos são zinco-dependentes para atuação. Esse microelemento atua como cofator de mais de 80 metaloenzimas envolvidas na transcrição de DNA, expressão de receptores de esteroides e síntese proteica.

A suplementação do zinco promove maior capacidade reprodutiva, melhor motilidade, redução do fator de necrose tumoral alfa (TNF-α) no sêmen e aumento de interleucina 4 (IL-4). O mineral tem efeito na estabilidade de membrana e na imunidade celular e humoral, já que também é capaz de inibir anticorpos antiespermatozoides, além de atuar como antibacteriano do plasma seminal. Envolvido com a produção de hormônios, a falta do zinco leva à baixa produção de gonadotrofinas e andrógenos.[6]

O selênio é um mineral essencial na formação do espermatozoide, uma vez que este depende do bom desenvolvimento das células de Sertoli. Essas células são responsáveis pelo transporte de andrógenos ligados a proteínas e pelo carreamento de nutrientes para as espermatogônias, que determinarão o número de células germinativas. Além disso, apresenta outras funções, de igual importância, participando estruturalmente na formação da peça intermediária do espermatozoide e na formação da enzima glutationaperoxidase (GSH-Px).

A levedura rica em selênio é uma opção que pode ser explorada como fonte desse mineral antioxidante, pois tanto fontes inorgânicas (como o selenito) quanto orgânicas demonstraram-se eficientes na preservação de sêmen. Contudo, fontes orgânicas são mais vantajosas, pois são mais absorvidas e retidas pelo organismo e se mostraram mais eficazes para essa função no sêmen a fresco, diluído em extensores (diluidores) comerciais ou mesmo amostras coletadas e processadas, além de melhorarem a espermatogênese ao produzir um sêmen de melhor qualidade.[7]

O selênio é muito utilizado no combate aos radicais livres em decorrência de sua atuação como cofator da GSH-Px, responsável pela degradação de peróxidos. A glutationa é ativa em sêmen de diversas espécies, promovendo maior estabilidade contra oxidação e melhorando as características seminais. Além disso, é um mineral que compõe a membrana mitocondrial, afetando diretamente a estrutura do espermatozoide e suas funções.

Outros nutrientes

A L-carnitina é importante na homeostase do organismo por estar envolvida no mecanismo de betaoxidação. Os ácidos graxos, após ultrapassarem a membrana externa da mitocôndria, precisam ser ativados e, para isso, devem se complexar com o grupamento acil, formando a acil-CoA. Contudo, nesse formato, os ácidos graxos não podem ultrapassar a membrana interna da mitocôndria, pois necessitam de um transportador enzimático. O grupamento acil é carreado para o interior da organela na forma de acil-carnitina, sendo subsequentemente dissociado, ficando a carnitina livre para realizar novo transporte.

A concentração de carnitina no sêmen é bastante alta, podendo ser explicada devido ao grande gasto de energia pelos espermatozoides durante o processo reprodutivo. Como se sabe, a L-carnitina atua no metabolismo energético ao realizar o transporte transmembrana de ácidos graxos; além disso, possui ação antioxidante. Na reprodução, supõe-se que a suplementação dietética aumenta os níveis de carnitina intracelular, não afetando a concentração dessa substância no sêmen.[8]

A coenzima Q10 é encontrada em altas concentrações nas mitocôndrias da peça intermediária dos espermatozoides, logo, sua principal atividade é promover o fornecimento de energia para uma atuação espermática normal. Além disso, também é responsável pela reciclagem da vitamina E, melhorando a ação antioxidante. Sua forma reduzida, o ubiquinol, também atua combatendo espécies reativas ao oxigênio, como o peróxido de hidrogênio, prevenindo a peroxidação lipídica.[9]

A taurina é um ácido beta-aminossulfônico presente em maiores concentrações nos tecidos animais. Apresenta várias funções biológicas, como controle da frequência cardíaca, excitabilidade neuronal, participação no metabolismo energético e osmorregulação, e também tem sido relatado comprometimento da reprodução na sua deficiência.[10] Níveis significativos de taurina e hipotaurina foram encontrados no sistema reprodutor masculino de várias espécies, como em homens, *hamsters*, ratos, touros, javalis e cães.

A função da taurina no sistema reprodutor de machos, embora não esteja clara, deve-se, provavelmente, às suas propriedades protetoras junto à hipotaurina, agindo contra a peroxidação lipídica. A hipotaurina se liga avidamente ao íon hidroxil (HO^-) e assim pode desempenhar papel de proteção, já que a membrana lipídica dos espermatozoides possui alto teor de ácidos graxos insaturados, suscetível à peroxidação lipídica. Além disso, há uma provável ação da taurina no aumento da motilidade espermática.

Em contrapartida, alguns componentes alimentares podem ser utilizados com a função inversa, de contracepção. Atualmente são estudados meios menos invasivos de reduzir a taxa de fertilidade de cães, buscando evitar ninhadas indesejáveis. O extrato de sementes de papaia é um exemplo: sua suplementação promoveu redução na motilidade e concentração espermática, porém não de forma permanente.[11]

Nutrição das matrizes

Os cuidados com a alimentação das matrizes são muito importantes, principalmente antes do acasalamento e da gestação. Um *escore* corporal correto e um *status* imunológico adequado garantem o sucesso reprodutivo.

A obesidade tem sido vista como um estado inflamatório de baixa intensidade e tem uma relação alta com problemas reprodutivos em cães. Isso se deve ao fato de o tecido adiposo branco estar envolvido na produção de citocinas ou adipocinas, que resultam nesse processo inflamatório. A leptina é uma adipocina sintetizada pelo tecido adiposo em resposta à elevação da insulinemia pós-prandial. O aumento de tamanho dos adipócitos funciona como estímulo da secreção de leptina. Tem sido postulado o envolvimento da leptina em algumas das consequências decorrentes da obesidade, dentre elas, a resistência à insulina.[12]

A insulina age como um verdadeiro hormônio gonadotrófico. Nos ovários, a insulina, ligada aos receptores próprios e aos receptores do fator de crescimento tipo 1, age sinergicamente ao LH e estimula a esteroidogênese pelas células da teca e granulosa (células do folículo ovariano). Além disso, a insulina parece aumentar a sensibilidade hipofisária ao GnRH. Ademais, sabe-se que hormônios derivados do tecido adiposo (p. ex., leptina e adiponectina) influenciam diretamente a reprodução e fertilidade. Além disso, a habilidade do tecido adiposo em acumular esteroides sexuais dentro dos adipócitos, e também de metabolizar e interconvertê-los por meio de ações enzimáticas locais, pode afetar significativamente o *status* funcional do eixo reprodutivo.[13] Por fim, o acúmulo de tecido adiposo nos ovários provoca uma diminuição de hormônios e gametas.

Por outro lado, a subnutrição pode causar disfunções geradas pelo complexo equilíbrio hormonal do eixo hipotalâmico-hipofisário-gonadal, que, nesse caso, sofre com a queda dos níveis de hormônios sexuais, levando a uma diminuição na taxa de concepção, fetos pequenos e fracos e natimortalidade elevada.

Nutrição das cadelas gestantes

Durante a gestação, há aumento da demanda metabólica devido às mudanças fisiológicas na fêmea e às exigências para o crescimento fetal.

Dicas práticas para animais em reprodução

O *escore* corporal dos animais deve ser sempre monitorado, evitando que os animais estejam com sobrepeso ou obesos na fase reprodutiva. Animais muito magros também não devem entrar em reprodução. Suplementos alimentares contendo minerais e vitaminas só devem ser utilizados mediante criteriosa avaliação da dieta total do animal. Se eles recebem ração de boa qualidade e em quantidade suficiente, o uso de suplementos, indiscriminadamente, pode levar a excessos de nutrientes e interferir na fertilidade dos animais e na viabilidade dos embriões.

Ocorre uma alteração nos níveis de nutrientes dos tecidos e fluidos devido às mudanças hormonais e metabólicas, pois é necessária uma elevada quantidade de nutrientes para garantir o crescimento e o desenvolvimento de útero, glândulas mamárias, placenta, embrião e feto.[14] Além disso, a nutrição adequada nessa fase é necessária para garantir a saúde dos animais, bem como a viabilidade, a saúde e o crescimento dos descendentes.

Nesta fase fisiológica, o aumento do peso e das necessidades nutricionais da cadela é moderado. Cerca de 2/3 do peso ganho pela cadela durante a gestação é garantido pelos fetos, placentas e seus fluidos, e o 1/3 restante, por água e fluidos extraplacentários.[10] No entanto, menos de 30% do crescimento fetal ocorre durante as primeiras 5 ou 6 semanas de gestação. Assim, raramente uma intervenção nutricional se faz necessária durante esse período. O maior ganho de peso dos fetos se dá somente após o 40º dia de gestação, e a energia adicional para construir o tecido fetal é exigida especialmente durante essa fase. No entanto, cadelas tendem a comer menos durante os últimos dias de gestação.

A cadela gestante mal nutrida mobiliza nutrientes da gordura corporal, da musculatura e do tecido ósseo, podendo, em casos extremos, ocorrer redução no tamanho e no desenvolvimento da ninhada ou até mesmo abortamento. A alimentação da fêmea interfere na sobrevivência embrionária, estando os fatores nutricionais entre as principais causas de reabsorção embrionária e abortamentos espontâneos não infecciosos, especialmente na segunda metade da gestação, além de poder levar a outras enfermidades. Os filhotes nascidos de cadelas desnutridas podem estar abaixo do peso, o que tende a comprometer o desenvolvimento da ninhada, havendo ainda o risco de hipoglicemia em cadelas com baixo peso corporal no final da gestação e início da lactação. Deficiências de ácidos graxos essenciais, como os ômegas 3 e 6, são associadas a desenvolvimento placentário ruim, parto prematuro e ninhadas pequenas e com baixo peso ao nascer.

De acordo com o *Nutrient Requirements of Dogs*,[10] publicação que faz parte de uma série dirigida pelo Comitê de Nutrição Animal do Conselho Nacional de Pesquisas dos EUA (NRC, *National Research Council*) e que coleta e avalia trabalhos na área, além de fazer recomendações sobre requisitos nutricionais de cães e gatos, recomenda-se que a alimentação extra em energia para a gestação seja iniciada 4 semanas antes do acasalamento. As exigências energéticas de uma cadela gestante aumentam para 130% da manutenção em uma cadela de 5 kg, e para 160% em uma cadela de 60 kg, considerando a média das exigências energéticas de um cão de canil (130 Kcal/kg do $PV^{0,75}$ [peso vivo elevado à potência 0,75]) como ponto de partida. Dessa forma, recomenda-se que as exigências individuais de cadelas gestantes sejam calculadas partindo da necessidade individual de mantença por quilo do $PV^{0,75}$ e adicionando 26 Kcal/kg do PV a mais como porcentagem da necessidade de manutenção.

Necessidade diária de energia metabolizável (EM)[10] para cadelas em final de gestação (4 semanas antes do parto)

EM (Kcal) = mantença + 26 Kcal × kg de PC

Necessidades médias para mantença 130 Kcal × kg de $PC^{0,75}$

EM (Kcal) = 130 Kcal × kg de $PC^{0,75}$ + 26 Kcal × kg de PC

Por exemplo:

- Peso corporal (PC) da cadela: 22 kg
- Necessidade para mantença: $22^{0,75} \times$ 130 Kcal = 10.16 × 130 = 1.320 Kcal
- Necessidades para gestação: 22 × 26 Kcal = 572 Kcal
- Necessidades totais: 1.320 Kcal + 572 Kcal = 1.892 Kcal

Assim, de modo simplificado, as necessidades energéticas para a gestação são as mesmas de manutenção nos dois primeiros terços de gestação e 1,25 vez a manutenção no terço final (os nutrientes devem estar disponíveis para a formação dos tecidos fetais). A gestação de uma cadela dura em média 60 dias (58 a 63 dias), portanto, é muito importante que, em torno de 45 dias de gestação, a cadela passe a receber um alimento com níveis de nutrientes e energia adaptados às suas necessidades. É essencial lembrar que a mudança de um alimento para outro carece de uma transição gradativa para minimizar os riscos de transtornos digestivos (vômitos, flatulências e diarreias), pois qualquer estresse nessa fase é prejudicial tanto para a fêmea quanto para os fetos (Quadro 5.1).

O aumento da demanda de cálcio e fósforo para a mineralização dos fetos, no terço final da gestação, torna importante ampliar a ingestão desses minerais. Entretanto, apesar do aumento da demanda nutricional de cálcio durante a gestação e a lactação, suas necessidades são normalmente supridas com alimentação balanceada, não sendo necessária qualquer suplementação, o que poderia predispor as cadelas à eclampsia.

O volume abdominal ocupado pelo útero faz com que a cadela passe a sofrer restrição de espaço estomacal, causando-lhe redução no consumo de alimentos. Assim, é importante que a cadela esteja em boa condição corporal antes de entrar em reprodução, pois fêmeas muito magras podem não conseguir, durante a gestação, ingerir alimento suficiente para atender suas próprias necessidades nutricionais e as dos fetos em desenvolvimento. Além disso, fêmeas subnutridas apresentam taxa de concepção reduzida e maior risco de perda gestacional.

As exigências dietéticas para gordura são maiores na gestação e lactação comparadas às de manutenção. Considerando-se o índice de umi-

Quadro 5.1 Dicas práticas para a gestação.

- Utilizar dieta com alta densidade energética e nutricional dentro do conceito de nutrição ótima;
- Não aumentar o fornecimento de alimentos até a 5ª ou 6ª semana de gestação;
- Dar várias refeições (em pequenas quantidades) durante o terço final de gestação;
- Aumentar o consumo para 1,25 a 1,5 vez da manutenção no final da gestação;
- O ganho de peso no final da gestação não deve ser maior que 15 a 25% do peso normal do animal;
- O ganho de peso após o parto não deve ser maior que 5 a 10% do peso normal do animal.

Fonte: Case *et al.*, 2011.[15]

dade e a digestibilidade típica da gordura de dietas secas e extrusadas, o valor de 8,5% na matéria seca é suficiente para a reprodução. Recomenda-se um nível mínimo de 8% para animais em reprodução em dietas contendo 4.000 Kcal de energia metabolizável (EM) por quilograma.[16]

Os ácidos graxos essenciais são importantes elementos estruturais das membranas celulares, sendo necessários para a formação de novos tecidos. Em cães, foi estudada a composição de ácidos graxos do leite de cadelas e do plasma, além dos filhotes nascidos de cadelas alimentadas com várias quantidades de fontes vegetais e marinhas de ômega 3 durante a gestação e a lactação. Verificou-se que o fornecimento de fontes pré-formadas foram mais efetivas em aumentar as concentrações plasmáticas de DHA e em melhorar o desempenho visual dos animais em desenvolvimento.[14]

O cálcio é importante para o desenvolvimento esquelético fetal. Entretanto, o excesso desse nutriente pode ser prejudicial para o organismo da cadela gestante. Uma elevada ingestão de cálcio leva à hipercalcemia relativa, que provoca diminuição na secreção de paratormônio. Esse mecanismo diminui a capacidade para mobilizar os depósitos de cálcio do osso e para aumentar a absorção intestinal de cálcio. Assim, com as necessidades aumentadas durante a lactação, tais mecanismos são incapazes de compensar rapidamente as perdas. O cálcio disponível é preferencialmente utilizado na produção de leite e pode levar à hipocalcemia puerperal. Dessa forma, a suplementação de cálcio durante toda a gestação, em vez de prevenir a deficiência de cálcio, pode levar à ocorrência de uma doença metabólica.[14]

Nutrição das cadelas em lactação

Considerando-se a elevada produção de leite, em função do tamanho da ninhada, além do alto valor energético do leite da cadela, as necessidades energéticas durante o período de lactação são bastante altas. Quando a cadela alcança o máximo de produção leiteira (entre a 3ª e a 4ª semana de lactação), as exigências energéticas totais são da ordem de três a quatro vezes as necessidades de manutenção, dependendo do tamanho da ninhada. O leite da cadela possui alto teor de gordura e proteína em comparação ao leite de vaca (Tabela 5.1). Dessa forma, seu va-

Tabela 5.1 Comparação do leite materno de três espécies de mamíferos.

Componentes	Cadela		Vaca		Gata	
	% MS	% MN	% MS	% MN	% MS	% MN
Matéria seca	100	21,0	100	12,6	100	20
Gordura	42,86	9,0	30,16	3,8	24,0	4,8
Lactose	14,29	3,0	38,09	4,8	24,5	4,9
Proteína	38,09	8,0	26,19	3,3	47,5	9,5
Minerais	4,46	1,0	5,14	0,7	4,0	0,8
Kcal EB/kg	6666	1400	5950	750	5500	1100

MS: matéria seca; MN: matéria natural; EB: energia bruta.

lor energético é cerca de duas vezes maior: o leite de cadela tem 1.300 Kcal/kg, enquanto o leite de vaca tem 700 Kcal/kg.

Durante o período de lactação, considerando uma média de 60 dias de amamentação, a cadela produz cerca de 1,5 a 2 vezes o seu peso em leite, dependendo do tamanho da ninhada. A produção de leite da cadela depende do número de filhotes e do estímulo da mamada. De forma genérica, considera-se que uma cadela produz cerca de 2 a 2,5% do seu peso em leite nos 28 dias iniciais de lactação. Entretanto, esse cálculo é perigoso, pois corre o risco de superestimar ou subestimar as necessidades energéticas, não levando em conta o tamanho da ninhada. O mais correto é calcular a produção de leite em função do número de filhotes e suas necessidades energéticas.

Cálculos de necessidades nutricionais para cadelas em lactação

Cálculo baseado somente no peso da cadela[17]

Considerando uma cadela com peso médio de 35 kg e uma produção de 50 a 70 litros de leite por 28 dias (produção de até duas vezes seu peso em leite, no período de 28 dias):

- Produção leiteira = 2 litros de leite por dia (1.400 Kcal/kg), e eficácia de transformação de EM da dieta em leite = 0,78%.

- Gasto energético para produção de leite: se 1 kg de leite ®1.400 Kcal, então 2 kg de leite ® 2.800 Kcal.

Cada 1 Kcal de EM do alimento converte-se em 0,78 Kcal de leite, com uma perda energética de 0,22 Kcal por processos metabólicos.

Se a eficiência de utilização da EM da dieta é de 0,78%, então 2.800/0,78 = 3.589 Kcal de EM/dia (para manter a produção leiteira).

Gasto energético para manutenção: 138 Kcal EM/kg $PV^{0,75}$ →
138 Kcal × $35^{0,75}$ = 138 × 14,39 = 1.986 Kcal
Gasto energético total: 3.589 Kcal de produção + 1.986 Kcal
de manutenção = 5.575 Kcal/EM/dia

Considerando uma ração com 3.600 Kcal/kg e a necessidade de 5.575 Kcal/EM/dia: 5.575/3.600 = 1,550 kg de ração/dia.

Rações de densidade nutricional normal podem levar a um alto consumo.

Consequências

- Distensão estomacal;
- Curto prazo: inibição do consumo e ingestão menor que as necessidades;
- Longo prazo: dilatação estomacal e obesidade.

Recomendação

- Dietas com alta densidade: entre 4.100 e 4.500 Kcal/kg;
- 5.575/4.600 = 1,212 kg de ração/dia;
- Preferência por dietas com altos teores de gordura e carboidratos (proteínas têm alto incremento calórico).

Necessidades de cálcio

Há 0,25% de cálcio no leite, de modo que a necessidade de cálcio para o leite é 2,5 × 2 = 5 g.

Necessidade para manutenção = 120 mg/kg = 120 × 35 =
4.200 ou 4,2 g
4,2 + 5 = 9,2

Considerando que a disponibilidade absoluta do cálcio da dieta seja em torno de 60%, seria necessário cerca de 15 g de cálcio.

- Dietas (rações) com alta densidade: cerca de 1,5% de cálcio, de modo que 1,2 kg forneceria cerca de 18 g de cálcio;
- Rações normais = 1,2% de cálcio, logo, 1,6 kg de ração forneceria cerca de 18 g de cálcio.

Dessa forma, como visto no exemplo, raramente é necessária a suplementação com minerais, principalmente cálcio, a não ser em casos específicos, como cadelas predispostas à eclampsia (tetania puerperal ou "febre do leite"), com indicação e supervisão do veterinário responsável.

Cálculo baseado no número de filhotes da ninhada[17]

Nestes cálculos, tomar-se-á como base uma cadela de 35 kg, com ninhadas de três e oito filhotes. O peso dos filhotes para ambas as ninhadas fica estabelecido em 300 g somente para fins de cálculos, pois se sabe que o peso de cada filhote ao nascimento tende a diminuir com o aumento do tamanho da ninhada.

O primeiro passo é calcular a necessidade energética de manutenção da cadela:

$$\text{Gasto energético para manutenção: } 138 \text{ Kcal ED/kg PV}^{0,75} \rightarrow$$
$$138 \text{ Kcal} \times 35^{0,75} = 138 \times 14{,}39 = 1.986 \text{ Kcal}^{10}$$

O segundo passo é calcular a necessidade energética e a quantidade requerida por filhote (Tabela 5.2) individualmente, utilizando os valores descritos na Tabela 5.3, referente às necessidades energéticas de filhotes de cães.

Tabela 5.2 Necessidades energéticas de filhotes de cães.

Necessidades energéticas para manutenção de animal adulto (NEM) = 138 kcal × $PV^{0,75}$	
Primeira semana de vida	2,5 × NEM = 345 $PV^{0,75}$
Segunda semana de vida	2,2 × NEM = 303 $PV^{0,75}$
Terceira semana até o desmame	2,0 × NEM = 276 $PV^{0,75}$

Fonte: Saad *et al.*, 2004.[17]

Tabela 5.3 Energia metabolizável e quantidade de leite para filhotes de cães, com base no desenvolvimento ponderal.

Dias de vida	Peso vivo (g)	Peso metabólico	Necessidades energéticas (Kcal diárias)	mL de leite por filhote
1	0,300	0,405	140	100
2	0,285	0,390	135	96
5	0,328	0,433	149	107
10	0,528	0,619	188	134
15	0,827	0,867	263	188
20	1,159	1,117	308	220
28	1,992	1,677	463	331
35	3,199	2,392	660	472
42	5,136	3,412	942	673
49	8,247	4,867	1343	959
56	13,244	6,942	1916	1369

* Considerando-se valores de 1400 kcal/L de leite da cadela.

O terceiro passo é calcular a necessidade energética da ninhada, a capacidade de produção de leite da mãe e a capacidade de ingestão de alimentos (Tabela 5.4).

Nesse caso, considera-se que a capacidade estomacal da mãe é cerca de 1,5% de seu peso corporal, isto é, em torno de 600 g de alimentos para uma cadela com 35 kg. Assumindo uma taxa de esvaziamento estomacal total em 12 horas, pode-se estimar uma capacidade de ingestão de 1.200 g de alimentos em 24 horas.

Pode-se observar que a partir de 34 dias, as necessidades energéticas da cadela começam a exceder sua capacidade de ingestão quando ela recebe uma ração com baixa concentração energética. O mesmo ocorre, um pouco mais tardiamente, com as rações de mais alta concentração de energia. A partir do ponto em que as necessidades energéticas superam a capacidade de ingestão, a cadela começa a mobilizar reservas corporais. Se o proprietário não auxiliar com sucedâneos, introdução de alimentos sólidos ou desmame total, tanto a cadela quanto os filhotes serão prejudicados, pois em um determinado ponto, a mãe não terá mais

Tabela 5.4 Energia metabolizável para manutenção e produção de leite de uma cadela com uma ninhada de três filhotes, com base no desenvolvimento ponderal dos cãezinhos.

Dias de vida	Peso por filhote (g)	Necessidades de leite para três filhotes (mL)	Necessidades energéticas de produção da cadela*	Necessidades energéticas de produção e manutenção**	Ingestão de alimentos	
					Ração com 3600 Kcal	Ração com 4600 Kcal
1	0,300	300	538	2524	701	549
2	0,285	288	518	2503	695	544
5	0,328	320	575	2560	711	557
10	0,528	403	723	2709	752	589
15	0,827	564	1012	2998	833	652
20	1,159	661	1186	3172	881	690
28	1,992	992	1780	3766	1046	819
34	2,989	1345	2413	4399	1222#	956#
42	5,136	2018	3622	5607	1558#	1219#
49	8,247	2878	5166	7152	1987#	1555#
56	13,244	4106	7370	9355	2599#	2034#

* Considerando-se a eficiência de utilização da EM da dieta de 0,78 % na produção leiteira.
** Considerando-se a soma das necessidades energéticas para produção e as para manutenção diária da cadela (estimadas em 1986 Kcal).
# Quantidade de alimentos excede a capacidade de ingestão da fêmea.

reservas e começará um processo de utilização de massa proteica, além de diminuir abruptamente a produção leiteira.

Uma lactação mantida dessa forma resultará em filhotes com baixo crescimento a partir dos 28 dias de idade e uma fêmea com grande perda de massa muscular, com consequentes prejuízos no próximo período de concepção e gestacional.

Além disso, o número de filhotes também é fundamental nesse processo. Pode-se observar na Tabela 5.5, em que as exigências são calculadas para oito filhotes, que com rações de baixa concentração energética a capacidade de ingestão da mãe é atingida muito precocemente, por volta do final da 2ª semana de lactação, e com rações com maior concentração a partir de 21 dias. Nesse caso, a interferência do proprietário deve ser rápida, de forma a não colocar em risco a vida dos filhotes. O ideal é

Tabela 5.5 Energia metabolizável para manutenção e produção de leite de uma cadela com uma ninhada de oito filhotes, com base no desenvolvimento ponderal dos cãezinhos.

Dias de vida	Peso por filhote (g)	Necessidades de leite para oito filhotes (mL)	Necessidades energéticas de produção da cadela*	Necessidades energéticas de produção e manutenção**	Ingestão de alimentos	
					Ração com 3600 Kcal	Ração com 4600 Kcal
1	0,300	799	1434	3420	950	744
2	0,285	769	1380	3366	935	732
5	0,328	854	1532	3518	977	765
10	0,528	1074	1928	3913	1087	851
13	0,702	1331	2389	4375	1215#	951
15	0,827	1504	2699	4685	1301#	1018
20	1,159	1762	3163	5148	1430#	1119
23	1,420	2052	3683	5668	1575#	1232#
28	1,992	2644	4746	6732	1870#	1463#
35	3,199	3772	6770	8756	2432#	1904#
42	5,136	5381	9658	11644	3234#	2531#
49	8,247	7676	13777	15762	4378#	3427#
56	13,244	10949	19652	21638	6011#	4704#

* Considerando-se a eficiência de utilização da EM da dieta de 0,78% na produção leiteira.

** Considerando-se a soma das necessidades energéticas para produção e as para manutenção diária da cadela (estimadas em 1986 kcal).

\# Quantidade excede a capacidade de ingestão da fêmea.

que a mãe receba uma ração com alta concentração energética, de forma a assegurar um aleitamento adequado até os 21 dias de idade, quando os filhotes passam a receber papinhas pré-desmame. Não sendo possível, o proprietário deve complementar o aleitamento com sucedâneos, considerando, para os cálculos de complementação, cerca de 10 a 40% das necessidades energéticas diárias dos filhotes entre 14 e 28 dias de vida.

Cálculo de necessidades energéticas para lactação[10]

A produção diária de leite pode ser estimada de acordo com o número de filhotes por ninhada. De 1 a 4 filhotes, é 1% do peso vivo da cadela por filhote (ou seja, a exigência de EM para a produção de leite por filhote é 10 × 2,42 Kcal/kg da cadela = 24 Kcal/kg da cadela por filhote). De 5 a 8 filhotes, a exigência de EM é somente 0,5% do peso da cadela.

Para calcular as exigências de EM para a produção de leite por filhote, usa-se 5 × 2,42 Kcal/kg = 12 Kcal/kg da cadela por filhote.

Para calcular as exigências para a produção de leite, o número de filhotes entre 1 e 4 é multiplicado por 24 Kcal/kg da cadela, e o número de filhotes entre 5 e 8, por 12 Kcal/kg, e os resultados são, então, somados.[10]

Deve-se considerar a exigência de manutenção separadamente. Uma cadela cuidando de uma ninhada pode ser considerada ativa. Há uma regressão linear entre a produção de leite das cadelas como uma variável independente e a ingestão energética (corrigida para as variações de PV) como variável dependente extrapolada de produção zero quilo. A intercepta da equação de regressão pode ser considerada como as exigências de manutenção, 145 Kcal/kg de $PV^{0,75}$.[10]

Necessidades para lactação[10]

EM (Kcal) = manutenção + PC × (24n + 12m) × L

Necessidade de energia extrapolada para manutenção durante a lactação: 145 Kcal × $PC^{0,75}$

EM (Kcal) = 145 Kcal × $PC^{0,75}$ + PC × (24n + 12m) × L

Onde:

- PC = peso corporal da cadela (kg).
- n = número de filhotes entre 1 e 4.
- m = número de filhotes entre 5 e 8 (<5 filhotes, m = 0).
- L = fator de correção para o estágio de lactação: semana 1 = 0,75; semana 2 = 0,95; semana 3 = 1,1; semana 4 = 1,2 (ver texto).

Exemplo: cadela de 22kg, com 6 filhotes, na 3ª semana de lactação.

- Necessidade para manutenção: $22^{0,75}$ × 145 Kcal = 10,16 × 145 Kcal = 1.473Kcal
- Número de filhotes: 6; n = 4; m = 2
- Estágio de lactação na 3ª semana: L = 1,1

- Necessidade para lactação: 22 × (24 × 4 + 12 × 2) × 1,1 Kcal = 2.904 Kcal
- Necessidades totais: 1.473 Kcal + 2.904 Kcal = 4.377Kcal

Para cadelas com grandes ninhadas, a capacidade de consumo pode limitar a ingestão de energia. Isso é mais visível em cães de raças grandes e gigantes, pois o tamanho relativo do trato gastrintestinal diminui com o aumento do tamanho do corpo. Raças pequenas e médias podem elevar o consumo de matéria seca durante a lactação para cerca de 4,5% do seu peso corporal; alguns indivíduos podem alcançar até 9%. A exigência energética e a capacidade para o consumo de alimentos determinam a densidade energética mínima do alimento que deve ser utilizado. Em cães da raça Dogue Alemão – e, possivelmente, em outras raças gigantes – pode ser necessário fornecer um alimento adicional aos filhotes, mesmo se dietas com alta energia são dadas à cadela.[10]

Cuidados ao desmame

A retirada abrupta dos filhotes pode provocar problemas de mastite e metrite nas cadelas. Recomenda-se, desta forma, um manejo alimentar para cessar a produção de leite e prevenir enfermidades nas glândulas mamárias. A cadela deve ficar em jejum alimentar (água à vontade) durante 24 horas e receber 1/4 da recomendação diária de manutenção no 2º dia após o desmame, metade da recomendação diária de manutenção no 3º dia e 3/4 da recomendação diária de manutenção no 4º dia. Após esse período, retorna-se ao fornecimento de ração de manutenção, seguindo-se as recomendações de 110 a 140 Kcal EM/kg $PV^{0,75}$. Entretanto, se a fêmea apresentar sinais de emagrecimento exagerado, deve-se

Quadro 5.2 Dicas práticas para a lactação.

- Utilizar dietas com alta densidade energética e nutricional. Recomenda-se rações com mais de 4.000 kcal de EM/kg;
- Providenciar calorias suficientes para prevenir a perda de peso excessiva;
- Fornecer entre 3 e 4 vezes a energia necessária para a manutenção durante o pico de lactação;
- Providenciar pequenas e numerosas refeições durante o pico de lactação;
- Reduzir gradativamente o consumo após a 4ª semana de lactação.

Fonte: Case *et al.*, 2011.[15]

utilizar 200 Kcal EM/kg $PV^{0,75}$ e manter alimentos com alta concentração energética até que uma condição corporal normal seja estabelecida, observando com atenção as glândulas mamárias até não haver mais leite.

MANEJO ALIMENTAR DE FILHOTES LACTANTES

Importância do colostro

As primeiras 36 horas de vida de um cão recém-nascido constituem um período crítico sob o ponto de vista nutricional. Ao nascerem, os filhotes são fisiológica e neurologicamente imaturos, e as mudanças ambientais súbitas são fatores muito estressantes.

Imediatamente após o parto, a mãe produz um tipo especial de leite, chamado colostro, que é de vital importância para proporcionar anticorpos aos filhotes recém-nascidos. A imunidade passiva é fornecida na forma de imunoglobulinas e outros fatores imunes que são absorvidos através da mucosa intestinal do animal recém-nascido. A maioria desses fatores são proteínas e, uma vez absorvidos pelo organismo, criam proteção frente a determinado número de doenças infecciosas dos filhotes. A mucosa intestinal (revestimento interno do intestino) dos cães recém-nascidos é capaz de absorver as imunoglobulinas intactas que existem no colostro, diferentemente dos animais adultos ou mesmo filhotes em idade mais avançada. O período de tempo no qual o conduto gastrointestinal é permeável às imunoglobulinas intactas do colostro é muito curto. Nos cães, a "impermeabilidade" acontece depois de transcorridas 24 horas. Portanto, é de vital importância que recém-nascidos recebam o colostro, em quantidades adequadas, durante as primeiras 24 horas de vida, e preferencialmente nas primeiras 8 horas de vida.[17]

À semelhança do leite de muitas espécies de mamíferos, o leite das cadelas muda durante a lactação para dar resposta, de maneira eficaz, às necessidades dos filhotes em desenvolvimento. Durante as primeiras 24 a 72 horas após o nascimento, diversas formas de colostro são produzidas e, a partir desse momento, sua composição transforma-se lentamente até, por fim, virar leite. A composição nutricional do colostro é mais baixa em proteínas, gorduras e sólidos totais do que a do leite (Tabela 5.6).[18]

O leite das cadelas também tem uma concentração relativamente elevada de ferro. O cão é semelhante ao rato e a diversos marsupiais em relação à sua capacidade de concentrar ferro no leite a um nível substancialmente mais elevado do que o encontrado no plasma circulante. Seu elevado conteúdo no leite pode refletir em uma alta exigência desse mineral durante as primeiras semanas de vida.

Aleitamento artificial

Pode acontecer que a mãe fique doente depois do parto ou sofra de mastite, comprometendo a qualidade do leite. Nessas circunstâncias, é necessário recorrer ao aleitamento artificial para não contaminar os filhotes. A doença não é o único motivo para se recorrer ao aleitamento artificial. Além da morte da mãe, outros fatores podem requerer o aleitamento artificial, como ninhadas muito numerosas, pouca ou nenhuma produção de leite pela lactante, rejeição do filhote pela fêmea, neonatos muito fracos que não conseguem amamentar sozinhos etc. A dificuldade em mamar e/ou o pouco leite da mãe podem promover uma queda brusca de peso, levando o filhote a óbito. Além disso, a amamentação também ajuda a controlar a temperatura, pois o leite materno é 3 a 4 °C superior à temperatura corporal.

Quando toda a ninhada é privada de leite materno em caso de morte da mãe ou quando sua produção é nula (agalactia), insuficiente (hipogalactia) ou tóxica (mastite), geralmente a utilização de um leite de substituição, adaptado à espécie, permite garantir a sobrevivência dos filhotes. Nesse caso, pode haver um ligeiro atraso no crescimento em re-

Tabela 5.6 Composição em nutrientes do colostro e do leite de cadela.

	Colostro	Leite
Proteínas (%)	4,3	7,53
Açúcar (%)	4,4	3,81
Gorduras (%)	2,4	9,47
Sólidos totais (%)	12	22,7
Energia bruta (Kcal/100 g)	64	146

Fonte: Case *et al.*, 2011.[15]

lação à média da sua raça (menos de 10%), que com frequência pode ser recuperado a seguir pelo consumo espontâneo de uma alimentação de desmame.

Embora seja possível para o criador/proprietário usar o leite de vaca a fim de adaptá-lo às necessidades dos filhotes, a utilização de um sucedâneo de leite materno em pó se mostra muito mais apropriado, principalmente graças ao seu fornecimento controlado em lactose. Além da economia e do ganho de tempo trazidos pelos substitutos do leite materno, sua apresentação seca diminui os riscos de diarreia nos filhotes, cuja acidez gástrica ainda é insuficiente para esterilizar o bolo alimentar de modo eficaz.

Apesar de existirem substitutos comerciais do leite bem formulados, estes não trazem a proteção imunológica do colostro. Entretanto, já é possível encontrar fórmulas comerciais que apresentam imunoglobulinas em sua composição. O ideal, então, é fornecer colostro congelado recolhido previamente de uma cadela ou utilizar colostro artificial comercial que contenha imunoglobulinas. Passado o período crítico das primeiras 48 horas, depois das quais se torna ineficaz a ingestão de colostro, deve-se amamentar os filhotes seis a oito vezes por dia.

Um dos maiores desafios da criação de filhotes órfãos reside na escolha da alimentação adequada. Uma alternativa é proporcionar uma nutrição adequada por meio de um substituto do leite que tenha uma composição correta. É importante que a fórmula escolhida aproxime-se da composição do leite natural da cadela. A alimentação com um composto cuja composição não seja similar à do leite natural da espécie pode provocar diarreia e transtornos digestivos, influindo de forma negativa sobre o crescimento e o desenvolvimento do animal.

Atualmente, estão disponíveis vários substitutos comerciais (sucedâneos) do leite canino. A maioria desses produtos tem por base o leite de vaca modificado para simular a composição do leite de cadela. A comparação da composição do leite das diferentes espécies mostra que o leite da cadela tem uma maior proporção de calorias obtidas a partir da gordura e, em menor porcentagem, da lactose e das proteínas. Por sua vez, o leite de vacas e cabras tem uma porcentagem relativamente elevada de calorias derivadas da lactose e, em menor proporção, obtida a partir das proteínas e da gordura. Além disso, a menor porcentagem de sólidos totais dos leites de cabra e vaca mostra que estes são mais diluídos que os da cadela (Tabelas 5.7 e 5.8).[17,18]

De qualquer maneira, nenhum leite de outra espécie pode ser utilizado diretamente na alimentação dos filhotes órfãos de cães, devendo ser modificados de forma a aproximar suas composições à do leite materno. O leite de vaca não modificado caracteriza-se por falta de energia, proteínas, gorduras, cálcio e fósforo nas proporções necessárias para os filhotes de cães. Do mesmo modo, o leite de cabra, embora apresente menos lactose, também não deve ser oferecido puro aos filhotes de cães. Sobre uma base calórica, o conteúdo em lactose do leite de vaca é aproximadamente três vezes superior ao encontrado no da cadela, enquanto o de cabra é cerca de duas vezes mais alto. Por essa razão, os cães

Tabela 5.7 Composição nutricional do leite em várias espécies (% da matéria natural).

Espécie	Gorduras	Proteínas	Lactose	Matéria seca
Cão	9,8	8,1	3,5	22,8
Gato	5,1	8,1	6,9	18,5
Vaca	3,8	3,3	4,7	12,4
Cabra	4,5	3,3	4,6	13,0

Fonte: adaptada de Case *et al.*, 2011[15] e Saad *et al.*, 2004.[17]

Tabela 5.8 Composição nutricional do leite em várias espécies.

Nutriente	Cadela	Gata	Cabra	Vaca
Água (matéria natural)	77,2	81,5	87,0	87,6
Sólidos (matéria natural)	22,8	18,5	13,0	12,4
Proteína (% matéria seca)	35,5	43,8	25,4	26,6
Lipídeos (% matéria seca)	43,0	27,6	34,6	30,6
Lactose (% matéria seca)	15,4	37,3	30,8	37,9
Lactose (mg/Kcal EM)	28,0	71,0	62,0	77,0
Ca (% matéria seca)	1,23	0,19	1,0	0,97
P (% matéria seca)	0,96	0,38	0,85	0,77
EM Kcal/L (matéria natural)	1260	970	650	610

Fonte: adaptada de Lopéz, 1997.[19]

alimentados com leite de vaca ou cabra não modificados podem sofrer uma diarreia grave.

Existem muitas receitas para realizar a substituição do leite materno para os filhotes. Na Tabela 5.9, encontra-se descrito um exemplo de sucedâneo caseiro de fácil preparo. Apesar disso, os criadores/proprietários de animais devem saber que a maioria das fórmulas domésticas foi desenvolvida pelo método de tentativa e erro, e que é desconhecida a composição real em nutrientes dessas fórmulas.

Recomendações práticas para os sucedâneos

- Guardar a 4 °C ou congelar;
- Aquecer a 37 °C na hora de utilizar;
- O creme de leite pode ser substituído por leite de coco (na mesma proporção) ou manteiga (10 g), mas no caso da manteiga, a homogeneização é difícil;
- A gema do ovo é bastante desequilibrada com relação a cálcio (Ca) e fósforo (P) (0,20% de Ca e 0,85% de P), devendo ser utilizada com precauções. Pode ser corrigida com calcário calcítico ou casca de ovo tostada e pulverizada;
- O complexo mineral-vitamínico deve ser incorporado de modo a atender as recomendações de 2,5 g de cálcio por litro de leite, 5.000 UI de vitamina A e 500 UI de vitamina D;

Tabela 5.9 Fórmula de um sucedâneo do leite para filhotes de cães.

Ingredientes	Quantidade
Gema de ovo	25 gramas (1 gema)
Leite integral	150 mL
Creme de leite	20 gramas (1 colher de sopa)
Óleo de peixe marinho	1 cápsula (1 grama)
Água	25 mL
Suplemento mineral vitamínico para cães em crescimento	Indicação de rótulo do fabricante ou quantidade suficiente para acrescentar 5000 UI de vitamina A/litro de leite
Calcário calcítico	1,5 grama

- Caso o filhote apresente intolerância, substituir o leite por creme de arroz ou iogurte sem lactose;
- Após 21 dias, introduzir rações (papinhas) pré-desmame;
- O óleo de peixe é essencial para fornecer DHA, um ácido graxo ômega 3 que é fundamental no desenvolvimento cerebral pós-natal. A quantidade de DHA recomendada para 1 litro de sucedâneo é de 130 a 200 mg.

A quantidade de calorias e de líquidos que os filhotes devem ingerir tem de ser ajustada de maneira que suas necessidades nutricionais para o crescimento sejam satisfeitas e, ao mesmo tempo, não ingiram um volume de líquido exagerado, nem escasso. Durante as primeiras semanas, a ingestão de alimento do recém-nascido é limitada, principalmente, pelo volume de seu estômago. A maioria dos cães recém-nascidos pode ingerir somente 10 a 20 mL de leite de cada vez. O substituto do leite para os cães deve ter um valor calórico entre 1.000 e 1.300 Kcal de EM por litro, concentração similar à do leite de cadela. Se a concentração energética for inferior a esses valores, será necessário que os recém-nascidos ingiram mais alimento por dia para cobrir suas necessidades. Nesse caso, a ingestão de líquido em excesso afetará o equilíbrio hídrico, podendo sobrecarregar os rins, ainda em formação. Em contrapartida, se a densidade energética do preparado for demasiadamente alta, transtornos digestivos e diarreia podem ocorrer.

Aleitamento artificial: quanto oferecer ao filhote?

Existem várias estimativas das necessidades calóricas do cão recém-nascido. Um esquema de alimentação amplamente aceito sugere que, durante as primeiras 3 semanas de vida, os cães órfãos recebam diariamente entre 130 e 150 Kcal de EM por quilo de peso corporal. A partir de 4 semanas de idade, as necessidades calóricas elevam-se para 200 a 220 Kcal/kg de peso corporal (Tabela 5.10). O peso dos órfãos deve ser controlado diariamente para assegurar que recebam nutrição suficiente para manter seu crescimento.[17]

Se a concentração do preparado estiver correta, os recém-nascidos deverão ser capazes de autorregular a sua ingestão. Normalmente, é con-

Tabela 5.10 Cálculo do volume preparado para administrar a um cão órfão.

Idade	Volume a administrar (por 100 g de PV*)	Peso corporal	Volume total por dia	Número de alimentações por dia	Volume do alimento por refeição
10 dias	15 mL/100 g	200 g	30 mL	5	6 mL
20 dias	20 mL/100 g	300 g	60 mL	5	12 mL

Fonte: Saad e Nunes, 1998[18] e Case *et al.*, 2010.[15]
* PV = peso vivo.

veniente alimentar os órfãos de quatro a cinco vezes por dia, em intervalos regulares.

As curvas de crescimento são dependentes de raça e alimentação adequadas, mas para efeitos de cálculos serão considerados os seguintes valores: cães, em geral, apresentam um incremento de peso ponderal na ordem de 10% de seu peso diário até a 2ª semana de vida (considerando um decréscimo nos 3 primeiros dias devido à restrição alimentar), e de 7% de seu peso diário a partir da 3ª semana de vida (Tabela 5.11).

Existem dois métodos possíveis para alimentar filhotes órfãos: a utilização de uma pequena mamadeira própria para animais ou a introdução direta do alimento no estômago através de uma sonda. Quando se utiliza mamadeira, os animais devem ser mantidos com a cabeça ligeiramente inclinada à frente e para cima. Quando alimentado por mamadeira, o animal interrompe o consumo quando seu estômago já está cheio. No entanto, o volume adequado de alimento de cada refeição deve ser avaliado e medido. A intubação gástrica com sonda só deve ser realizada por pessoas que tenham conhecimento da técnica. O alimento deve ser preparado diariamente e aquecido a 37,8 °C antes de ser administrado.

O desmame deve ser conduzido como uma transição alimentar progressiva que pode começar por volta de 3 semanas de vida, para terminar por volta de 6 a 8 semanas de idade. A partir de 3 semanas, os filhotes já conseguem se alimentar sozinhos, lambendo o leite reconstituído em uma tigela. Aos poucos, serão acrescentados elementos sólidos até chegar à papinha de pré-desmame (etapa intermediária antes do alimento especialmente adaptado ao seu crescimento).

Mesmo as necessidades nutricionais de filhotes aleitados naturalmente por suas mães excedem a produção de leite materno (por fatores como

Tabela 5.11 Quantidade diária de sucedâneo do leite para neonatos e filhotes de cães, com base no desenvolvimento ponderal e suas respectivas necessidades energéticas.

	Cão			
Dias de vida	**Peso vivo (kg)**	**Peso metabólico (kg)**	**Necessidades energéticas (Kcal/animal)***	**Quantidade média diária de leite (mL)****
1	0,100	0,178	61	44
2	0,095	0,171	59	42
3	0,090	0,164	57	40
4	0,099	0,176	61	43
5	0,109	0,190	65	47
6	0,120	0,204	70	50
7	0,132	0,219	76	54
8	0,145	0,235	71	51
9	0,160	0,253	77	55
10	0,176	0,272	82	59
11	0,193	0,291	88	63
12	0,213	0,314	95	68
13	0,234	0,336	102	73
14	0,257	0,361	110	78
15	0,283	0,388	118	84
16	0,303	0,408	113	81
17	0,324	0,429	119	85
18	0,347	0,452	125	89
19	0,371	0,475	131	94
20	0,397	0,500	138	99
21	0,425	0,526	145	104
28	0,683	0,751	207	148
35	0,960	0,970	268	191
42	1,351	1,253	346	247
49	1,662	1,464	404	289
56	2,044	1,709	472	337

* Considerando-se valores de 1400 Kcal/L para sucedâneos para cães (à semelhança ao leite da cadela, já devidamente diluído).

** Este volume deve ser dividido em 4 a 6 amamentações.

número de filhotes, temperatura ambiental etc.) por volta da 4ª semana de vida. A partir desse período, os filhotes devem receber rações pré-desmame. O fornecimento desse tipo de alimento deve ser controlado e fracionado ao longo do dia, a fim de evitar alterações intestinais. Além disso, os animais devem receber água à vontade – 3 a 4 vezes a quantidade de matéria seca ingerida.

O desmame condiciona o futuro do filhote. Durante esse período, o filhote tem de se adaptar à mudança do leite materno ou substituto pela alimentação sólida, levando em conta que ele tem necessidades energéticas muito importantes.

MANEJO ALIMENTAR DE FILHOTES EM CRESCIMENTO

Os animais em crescimento têm demandas energéticas distintas. O crescimento representa uma variação de peso contínuo. Portanto, não se pode considerar um animal em crescimento como se estivesse, em um dado momento, em manutenção, pois a cobertura de suas necessidades energéticas deve atender a manutenção somada ao aumento de peso pretendido na continuidade, que é constante, observando uma curva sigmoide própria de cada raça. Ao se observar uma curva de crescimento, nota-se a existência de dois segmentos: o primeiro, crescente, vai do nascimento até a puberdade; o segundo, decrescente, vai da puberdade ao estado adulto. As curvas de crescimento próprias de cada raça são tomadas como padrões para compará-las com o atendimento das necessidades nutricionais. O aumento de peso diário está em função do tamanho e da precocidade da raça, enquanto o aumento médio mensal expresso em porcentagem do peso atual parece ser semelhante para quase todas as raças (Figuras 5.1 e 5.2).

Nos estágios iniciais de crescimento, do desmame até os 3 meses de idade, as necessidades calóricas são o dobro das necessidades de manutenção. Nos estágios finais de crescimento, a necessidade energética vai diminuindo até atingir os níveis necessários para a manutenção do animal adulto. Entretanto, esse decréscimo não é semelhante para todas as raças. Raças pequenas atingem a necessidade de manutenção mais precocemente que raças grandes.

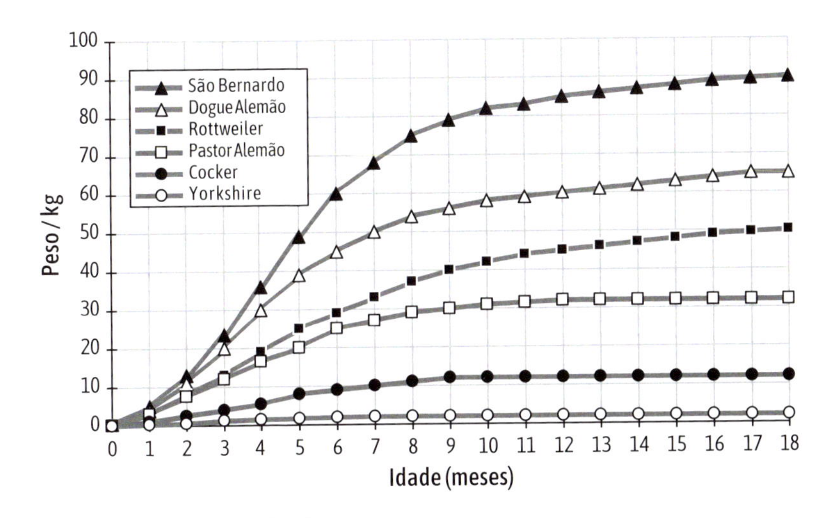

Figura 5.1 Curva de crescimento de algumas raças de cães.
Fonte: adaptada de Saad e Nunes, 1998.[18]

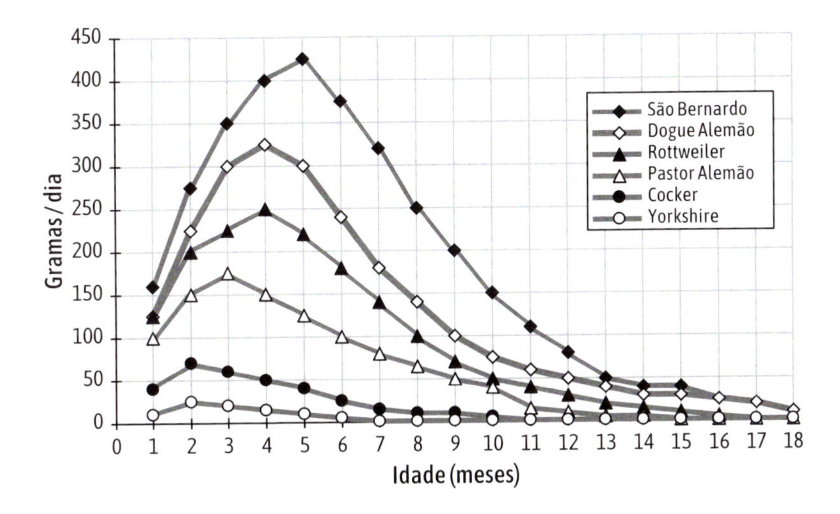

Figura 5.2 Ganho médio diário (g) de algumas raças de cães.
Fonte: adaptada de Saad e Nunes, 1998.[18]

De maneira simplificada, cães em crescimento necessitam de cerca de duas vezes mais energia por unidade de peso corporal do que cães adultos da mesma raça. Além disso, têm uma exigência alta de todos os demais nutrientes. No entanto, uma diminuição para cerca de 1,6× a energia de manutenção é recomendada quando o animal atinge 50% do peso adulto, e para 1,2× quando atinge 80%. Essa redução é compensada pelo declínio na energia necessária na idade adulta. Especialmente em cães de raças grandes e gigantes, o crescimento ótimo (e não o máximo) é um importante fator para garantir o bom desenvolvimento ósseo. Recomendações para o desenvolvimento de raças grandes e gigantes estão na Tabela 5.12, as quais devem ser alimentadas conforme essas recomendações.

Os cuidados com a alimentação nessa fase são fundamentais, dado que uma alimentação caseira cuja base seja a carne bovina poderá conduzir a uma deficiência de cálcio, com quadro de osteodistrofia, maus aprumos, menor crescimento e agravamento de displasias (em raças predispostas). Por outro lado, o superconsumo também pode levar a problemas graves, principalmente nas raças grandes e gigantes.

Durante a fase de crescimento rápido (desmame até 6 meses de idade), o cão é capaz de atingir 50% de seu peso adulto. Nessa fase, o superconsumo pode levar a um aporte excessivo de cálcio no organismo, o que causa osteocondrose, síndrome do rádio curvo, displasia coxofemoral, osteopetrose etc. A osteocondrose é uma condição generalizada

Tabela 5.12 Guia para acompanhar o crescimento médio (em peso vivo e porcentagem do peso de adultos) de raças de cães médias, grandes e gigantes.

Idade (meses)	Raças médias (peso adulto 20 kg)		Raças grandes (peso adulto 35 kg)		Raças gigantes (peso adulto 60 kg)	
	PV (kg)	% PV adulto	PV (kg)	% PV adulto	PV (kg)	% PV adulto
1	1,8	9	2,5	7	3,6	6
2	4,4	22	7	20	8,4	14
3	7,4	37	12,3	35	15,6	26
4	10,4	52	16,8	48	22,8	38
6	14	70	22,8	65	36	60
12	19	95	30,8	88	48	80

Fonte: NRC, 2006.[10]
PV = peso vivo.

e ocorre com mais frequência onde o crescimento da cartilagem é muito rápido (junção costocondral, placa de crescimento distal da ulna etc.).

Dessa forma, é muito importante ressaltar dois pontos:

- Animais alimentados com dietas comerciais (principalmente raças grandes e gigantes nutridos com rações de alta densidade) devem ter seu consumo restrito aos requisitos energéticos;
- Cães em crescimento, alimentados com dietas comerciais balanceadas, não devem receber suplementos minerais e/ou vitamínicos – o problema se agrava em dietas de alta densidade.

O fracionamento da dieta diária em varias refeições (3 a 4) no período inicial de crescimento é uma conduta desejável. Após os 6 meses de idade, o número de alimentações poderá ser de duas a três e, aos 12 meses, uma ou duas vezes ao dia.

Necessidades energéticas para crescimento de cães

Modelos fatoriais são usados para calcular as exigências energéticas a partir de dados do crescimento de filhotes e da composição corporal nos diversos estágios de crescimento e diferentes pesos corporais quando adulto. O NRC[10] introduz as estimativas do peso em adultos e logaritmo neperiano (mais em conformidade com os modelos não lineares de crescimento animal – Brody, Richard, Logístico etc.).

Necessidades diárias de energia metabolizável para crescimento de filhotes de cães após o desmame

$$EM\ (Kcal) = manutenção \times 3{,}2\ [e^{(-0{,}87p)} - 0{,}1]$$

$$EM\ (Kcal) = 130 \times PV^{0{,}75} \times 3{,}2\ [e^{(-0{,}87p)} - 0{,}1\}$$

Onde:

- p = PVt/PVa.
- PVt = peso vivo no momento da avaliação.
- PVa = peso vivo esperado quando adulto.
- e = base do logaritmo natural = 2,718.

Este modelo é utilizado para cálculos de quantidades diárias por fabricantes de rações comerciais, entretanto, pode ser muito complicado para criadores, na rotina do canil. Assim, sugere-se seguir a recomendação de uso dos alimentos comerciais e observar o desenvolvimento médio dos filhotes. O NRC[10] recomenda um guia de desenvolvimento ponderal para filhotes (Tabela 5.12).

É importante, ainda, considerar que o crescimento, tanto em comprimento quanto em peso, é completamente diferente em cães. Os cães adultos variam de 13 cm de altura e 1 kg nas raças miniaturas até cerca de 79 cm de altura e mais de 90 kg nas raças gigantes.

O crescimento em comprimento (ou altura do cão) tem de ser bem diferenciado do crescimento em peso corporal. Em muitos casos, ambos se misturam sem que se perceba, o que gera certa confusão.

A supernutrição (excesso de assimilação de energia) em cães em crescimento pode ocasionar excesso de peso relativo, o que apontará aumento na taxa de crescimento quando o peso corporal for o parâmetro utilizado para avaliar o crescimento. Entretanto, se o crescimento longitudinal for considerado, não será notado aumento na velocidade de crescimento após a supernutrição. Por outro lado, a restrição de ingestão de alimento em 75% do nível fornecido *ad libitum* (à vontade) reduzirá o crescimento relativo ao peso corporal, mas não afetará a velocidade de crescimento longitudinal (altura). Além disso, os cães alimentados desse modo possuirão a mesma altura dos cães alimentados *ad libitum*. Para assegurar a saúde de cães de raça gigante, é uma boa medida manter certa restrição (comparando-se com valores *ad libitum*), de modo a prevenir problemas de desenvolvimento ósseo.

Muito embora as principais doenças do sistema osteoarticular clinicamente abordadas pelos veterinários atualmente sejam de origem hereditária, o perfil de como evoluem pode ser modificado de modo dramático. Uma maneira de influenciar a manifestação fenotípica é pela nutrição. A supernutrição implicando excesso de peso resulta em sobrecarga da imatura e não completamente formada cartilagem da articulação coxofemoral e, desse modo, influencia o encaixe e a congruência dessa articulação. A supernutrição e o excesso de peso deveriam, portanto, ser evitados em cães de raças grandes ou gigantes em crescimento.

Uma vez que as necessidades de energia estão relacionadas com o peso metabólico ($PV^{0,75}$)* e as necessidades de cálcio estão associadas ao peso real em quilogramas, ainda existe um aumento da relação dessas necessidades durante o crescimento. Por essa razão, é importante que os veterinários considerem não apenas a quantidade de cálcio que está presente na dieta, mas também a correlacione com a densidade energética. Isso ocorre se o rótulo de uma ração para cães em crescimento mostrar um nível de cálcio menor que aquele encontrado no alimento de cães adultos. Filhotes não conseguem eliminar o cálcio que é desnecessário ao metabolismo, e esse mineral é um importante fator de risco na dieta relacionado a doenças do sistema osteoarticular durante o desenvolvimento de cães das raças grandes ou gigantes. Os níveis de cálcio devem ser monitorados para não exceder a quantidade recomendada por unidade de energia.

Necessidade de proteína para o crescimento de cães

Na fase de crescimento, além da quantidade de energia, é importante observar a quantidade e a qualidade da proteína. Ela é essencial à dieta por várias razões: aporte de aminoácidos indispensáveis, de nitrogênio para síntese de aminoácidos dispensáveis e de outros produtos que contenham nitrogênio (purinas e pirimidinas).

A função primária da proteína é estrutural, isto é, deposição tecidual. Elas são essenciais no desenvolvimento dos filhotes, na reprodução e na amamentação e participam na formação de vários compostos importantes no metabolismo normal dos animais. Na formulação de uma dieta para cães em crescimento, é necessário levar em consideração os conceitos de aminoácido essencial, não essencial, semi-indispensável, limitante; antagonismo, toxicidade e desequilíbrio de aminoácidos. Tanto o excesso quanto a falta de aminoácidos nas dietas são prejudiciais por romperem o equilíbrio dinâmico do crescimento (Tabelas 5.13 e 5.14).

As necessidades dietéticas de proteína são determinadas pela sua habilidade em satisfazer as exigências metabólicas em aminoácidos e nitro-

* Nota: peso metabólico ($PV^{0,75}$) define o gasto energético mínimo dos processos autônomos do organismo, representados pelas reações endo- e exotérmicas, ou seja, de um animal em estado de pós-absorção (jejum), em repouso e em ambiente termicamente neutro.

Tabela 5.13 Aminoácidos indispensáveis e dispensáveis.

Aminoácidos indispensáveis (essenciais)	Aminoácidos sintetizados a partir de substratos limitados	Aminoácidos facilmente sintetizados (não essenciais)
Arginina	Hidroxiprolina	Alanina
Histidina	Cisteína e cistina	Ácido aspártico
Isoleucina	Tirosina	Asparagina
Leucina		Ácido glutâmico
Lisina		Hidroxiprolina
Metionina		Glicina
Fenilalanina		Serina
Treonina		Prolina
Triptofano		
Valina		

Fonte: adaptada de Nunes, 1998.[20]

Tabela 5.14 Funções dos diversos aminoácidos para cães em crescimento.

Aminoácidos essenciais	Funções
Arginina	Essencial para a formação de hormônios, como a insulina e o hormônio de crescimento. É também necessária para a remoção do nitrogênio resultante da quebra das proteínas para fornecimento de energia
Histidina	Importante na estrutura muscular. A falta de histidina resulta em perda de apetite e peso, e quadros de catarata
Isoleucina	Similar à leucina e valina, regula o metabolismo de energia e é requerido para otimizar o crescimento
Leucina	Mesmas funções da isoleucina e valina
Lisina	Essencial para o crescimento de cães jovens
Metionina	Essencial para o crescimento, mas quantidades excessivas podem provocar depressão do crescimento, anorexia e lesões cutâneas
Fenilalanina	Importante na manutenção da integridade de pele, músculo e pelos
Treonina	Importante no crescimento
Triptofano	Importante no crescimento e para o metabolismo de energia
Valina	Similar à isoleucina e leucina

Fonte: Saad e Nunes, 1998.[18]

gênio. Quanto mais estreita for a relação entre o perfil de aminoácidos suplementados pelo alimento e as necessidades do animal (perfil corporal), maior será o valor biológico (VB) do alimento (conceito de "proteína ideal") e menor a porcentagem de proteína requerida na dieta.

A eficiência nutricional de uma proteína é resultante de dois processos: a utilização digestiva e a utilização metabólica. O organismo utiliza em graus diversos a proteína que ingere, assimilando o que lhe é conveniente e rejeitando o resto. O VB de uma proteína expressa sua taxa de utilização anabólica e traduz sua cobertura às necessidades proteicas, isto é, quando o VB de uma proteína é elevado, menos proteína se gasta para cobrir as necessidades proteicas do cão jovem em crescimento.

Os aminoácidos indispensáveis ao crescimento de cães são os dez normalmente indispensáveis para a maioria das espécies, e a subtração de um só entre eles provoca uma redução imediata na ingestão da dieta. Uma deficiência prolongada leva a uma síndrome típica de deficiência proteica: diminuição do crescimento, falta de apetite, diarreia persistente, edema e mudanças no metabolismo proteico.

Os aminoácidos não essenciais são sintetizados no organismo a partir da conversão de um nos outros ou de aminoácidos indispensáveis existentes na dieta (Tabela 5.15). Um aporte suficiente de certos aminoácidos não essenciais evita sua síntese a partir dos indispensáveis, diminuindo, de certa forma, o aporte de aminoácidos essenciais. Por exemplo, a metionina pode ser convertida no organismo em outro aminoácido sulfurado, a cistina. Se o aporte dietético de cistina é precário, parte da metionina vai ser utilizada para sua síntese. Da mesma forma, uma parte da fenilalanina pode ser convertida em tirosina, e a lisina, em hidroxilisina.

Para cães em crescimento, as necessidades proteicas não devem ser limitadas aos níveis mínimos, pois o objetivo primário vai além de uma produtividade máxima com um mínimo de nutrientes dietéticos. Deve-se levar em conta, além de crescimento adequado, uma saúde perfeita durante toda a vida do cão, aspectos externos como qualidade de pelagem, disposição para exercício e trabalho, considerando sua atividade.

As recomendações proteicas são expressas de várias formas, nos diversos guias de recomendação:

- Porcentagem da dieta (gramas de proteína/100 g de alimento);

Tabela 5.15 Equilíbrio em aminoácidos (em % de proteína) para cães em crescimento.

Aminoácidos	Cães em crescimento (NRC, 2006*)	Carne bovina
Arginina	4,8	5,0
Histidina	1,7	2,5
Isoleucina	3,4	4,7
Leucina	5,6	7,4
Lisina	4,9	7,6
Metiotina + cisteína	3,7	3,0
Fenilalanina + tirosina	6,8	5,6
Treonina	4,4	4,8
Triptofano	1,4	1,1
Valina	3,7	5,6
Outros AA	59,6	52,7
Total	100	100

* Calculado seguindo as recomendações de aporte mínimo em aminoácidos do NRC (2006).
AA = aminoácidos.

- Necessidade por quilo de peso vivo ou peso metabólico (g PB/kg PV ou g PB/kg $PV^{0,75}$);
- Relação com a EM da dieta (energia da proteína/energia total da dieta).

Como a EM é, em primeira instância, o principal fator regulador de consumo, a terceira forma de recomendação parece ser a mais lógica. Um aumento do aporte energético deve ser acompanhado de um incremento proporcional de aporte proteico.

A determinação de necessidades proteicas para cães se torna uma tarefa difícil devido ao número de fatores que podem influir sobre a necessidade desses nutrientes. Dentre os fatores dietéticos que afetam o balanço de nitrogênio estão a qualidade da proteína e a sua composição, sua digestibilidade e densidade energética da dieta. Além disso, o nível de atividade, o estágio do crescimento e o estado nutricional prévio do animal podem influir sobre a demanda de proteínas, calculada mediante o balanço de nitrogênio ou a taxa de crescimento.

As necessidades proteicas de um animal variam em relação inversa à digestibilidade da fonte de proteínas e sua capacidade de fornecer todos os aminoácidos essenciais nas suas quantidades e proporções corretas. À medida que aumentam a digestibilidade e a qualidade das proteínas, diminui a quantidade de proteínas que deve ser incluída na dieta para satisfazer as necessidades do animal. Quanto maior for o VB de uma proteína, menor será a quantidade necessária para satisfazer todas as necessidades de aminoácidos essenciais do animal.

Além da energia e da proteína, os demais nutrientes devem estar presentes em quantidades suficientes para sustentar o crescimento saudável dos filhotes. As necessidades mínimas de vários nutrientes para o crescimento de cães são descritas nas Tabelas 5.16 e 5.17.

Tabela 5.16 Recomendações de nutrientes para cães em crescimento (quantidades por kg de peso metabólico – $PV^{0,75}$).

Nutriente	**Unidade**	**Crescimento entre 4-14 semanas de idade**	**Crescimento a partir de 14 semanas de idade**
Gordura	g	5,9	
Acido linoleico	mg	800	
Ácido alfa-linolênico	mg	50	
Ácido eicosapentaenoico + ácido docosa-hexaenoico	mg	23	
Proteína	**g**	**15,7**	**12,2**
Arginina	mg	550	460
Histidina	mg	270	170
Isoleucina	mg	450	350
Leucina	mg	610	570
Lisina	mg	810	490
Metionina + cisteína	mg	490	370
Fenilalanina + tirosina	mg	900	700
Treonina	mg	560	350
Triptofano	mg	160	
Valina	mg	470	

(continua)

Tabela 5.16 Recomendações de nutrientes para cães em crescimento (quantidades por kg de peso metabólico – $PV^{0,75}$). *(continuação)*

Nutriente	Unidade	Crescimento entre 4-14 semanas de idade	Crescimento a partir de 14 semanas de idade
Minerais			
Cálcio	mg	680	
Fósforo	mg	680	
Magnésio	mg	27,4	
Sódio	mg	100	
Potássio	mg	300	
Cloreto	mg	200	
Ferro	mg	6,1	
Cobre	mg	0,76	
Zinco	mg	0,84	
Manganês	mg	0,38	
Selênio	mcg	25,1	
Iodo	mg	61,0	
Vitaminas			
A	IU	305	
D	IU	38,4	
E	mg	2,1	
K	mg	0,11	
Tiamina	mg	0,096	
Riboflavina	mg	0,37	
Ácido pantotênico	mg	1,04	
Niacina	mg	1,18	
Piridoxina	mg	0,1	
Ácido fólico	mg	18,8	
Biotina*	mg	0,1	
Cianocobalamina	mgc	2,4	
Colina	mg	118	

* Animais recebendo antibióticos ou dietas com ovos crus rotineiramente podem necessitar de biotina.
Fonte: NRC, 2006.[10]

Tabela 5.17 Perfil de nutrientes em alimentos caninos – recomendações da AAFCO 2018.

Nutriente	Unidade (MS)	Crescimento e reprodução (mínimo)	Crescimento e reprodução (máximo)
Gordura	%	8,5	—
Acido linoleico	%	1,3	—
Ácido alfa-linolênico	%	0,08	—
Ácido eicosapentaenoico + ácido docosa-hexaenoico	%	0,05	—
Proteína	%	**22,5**	—
Arginina	%	1,00	—
Histidina	%	0,44	—
Isoleucina	%	0,71	—
Leucina	%	1,29	—
Lisina	%	0,90	—
Metionina	%	0,35	—
Metionina + cisteína	%	0,70	—
Fenilalanina	%	0,83	—
Fenilalanina + tirosina	%	1,30	—
Treonina	%	1,04	—
Triptofano	%	0,20	—
Valina	%	0,68	—
Minerais			
Cálcio	%	1,2	1,8
Fósforo	%	1,0	1,6
Relação Ca:P		1:1	2:1
Potássio	%	0,6	—
Sódio	%	0,3	—
Cloro	%	0,45	—
Magnésio	%	0,06	—
Ferro	mg/kg	88	—
Cobre	mg/kg	7,2	—
Manganês	mg/kg	5,0	—

(continua)

Tabela 5.17 Perfil de nutrientes em alimentos caninos – recomendações da AAFCO 2018. *(continuação)*

Nutriente	Unidade (MS)	Crescimento e reprodução (mínimo)	Crescimento e reprodução (máximo)
Minerais			
Zinco	mg/kg	80	—
Iodo	mg/kg	1,0	11
Selênio	mg/kg	0,35	2
Vitaminas			
A	IU/kg	5.000	250.000
D	IU/kg	500	3.000
E	IU/kg	50	—
Tiamina	Ppm	2,2	—
Riboflavina	Ppm	5,2	—
Ácido pantotênico	Ppm	12	—
Niacina	Ppm	13,6	—
Piridoxina	Ppm	1,5	—
Ácido fólico	Ppm	0,216	—
Cianocobalamina	Ppm	0,028	—
Colina	Ppm	1.360	—

* Supondo a EM em 4.000 kcal/kg.
Fonte: AAFCO, 2018.[16]

REFERÊNCIAS

1. Gee EK, Bruemmera JE, Siciliano PD, Morel PCH, Engle TE, McCue PM et al. Effects on spermatozoa of dietary supplementation of vitamin E and omega-3 fatty acids in stallions with poor post-thaw motility. Anim Reprod Sci 2010; 121:S206-7.
2. Rocha AA, Cunha ICN, Ederli BB, Albernaz AP, Quirino CR. Effect of daily food supplementation with essential fatty acids on canine semen quality. Reprod Dom Anim 2009; 44:S2:313-5.
3. Marin-Guzman J, Mahan DC, Pate JL. Effect of dietary selenium and vitamin E on spermatogenic development in boars. J Anim Sci 2000; 78:1537-43.
4. Castellini C, Lattaioli P, Bernardini M, Dal Bosco A. Effect of dietary alpha-tocopheryl acetate and ascorbic acid on rabbit semen stored at 5 degrees C. Theriogenology 2000; 54:523-33.

5. Wong WY, Merkus HM, Thomas CM, Menkveld R, Zielhuis GA, Steegers-Theunissen RP. Effects of folic acid and zinc sulfate on male factor subfertility: a double-blind, randomized, placebo-controlled trial. Fertil Steril 2002; 77:491-8.
6. Agte V, Chiphoonkar S, Joshi N, Paknikar K. Apparent absorption of copper and zinc from composite vegetarian diets in young Indian men. Ann Nutr Metab 1994; 38:13-6.
7. Barber SJ, Parker HM, McDaniel CD. Broiler breeder semen quality as affected by trace minerals *in vitro*. Poult Sci 2005; 84:100-5.
8. Lenzi A, Lombardo F, Sgrò P, Salacone P, Caponecchia L, Dondero F et al. Use of carnitine therapy in selected cases of male factor infertility: a double-blind crossover trial. Fertil Steril 2003; 79:292-300.
9. Alleva R, Scararmuccib A, Manterob F, Bompadrec S, Leonic L, Littarua GP. The protective role of ubiquinol-10 against formation of lipid hydroperoxides in human seminal fluid. Mol Aspects Med 1997; 18:S221-8.
10. National Research Council of the National Academies (NRC). Nutrient requirements of dog and cats. Washington: National Research Council of the National Academies, 2006.
11. Ortega-Pacheco A, Jimenez-Coello M, Acosta-Viana KY, Guzman-Marin E, Gutierrez-Blanco E, Lunas-Flores WS et al. Effects of papaya seeds extract on the sperm characteristics of dogs. Anim Reprod Sci 2011; 129:82-8.
12. Brunetto MA, Nogueira S, Sá FC, Peixoto M, Vasconcellos RS, Ferraudo AJ et al. Correspondência entre obesidade e hiperlipidemia em cães. Ciência Rural 2011; 41:266-71.
13. Oliveira FR, Lemos CNCD. Obesidade e reprodução. Femina 2010; 38:245-9.
14. Feliciano MAR, Saad FMOB. Nutrição de cadelas gestantes e lactação. Disponível em: http://www.equilibriototalalimentos.com.br/arquivos_veterinarios/48.pdf. Acesso em: 09/05/2019.
15. Case LP, Daristotle L, Hayek MG, Raasch MF. Canine and feline nutrition: a resource for companion animal professionals. Marylands Height: Mosby Elsevier, 2011.
16. Association of the American Feed Control Officials Incorporated. Official Publication 2018. Atlanta: AAFCO, 2018.
17. Saad FMOB et al. Manejo nutricional de cães e gatos nas diversas etapas fisiológicas. Lavras: Editora UFLA, 2004a. 128p.
18. Saad FMOB, Nunes IJ. Nutrição e manejo alimentar de cães na saúde e na doença. Cadernos Técnicos da Escola de Veterinária da UFMG, EV-UFMG, Belo Horizonte; 1998; 1:103p.
19. López AV. Nutrição en pediatría. I Seminario Internacional de Pediatria e Geriatria em Pequeñas Espécies, 1997. Disponível em: http://www.veterinaria.uchile.cl. Acesso em: 10/03/2011.
20. Nunes IJ. Nutrição animal básica. 2.ed. Belo Horizonte: FEP-MVZ, 1998.

LEITURA COMPLEMENTAR

Altman J, Das GD, Sudarshan K. The influence of nutrition on neural and behavioral development critical review of some data on the growth of the body and the brain following dietary deprivation during gestation and lactation. Dev Psychobiol 2004; 3:281-301.

Araújo PCR. Nutrição de cães e gatos *versus* faixa etária e atividade. In: Simpósio de Nutrição e Processamento de Alimentos para Cães e Gatos, 2002, Lavras. Lavras: UFLA, 2002. p.47-66.

Baucells MD, Serrano X. Nutrición y alimentación del perro. In: I Symposio de Nutrición y Alimentacíon de Animales de Compañía. Med Vet 1992; 9:301-7.
Brunetto MA. Perda de peso, indicadores do metabolismo de carboidratos e produção de citocinas em cães. São Paulo. Tese [Doutorado em Clínica Médica] – Faculdade de Ciências Agrárias e Veterinárias da UNESP; 2010. 81f.
Burger IH. The waltham book of companion animal nutrition. Oxford: Pergamon Press, 1993.
Case LP, Carey DP, Hirakawa DA. Nutrição canina e felina: manual para profissionais. Madrid: Harcourt Brace, 1998.
Edney ATB. El libro waltham de nutrición de perros y gatos. 2.ed. Zaragoza: Acríbia, 1988.
Fédération Européenne de l'Indrustrie des Aliments pour Animaux Familiers (FEDIAF). Guideline for complete pet food for cats and dogs, 2013.
Hedhammar A, Krook L, Sheffy BE, Schryver HF, Hintz HF. Overnutrition and skeletal disease: an experimental study in Great Dane dogs. II. Design of experiment. Cornell Vet 1974; 64(S5):11-22.
Heinemann KM, Waldron MK, Bigley KE, Lees GE, Bauer JE. Long-chain (n-3) polyunsaturated fatty acids are more efficient than alpha-linolenic acid in improving electroretinogram responses of puppies exposed during gestation, lactation, and weaning. J Nutr 2005; 135:1960-6.
Hornstra G, Al MD, van Houwelingen AC, Magritha MHP, Drongelen F. Essential fatty acids in pregnancy and early human development. Eur J Obs Gyn Reprod Biol 1995; 61:57-62.
Keally RD, Lawler DF, Ballam JM, Lust G. Evaluation of the effect of limited food consumption on radiographic evidence of osteoarthritis in dogs. J Am Vet Med Assoc 2000; 217:1678-80.
Kelley RL, Lepine AJ, Burr JR, Shyan-Norwalt M, Reinhart GA. Effect of dietary fish oil on puppy trainability (abstract). In: Proceedings. Preconf Workshop 6th Int Soc Study Fatty Acids Lipids, 2004.
Kelley RL. Canine reproduction: What should we expect? In: Reinhart GA, Carey DP (eds.). Recent advances in canine and feline nutrition. Vol III: 2000 Iams Nutrition Symposium Proceedings. Wilmington: Orange Frazer Press, 2000. p.225-42.
Kelley RL. Factors influencing canine reproduction and nutritional management of the pregnancy bitch. Canine Reproduction and Health. 2001;9-14.
Legros C. As etapas da vida do cão. In: Grandjean D, Vaissaire J, Vaissaire JP. Enciclopédia do cão Royal Canin. Paris: Aniwa Publishing, 2001.
Martins-Bessa A, Rocha A, Mayenco-Aguirre A. Incorporation of taurine and hypotaurine did not improve the efficiency of the Uppsala Equex II extender for dog semen freezing. Theriogenology 2007; 68:1088-96.
Menezes JMC. Excesso de nutrientes na dieta durante a fase de crescimento rápido e alterações esqueléticas em *Canis familiaris*. Belo Horizonte. Tese [Dissertação de Mestrado] – Escola de Veterinária da UFMG; 1999. 53p.
Royal Canin. Princípios da nutrição canina. Informativo Técnico e Científico da Royal Canin [CD-ROM], 2010.
Saad FMOB et al. Necessidades nutricionais de cães e gatos em várias fases fisiológicas segundo o National Research Concil – Nutrient Requeriments of Dogs and Cats 2006. In: III Simpósio de Nutrição e Alimentação de Cães e Gatos – Padrões Nutricionais e de Qualidade, Lavras. Viçosa: Suprema, 2007, p.244.
Saad FMOB, Ferreira WM. Princípios nutritivos e exigências nutricionais de cães e gatos: parte I – energia, proteína, carboidratos e lipídeos. Lavras: UFLA, 2004b.
Saad FMOB, Ferreira WM. Princípios nutritivos e exigências nutricionais de cães e gatos: parte II – água, minerais e vitaminas. Lavras: UFLA, 2004c.

CAPÍTULO 6

Inseminação artificial: avanços para o criador

Alexandre Rodrigues Silva
Marcelo Rezende Luz
Mariana Gobbato Neuls

INTRODUÇÃO

Como alternativa à monta natural, a técnica de inseminação artificial (IA) se popularizou entre os criadores de cães a partir da década de 1980. A IA consiste na deposição do sêmen dentro do sistema reprodutor da fêmea por meio de materiais e equipamentos apropriados, sendo indicada, por exemplo, quando há impossibilidade de realização da monta em virtude de:

- Problemas anatômicos ou articulares de origem não genética, principalmente aqueles que causem dor durante a tentativa de acasalamento;
- Problemas sanitários, em especial os de caráter infeccioso;
- Distúrbios comportamentais, como baixa libido de origem não endócrina, dominância da fêmea ou mesmo medo ou agressividade entre o casal.

É necessário salientar que, apesar de todas essas indicações, não se deve negligenciar a questão do melhoramento genético, ou seja, jamais se deve utilizar a IA em vão. É necessário selecionar o material genético adequadamente e utilizar doadores de sêmen e fêmeas de qualidade feno e genotípica, livres de distúrbios geneticamente transmissíveis. Com os devidos cuidados, a IA pode garantir o intercâmbio de material genético entre membros de um clube de criadores, mantendo o tipo desejado, sem que animais aparentados acasalem. Contudo, a síndrome do "reprodutor popular", ou seja, aquele cão que acaba por ser superutilizado, tem de ser evitada.

Pesquisas recentes demonstraram que uma prática comum entre criadores de cães, o envio da cadela para acasalar fora do canil, pode aumentar o número de falhas reprodutivas no retorno da cadela ao seu canil. Para minimizar o problema, na volta, a cadela precisa ficar junto ao seu grupo de cães e próxima do(s) macho(s) do seu canil. Não deve ficar isolada, mas também não pode ficar com grande quantidade de fêmeas.[1] Uma alternativa para driblar esse problema é a IA.

Também merece destaque a aplicação da IA com sêmen refrigerado ou congelado, haja vista a possibilidade de utilização prolongada do potencial fecundante de animais de alto valor zootécnico, bem como resguardar tais animais do estresse causado pelo seu transporte para fins de acasalamento, reduzindo, inclusive, os riscos envolvidos com a transmissão de doenças venéreas.[2]

A primeira IA notificada cientificamente foi realizada justamente em cães, no final do século XVIII, por um monge italiano fisiologista. Esse procedimento resultou no nascimento de três filhotes após 62 dias.[3] Porém, somente em 1954 foi descrita a primeira IA com sêmen canino refrigerado a 4 °C.[4] E apenas após 15 anos, foi obtida a primeira gestação utilizando sêmen canino congelado, resultando no nascimento de dois filhotes.[5] A partir da década de 1980, a IA passou a ser popularizada entre veterinários e criadores, e hoje tem apresentado resultados próximos àqueles obtidos com a monta natural.

No presente capítulo, serão abordados diferentes aspectos referentes à aplicação da IA em cães, bem como será apresentada uma visão panorâmica das perspectivas dessa técnica nos sistemas de criação atuais.

TIPOS DE INSEMINAÇÃO

Existem basicamente dois tipos de IA, classificados de acordo com o local de deposição do sêmen: IA intravaginal e IA intrauterina.

Inseminação artificial intravaginal

Na inseminação artificial intravaginal (IAIV), o sêmen é depositado diretamente no fundo da vagina da cadela. É a via de escolha na maioria dos casos, de fácil execução e oferece bons resultados de modo geral. Para sua realização, têm sido utilizadas com igual êxito tanto a sonda de Osíris® (IMV, França), uma pipeta plástica apropriada para cães (Figura 6.1A), quanto o cateter vaginal Minitube® (Minitube, EUA), que consiste em uma pipeta plástica flexível que apresenta um pequeno balão inflável na sua extremidade distal, mimetizando o enchimento dos bulbos eréteis do pênis do cão durante o coito e impedindo o refluxo do sêmen[6] (Figura 6.2). Independentemente do dispositivo utilizado, após o procedimento de IAIV, realiza-se a elevação dos membros posteriores da cadela por 5 a 10 minutos no intuito de evitar o refluxo do sêmen (Figura 6.1B).

Inseminação artificial intrauterina

Na inseminação artificial intrauterina (IAIU), o sêmen é depositado diretamente no útero da cadela. Esse procedimento destina-se a situações particulares, como no uso de sêmen congelado ou em casos de machos que produzam um reduzido número de espermatozoides por ejaculado. A IAIU pode ser realizada basicamente por meio de duas vias: a cirúrgica e a transcervical.

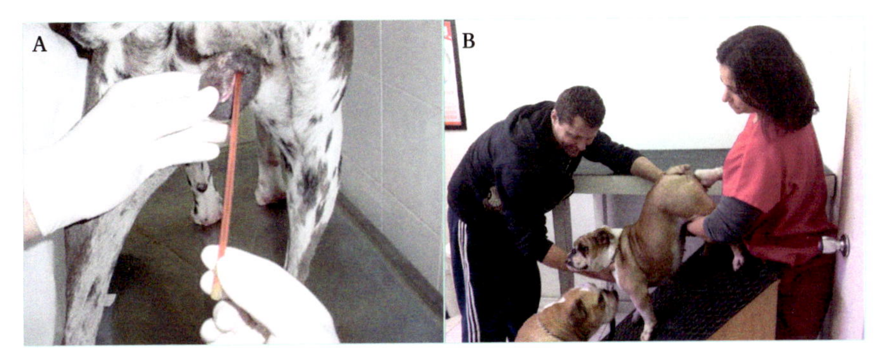

Figura 6.1 **A.** Introdução da pipeta plástica para inseminação artificial intravaginal em cadela. **B.** Elevação dos membros posteriores da cadela após realização de inseminação artificial.

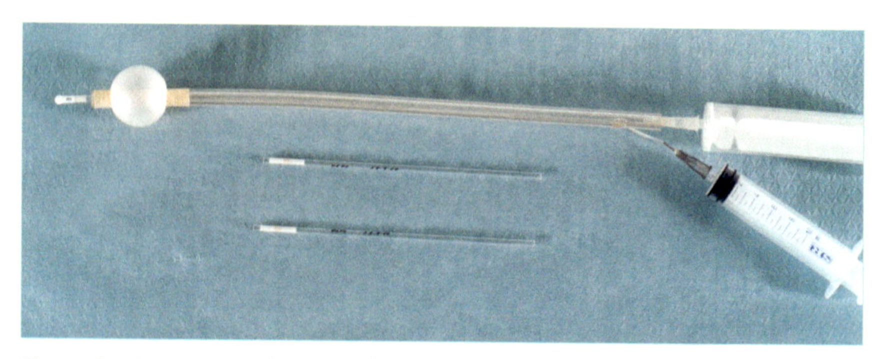

Figura 6.2 Cateter vaginal Minitube® utilizado para inseminação artificial intravaginal em cadelas.

Para IA via transcervical, na maioria das vezes não é preciso anestesiar ou sedar a cadela, pois os equipamentos usados são finos em relação ao canal vaginal do animal.[7] Para sua execução, pode ser utilizado um cateter metálico norueguês/escandinavo (Figura 6.3), o qual é comercializado em três diferentes tamanhos: 20, 30 ou 40 cm. Contudo, seu uso requer bastante destreza por parte do manipulador, haja vista a anatomia bem particular do sistema reprodutor da cadela.[8] O cateter deve ser inserido na vagina e posteriormente na cérvix, sendo o sêmen depositado diretamente no útero.

Nas últimas décadas, tem se popularizado a realização da IA intrauterina via transcervical utilizando diversos tipos e modelos de endoscópios conectados a uma fonte luminosa para permitir a visualização dire-

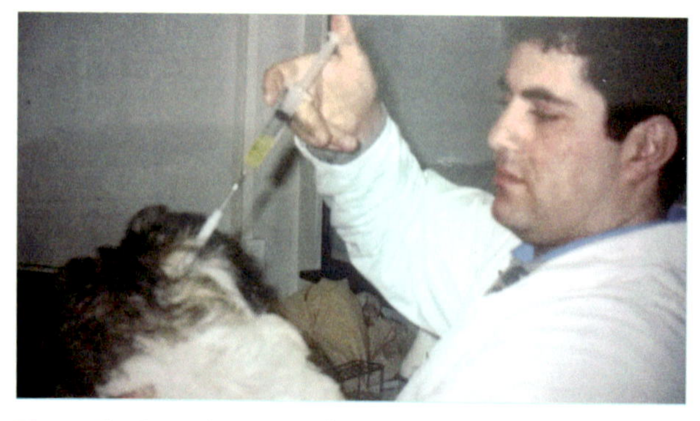

Figura 6.3 Inseminação artificial transcervical em cadela utilizando o cateter norueguês/escandinavo.

ta da abertura da cérvix (Figura 6.4). O método apresenta uma grande limitação relativa aos custos com o equipamento para sua implementação na rotina, porém pode proporcionar uma taxa de concepção de até 80%, mesmo ao utilizar sêmen canino congelado.[9]

A IA cirúrgica pode ser efetuada por meio de procedimentos cirúrgicos invasivos, como a celiotomia (abertura cirúrgica da cavidade abdominal, mas com incisão pequena e de rápida execução – Figura 6.5)[10] ou a laparoscopia (cirurgia por vídeo, minimamente invasiva).[11] Embora es-

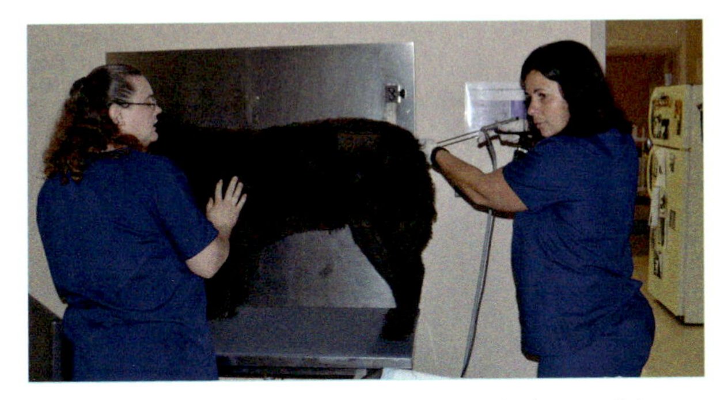

Figura 6.4 Inseminação artificial transcervical em cadela utilizando endoscópio fibro-óptico.

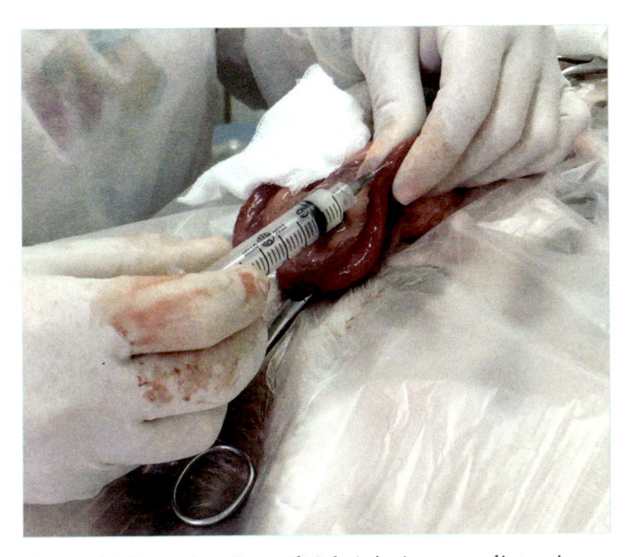

Figura 6.5 Inseminação artificial cirúrgica por celiotomia em cadela.

ses métodos requeiram a anestesia do animal, procedimento que poderia interferir na motilidade uterina ou no deslocamento do oócito pela tuba uterina,[7] estudos recentes demonstraram que as taxas de prenhez via celiotomia são equivalentes às obtidas por via transcervical.[12] A adoção desse tipo de procedimento, na possibilidade de alternativas não cirúrgicas, tem sido considerada antiética em alguns países da Europa[13], sendo, entretanto, realizada em cios consecutivos no continente americano e na Austrália sem maiores problemas, além de ser muito usada na Escandinávia com os cães de corrida da raça Greyhound.

FORMAS DE USO DO SÊMEN

Dentre os vários fatores que determinam o sucesso da IA em cães, destaca-se a qualidade do sêmen utilizado. Por certo, todo e qualquer macho utilizado como doador de sêmen deverá passar por uma detalhada avaliação andrológica, a qual determinará se seu ejaculado apresenta qualidade suficiente para ser utilizado na reprodução assistida. Porém, mesmo os melhores ejaculados, eventualmente, necessitam de diferentes processamentos para serem melhor aproveitados.

Sêmen a fresco

A utilização de sêmen a fresco configura o mecanismo mais simples de IA. Coleta-se o ejaculado de um cão, o qual é analisado microscopicamente e, logo em seguida, depositado no sistema reprodutor da cadela. Quando duas ou mais cadelas encontram-se no cio ao mesmo tempo, pode-se maximizar o uso do ejaculado, optando-se por diluí-lo em seu próprio fluido seminal ou em substâncias apropriadas que não causem danos ao espermatozoide, comumente denominadas diluentes. Esse procedimento resulta na formação de várias doses aptas a serem utilizadas simultaneamente em diversas fêmeas. Todavia, as doses devem ser utilizadas em um curto prazo, haja vista que o emprego do diluente visa, nesta ocasião, apenas o aumento do volume. É necessário destacar que, para tal utilização, o ejaculado precisa apresentar uma alta concentração de espermatozoides, caso contrário, o excesso de diluição pode diminuir o potencial fecundante do ejaculado, dificultando a ocorrência de gestação.[2]

Sêmen refrigerado

Nas ocasiões em que o uso do sêmen não é imediato, como nos casos em que um determinado cão de alta qualidade visita as imediações para uma exposição, mas a fêmea, embora no cio, ainda não está no período fértil, é possível preservar a qualidade espermática por alguns dias sob refrigeração. Tal procedimento, inclusive, tem possibilitado o transporte de sêmen durante reduzidos intervalos de um extremo a outro do país e entre países.

Ressalta-se que para o uso do sêmen refrigerado é de suma importância um monitoramento minucioso do período fértil da cadela, haja vista que o prolongamento da manutenção do sêmen sob refrigeração reduz, aos poucos, a qualidade espermática e, por consequência, sua capacidade fecundante. No geral, quando apropriadamente acrescidos de diluentes associados a protetores de resfriamento, o sêmen dos cães costuma manter sua viabilidade por um período entre 2 e 3 dias. Durante esse período de acondicionamento, a manutenção da temperatura no recipiente em que o sêmen está acondicionado também é um fator relevante. Assim, o sêmen diluído da maneira correta pode ser mantido sob refrigeração a 5 °C em um refrigerador convencional ou ser acondicionado para transporte em caixas térmicas comerciais ou caixas de poliestireno expandido tipo Isopor® (Figura 6.6), em temperaturas variando entre 4 e 9 °C.[14] O uso do sêmen refrigerado é uma alternativa ao sêmen congelado para os casos em que a cadela está no cio, porém longe fisicamente do macho, pois a refrigeração é menos prejudicial ao espermatozoide que a congelação.

Sêmen congelado

A opção definitiva para quem tem um reprodutor de altíssima qualidade e pretende salvaguardar o material genético desse indivíduo por um período prolongado (meses a anos) é, sem dúvida, a congelação de sêmen. Para esse procedimento, o sêmen é coletado e separado em suas diversas frações, e apenas a fração rica em espermatozoides é utilizada. Em seguida, os espermatozoides são adicionados a um diluente com a propriedade de lhes fornecer nutrição e preservação, bem como substâncias com ação de proteção contra as baixas temperaturas, denominadas

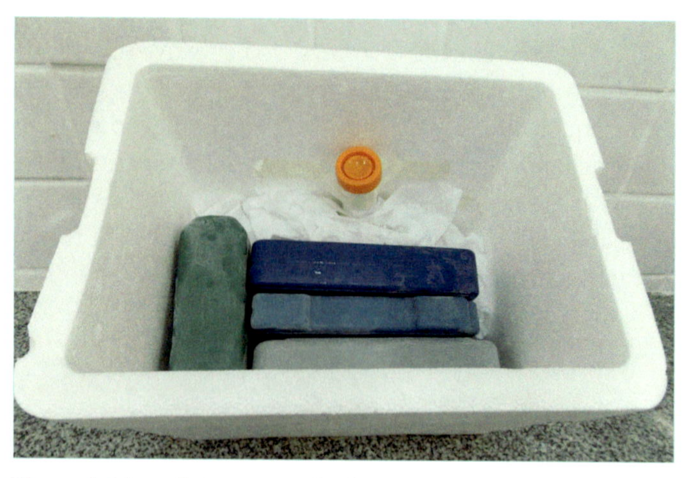

Figura 6.6 Acondicionamento de sêmen canino para transporte em caixa térmica de poliestireno expandido tipo Isopor®. Note a presença de blocos de gelo reciclável para a manutenção da temperatura, os quais não devem entrar em contato direto com o sêmen, que deve ser armazenado em tubo plástico revestido por papel-alumínio e afixado na parede da caixa.

crioprotetores.[15] É importante ressaltar que as proporções entre essas substâncias são cuidadosamente estipuladas, visto que em concentrações erradas têm um efeito deletério sobre a qualidade espermática.

O procedimento de congelação do sêmen deve seguir um rigoroso controle de qualidade visando evitar choques térmicos abruptos, posto que o cão ejaculará uma amostra próxima à temperatura corporal, mas que será acondicionada em nitrogênio líquido a -196 °C (Figura 6.7). Desse modo, tais procedimentos são realizados por profissionais especializados, devidamente treinados para a congelação do sêmen canino. No Brasil, a Confederação Brasileira de Cinofilia registrou a primeira ninhada nascida de sêmen congelado em 2001.

EFICIÊNCIA DA TÉCNICA

Uma das grandes dúvidas do criador, principalmente o menos experiente, quanto ao uso da reprodução assistida para cães reside na eficiência do procedimento. É necessário ressaltar que um ponto importante para garantir essa eficiência é a certeza de estar inseminando a cadela corretamente dentro de seu período fértil, no momento mais oportuno possível. Quaisquer falhas na identificação da ovulação resultam no insucesso da fêmea em gestar. Além disso, é com base nessa determinação que se decidirá também a quantidade de inseminações realizadas. Em geral, são procedidas duas inseminações com sêmen a fresco, ou até mesmo refrigerado, com intervalo de 48 horas. Já com o sêmen congelado,

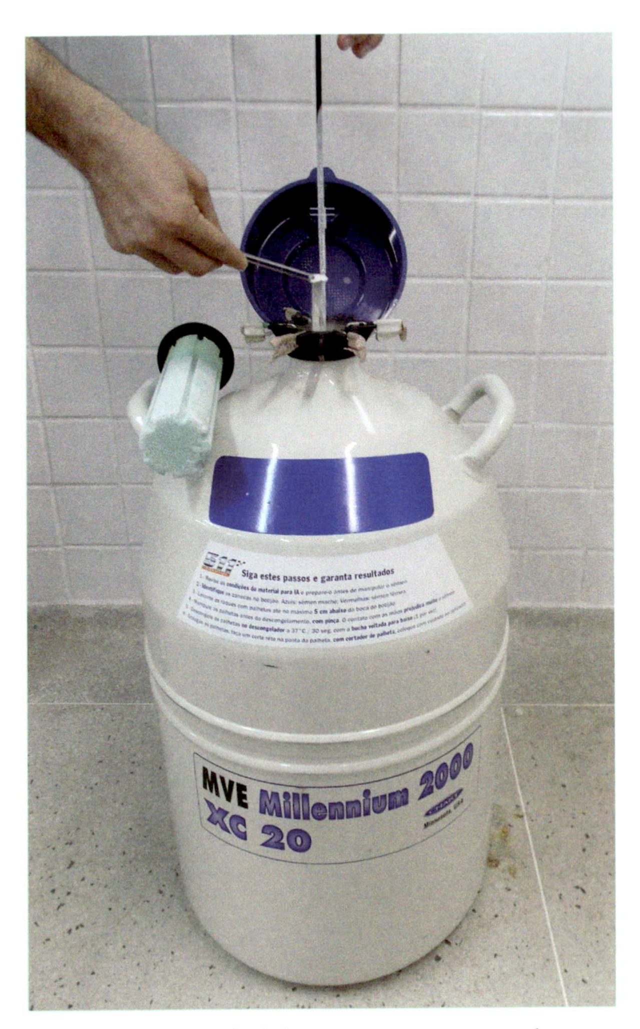

Figura 6.7 Botijão criogênico para armazenamento de sêmen canino congelado a -196 °C.

embora o ideal fosse dois procedimentos intervalados, muitas vezes não se dispõe de um número de doses de sêmen apropriado, realizando-se normalmente apenas uma IA, sendo imprescindível o monitoramento adequado da cadela.

No uso do sêmen fresco para IA, salienta-se que o procedimento é uma deposição artificial do ejaculado dentro do sistema reprodutor da cadela, pois o sêmen não passou por praticamente nenhum tipo de processamento. Desse modo, espera-se que a IA com sêmen fresco resulte em uma taxa de fertilidade similar àquela obtida pela monta natural, em torno de 85%, principalmente porque o espermatozoide a fresco pode permanecer viável no sistema reprodutor da cadela por um período prolongado, entre 2 e 11 dias.[2]

Em relação ao sêmen refrigerado, com um ejaculado de excelente qualidade, apropriadamente manipulado, diluído e utilizado no momento oportuno, as taxas de fertilidade obtidas, ou seja, a porcentagem de cadelas gestantes, são também próximas àquelas descritas para a monta natural. Entretanto, salienta-se que quanto mais tempo o sêmen passar sob refrigeração ou quanto mais distante do momento ideal a IA for realizada, menores serão as chances de concepção.

Dentre os tipos de sêmen, as amostras congeladas são, sem dúvida, aquelas de manuseio mais delicado, pois oscilações na sua temperatura de conservação terão efeito negativo direto sobre sua qualidade. Além disso, o próprio procedimento de congelação induz uma redução na viabilidade dos espermatozoides, pois estes, após depositados no sistema reprodutor da cadela, permanecerão viáveis por menos que 24 horas. Assim, a IA com sêmen congelado requer a determinação exata da ovulação da cadela e deve ser realizada com base nesse evento, preferencialmente por via intrauterina, a fim de garantir as mais altas taxas de fertilidade, que variam de 50 a 80%.

VISÃO PRÁTICA DA IA NO BRASIL

Atualmente no Brasil, o uso da IA já faz parte da rotina de muitos canis, principalmente daqueles que trabalham com cães de raças braquicefálicas. Cães das raças Buldogue Inglês e Francês somam juntos mais de 60% das inseminações, seguidos de Pugs e cães do tipo Spitz. Nos braquicefálicos, a necessidade da IA ocorre devido, principalmente, à respiração: são cães que sofrem muito com o calor, e nas tentativas sucessivas de monta, podem entrar em colapso respiratório ou ter hipertermia (aumento da temperatura corporal). Já em cães Spitz Alemães, existem cinco tamanhos diferentes no padrão, e há criadores que acasalam fêmeas de porte inferior ao dos machos, sendo muito complicado que a monta ocorra de forma natural. Além desses fatores, alguns criadores optam pela inseminação intravaginal devido à facilidade da técnica e também para preservar o reprodutor do risco de mordidas ou de contaminação de algumas doenças.

No Brasil, as inseminações predominantes são as por via intravaginal. Porém, eventualmente, alguns criadores optam pela IAIU, visto que algumas matrizes não conseguem resultados positivos na gestação com IAIV. Em outras ocasiões, a opção deve-se principalmente aos maiores índices de fertilidade alcançados com a intrauterina, seja por via cirúrgica ou transcervical. Entretanto, o uso da IA transcervical ainda não é tão disseminado no Brasil, e poucos profissionais da área veterinária possuem o equipamento e o treinamento necessários para a realização da técnica, sendo o alto custo do aparelho de videoscopia um dos maiores empecilhos. Já nos Estados Unidos e na Europa, a via transcervical tem sido enfatizada como o método de eleição para IA, mesmo com sêmen fresco. É importante frisar que quanto mais a técnica de IA se difundir entre os criadores, maior será a demanda; consequentemente, mais profissionais investirão tempo e dinheiro para se especializar.

Embora a maioria das inseminações de rotina seja feita com sêmen a fresco, o Brasil é um país geograficamente extenso, dificultando a locomoção dos reprodutores por todo seu território. Além disso, os machos de alto valor genético que estejam fazendo campanha nas exposições costumam estar ausentes muitos dias da semana. Nesses casos, o uso de sêmen refrigerado é o mais indicado, e este pode ser facilmente transportado via Correios, utilizando o sistema Sedex 10, ou, dependendo da localidade, pelo sistema de cargo das empresas aéreas. Se o transporte for feito pelos Correios, nenhuma documentação é necessária. Por empresas aéreas, no entanto, uma declaração de material biológico deve ser assinada pelo veterinário responsável pela coleta para que seu envio seja autorizado. É muito importante que a empresa aérea seja previamente contatada, uma vez que as regras podem mudar e são diferentes em cada empresa.

LEGISLAÇÃO

Em termos de legislação, o principal órgão para registro das ninhadas no Brasil é a Confederação Brasileira de Cinofilia (CBKC), filiada à Federação Cinológica Internacional (FCI). Nas inseminações com sêmen fresco ou refrigerado, não é necessário informar a entidade sobre o procedimento. Porém, no uso de sêmen congelado, todas as etapas do processo, como congelação ou importação do sêmen, bem como sua utilização, devem ser comunicadas à CBKC. Segundo essa entidade, em 2015 existiam 14 bancos de sêmen canino cadastrados no Brasil, sendo 2 unidades no Rio de Janeiro, 1 no Rio Grande do Sul, 1 em Minas Gerais, 3 no Paraná, 1 no Espírito Santo e 6 em São Paulo. Somente quatro delas encontram-se ativas: as duas do Rio de Janeiro, uma de São Paulo e uma no Rio Grande do Sul.

Para a congelação do sêmen, o proprietário do reprodutor deve procurar um dos bancos de sêmen cadastrados na CBKC. O animal deverá, obrigatoriamente, ser examinado clinicamente, passar por exame andrológico e ter exames negativos para as seguintes doenças: brucelose, leptospirose e herpersvirose. Além disso, será coletada amostra para análise de DNA, visando à realização de comparações futuras com sua prole. Em seguida, o sêmen será coletado, analisado, processado, congelado e armazenado em botijões de nitrogênio líquido, onde será conservado até o momento do uso.

Haja vista que o intercâmbio de sêmen refrigerado advindo de outros países para o Brasil tem sido, até o momento da finalização deste capítulo, praticamente inexistente, a opção mais viável é a importação do sêmen congelado. Para que a importação ocorra, é necessária a contratação de um despachante aduaneiro para facilitar o processo, que ainda é confuso e demorado. As exigências sanitárias variam de acordo com o país de onde o sêmen está sendo importado. Além disso, é necessário que o importador, seja pessoa física ou jurídica, obtenha um requerimento de habilitação (RADAR) junto à Receita Federal, seja para importar ou exportar sêmen canino. Em seguida, deve-se realizar o cadastro no Siscomex e obter a licença de importação (LI), a partir da qual se solicita a autorização de importação de sêmen junto ao Ministério da Agricultura.[16] De posse de todos esses documentos, o veterinário responsável pelo envio do sêmen precisa apenas preencher um documento nos idiomas português e inglês com as condições exigidas pelo Ministério da Agricultura. Sugere-se contratar um despachante no aeroporto, uma vez que o despacho aduaneiro não se processa de maneira simplificada, similar ao que acontece no caso de importação de cães. Caso o criador deseje importar sêmen canino, é recomendado que se inicie o processo quase 1 ano antes do período que o sêmen será usado. Esse prazo pode parecer longo, mas é o mais seguro, uma vez que o tempo para cadastrar o importador e receber documentos necessários tem variado a cada importação.

Após a chegada do sêmen no banco cadastrado, esta deverá ser comunicada à CBKC, e a ninhada será registrada sem problemas, desde que as seguintes exigências sejam seguidas e os documentos sejam preparados[17]:

- O exemplar deve ser registrado no sistema FCI ou pertencer ao American Kennel Club (USA), ao Canadian Kennel Club (Canadá) ou ao The Kennel Club (Inglaterra);
- A raça deve ser reconhecida pela FCI;
- Documento confirmando a importação do sêmen (Ministério da Agricultura);
- Documento de venda do sêmen assinado pelo proprietário do macho e autorização para sua utilização;
- Cópia do *pedigree* do macho e da fêmea;
- Documento do laboratório que armazenou o sêmen, informando a quantidade de doses coletadas e a serem utilizadas.

Ao dar entrada nos registros no clube cinófilo mais próximo do canil, deve-se anexar ao mapa de ninhada um atestado emitido pelo veterinário comprovando a realização da IA. Além disso, deve-se colocar uma observação no mapa de registro (MRN) de que a ninhada é proveniente de IA.

CONSIDERAÇÕES FINAIS

Se o criador deseja realizar a congelação do sêmen de seu reprodutor, o mais indicado é que o procedimento seja realizado preferencialmente quando o animal é ainda jovem. Entre os 2 e 4 anos de idade, a qualidade do sêmen do cão costuma ser melhor, com maior concentração de espermatozoides, o que permite o armazenamento de um número maior de doses e de melhor qualidade.

Infelizmente, muitos criadores procuram os bancos de sêmen quando o animal está com idade avançada ou até doente, e a qualidade espermática está em declínio ou ruim. É importante ter em mente que mesmo nesses animais idosos, devido à reduzida qualidade espermática, pode ser realizada a utilização do sêmen fresco ou refrigerado para IA, até mesmo com adição de diluentes específicos que possam melhorar a qualidade do sêmen. Porém, normalmente esse sêmen já está comprometido para o processo de congelação.

Em virtude do avanço nas últimas décadas no desenvolvimento das técnicas de reprodução assistida voltadas para cães, diferentes alternativas além da conservação do sêmen associado à IA podem ser citadas para salvaguardar o material genético de reprodutores de alto valor, principalmente após sua eventual morte. Assim, destaca-se que hoje é possível a recuperação de espermatozoides diretamente dos epidídimos, órgão responsável pela reserva espermática até o momento da ejaculação, em cães que morreram repentinamente. Tais espermatozoides são, em geral, viáveis e apresentam potencial fecundante, podendo ser congelados por meio de técnicas apropriadas. Além disso, é possível coletar e armazenar fragmentos de tecido dos testículos desses cães, os quais poderiam ser cultivados, servindo como fontes de espermatozoides a serem utilizados em diferentes técnicas de reprodução assistida.

REFERÊNCIAS

1. Bartoš L, Bartošová J, Chaloupková H, Dušek A, Hradecká L, Svobodová I. A sociobiological origin of pregnancy failure in domestic dogs. Sci Rep 2016; 6:22188.
2. Silva AR, Cardoso RCS, Silva LDM. Principais aspectos ligados à aplicação da inseminação artificial na espécie canina. Rev Port Cien Vet 2003; 98:53-60.
3. Johnston SD, Kustritz MVR, Olson PNS. Canine and feline theriogenology. Philadelphia: W.B. Saunders, 2001.
4. Harrop AE. Artificial insemination of a bitch with preserved semen. Vet Rec 1954; 110:194-6.
5. Seager SWJ. Successful pregnancies utilizing frozen dog semen. Art Ins Digest 1969; 17-26.
6. Mialot JP, Dumon C, Cassou B. Insémination artificielle chez la chienne: mise en place de sémence fraîche avec le pistolet souple “Osiris”. Prat Med Chir Anim Comp 1985; 20(3):213-20.

7. Romagnoli S, Lopate C. Transcervical artificial insemination in dogs and cats: review of the technique and practical aspects. Reprod Domest Anim 2014; 49(Suppl 4): 56-63.
8. Andersen, K. Insemination with frozen dog semen based on a new insemination technique. Zuchtygiene 1975; 10:1-4.
9. Wilson MS. Non-surgical intrauterine artificial insemination in bitches using frozen semen. J Reprod Fertil Suppl 1993; 47:307-11.
10. Tsutsui T, Kawakami E, Murao I, Ogasa A. Transport of spermatozoa in the reproductive tract of the bitch: observations through uterine fistula. Jap J Vet Sci 1989; 51: 560-5.
11. Silva LDM. Procréation medicalement assistée dans l'espèce canine. Investigations morpho-fonctionnelles et optimisation dês techniques permettant d'arriver à la maêtrise de la reproduction. Liège. Tese [Doutorado] – Université de Liège; 1995. 173p.
12. Burgess DM, Mitchell KE, Thomas PG. Coeliotomy-assisted intrauterine insemination in dogs: a study of 238 inseminations. Aust Vet J 2012; 90(8):283-90.
13. Farstad W. Assisted reproductive technology in canid species. Theriogenology 2000; 53:175-86.
14. Mota-Filho AC, Castelo TS, Costa LLM, Lima GL, Silva AR. Conservação do sêmen canino sob refrigeração em diferentes caixas isotérmicas. Acta Vet Bras 2007; 1:78-83.
15. Mota-Filho AC, Teles CHA, Jucá RP, Cardoso JFS, Uchoa DC, Campelo CC et al. Dimethylformamide as a cryoprotectant for canine semen diluted and frozen in ACP-106C. Theriogenology 2011; 76:1367-72.
16. Ministério da Agricultura, Pecuária e Abastecimento. Instrução Normativa MAPA nº 2 de 14/01/2004. Aprova as normas que dispõem sobre a fiscalização da produção, do comércio de material genético de animais domésticos e da prestação de serviços na área de reprodução animal. Diário Oficial 15 jan 2004.
17. Confederação Brasileira de Cinofilia (CBKC). Normas para utilização de biotecnologias da reprodução e de material genético na espécie canina; estabelecimento, fiscalização e controle de bancos de material genético; importação e exportação de material genético. Informativo CBKC 2006; 20:15-6.

CAPÍTULO 7

Cuidados com a fêmea gestante

Berenice de Ávila Rodrigues
Silvia Edelweiss Crusco

INTRODUÇÃO

A gestação (prenhez) é o período compreendido desde a fecundação do oócito pelo espermatozoide até o momento do início do parto. Esse período possui três fases distintas: da fecundação até a implantação do embrião (embriogênese); formação dos órgãos (organogênese); e do desenvolvimento do feto até o parto (crescimento). Essas fases vão do dia 0 (fecundação) até 21 dias (implantação), de 21 até 42 dias (organogênese) e dos 42 dias até o momento do parto (crescimento) (Figura 7.1).

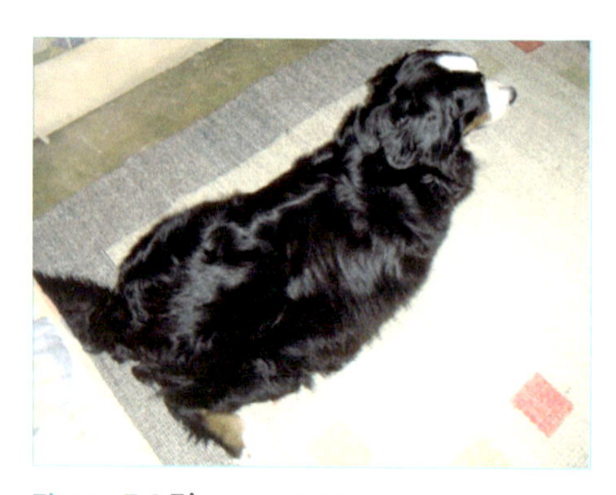

Figura 7.1 Fêmea gestante.

Duração da gestação

A gestação na cadela abrange um período de aproximadamente 63 dias, que pode variar de 56 a 70 dias ao se considerar o intervalo situado entre o dia do primeiro acasalamento e o do parto.[1] Isso é referenciado na literatura como duração aparente da gestação.[2] A duração gestacional verdadeira, determinada endocrinologicamente por meio do estabelecimento do pico do hormônio luteinizante (LH) – dia 0 do ciclo estral – é de 65±1 dias.[3] As fêmeas com ninhadas maiores podem apresentar período gestacional mais curto do que aquelas nas quais as ninhadas são menores. Existem raças que podem ter uma gestação mais curta, como Pointer e Pastor Alemão, e outras uma gestação mais longa, como West Highland White Terrier. O número médio de filhotes por ninhada é maior até os primeiros 3 anos de vida e tende à redução após o sétimo ano ou antes.

Alterações no metabolismo da cadela gestante

Em correspondência ao aumento no peso corporal, que fica ao redor de 20 a 55%, a fêmea gestante experimenta um aumento do volume sanguíneo, que contribui para o desenvolvimento de uma anemia fisiológica.[4-6] A redução gradativa no número de hemácias (glóbulos sanguíneos) na cadela é um fenômeno observado a partir do 21º dia de gestação.[1] Outro aspecto durante o período gestacional é o de resistência à insulina exógena em cadelas diabéticas.

Fisiologia e endocrinologia básica da gestação

O padrão hormonal no período gestacional é similar àquele observado durante o diestro – fase de atividade do corpo lúteo subsequente ao estro – nas cadelas não gestantes.[7] A liberação e o equilíbrio participativo entre diferentes hormônios garantem a manutenção e a progressão da gestação.[8] Os vários mecanismos de ação hormonal são controlados pelo eixo hipotalâmico-hipofisário-ovariano. A progesterona é o hormônio que exerce dominância durante a gestação e é sintetizada pelo corpo lúteo formado a partir da ovulação dos folículos nos ovários.

Uma concentração mínima de 10 ng/ml de progesterona circulante é necessária para assegurar a gestação no primeiro terço gestacional na cadela. A concentração da progesterona se mantém entre 3 e 16 ng/ml[3-13] 7 a 10 dias antes do parto e se reduz para 4,5±0,6 ng/ml nos 5 dias que o antecedem.[3] O parto na cadela é desencadeada somente quando a concentração plasmática periférica de progesterona for menor do que 6 nmol/l, isto é, 2 ng/ml.[2,3]

Outros hormônios que têm atuação durante a gestação na cadela são os estrógenos, a prolactina e a relaxina. Alguns estrógenos naturais, entre os quais estrona e estriol, são essenciais para a manutenção da gestação. Eles são produzidos nos ovários e sua presença sustenta a implantação do embrião no útero.[14] Durante o terço final da gestação, o hormônio folículo-estimulante (FSH) da hipófise contribui para o aumento de estrógenos,[3] que além de promover o desenvolvimento mamário, contribui para o relaxamento e a abertura do canal cervical no parto.[1,9]

O LH e a prolactina são produzidos na hipófise. Esses hormônios são essenciais para a secreção de progesterona pelo corpo lúteo na cadela (são luteotróficos); a prolactina parece ser o fator primário e essencial para manutenção do corpo lúteo.[15] A relaxina é o único hormônio específico que confirma uma gestação na cadela. Sua origem é placentária, sendo possível detectá-la na corrente circulatória entre 30 e 32 dias da gestação.[6] Após a terceira semana gestacional, coincide com as primeiras elevações de prolactina.[16-19] A relaxina está relacionada à manutenção das concentrações de progesterona no corpo lúteo, à estimulação indireta da secreção de prolactina na hipófise ou à estimulação de fatores luteotróficos desconhecidos até o momento.[20] As concentrações mais elevadas de relaxina ocorrem aos 40 a 50 dias da gestação[21] e diminui após o parto, mas é detectável por ao menos 30 dias durante a fase de lactação.

Com a aproximação do parto, outras mudanças hormonais são verificadas, e incluem declínio da progesterona, elevação de prostaglandina e prolactina e rápido aumento de cortisol.[6] Existem evidências de que cadelas podem atrasar o início do parto por mais de um dia quando submetidas a situações de estresse,[3] nas quais há inibição da liberação de ocitocina em resposta à atuação das catecolaminas na glândula adrenal.

DIAGNÓSTICO DE GESTAÇÃO: TÉCNICAS EXISTENTES, VANTAGENS E DESVANTAGENS

A simples observação de desenvolvimento mamário e produção de leite após o cio não são aspectos confiáveis para o estabelecimento de diagnóstico gestacional. Contudo, considerando que o fenômeno conhecido como pseudogestação, ou gravidez psicológica, pode ocorrer em algumas cadelas, faz-se necessário confirmar a gestação por outros meios. Dentre os métodos usados para o diagnóstico da gestação em espécies de companhia incluem-se: palpação abdominal, exame radiográfico, exame ultrassonográfico e dosagem plasmática de relaxina.[22]

Palpação abdominal

A palpação abdominal pode ser realizada de maneira eficaz por profissional experiente com a cadela em estação (posição quadrupedal) ou em decúbito lateral, entre os dias 20 e 35 da gestação, quando são identificadas vesículas embrionárias.[23] Há dificuldades na execução da técnica especialmente em cadelas de grande porte, naquelas com abdômen tenso ou quando há apenas um ou poucos fetos e, sobretudo, se localizados na região cranial do útero.[24]

Radiografia

A partir de 42 a 52 dias após a primeira cópula (44 a 47 dias após o pico do LH – dia 0 do ciclo estral), quando a calcificação óssea dos fetos fica evidente (Figura 7.2), já é possível o diagnóstico radiográfico para confirmação gestacional.[25] Entretanto, é sempre necessário considerar o perigo da exposição fetal à radiação. Assim, sugere-se evitar radiografias desnecessárias em fêmeas gestantes.[22]

Ultrassonografia

Um dos avanços tecnológicos na veterinária consiste na utilização da ultrassonografia (Figura 7.3) para investigação de diferentes situações da clínica médica, incluindo o diagnóstico de gestação (Figura 7.4) nas espécies de companhia.[26] A ultrassonografia reprodutiva é um exame que

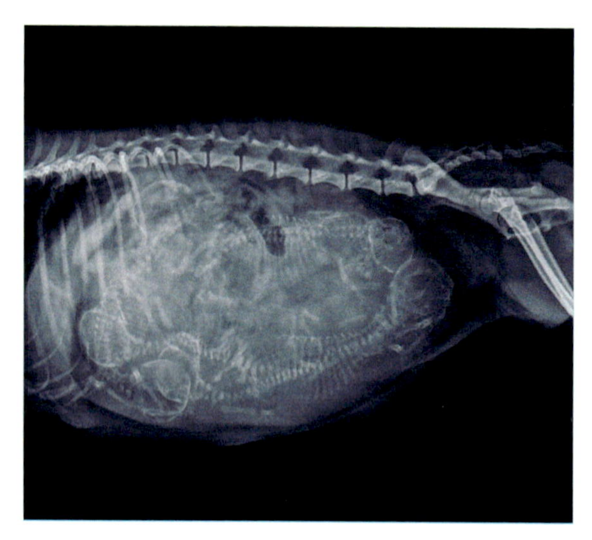

Figura 7.2 Imagem radiográfica de gestação canina.
(Foto: Daniel Capucho)

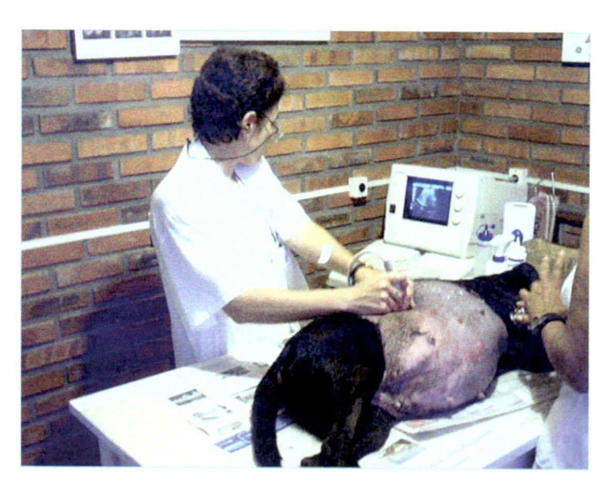

Figura 7.3 Posição de decúbito lateral para exame ultrassonográfico em fêmea gestante.

pode ser usado em fêmeas para o diagnóstico e acompanhamento de uma gestação, sendo muito procurado e aprovado pelos veterinários que buscam uma orientação precisa para os seus pacientes. As vantagens apresentadas fazem com que o custo *versus* benefício apresentado pela técnica seja altamente positivo.

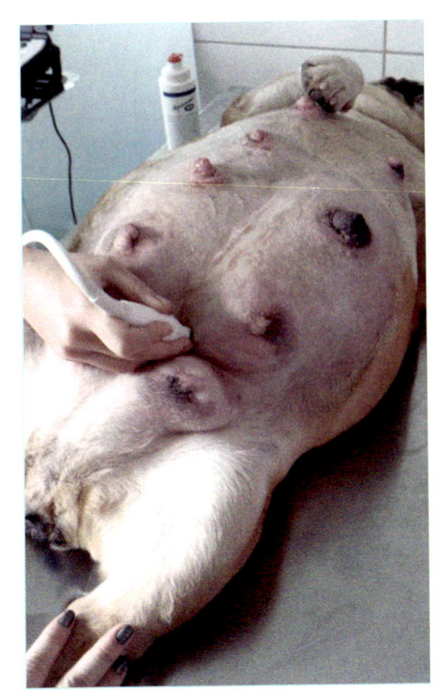

Figura 7.4 Posição de decúbito ventrodorsal para exame ultrassonográfico em fêmea gestante.

Nos caninos, o intervalo gestacional abrange 56 a 70 dias. Embriões caninos podem ser identificados transcorridos 15 dias da ovulação (aproximadamente 18 dias após o pico de LH) por meio da visualização de vesículas embrionárias (Figura 7.5).[27] Nos exames, as imagens são contínuas, o que possibilita a observação e a análise imediata de funções vitais. A avaliação da viabilidade fetal é demonstrada pela observação dos batimentos cardíacos do feto. A atividade cardíaca pode ser verificada entre 24 e 25 dias da gestação (Figura 7.6) e, alguns dias mais tarde (35 dias), movimentos dos fetos são perceptíveis. A frequência cardíaca fetal é de aproximadamente 170 a 230 bpm. A redução da frequência é esperada próxima ao parto.[28]

A estimativa da idade gestacional pode ser realizada a partir do diâmetro biparietal (Figura 7.7) longitudinal do crânio do feto, entre o 36º e o 58º dia pós-ovulação.[29] Uma a duas semanas antes do parto, a redução do líquido amniótico e a progressiva calcificação óssea do feto[26] dificultam

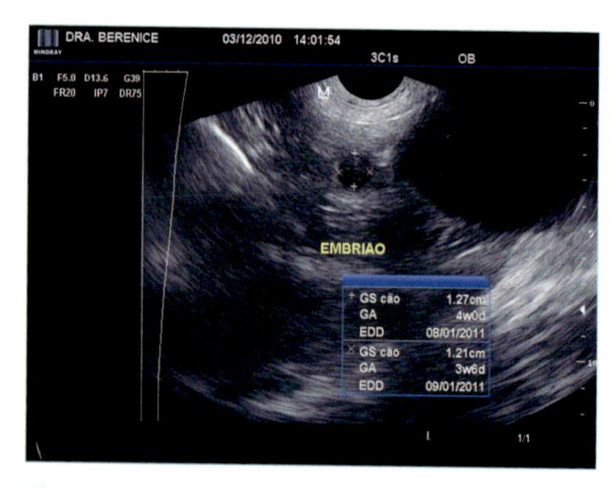

Figura 7.5 Imagem ultrassonográfica de vesícula embrionária.

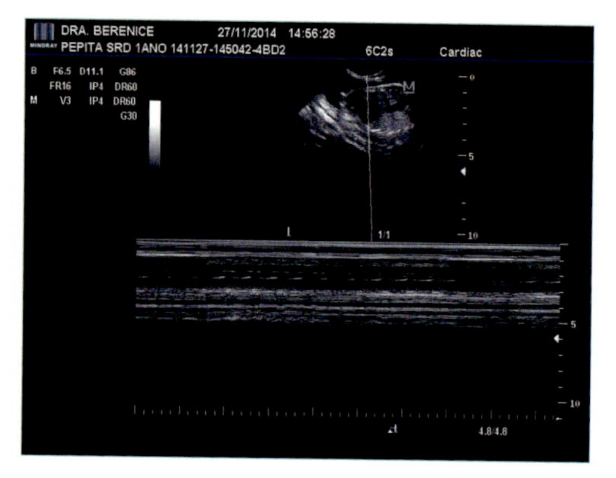

Figura 7.6 Imagem ultrassonográfica de mensuração de batimentos cardíacos fetais.

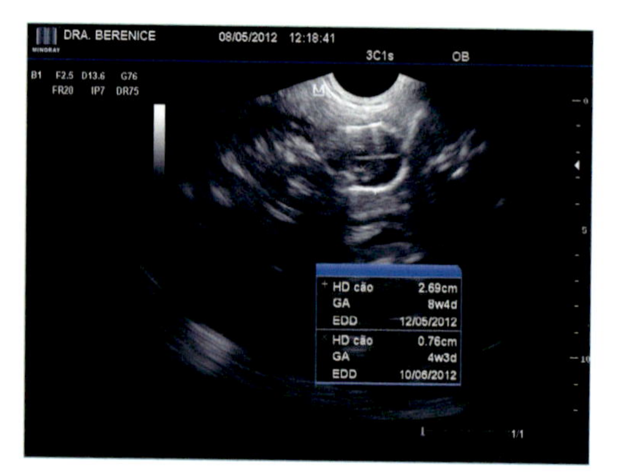

Figura 7.7 Imagem ultrassonográfica de mensuração do diâmetro biparietal fetal.

o exame e, especialmente nas ninhadas maiores, fica praticamente impossível efetuar a contagem do número de fetos em decorrência de não visualização, dupla contagem, superposição ou presença dos artefatos da técnica de ultrassonografia. A estimativa acertada na previsão do número de fetos em ultrassonografia varia entre 32 e 75%.[9] Na prática, a determinação segura do número de fetos na cadela é realizada entre os dias 25 e 35 pós-cópula, isto é, 30 a 38 dias após a ovulação (Figura 7.8).[26,30,31]

A morte intrauterina pode ser confirmada por ausência de batimentos cardíacos e perda gradativa da integridade orgânica do feto.[32] A morte fetal pode ser constatada em diferentes estágios gestacionais, podendo estar associada a distúrbios de origem fetal ou materna (Figura 7.9).

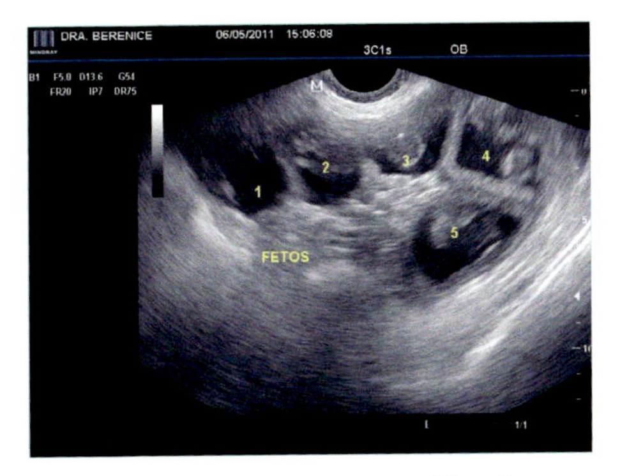

Figura 7.8 Imagem ultrassonográfica de cinco fetos.

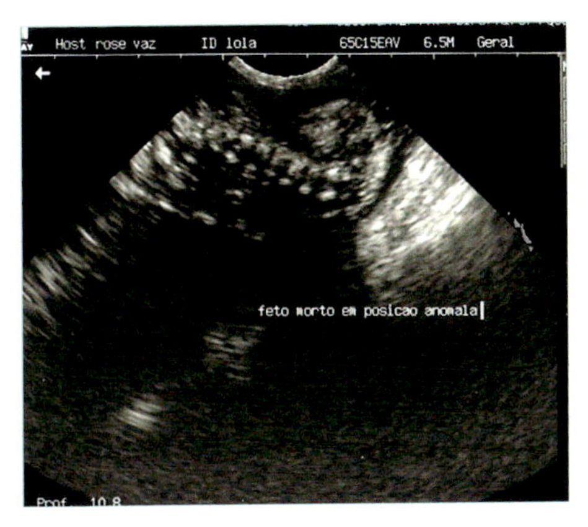

Figura 7.9 Imagem ultrassonográfica de feto morto.

Dosagem hormonal de relaxina

Como descrito, o hormônio relaxina é específico e confirmativo no diagnóstico gestacional de cadelas. Forma-se no cão exclusivamente na placenta fetal e pode ser detectado no sangue concomitantemente com o período de implantação. Na circulação materna, apresenta efeito relaxante sobre os músculos uterinos, induzindo a alterações nos tecidos conectivos do sistema reprodutor, mudanças estas que são necessárias para manutenção da gestação e preparação ao parto. Na cadela gestante, um aumento da relaxina periférica ocorre a partir da quarta semana gestacional. A concentração aumenta durante a metade final da gestação, atingindo picos entre 4 e 6 ng/ml.[24] Permanece em níveis de 0,5 e 2 ng/ml durante a lactação por 4 a 9 semanas em cadelas, o que difere das outras espécies domésticas, em que há declínio da relaxina ainda antes do parto.[33] É importante realçar que a relaxina não é detectada na circulação da cadela pseudogestante. Por sua vez, algumas fêmeas que sofreram reabsorção embrionária ou morte fetal detectada por ultrassonografia apresentam temporariamente concentrações de relaxina elevadas no sangue até que ocorra redução na concentração hormonal. Nesses casos, podem ocorrer exames falso-positivos. Testes específicos para dosagem desse hormônio estão disponíveis no mercado.[34]

Avaliação hormonal nas fezes

Analogamente às mudanças nas concentrações de progesterona observadas no sangue de cadelas durante atividade cíclica, também as concentrações desse hormônio nas fezes mostram elevação até o final do primeiro mês após acasalamento, para se reduzirem ao final do segundo mês. A presença de metabólitos nas fezes de cadelas gestantes demonstra que há excreção ativa do hormônio. Dessa forma, a atividade do corpo lúteo em cadelas pode ser acompanhada pela determinação dos metabólitos da progesterona nas fezes.[35] Essa técnica não é usada rotineiramente para diagnóstico gestacional, exceto em pesquisas científicas.

ATENÇÃO À FÊMEA GESTANTE

Manejo

Antes mesmo de a fêmea ser acasalada, ela deve estar clinicamente bem, com seu esquema de vacinação e vermifugação em dia. Não deve possuir doenças infectocontagiosas e parasitárias, bem como doenças genéticas. A escolha do macho também é de suma importância para que se evitem problemas na gestação e nos fetos. Uma vez realizado o diagnóstico de gestação e tendo obtido a data provável do parto, a cadela deve receber cuidados especiais.[36,37]

No que diz respeito à alimentação, deverá receber água de boa qualidade e à vontade, além de ração própria para gestação. A ração, entre outras qualidades, deve exceder uma vez e meia o teor de energia de manutenção a partir de 42 dias de gestação. Isso favorece a manutenção da mãe e o crescimento dos fetos.[38] Embora as exigências em cálcio e vitamina D sejam elevadas durante o período gestacional, a suplementação é contraindicada.[39] O excesso de cálcio inibe a secreção de paratormônio, proteína essencial para garantir o equilíbrio entre aposição e reabsorção de cálcio sérico. Além disso, colabora para o aparecimento de disfunções metabólicas, decorrentes de uma relação cálcio/fósforo inapropriada.[40] Distocias nas cadelas e quadros de dilatação intestinal em neonatos podem ser observados. Assim, um alimento comercial adequado é suficiente para garantir as necessidades nutricionais da gestante e a viabilidade dos fetos (ver detalhes no Capítulo 5).

Medicamentos na gestação

Nenhum medicamento deve ser ministrado na gestação sem o conhecimento prévio de que possa ser utilizado nesse período sem causar danos à mãe e aos fetos. É extremamente importante ter essa informação, pois, caso a cadela precise de algum tipo de tratamento, saber-se-á qual medicação escolher.

Vacinações e vermifugações

A cadela gestante deve estar com todas as vacinas em dia, as quais não podem ser aplicadas durante a gestação, pois existe risco de abortamento.[40] Ainda não há, no Brasil, vacina contra herpesvirose, sendo esta a única que pode ser dada à fêmea gestante, caso ela seja soropositiva para o vírus.

Quanto à vermifugação, em casos de necessidade, podem-se utilizar vermífugos seguros, a partir de 40 dias de gestação, e depois vermifugar seus filhotes a partir de 15 dias de idade. Esse manejo pode ocorrer em casos de proliferação de vermes, principalmente de *Toxocara canis*, que possui migração transplacentária, infestando os fetos de larvas que, após o nascimento, crescem e se tornam parasitos adultos nos filhotes (ver detalhes no Capítulo 10).

Exercícios

A fêmea deve ter espaço suficiente para se exercitar em um ambiente calmo para não ocasionar estresse. Entretanto, exercícios em demasia podem ser prejudiciais à manutenção da gestação.

ALTERAÇÕES DA GESTAÇÃO

Alterações da gestação abrangem aquelas que interrompem a gestação e outras em que o tratamento para a sua manutenção é possível.

Quando ocorre interrupção da gestação, esta pode ser por morte embrionária – antes dos 30 dias de gestação – ou abortamento, ou retenção do feto morto com manifestação de maceração, mumificação ou enfisema de putrefação fetal – após 30 dias de gestação. Ambas as interrupções podem ou não ser por causas infecciosas. Na morte embrionária (precoce), quase não existem sinais e sintomas clínicos, e cerca de 5% das cadelas apresentam alterações. Quando ocorre abortamento ou retenção do feto, há sinais e sintomas em 20 a 95% cadelas.

Na morte embrionária, como o próprio nome diz, os embriões são absorvidos pelo organismo (Figura 7.10), e quase sempre nem se nota que a cadela ficou gestante. Somente com a utilização de diagnóstico precoce

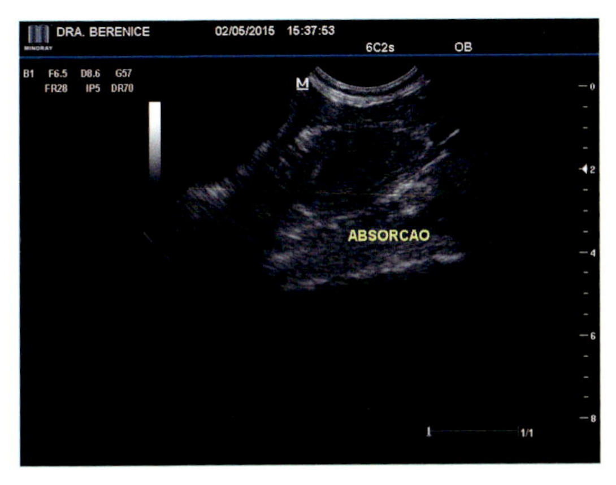

Figura 7.10 Imagem ultrassonográfica de vesícula embrionária em processo de reabsorção.

de gestação (ao redor de 25 a 28 dias da data do acasalamento ou inseminação) que a cadela pode, eventualmente, ser diagnosticada como gestante. Já em situação de abortamento, normalmente se vê o objeto deste que é denominado aborto, ou seja, a presença dos fetos expelidos antes da data prevista do parto. Existem casos em que a cadela ingere esses fetos, não deixando sinais de que a gestação foi interrompida.[41,42]

A seguir, são descritas as principais causas de reabsorção embrionária e abortamentos não infecciosos.

- *Estresse*: as situações de estresse são várias, como mudança de local ou de canil, presença de pessoas ou animais de fora e até viagens prolongadas. O estresse leva à produção exagerada de cortisol, que pode causar interrupção da gestação.
- *Nutricional*: as cadelas têm de estar bem nutricionalmente, sem estarem obesas ou magras demais, devendo receber alimentação de qualidade e suplementação de ácido fólico. Há no mercado rações específicas para cadelas gestantes.[39]
- *Manejo inadequado*: as fêmeas gestantes devem ter seu local próprio, permanecendo separadas de outros cães.
- *Fatores endócrinos*: existem cadelas que não conseguem manter a gestação por insuficiência do corpo lúteo e consequente queda na produção de progesterona.[41] Outra causa é o hipotireoidismo, que, de forma geral, é uma baixa produção de hormônios pela tireoide. Ou-

tro grande problema é a suplementação de cálcio sem necessidade, que pode levar as cadelas a terem hipocalcemia e, como consequência, problemas no parto e no pós-parto.[44]
- *Traumatismos:* quedas, chutes, brigas e atropelamentos são fatores que podem causar danos à mãe e, consequentemente, interrupção da gestação.[43,45]
- *Medicamentos:* todo medicamento deve ser muito bem investigado antes de ser ministrado para fêmeas gestantes. Dependendo do medicamento, ele pode causar reabsorção embrionária, abortamento ou alterações nos fetos (p. ex., banhos carrapaticidas).[45]

Abaixo, seguem as principais causas infecciosas de interrupção da gestação.

- *Brucelose*: é uma alteração causada pela bactéria *Brucella canis*, que causa abortamento entre os 45 e 50 dias de gestação. É altamente transmissível e pode ser prevenida utilizando-se reprodutores e reprodutoras com sorologia negativa para esse microrganismo.[42]
- *Herpesvirose*: é causada pelo herpesvírus e podem ocorrer sintomas de infertilidade, abortamento e alta mortalidade dos neonatos. No Brasil, não há vacina disponível, então o correto é a utilização de reprodutores e reprodutoras isentos sorologicamente para o vírus.
- *Leptospirose*: causada pela bactéria *Leptospira sp.*, pode causar abortamento e perdas de neonatos. Para esse tipo de doença infecciosa, a prevenção é a vacinação correta.[42]
- *Erliquiose*: causada pelo hemoparasita *Erlichia canis*, também é conhecida como a doença do carrapato. Há casos de fêmeas gestantes que, quando acometidas de erliquiose, abortam em qualquer fase da gestação.[42]
- *Outras bactérias:* existem diversos tipos de bactérias (p. ex., *Escherichia coli*, *Proteus mirabilis*, *Pseudomonas sp.*) que podem infectar fêmeas gestantes e, com isso, interromper a gestação.[42]

ACIDENTES GESTACIONAIS

Acidentes gestacionais são aqueles que podem ou não causar a perda dos fetos e a interrupção da gestação. Normalmente ocorrem por acidentes (traumatismos), aplicação errônea de medicamentos e distúrbios metabólicos.[44,45] A histerocele gravídica é uma hérnia que contém o útero gravídico em sua composição. Essa hérnia pode ser congênita ou traumática, e a alteração também pode ocorrer em fêmeas senis. Dependendo do grau e da época da gestação em que ocorre, pode-se aguardar o parto (que deve ser cirúrgico) ou optar pela interrupção da gestação, realizando-se uma ovariossalpingo-histerectomia (OSH) com o útero gravídico.

Outro problema é a torção uterina. O útero pode rotacionar em determinada angulação (45 a 540°) e, com isso, os fetos podem ficar sem suprimento sanguíneo da mãe e, por consequência, morrer. Em casos graves, ela também pode vir a falecer.

Outra causa é a aplicação de medicamentos que possam causar a interrupção da gestação. Os principais são alguns parasiticidas, vermífugos e até anti-inflamatórios esteroidais.

Dentre os distúrbios metabólicos, podem-se citar como exemplo a diabetes gestacional e a acetonemia. A acetonemia da gestação pode ocorrer em fêmeas que possuem um número muito grande de filhotes, acima da média para raça (p. ex., Buldogue com 12 filhotes). Nesses casos, as cadelas têm desequilíbrio metabólico e, além de não conseguirem manter a gestação, podem vir a óbito. A busca pelo veterinário deve ser imediata após a observação de qualquer sintoma.

CONSIDERAÇÕES FINAIS

Embora o acompanhamento pré-natal ainda não seja uma rotina em cadelas, como ocorre com mulheres, recomenda-se que se faça um acompanhamento da gestação pelo veterinário de confiança, pois, dessa forma, é possível prevenir uma série de problemas e até a perda de neonatos ou filhotes.

REFERÊNCIAS

1. Feldman EC, Nelson RW. Breeding, pregnancy and parturition. In: Internal Medicine 97. Proceedings 284. 1997 Feb. 3-7 Sidney: Post graduate Committee in Veterinary Science, University of Sydney; 1997. p. 296-98.

2. Linde-Forsberg C, Eneroth A. Parturition. In: Simpson GM, England GCW, Harvey M (eds.). BSAVA Manual of small animal reproduction and neonatology. Kingsley House: British Small Animal Veterinary Association, 1998. p.127-8.
3. Concannon PW, McCann JP, Temple M. Biology and endocrinology of ovulation, pregnancy and parturition in the dog. J Reprod Fertil 1989; 39:3-25.
4. Heimendahl V, Cariou M. Normal parturition and management of dystocia in dogs and cats. In Practice 2009; 31:254-61.
5. Concannon PW. Reproduction in the dog and the cat. In: Cupps PT (ed.) Reproduction in domestic animals. 4.ed. Nova York: Academic Press, 1991. p.517-54.
6. Concannon PW. Physiology of canine ovarian cycles and pregnancy. In: Linde-Forsberg C (ed.). Advances in canine reproduction. Mini-symposium Uppsala, 1998. p.9-20.
7. Feldman EC, Nelson RW. Ovarian cycle and vaginal citology. In: Feldman EC, Nelson RW. Canine and feline endocrinology and reproduction. 2.ed. Philadelphia: Saunders; 1996. p.529-46.
8. Veiga GAL, Silva LCG, Lúcio CF, Rodrigues JA, Vanucchi CI. Endocrinologia da gestação e parto em cadelas. Rev Bras Reprod Anim 2009; 33(1):3-10.
9. Lombard, D. Physiologie der Trächtigkeit und Geburt bei der Hündin. In: 29 Jahresversammlung der Schweizerisch Vereinigung für Kleintiermedizin. 1998; Basel, Suíça. p.133-40.
10. Davis JS, Rueda BR. The corpus luteum: an ovarian structure with maternal instincts and suicidal tendencies. Front Biosci 2002; 7:1949-78.
11. Luis JHC, Quintero AZ. Función del cuerpo lúteo y muerte embrionaria en rumiantes. Ciênc Vet 1998; 8:1-28. Disponível em: http://www.fmvz.unam.mx/fmvz/cienciavet/revistas/CVvol8/CVv8c1.pdf. Acesso em: 02/08/2018.
12. Salles MGF, Araújo AA. Corpo lúteo cíclico e gestacional: revisão. Rev Bras Reprod Anim 2010; 34(3):185-94.
13. Fontbonne A. Conduite à tenir lors d'avortement chez la chienne. Le Point Veterinaire 1997; 28(183):33-40.
14. Concannon PW. Canine physiology of reproduction. In: Burke TJ (ed.). Small animal reproduction and fertility: a clinical approach to diagnosis and treatment. Philadelphia: Lea & Febiger, 1986. p.23-77.
15. Okkens AC, Bevers MM, Dieleman SJ, Willemse AH. Evidence for prolactin as luteotrophic factor in the cyclic dog. Vet Q 1990; 12:193-201.
16. Concannon PW, Butler WR, Hansel W, Knigth PJ, Hamilton JM. Parturition and lactation in the bitch: serum progesterone, cortisol and prolactin. Biol Reprod 1978; 19:1113-8.
17. Steinetz BG, Golsmith LT, Lust G. Plasma relaxin levels in pregnant and lactating dogs. Biol Reprod 1987; 37(3):719-25.
18. Concannon PW, Gimpel T, Newton L, Castrane VD. Postimplantation increase in plasma fibrinogen concentration with increase in relaxin concentration in pregnant dogs Am J Vet Res 1996; 57(9):1382-5.
19. Onclin K, Verstegen JP. Secretion patterns of plasma prolactin and progesterone in pregnant compared with nonpregnant dioestrus beagle bitches. J Reprod Fertil Suppl 1997; 51:203-8.
20. Lorin D. Hund und Katze. In: Busch W, Schulz J (eds.). Geburtshilfe bei Haustieren. Stuttgart: Gustav Fischer Verlag Jena, 1993. p.551-6.
21. Verstegen J. Hormonal cycle and vaginal cytology in the bitch. In: Reproduction hos hund. Proceedings. Frederiksberg: Dansk Veterinaerforening for Husdyrreproduktion, 1999. p.7-21.

22. Luz MR, Freitas PMC, Pereira EZ. Gestação e parto em cadelas: fisiologia, diagnóstico de gestação e tratamento das distocias. Rev Bras Reprod Anim 2005; 29(3/4):142-50.
23. Concannon PW, Tsutsui T, Shille V. Embryo development, hormonal requirements and maternal responses during canine pregnancy. J Reprod Fertil Suppl 2001; 57:169-79.
24. Johnston SD, Root Kustritz MV, Olson PNS. Canine pregnancy. In: Johnston SD, Root Kustritz MV, Olson PNS (eds.). Canine and feline theriogenology. Philadelphia: Saunders, 2001. p.73.
25. Concannon PW, Rendano V. Radiographic diagnosis of canine pregnancy: onset of fetal skeletal radiopacity in relation to times of breeding, preovulatory luteinizing hormone release, and parturition. Am J Vet Res 1983; 44:1506-11.
26. Nautrup CP. Ultrasonographie des Trächtigen Uterus Proceedings In: 29 Jahresversammlung der Schweizerische Vereinigung für Kleintiermedizin. 1998 Mai 07-09; Zurique, Suíça. p.143-51.
27. England GCW. Pregnancy diagnosis, abnormalities of pregnancy and pregnancy termination. In: Reproduction hos hund. Proceedings. Frederiksberg: Dansk Veterinaerforening for Husdyrreproduktion, 1999. p.57-68.
28. Verstegen JP, Silva LD, Onclin K, Donnay I. Echocardiographic study of heart rate in dog and cat fetuses. J Reprod Fertil Suppl 1993; 47:175-80.
29. Matoon JS, Nyland TG. Ultrasonography of the genital system. In: Nyland TG, Matoon JS (eds.). Veterinary diagnostic ultrasound. Philadelphia: Saunders, 1995. cap. 10, p.152-5.
30. Mahafey MB, Selcer BA, Cartee RE. The reproductive system. In: Cartee RE, Selcer BA, Hudson JA, Finn-Bodner ST, Mahafey MB, Johnson PW, Marich KW (eds.). Practical veterinary ultrasound. Philadelphia: Williams & Williams; 1995. cap. 13. p.236-65.
31. Günzel-Apel A-R, Heinze B, Schläfer D. Trächtigkeit und Geburt. In: Nautrup CP, Tobias R (eds.). Atlas und Lehrbuch der Ultraschalldiagnostik. Hannover: Schlütersche Verlagsanstalt, 1996. cap. 11. p.304-5.
32. Barr F. Diagnostic ultrasound. In: Lee R. Manual of small animal diagnostic imaging. 2.ed. Reino Unido: BSAVA, 1995. cap. 8, p.157-67.
33. Steinetz BG, Goldsmith LT, Lust G. Plasma relaxin levels in pregnant and lactating dogs. Biol Reprod 1987; 37(3):719-25.
34. Verstegen-Onclin K, Verstegen J. Endocrinology of pregnancy in the dog: a review. Theriogenology 2008; 70(3):291-9.
35. Möstl E, Brunne I. Comparison of different progestagen assays for measuring progesterone metabolites in faeces of the bitch. Transbound Emerg Dis 1997; 44:573-8.
36. Beccaglia M. Determination of gestational time and prediction of parturition: an update. In: Schafer-Somi S, Podhjaky E, Gunzel-Apel AR, Hagman R. In: Proceedings of the 18th EVSSAR Congress. 2015 Sep 11-12; Hannover, Alemanha. p.20-5.
37. Beccaglia M, Luvoni GC. Prediction of parturition in dogs and cats: accuracy at different gestational ages. In: 15th Congress of the European Veterinary Society for Small Animal Reproduction. 2012; Whistler, Canadá. Proceedings of the 7th International Symposium on Canine and Feline Reproduction (ISCFR), 2012; Whistler, Canadá.
38. Fontaine E. Food intake and nutrition during pregnancy, lactation and weaning in the dam and offspring. Reprod Dom Anim 2012; 47(Suppl. 6):326-30.
39. Greco DS. Nutritional supplements for pregnant and lactating bitches. Theriogenology 2008; 70:393-6.
40. Lamm CG, Makloski CL. Current advances in gestation and parturition in cats and dogs. Vet Clin Small Anim 2012; 42:445-56.

41. Maeder B, Arlt S, Burfeind O, Heuwieser W. Can continuous vaginal temperature measurement predict parturition in bitches? In: Congress of the European Veterinary Society for Small Animal Reproduction. 2012; Whistler: Canadá. Proceedings of the 7th International Symposium on Canine and Feline Reproduction (ISCFR), 2012; Whistler, Canadá.
42. Pretzer SD. Bacterial and protozoal causes of pregnancy loss in the bitch and queen. Theriogenology 2008; 70:320-6.
43. Root Kustritz MV. Pregnancy diagnosis and abnormalities of pregnancy in the dog. Theriogenology 2005; 64:755-65.
44. Romagnoli S. When pregnancy is jeopardized – causes and therapeutical possibilities. In: Schafer-Somi S, Podhjaky E, Gunzel-Apel AR, Hagman R. Proceedings of the 18th EVSSAR Congress. 2015 sep 11-12; Hannover, Alemanha. p.67-73.
45. Verstegen J, Dhaliwal G, Verstegen-Onclin K. Canine and feline pregnancy loss due to viral and non-infectious causes: a review. Theriogenology 2008; 70:304-19.

CAPÍTULO 8

Parto: o momento esperado

Marcelo Rezende Luz
Maria Isabel Mello Martins

INTRODUÇÃO

O parto é um dos momentos mais aguardados pelo criador ou proprietário do animal, e na maioria das vezes ocorre ou se inicia no canil ou em sua casa, sendo geralmente um parto normal/natural (eutócico). Qualquer que seja a experiência do criador, é sempre um momento de tensão, principalmente se há previsão de dificuldade no parto ou de que algo errado possa acontecer. Assim, é muito importante que o responsável tenha algum conhecimento dos eventos que se desdobram durante o parto, para poder reconhecer quando o parto não evolui de forma normal ou natural e solicitar auxílio ao veterinário. Não é incomum partos difíceis (distocias) e, quanto mais tempo demorar o início da intervenção adequada, maior a chance de haver morte de neonatos e até mesmo da fêmea, posto que estudos demonstram que até 25% dos filhotes de cães nascidos não chegam ao desmame.

PELVE

A pelve tem grande importância na obstetrícia, especialmente no momento do parto. Ela é uma estrutura anatômica composta por ossos e ligamentos (Figura 8.1) e funciona como proteção de alguns órgãos. Apesar de ser

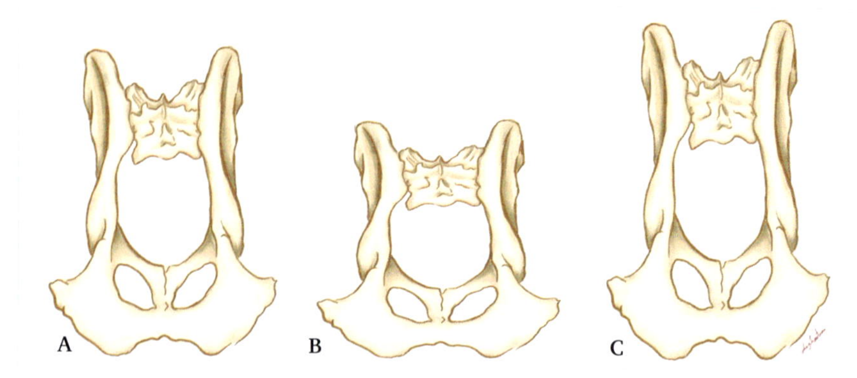

Figura 8.1 Exemplos de pelves caninas com variadas conformações, de diferentes raças de cães. **A.** Dálmata. **B.** Pequinês. **C.** Greyhound. (Ilustrações: Luiz Trautwein)

uma estrutura rígida, próximo ao parto e sob estímulo hormonal ocorre afrouxamento dos ligamentos, aumentando seu diâmetro e possibilitando o parto.[1] Todavia, o formato da pelve varia entre as raças e entre os indivíduos de uma mesma raça, o que pode facilitar ou dificultar o parto normal. Algumas raças têm predisposição para distocia devido à conformação da pelve, como pequeno diâmetro pélvico e pelve achatada (p. ex., Buldogues, Scottish Terrier), resultante de acasalamentos que se preocuparam mais com o exterior do animal do que com a saúde dos indivíduos.[2] Portanto, a mensuração de medidas pélvicas por meio de exames de raio-X da pelve (pelvimetria radiográfica), realizada por profissional capacitado em radiologia veterinária, pode ajudar criadores de raças com predisposição a distocias por má conformação pélvica, como Buldogues Inglês e Francês, cuja característica é hereditária – podendo ser herdada do pai ou da mãe –, a selecionar reprodutores, tanto machos quanto fêmeas, evitando o acasalamento de animais com medidas pélvicas desfavoráveis.[3]

CUIDADOS ANTES DO PARTO

A duração da gestação na cadela é relativamente curta, em torno de 2 meses. Após a confirmação da gestação, que deve ocorrer entre 25 e 30 dias após o primeiro acasalamento e ser confirmada por exame ultrassonográfico realizado pelo veterinário, o criador/proprietário terá poucas semanas para se preparar para o parto. E após confirmar o número de fetos, o que pode ser determinado por exame radiográfico 5 a 10 dias antes da data prevista para o parto, terá poucos dias para o preparo final.

Ter um local apropriado para o parto, que mantenha os recém-nascidos na temperatura ambiente adequada – que é de aproximadamente 30 °C na primeira semana, 28 °C na segunda semana e 25 °C na terceira semana de vida –, seguros e que seja de fácil higienização, facilita o trabalho do criador/proprietário e, se for o caso, do veterinário.[2,4] Quando o local do parto não for predeterminado, a própria fêmea escolherá um local, no qual passará mais tempo nas últimas semanas.[5,6] Se for a primeira gestação, o parto pode acontecer em cima ou sob a cama, ou seja, um lugar em que ela se sente segura.

A cadela deve ser apresentada à sua maternidade (local do parto) pelo menos 2 semanas antes do parto,[7] e estimulada a deitar e dormir no lugar. Isso a deixará mais segura na hora do parto. A maternidade deve ser ligeiramente maior que a cadela e se situar em ambiente calmo, aquecido, longe de correntes de ar, seguro e confortável para a mãe e longe da presença de outros animais, o que reduzirá o estresse, além de ser de fácil higienização. Para cadelas de raças pequenas e médias, a maternidade pode ser uma caixa ou até uma cesta, mas deve-se evitar lugar de difícil acesso. Já para raças grandes e no caso de criadores profissionais, o ideal é uma caixa-maternidade específica, própria para esta finalidade, que diminui a chance de a mãe esmagar os filhotes ao se deitar (Figuras 8.2 a 8.4).[5,6]

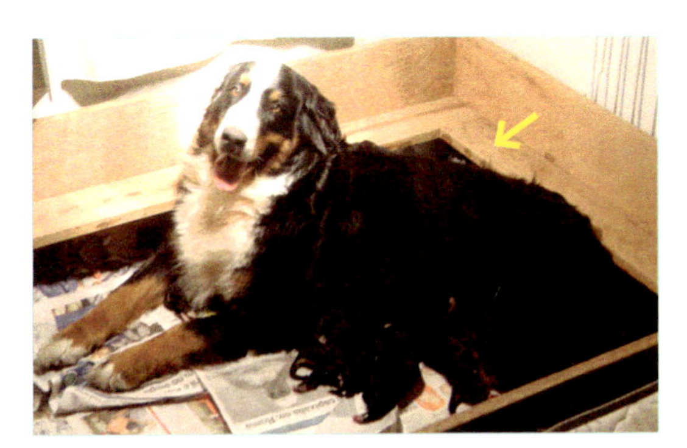

Figura 8.2 Caixa-maternidade de madeira com uma fêmea da raça Boiadeiro Bernês recém-parida. Observe a forração com jornal e as barras laterais (*seta*) que evitam que os filhotes sejam prensados nas laterais.

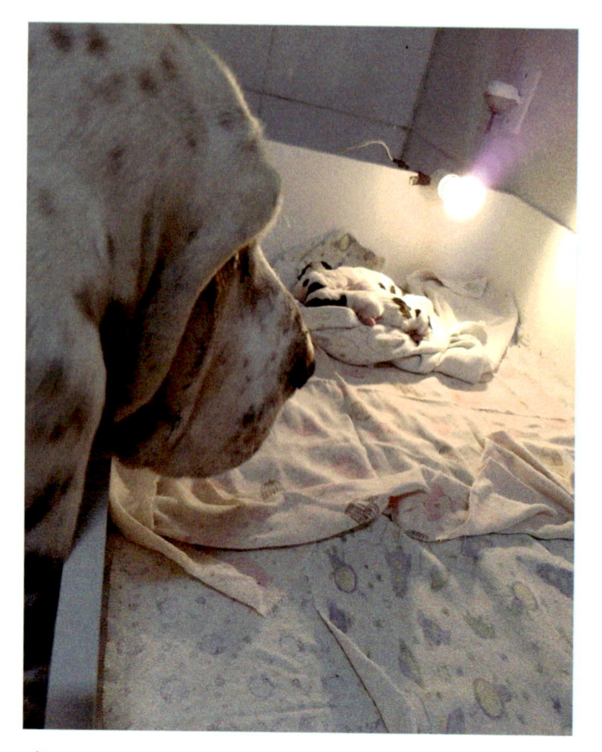

Figura 8.3 Caixa-maternidade de madeira com uma fêmea Basset Hound recém-parida. Note as barras laterais e a lâmpada de aquecimento. (Foto: Bianca Teixeira)

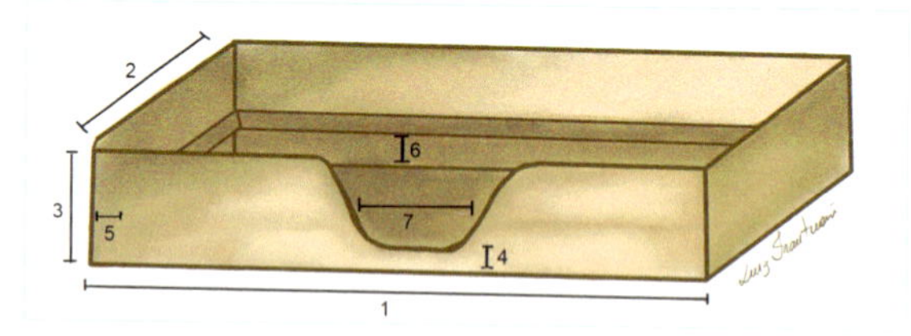

Figura 8.4 Esquema para a construção de uma caixa-maternidade em função do porte da mãe.
1 = aproximadamente 1,5× o comprimento da cadela; 2 = comprimento aproximado da cadela; 3 = 1,5× a largura aproximada da cadela; 4 = altura do joelho (e mamas) ao chão; 5 = largura calculada dos filhotes; 6 = aproximadamente 50% da largura da cadela; 7 = pouco maior que a largura da cadela. Adaptada de Prats, 2005.[7] (Ilustração: Luiz Trautwein)

Embora a maternidade possa ser em um local próprio no canil, é interessante que seja próximo ou dentro da casa, pois ajuda na socialização dos filhotes, tendo em vista que eles irão ver coisas e ouvir barulhos diversos da casa, e também serão vistos e manipulados. Filhotes que ficam muito isolados neste período podem ter maior dificuldade de socialização.[4,6] A caixa-maternidade pode ser forrada com jornal para que a fêmea possa rasgar e fazer seu ninho, além de servir como isolante térmico.[5,6] Entretanto, não se deve usar jornal novo, pois contém tinta fresca. Caso sejam usados panos ou toalhas, estes devem ser trocados com frequência, para o ambiente não ficar úmido. Havendo necessidade, podem-se utilizar lâmpadas aquecedoras na maternidade (p. ex., lâmpada infravermelho de uso em fisioterapia ou lâmpadas comuns), aquecedores portáteis ou mesmo bolsas de água aquecida, tomando o cuidado para não superaquecer os filhotes e correr o risco de causar desidratação, ou mesmo queimaduras, nos filhotes e na mãe[7] (Figura 8.5). No caso de fêmeas de raças com pelos longos deve-se, semelhante à tosa higiênica, aparar os pelos ao redor do ânus, da vulva e da região abaixo da cauda antes do parto.[6]

Além disso, as cadelas não devem ter contato com cães que não sejam do seu convívio nas 3 semanas antes e depois do parto, para a pre-

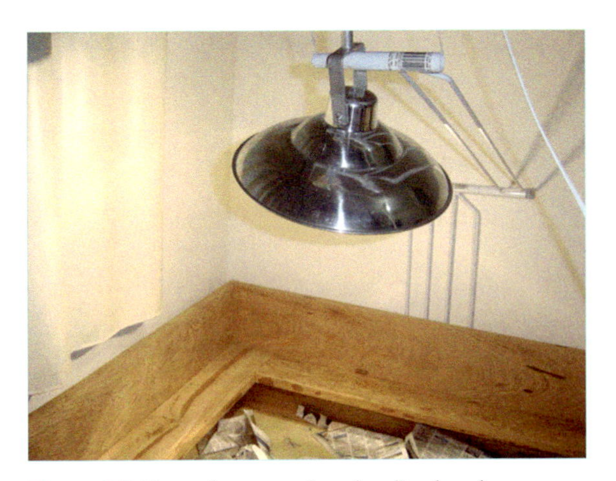

Figura 8.5 Lâmpada aquecedora localizada sobre a caixa-maternidade. Deve-se fixar um termômetro na parte interna da caixa-maternidade, próximo ao local onde ficam os filhotes, para controlar a temperatura ambiente.

venção de doenças.[4] Algumas cadelas após o parto são tão agressivas e protetoras que devem ficar longe até de outras fêmeas paridas.

Lembrete: O simples hábito de ter um pedilúvio na entrada da maternidade, antes e depois do parto, é capaz de prevenir a contaminação do local, da mãe e dos filhotes. Um pedilúvio adaptado pode ser feito com uma simples bandeja plástica, retangular, com hipoclorito de sódio 1% ou amônia quaternária, para as pessoas pisarem antes de entrar na maternidade.

PREVISÃO DA DATA DO PARTO

Na maioria dos acasalamentos, a data do parto não pode ser estimada com acurácia, pois a data da ovulação não é estabelecida, visto que são feitos acasalamentos aleatórios ao longo do cio. Nesses casos, o veterinário só pode auxiliar a estimar a data do parto por meio do histórico e acompanhamento clínico do ciclo estral e da data dos acasalamentos, associados ao exame de ultrassonografia. Entretanto, a forma mais confiável de prever a data do parto é quando se realiza dosagem de progesterona durante o período de acasalamentos. As dosagens de progesterona permitem definir qual foi o dia em que a cadela ovulou, e dessa forma prever a data do parto com segurança.[4,7] Portanto, o ideal, principalmente em cadelas em que há riscos de ocorrer problemas no momento do parto, ou quando se deseja realizar uma cesariana agendada, é que o cio seja monitorado para detectar o dia da ovulação e, assim, prever a data do parto. No caso de fêmeas que não tiveram acompanhamento do cio e das ovulações ou foram acasaladas acidentalmente, deve-se monitorar os sinais iniciais do parto e realizar outros exames, conforme indicação do veterinário (ver adiante).

MATERIAIS NECESSÁRIOS NO MOMENTO DO PARTO

Alguns dias antes, é importante que os materiais que possam ser necessários no momento do parto sejam separados, como jornais, toalhas, termômetro, lixeira, sacos de lixo, luvas, caixa pequena para colocar os filhotes nascidos enquanto o parto ocorre, relógio, aquecedor ou lâmpada aquecedora – principalmente em regiões frias –, ventilador – para regiões quentes –, além de fio de náilon (fio de pesca), tesoura, gaze e antisséptico (p. ex., clorexidine, álcool 70% ou iodo povidine tópico) para ligar, cortar e desinfetar o cordão umbilical; fitas coloridas para identificar os filhotes, balança para pesar os neonatos, bulbo para aspirar secreções, sorvete de creme e o telefone do veterinário. Também não se deve esquecer da tosa higiênica na região perineal e da cauda, o que facilita quaisquer intervenções necessárias.[4]

SINAIS INICIAIS DO PARTO

Durante a última semana da gestação, observa-se aumento de tamanho e relaxamento da vulva, mais marcante nos 2 dias anteriores ao parto. Nas 24 a 48 horas que antecedem o parto, a cadela fica inquieta, geralmente se isola, tem diminuição do apetite, pode ter náusea e até mesmo apresentar vômitos, o que é pouco comum. A cadela fica mais sedentária e em posição de "cão sentado" (Figura 8.6) em função do peso do abdômen, que fica mais pendular. Embora o início do aparecimento de leite nas mamas ocorra aproximadamente 1 semana antes do parto, este não é um critério seguro para prever a iminência do parto (Figura 8.7), pois a lactação pode começar mais cedo nas cadelas que já tiveram

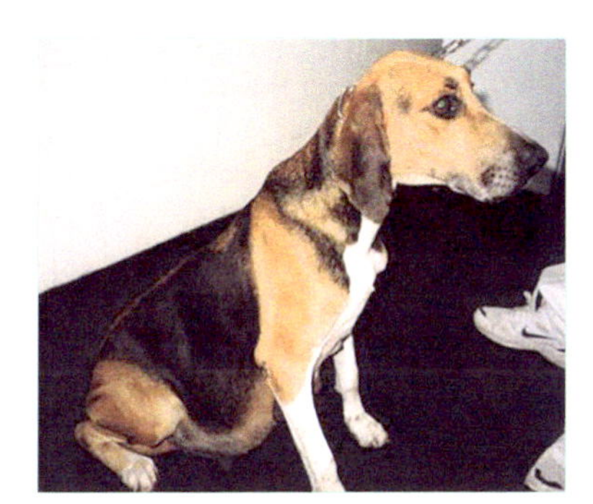

Figura 8.6 Cadela da raça Beagle em posição de "cão sentado" 1 semana antes do parto.

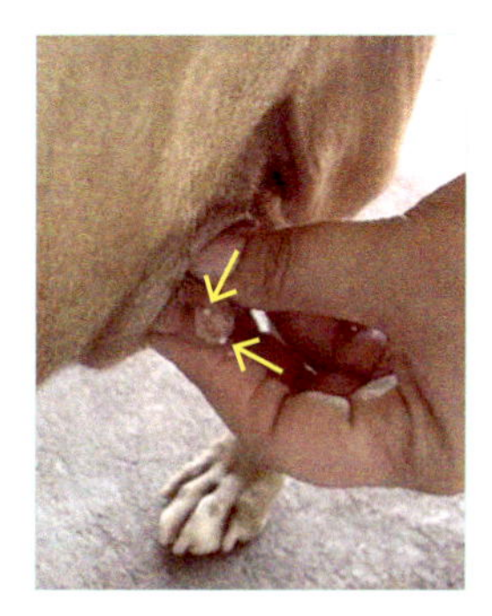

Figura 8.7 Imagem de cadela com presença de secreção láctea (*setas*) 1 semana antes do parto previsto.

ninhadas, e muitas vezes após o parto nas cadelas de primeira gestação (primíparas)[4,5,7].

Na maioria das cadelas – mas não em todas! – há diminuição de aproximadamente 1 °C na temperatura retal nas 24 a 48 horas anteriores ao parto, ou seja, passa de cerca de 38-38,5 °C para 36,7-37,2 °C ou menos (Figura 8.8). Nos dias que antecedem o parto, a temperatura oscila entre as medições, principalmente ao longo do dia, isto é, diminui e aumenta várias vezes, de acordo com os movimentos e exercícios e a temperatura do ambiente. Próximo ao momento do parto, a temperatura diminui e permanece baixa, e após contrações uterinas intensas, pode-se observar um aumento de até 2 °C na temperatura corporal. Assim, a aferição da temperatura 3 a 4 vezes ao dia, durante a última semana da gestação, pode ajudar a detectar a iminência do parto.[5,6] Entretanto, esse não deve ser o único método para prever o início do parto. Além disso, caso a temperatura diminua e permaneça baixa sem qualquer nascimento, deve-se buscar auxílio veterinário.[7] Nas cadelas propensas a gestar apenas um filhote ou em ninhadas muito grandes, a medição da temperatura é ainda mais importante, pois há mais chances de ocorrer inércia uterina (ver adiante).

O parto pode ser dividido em três momentos, sendo a etapa 1, a fase preparatória do parto; a parte 2, aquela em que se tem o nascimento dos filhotes; e a fase 3, quando ocorre a expulsão da(s) placenta(s). Essas fases serão explicadas em detalhes posteriormente.

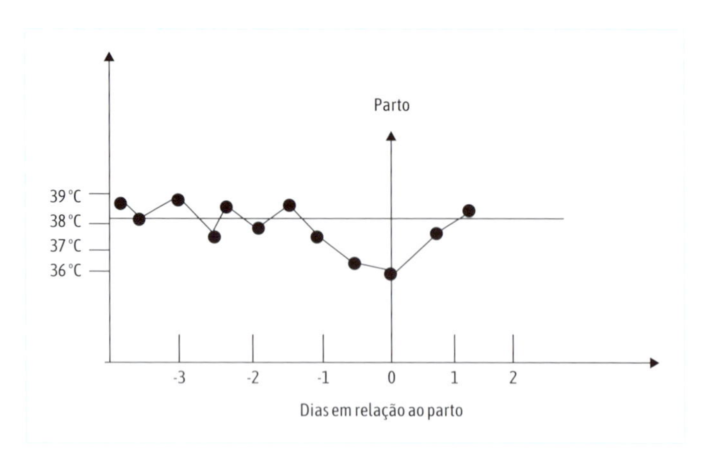

Figura 8.8 Gráfico demonstrando a variação da temperatura retal nos dias que antecedem e imediatamente após o parto da cadela.

A fase 1 do parto se inicia algumas horas antes do primeiro nascimento. Inicialmente ocorre expulsão de secreção vaginal (líquido semitransparente), que pode ser de difícil visualização devido à cadela se lamber constantemente, e também se pode observar uma bolsa de líquido transparente, a bolsa amniótica (Figura 8.9), que pode demorar para romper. A secreção clara aos poucos se torna esverdeada e verde-escura.[4-6]

A ruptura da bolsa ou a presença de secreção esverdeada indica que o parto teve início, e que o primeiro filhote deve nascer em, no máximo, 2 horas. É importante lembrar que muitos partos ocorrem à noite, ou seja, mesmo que a fase 1 se inicie de dia, muitas vezes o primeiro filhote nasce à noite ou de madrugada.[4,5,7]

Nos Estados Unidos e na Europa já existem aparelhos que medem as contrações uterinas e os batimentos cardíacos do feto. Esses aparelhos são colocados ao redor do abdômen da cadela e ajudam a monitorar o início do parto com maior eficiência. É a chamada tocodinamometria.[4,7]

Lembrete: Os sinais de parto não ocorrem da mesma forma em 100% das cadelas. Assim, algumas fêmeas começam a arranhar e cavar o chão vários dias ou, às vezes, 1 semana antes do parto. As secreções vaginais, sinal de abertura da cérvix, podem ser eliminadas dias antes do parto, bem como a queda da temperatura pode ocorrer precocemente. Em caso de dúvida, não confie em apenas um sinal, leve em conta o conjunto de sintomas da cadela para prever o momento do parto.[5] Se a dúvida persistir, deve-se procurar o veterinário o quanto antes.

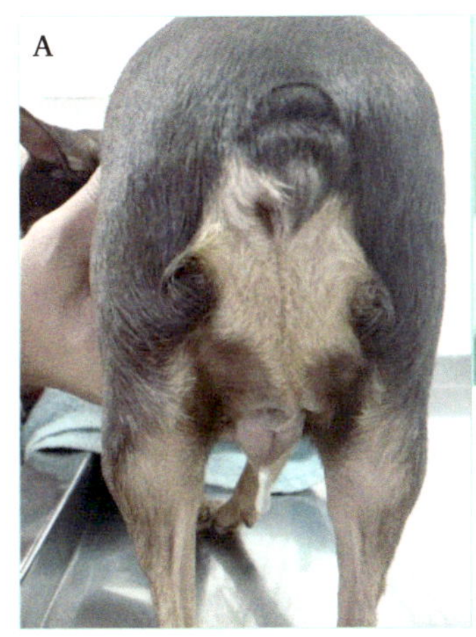

Figura 8.9 **A** e **B**. Cadela com expulsão de secreção vaginal (**A**) e visualização da bolsa amniótica poucas horas antes da expulsão do primeiro filhote (**B**).

Dica: Para medir a temperatura retal, pegue um termômetro, lubrifique o bulbo e introduza gentilmente no reto da fêmea, aproximadamente 2,5 cm. Aguarde 3 minutos e marque a temperatura. Repita o procedimento 3 a 4 vezes ao dia, sempre nos mesmos horários, durante a última semana antes da data prevista para o parto, para que se tenha maior confiabilidade na detecção do seu início. Lembre-se, após começar a fase 2 do parto, a temperatura voltará a subir.

Dica: Quando o criador só tem as datas de acasalamento como base, não terá certeza da data prevista para o parto. Assim, perderá muito tempo observando os sinais do parto, o que pode durar mais de 1 semana. Nesse período, há privação do sono com noites maldormidas. Por isso, os criadores podem procurar auxílio veterinário em busca de técnicas que ajudam na previsão da data do parto, como exames de progesterona, na fase de acasalamento, e ultrassonográficos, do meio para o fim da gestação.

AS TRÊS FASES DO PARTO

A duração total do parto é muito variável, pois depende da raça, do tamanho da ninhada e se a cadela é ou não primípara (fêmea que pariu ou vai parir pela primeira vez). Considerando as três fases, em geral, o parto dura até 24 horas. Todavia, pode se prolongar se a cadela for primípara ou em caso de ninhadas numerosas, pois não é raro a cadela descansar após parir alguns de seus filhotes.[4-7]

Didaticamente, o parto pode ser dividido em três fases, como já mencionado. A fase 1 inicia-se quando os fetos estão maduros e sinalizam isso à mãe por meio de alterações hormonais. O útero começa a se contrair e a cérvix a se abrir, dando início à eliminação de secreção mucoide clara pela vagina, mas ainda não há contrações abdominais. A vulva fica inchada e relaxada (Figura 8.10). A cadela fica ofegante e faz ninho com maior intensidade, raspando ou cavando o chão e rasgando o jornal ou juntando os panos; fica inquieta dentro da caixa e mostra sinais de desconforto; deita e se levanta várias vezes. Geralmente, ela não quer comer e prefere ficar sozinha ou apenas com seu(a) proprietário(a). Às vezes, apresenta um olhar distante ou apreensivo, ou olha com frequência para a região dos flancos (Figura 8.11). Embora haja relatos de cadelas que permaneceram até 36 horas nessa fase, não é o normal e pode ser indicativo de complicações, aumentando o risco de morte neonatal. Essa fase do parto pode durar de 6 a 24 horas, mas é difícil reconhecer o momento exato do seu início. Quando o parto é cuidadosamente monitorado, a taxa média de mortalidade neonatal podem chegar a apenas 1,5%.[2,6,7] Se a cadela quiser sair e caminhar, deve ser acompanhada. Caminhar auxilia as contrações uterinas, ajudando no trabalho de parto.

A fase 2 do parto começa quando ocorre o nascimento do primeiro filhote. Nessa fase, é possível observar a cadela apresentando fortes contrações abdominais, tremores e respiração bem ofegante. Elas lambem a região da vulva várias vezes, rompem os anexos fetais e ingerem a secreção proveniente do útero.[6] As cadelas se posicionam de maneiras diferentes para a expulsão fetal, podendo ser em "pé" (posição de urinar ou defecar), deitada de lado, intercalar a posição em pé e deitada, ou deitada escorando os membros posteriores em uma parede.[2,4] Imediatamente antes do nascimento do filhote, observa-se uma bolsa repleta de líquido na vulva e com o feto dentro (Figura 8.12). O filhote pode nascer dentro da bolsa, a bolsa pode romper quando o feto passa pelo canal do parto ou ela pode ser rompida pela cadela assim que o filhote passa pela vulva.[4,5,7]

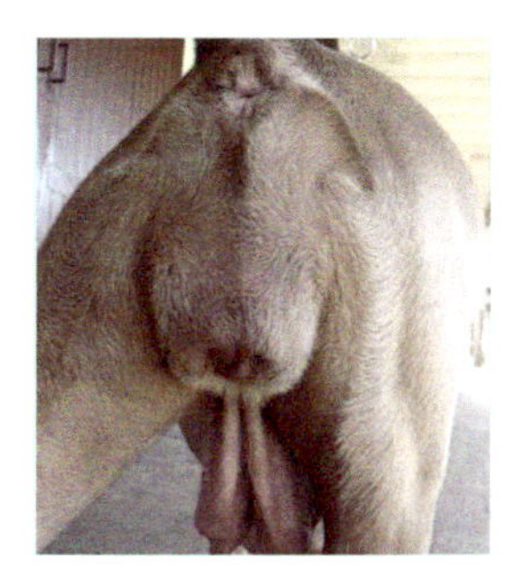

Figura 8.10 Cadela com edema e afrouxamento da região perineal no pré-parto.

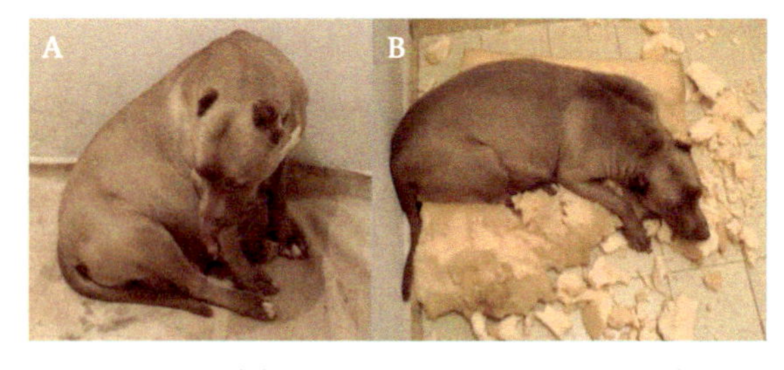

Figura 8.11 Cadela com comportamento característico nas últimas 24 horas que antecedem o parto. **A.** A cadela fica olhando para o flanco, pois sente as contrações uterinas, mas não tem contração abdominal. **B.** A fêmea demonstra ansiedade, cavando e destruindo jornais ou almofadas.

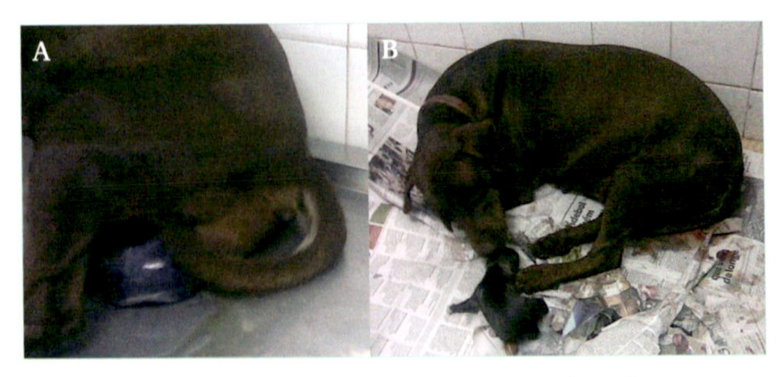

Figura 8.12 Cadela na fase 2 do parto, na qual se observa presença de bolsa amniótica com o feto dentro (**A**) e o feto já nascido, fora da bolsa (**B**).

Após o nascimento, a mãe lambe o filhote continuamente. Ela fica limpando e reanimando seu filhote, virando-o de lado, lambendo toda a secreção, ingerindo os restos de membranas da bolsa, sangue e mecônio, as primeiras fezes do recém-nascido.[6] Esse comportamento da mãe é importante para estimular o filhote a respirar, secá-lo e aquecê-lo.

Muitas vezes, alguns filhotes nascem vivos de partos prolongados, mas sobrevivem por poucas horas ou dias. A cesariana tem melhorado as taxas de sobrevivência dos recém-nascidos em alguns casos de parto prolongado,[4,5] portanto, não se deve esperar muito tempo para procurar auxílio veterinário, evitando assim possíveis perdas.

Os filhotes nascem um a um, e o intervalo entre os nascimentos é bastante variável; na fase final do parto, o tempo tende a aumentar, embora o intervalo entre o nascimento de dois filhotes consecutivos não deva ultrapassar 2 a 4 horas.[4,5,10,11] Algumas cadelas chegam a sair da caixa de parição ou maternidade no intervalo de nascimento entre um filhote e outro – o que não é problema, desde que ela seja supervisionada, principalmente nos partos noturnos.

Algumas cadelas comem durante o parto e, segundo alguns autores, pode ser oferecido sorvete de creme,[4,9] que pode melhorar a hidratação, a energia e o balanço de cálcio da cadela. Comidas não devem ser fornecidas caso haja risco da necessidade de se realizar cesariana.[4,5] Outra coisa importante é deixar água disponível e perto da parturiente, caso ela queira.

A fase 2 pode durar de 6 a 24 horas, mas em geral leva de 4 a 8 horas.[5,6] No parto supervisionado, no intervalo entre os nascimentos, é fundamental deixar os filhotes já nascidos, preferencialmente nas primeiras 6 a 8 horas após o nascimento, mamarem colostro, que é o primeiro leite produzido pelas mães, rico em nutrientes e alguns anticorpos essenciais para o bom desenvolvimento da ninhada. Isso ajuda a acelerar o parto, além de proteger o recém-nascido contra infecções.

Os filhotes devem nascer em posição de mergulho (Figura 8.13) com os membros esticados e apontados para frente, ou seja, podem nascer tanto com a cabeça voltada para a frente (60% dos casos) como com os membros posteriores saindo primeiro (40%).[7,13]

A terceira fase do parto é o período de expulsão das placentas. Como normalmente cada feto possui a sua própria, para cada filhote nascido a cadela deve expulsar uma placenta.[4-6] Algumas cadelas costumam comer as placentas em um ato instintivo de limpar o ambiente para evitar predação. Entretanto, às vezes vomitam a placenta ingerida logo depois e podem apresentar diarreia enegrecida nos dias seguintes. Geralmente não ocorrem maiores problemas. Um fator limitante à ingestão da placenta é o fato de que se houver complicação no parto e necessidade de cesariana, a fêmea estará com o estômago cheio, tornando o procedimento anestésico mais delicado.[4] Outra situação rara, mas que não deve ser esquecida, é a possível obstrução intestinal por ingestão de placenta.[9] Além disso, não há comprovação científica de que a ingestão de placentas seja benéfica para as cadelas. Assim, de maneira geral, quando

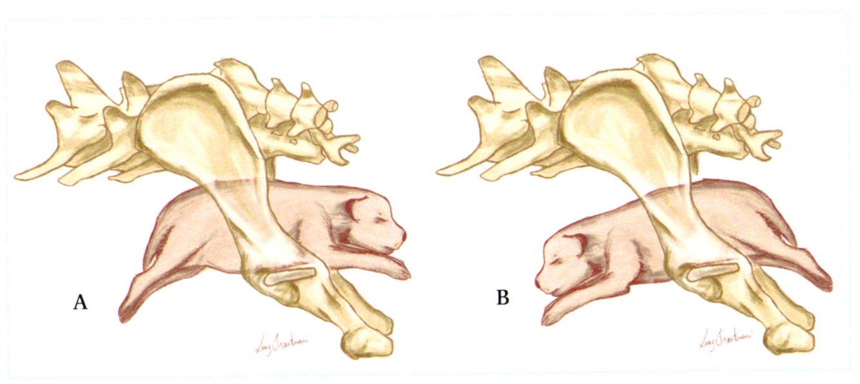

Figura 8.13 Posicionamentos corretos no nascimento de filhotes de cães. **A.** Filhote em posição de mergulho com os membros anteriores esticados ao lado da cabeça. **B.** Filhote com os membros posteriores aparecendo primeiro, também esticados. (Ilustrações: Luiz Trautwein)

possível, é interessante removê-las para evitar possíveis vômitos e diarreia. Caso se perceba que a remoção das placentas causará estresse na parturiente, não se deve mexer nelas. Em tempo, é muito importante que o veterinário seja informado se a parturiente ingeriu ou não as placentas no caso de emergências cirúrgicas. É interessante também que, no momento do parto, criadores/proprietários que não tenham experiência sejam orientados por alguém mais habituado, capaz de identificar mais precocemente qualquer intercorrência, acionando o veterinário.[4] Alguns filhotes podem nascer esverdeados devido ao contato com a placenta canina, que possui uma substância de coloração esverdeada.

Dica: Sempre que possível, seja apenas um espectador do parto. Evite a presença de estranhos. Deixe que a cadela faça a sua parte. Ajude-a apenas se houver necessidade. O excesso de manuseio e de limpeza dos filhotes e do ambiente pode causar rejeição dos filhotes por algumas mães.

PARTOS DISTÓCICOS

Quando há dificuldades no parto e a fêmea não é capaz de expulsar um ou mais fetos a termo de modo natural, diz-se que está ocorrendo uma distocia. O chamado parto distócico pode ocorrer, por exemplo, por falha em iniciar o parto no momento adequado ou por dificuldades em continuar com a expulsão normal dos fetos uma vez que o trabalho de parto tenha começado. As cadelas de raças miniatura e pequena são mais propensas a partos distócicos.[2]

O parto distócico pode ter como causa a mãe (origem materna), o feto (origem fetal) ou ambos, porém a maioria é de origem materna.

Dentre as causas maternas, há as inércias ou atonias uterinas, que são falta de contração uterina ou presença de contrações fracas. As inércias podem ser primárias, quando a fêmea não tem contração uterina, embora esteja com a gestação a termo, ou secundárias, quando a fêmea já apresentou contração e pode ter havido a expulsão de filhotes, mas por esgotamento muscular uterino, essas contrações se tornam insuficientes para a expulsão dos demais fetos. Algumas raças aparentemente apresentam maior predisposição às inércias uterinas, como Buldogues,

Cane Corso, Mastiff e Scottish Terrier,[11] nas quais embora haja contrações, estas são fracas e infrequentes.

Não se deve confundir inércia uterina primária com fadiga uterina, uma inércia secundária. Neste segundo caso, depois de longas mas infrutíferas contrações ou partos muito prolongados e complicados, a cadela não apresenta mais contrações porque a musculatura uterina entra em exaustão.

Outras causas de distocia são: ninhadas muito grandes, cadelas primíparas, falta de dilatação, obstrução do canal do parto, pelve estreita ou achatada, infecções, distúrbios hormonais, obesidade, desnutrição, gestação de apenas um feto, ruptura uterina, uso de ocitocina erroneamente, entre outras.[2,4]

No caso dos partos distócicos de origem fetal, a causa mais frequente é o posicionamento errado do feto na hora do nascimento. No momento do nascimento, os filhotes podem entrar no canal pélvico com alterações no posicionamento de cabeça, membros e coluna ou articulações

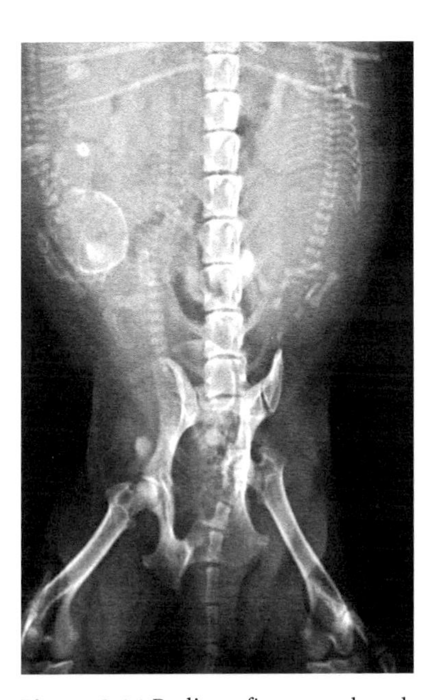

Figura 8.14 Radiografia ventrodorsal de uma cadela em distocia materna devido a fratura prévia de pelve.

flexionadas, e assim não conseguem passar pela parte óssea da pelve. Outras causas de distocia são os fetos muito grandes, comuns em ninhadas pequenas e raças braquicefálicas, e as malformações fetais. Entre outras possibilidades de dificuldade no momento de expulsar os fetos, não devem ser esquecidas as ninhadas oriundas de acasalamentos entre duas raças que possuem conformações de pelve muito diferentes, como cruzamento entre galgo e braquicefálico[2,4] e acasalamentos acidentais entre machos muito grandes e fêmeas muito pequenas.

Todas as distocias devem ser tratadas como emergências!

Como reconhecer um parto distócico? Quando buscar auxílio veterinário?

Na maioria das vezes, não há como prever quando um parto não ocorrerá normalmente. Assim, sempre que possível, mantenha contato prévio com o veterinário e o deixe ciente de que o parto é iminente.

Durante o parto, deve-se anotar os acontecimentos, como diminuição da temperatura, horário em que a fêmea começou a fazer ninho com maior intensidade, horário das contrações abdominais fortes e de cada nascimento e intervalo entre os nascimentos dos filhotes.[6] Se a cadela apresentar contrações abdominais fortes e não houver nascimento em no máximo 30 a 40 minutos; tiver contrações fracas e infrequentes por 2 a 3 horas sem nascimento de nenhum filhote; passar mais de 2 a 4 horas após o nascimento do último filhote e o parto tiver parado (Figura 8.15); ou se a fêmea liberar muita secreção vaginal esverdeada antes do nascimento do primeiro filhote, procure auxílio veterinário o quanto an-

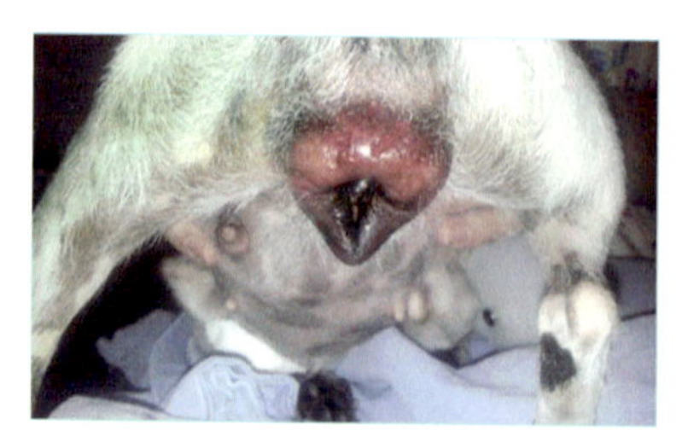

Figura 8.15 Lesão em vulva após um parto distócico, em que o filhote ficou no canal vaginal por mais de 4 horas.

tes. Sabe-se que quanto maior a duração da fase 2 do parto, maiores as chances de algum filhote morrer.[2]

Como ajudar em um parto distócico?

Caso a cadela esteja apresentando contrações produtivas e os filhotes estiverem nascendo normalmente, não é necessário ajudar. Porém, em algumas situações, há necessidade de auxiliar o parto, seja com ajuda própria ou do veterinário.

Há casos em que o feto fica retido no canal do parto e a fêmea não rompe a bolsa amniótica (os anexos fetais). Quando parte do corpo do feto já está exteriorizada na vulva e parte está dentro da mãe, por mais de 3 ou 4 minutos, e os anexos fetais não foram rompidos, impedindo a respiração, os anexos devem ser cuidadosamente rompidos manualmente (Figura 8.16). Com as mãos enluvadas, o focinho deve ser liberado das membranas e seco, e após a avaliação do posicionamento, ou seja, se apresenta os membros esticados ao lado da cabeça, o filhote deve ser *cuidadosamente* tracionado para fora, preferencialmente como um aditivo às forças naturais de contração uterina, acompanhando seu ritmo. Não se deve tracionar o feto pela cabeça ou pelos membros, mas sim envolvendo a mão no corpo todo, na altura do tórax, atrás dos membros. Se os membros não estiverem esticados, mas flexionados, o feto não deve ser puxado e o auxílio veterinário deve ser imediato.[4,5,7]

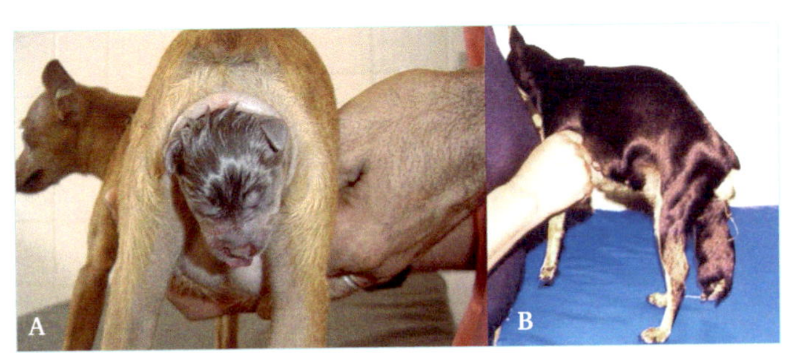

Figura 8.16 **A.** Cadela da raça Pinscher em distocia, com feto em apresentação anterior. **B.** Cadela da raça Pinscher em distocia, com feto em apresentação posterior. Ambos os fetos estavam mortos e insinuados na rima vulvar.

Após o nascimento do filhote, não se deve puxar a placenta de maneira alguma, mesmo se estiver pendurada. Isso pode causar laceração ou ruptura na parede abdominal e evisceração no filhote. Caso o neonato e a placenta estejam livres, soltos, deve ser colocado em frente à mãe e ali permanecer, para que ela cuide da cria. Se ela lamber e cuidar do filhote, pode-se ficar tranquilo. Caso ela o rejeite, deve-se tentar ressuscitá-lo ou buscar auxílio imediato. Nesse caso, deve-se retirar todas as secreções da boca e do nariz e massagear o tórax gentilmente para que o filhote respire. À medida que se massageia, mais secreção sai e deve ser secada. Assim que ele estiver respirando sozinho, deve ser colocado novamente junto da mãe. No caso de ninhadas grandes, esse auxílio é essencial, pois a mãe fica agitada, cuidando de vários filhotes ao mesmo tempo. Quando necessário, o recém-nascido pode ser seco com toalhas.

Quando a mãe não mastiga o cordão umbilical a ponto de esmagá-lo e evitar hemorragia, deve ser feita uma ligadura, a 1 cm da parede abdominal, com fio de náilon. Em ambas as situações, o cordão umbilical deve ser desinfetado com solução de clorexidine, álcool 70% ou iodo tópico. O cordão umbilical é uma grande porta de entrada de microrganismos, que podem causar infecções e morte, por isso a antissepsia deve ser feita 3 a 4 vezes por dia, até secar e cair. Além disso, é importante que os filhotes fiquem uns 5 minutos separados da mãe, para evitar que ela os lamba imediatamente após a antissepsia.

O ato de segurar o filhote com as duas mãos e movimentá-lo bruscamente com a cabeça para baixo, ou seja, fazer o movimento de pêndulo, ***não é indicado***, pois pode causar lesão no cérebro, dentre outras, e morte do filhote sem nenhum sinal aparente.

Cadelas muito estressadas ou com baixa habilidade materna podem até matar e comer um ou mais filhotes. Embora isso seja mais comum no caso de nascimento de filhotes mortos ou com malformações, pode ocorrer com neonatos vivos. Nesses casos, é importante intervir para impedir que isso ocorra.[4,7]

Cada filhote deve ser identificado, por exemplo, com uma fita colorida específica, o que permite a avaliação diária de sua temperatura, ganho de peso etc.[4,6]. Deve-se também anotar a sequência dos nascimentos. É importante lembrar que essas fitas devem ser inspecionadas constantemente, para evitar que haja lesões de pele ou estrangulamento à medida que os filhotes crescem.

Quais são os tratamentos para um parto distócico?

O tratamento a ser efetuado depende de o veterinário diagnosticar qual foi a causa do parto distócico. Para isso, após o veterinário obter o histórico de como o parto se desenrolou, ele realiza o exame clínico na cadela, sendo, em muitos casos, necessários exames complementares, como radiografias e ultrassonografia. As radiografias permitem diagnosticar se existem ou não fetos no útero, a quantidade de fetos e o seu posicionamento. Já a ultrassonografia permite averiguar se há movimento dos fetos e se eles estão bem ou em sofrimento, baseando-se, por exemplo, nos batimentos cardíacos.

É importante confirmar se os fetos estão realmente a termo, principalmente quando se sabe somente a data do acasalamento. Assim, a indução de parto prematuro ou a realização de cesariana prematura pode causar a morte de toda a ninhada caso os pulmões dos fetos não estejam prontos o suficiente para realizar as trocas gasosas essenciais para respiração. Também há o risco de a mãe ter muita dificuldade de amamentar pela demora na produção de leite pelas mamas.

Portanto, a partir do diagnóstico, o veterinário poderá optar pelo tratamento mais indicado, caso a caso.

Dentre as possibilidades de tratamento, o veterinário pode realizar manipulações obstétricas na tentativa de retirar um feto que esteja retido no canal vaginal, mas é importante ter em mente que uma manipulação mal realizada pode ser responsável pela morte do filhote, podendo afetar os fetos que permanecem no útero.[11] Pode ser necessário realizar uma pequena cirurgia na região do períneo, a episiotomia, para a retirada de um feto. O veterinário, após exame minucioso, com a certeza de que é possível a expulsão dos fetos e a determinação de que esta é a medida indicada, pode lançar mão de medicamentos que induzem contração uterina, mas é importante lembrar que o uso indiscriminado desses medicamentos pode ocasionar ruptura uterina, provocando a perda dos fetos e morte da cadela; ou pode optar pela realização de uma cesariana de emergência.

Eventualmente, a decisão entre realizar o tratamento medicamentoso ou efetuar cesariana direto pode ser difícil. Muitos fatores estão envolvidos nessa decisão. Alguns criadores/proprietários optam por perder alguns filhotes a ter de submeter sua cadela a uma cesariana. Outros preferem ter a maior taxa de sobrevivência possível, mesmo que a cesariana seja necessária.[2,4] De qualquer forma, a tomada da decisão deve ser rápida, para possibilitar o nascimento do maior número de filhotes vivos, principalmente quando se suspeita de sofrimento fetal.

O uso de medicamentos que provocam contrações uterinas, como a ocitocina, só deve ser realizado pelo veterinário. Seu uso em situações nas quais é contraindicada, em protocolos ou doses erradas, pode causar sérios problemas à mãe e aos filhotes.

CESARIANA DE EMERGÊNCIA

A cesariana deve ser sempre um procedimento rápido, para evitar asfixia e/ou depressão fetal causados pelos anestésicos (Figura 8.17A). A cirurgia é realizada com anestesia geral ou epidural. Há diferentes protocolos anestésicos para cesariana, e a decisão sobre qual medida adotar é baseada na experiência do veterinário e na condição clínica da fêmea.[10]

Após a retirada dos filhotes de dentro do útero (Figura 8.17B), este é suturado e recolocado dentro do abdômen; ou a castração pode ser feita junto com a cesariana, se houver interesse. Algumas cadelas podem estranhar sua ninhada após a recuperação da anestesia, devendo ser supervisionadas no início da amamentação.[10]

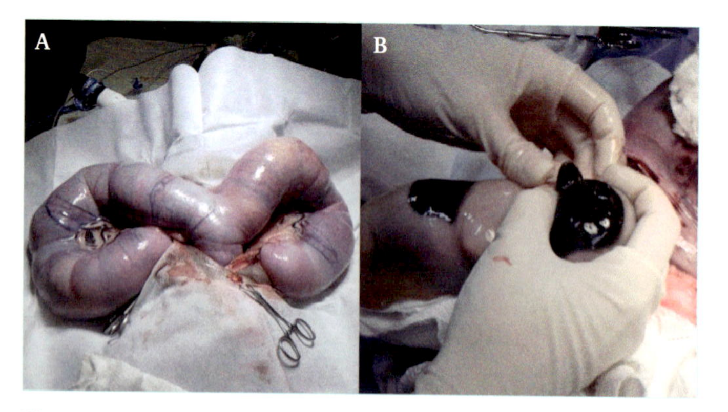

Figura 8.17 **A.** Realização de cesariana. Observe o útero exteriorizado. **B.** Feto canino sendo removido da membrana amniótica.

Pela legislação brasileira, não há um número máximo de cesarianas que uma cadela pode passar. Entretanto, após cada cirurgia, normalmente formam-se aderências dentro do abdômen, o que em geral dificulta a próxima cirurgia. Além disso, por questões de bem-estar animal, em alguns países europeus são permitidas, no máximo, duas cesarianas por fêmea reprodutora.

CESARIANA PROGRAMADA (AGENDADA, ELETIVA)

A cesariana programada pode ser indicada nos casos de fêmeas primíparas com mais de 6 anos de idade, fêmeas com ninhadas numerosas (oito ou mais filhotes) ou gestação de feto único, fêmeas de raças braquicefálicas (p. ex., Buldogue Inglês), fêmeas que passaram por distocia anteriormente ou em casos de distocia familiar.[14] Para tal, deve-se discutir o procedimento previamente com o veterinário responsável e fazer um acompanhamento da gestação.

Como a gestação na cadela é muito curta, uma questão crucial na cesariana programada é o momento de sua realização, já que se realizada precoce ou tardiamente, pode provocar a morte dos filhotes.[4,13]

Em termos ideais, a cesariana programada deve ser planejada com base nas concentrações de progesterona no momento dos acasalamentos, o que reflete a data das ovulações da cadela, e assim a duração verdadeira da gestação. Também pode ser realizada com base nas concentrações de progesterona no momento do parto, desde que seja feita uma monitoração rigorosa e em associação a exames radiográficos e ultrassonográficos. Assim, pode-se programar a cesariana, desde que no dia correto, e quando já há colostro presente nas mamas.[4-7]

Todavia, é importante lembrar que idealmente a cesariana não deve ser a única forma de parto para algumas cadelas ou raças, pois favorece a seleção/propagação de animais que não reproduzem sem intervenção humana.[15] Ao término da cesariana, os recém-nascidos devem ficar junto da mãe para poderem mamar o colostro (Figura 8.18). Deve-se monitorar os neonatos para confirmar se estão mamando, preferencialmente de maneira vigorosa (Figura 8.19).

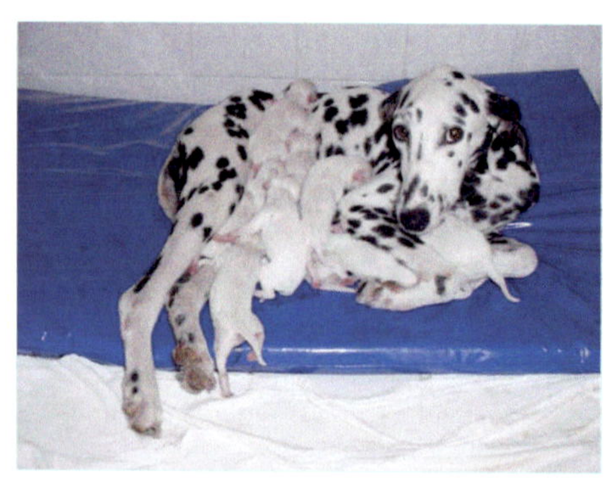

Figura 8.18 Cadela da raça Dálmata com sua ninhada, imediatamente após a cesariana.

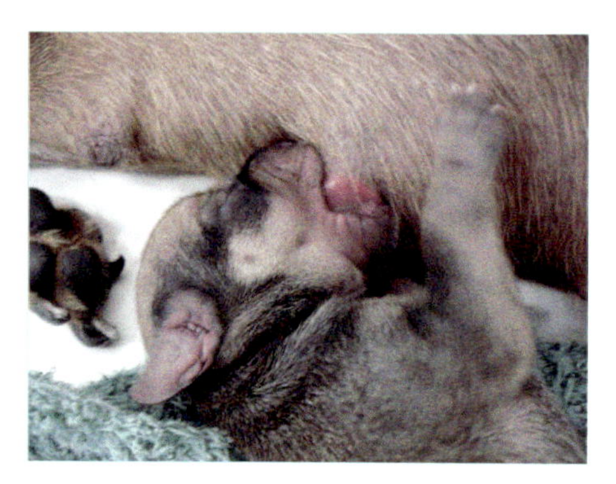

Figura 8.19 Neonato mamando vigorosamente após o nascimento por cesariana.

REFERÊNCIAS

1. Toniollo GH, Vicente WRR. Manual de obstetrícia veterinária. São Paulo: Varela, 1995.
2. Münnich A, Küchenmeister U. Dystocia in numbers – evidence-based parameters for intervention in the dog: causes for dystocia and treatment recommendations. Reprod Dom Anim 2009; 44:141-7.
3. Campos AIM. Estabelecimento do padrão biométrico corpóreo e pélvico e da relação entre as medidas corpóreas externas e as medidas pelvimétricas de cadelas da raça buldogue francês. Tese [Dissertação de Mestrado em Ciências Veterinárias] – UECE; 2010. 70p.
4. Greer ML. Canine reproduction and neonatology. Jackson: Teton Newmedia, 2015.
5. Smith FO. Prenatal care of the bitch and the queen. In: Peterson ME, Kutzler MA. Small animal pediatrics. The first 12 months of life. St. Louis: Saunders, 2011. cap. 1, p.1-10.
6. Rice D. The complete book of dog breeding. 2.ed. Hauppauge: Barron's, 2009.

7. England G. Dog breeding, whelping and puppy care. Oxford: Wiley-Blackwell, 2013.
8. Prats A, Dumon C, García F, Martí S, Coll V. Neonatologia e pediatria canina e felina. São Paulo: MedVet Livros, 2005.
9. Kustritz MVR. The dog breeder's guide to successful breeding and health management. St. Louis: Saunders, 2006.
10. Luz MR, Freitas PMC, Pereira EZ. Gestação e parto em cadelas: fisiologia, diagnóstico de gestação e tratamento das distocias. Rev Bras Reprod Anim 2005; 29:142-50.
11. Royal Canin. Reprodução canina. Paris: RCS Paris, 2006.
12. Rickard V. Birth and the first 24 hours. In: Peterson ME, Kutzler MA. Small animal pediatrics. The first 12 months of life. St. Louis: Saunders, 2011. cap. 2, p.11-9.
13. Johnston SD, Kustritz MVR, Olson PNS. Canine and feline theriogenology. Philadelphia: W.B. Saunders, 2001.
14. Smith FO. Challenges in small animal parturition: timing elective and emergency cesarian sections. Theriogenology 2007; 68:348-53.
15. Farrell LL, Schoenebeck JJ, Wiener P, Clements DN, Summers KM. The challenges of pedigree dog health: approaches to combating inherited disease. Can Genet Epidemiol 2015; 2:3.

CAPÍTULO 9

Cuidados com a mãe e os filhotes no pós-parto

Camila Infantosi Vannucchi
Tayse Domingues de Souza

INTRODUÇÃO

O período pós-parto, ou puerperal, é definido como a fase na qual o organismo materno se prepara para uma nova gestação. Inicia-se com a expulsão da placenta, culminando com a completa involução do útero. O sucesso da regressão uterina no pós-parto está estritamente ligado à manutenção da fertilidade. Portanto, qualquer intercorrência nesse período poderá levar à perda de índices reprodutivos e danos à saúde materna. As afecções do período puerperal, por definição, são alterações consequentes ao parto, mas que ocorrem durante o período de expulsão da placenta, involução uterina e lactação. Portanto, são de ocorrência imediata ao parto ou nos primeiros 30 dias, aproximadamente, de evolução do puerpério nas cadelas.

Durante o período puerperal, é necessário que ocorra eliminação completa dos envoltórios fetais (placentas) e o reparo completo do útero, representado por regressão das dimensões uterinas, eliminação do conteúdo e da contaminação do útero, regeneração da vulva, vagina e músculos abdominais, além da ocorrência de lactação. A involução uterina ocorre por meio da eliminação de secreções via vaginal, compostas por muco, sangue, restos placentários, tecido uterino e líquidos fetais. Na cadela, a eliminação dessa secreção geralmente perdura por 10 a 12 dias após o parto, sendo inicialmente de aspecto aquoso e esverdeado, tornando-se depois de coloração vermelho-escura até claro e mucoso. Entretanto, a completa regressão uterina na cadela ocorre somente após 4 a 5 semanas do parto. Dessa maneira, para garantir o completo restabelecimento do útero, cuidados de manejo geral são fundamentais, especialmente para diminuir a possibilidade de contaminação uterina e desenvolvimento de enfermidades no período. Para tanto, recomenda-se cuidadosa higienização diária da maternidade, renovando-se a forração do local (panos e/ou jornais) constantemente, a fim de evitar o acúmulo de sujidades, as quais poderão determinar infecções maternas e neonatais graves. Periodicamente, a região posterior das fêmeas parturientes (vulva e períneo) deve ser limpa, sobretudo em raças de pelagem exuberante, com acúmulo e ressecamento de secreções vaginais.

O período puerperal, além de englobar o restabelecimento das funções reprodutivas maternas, deve garantir o desenvolvimento dos filhotes, por meio da lactação e dos cuidados maternos. A transição da vida intrauterina para o meio externo é considerada um momento crítico para o recém-nascido, visto que deve iniciar funções não desempenhadas em vida fetal, tais como respiração e alimentação. O período neonatal corresponde ao intervalo de tempo entre o nascimento e o décimo quarto dia de vida para cães.[1] Portanto, é necessário garantir condições adequadas de sanidade, alimentação e manejo dos filhotes, pois trata-se de um período de extrema fragilidade e suscetibilidade a intercorrências.

O presente capítulo tem como objetivo abordar em detalhes as principais enfermidades do período puerperal na cadela, bem como os cuidados essenciais com os recém-nascidos, desde seu nascimento até o desmame. As doenças neonatais mais frequentes também serão abordadas, juntamente com medidas de manejo para evitá-las.

PRINCIPAIS AFECÇÕES DA CADELA NO PÓS-PARTO

Retenção de placenta

A retenção placentária nas cadelas é considerada incomum, pois normalmente a eliminação da placenta ocorre no momento do nascimento dos filhotes ou logo após o término do parto. Portanto, a retenção placentária, em geral, está associada a distúrbios durante o parto e contrações uterinas. A deficiência de manutenção do tônus uterino e das contrações uterinas expulsivas acarreta falha no descolamento placentário e, por consequência, retenção das placentas no interior do útero.

As causas de retenção placentária em cadelas são as mesmas daquelas atribuídas à deficiência de contrações: fêmeas idosas, parto prematuro ou induzido e disfunções metabólicas.[2] O principal sinal de retenção placentária é a coloração anormal da secreção uterina após o parto. Após 3 a 5 dias do parto, a cadela elimina secreção vaginal de coloração rósea ou mesmo transparente. Quando há retenção placentária, a secreção vaginal torna-se de cor avermelhada intensa ou enegrecida. Além dos sinais característicos da retenção placentária, é comum a complicação dos casos por infecção uterina (metrite) puerperal.

Para estabelecer o diagnóstico preciso, recomenda-se a realização de exames de imagem uterinos a critério do veterinário responsável, os quais permitem a visualização dos restos placentários, bem como a diferenciação da metrite puerperal, involução uterina normal e outras doenças uterinas do puerpério.[3,4] Nos casos em que a metrite puerperal não está associada, os exames laboratoriais apresentam pouca valia em termos diagnósticos.

O tratamento a ser instituído dependerá do grau de evolução da doença e ficará a cargo do veterinário a decisão terapêutica adequada. Entretanto, deve-se salientar que o diagnóstico tardio poderá resultar em protocolo de tratamento diferenciado, inclusive com a possibilidade de intervenção cirúrgica nos casos mais graves.[5,6] Portanto, devem-se garantir diagnóstico e tratamento o mais breve possível. Ademais, deve-se discutir com o veterinário a possibilidade de instituir medidas preventivas da retenção placentária, especialmente a cadelas que apresentaram deficiência de contrações uterinas durante o parto.

Metrite puerperal

A inflamação uterina de origem bacteriana, após o parto, é denominada metrite puerperal, caracterizada pelo comprometimento severo das camadas uterinas, simultaneamente à alteração aguda da saúde materna.[7] A inflamação uterina em geral está associada à falha dos mecanismos de defesa perante a invasão de bactérias vaginais no pós-parto imediato. Dessa forma, estabelece-se uma associação entre a contaminação bacteriana e doenças concomitantes, tais como abortamento, morte e retenção fetal e placentária ou distocias. Quando há abertura do colo uterino durante o parto, bactérias da vagina migram para o útero e, na presença de tecido uterino desvitalizado ou retido, adquirem capacidade patogênica para promover a inflamação das camadas uterinas. Estudos demonstram que o crescimento bacteriano no útero está correlacionado à ocorrência de outras doenças do genital feminino.[8] Portanto, podem-se citar como importantes fatores predisponentes da metrite puerperal a retenção de placenta, distocias, alterações metabólicas do periparto, natimortalidade, fêmeas idosas e gestação prolongada.

As cadelas com metrite puerperal geralmente apresentam-se letárgicas, sem apetite (anoréxicas), febris e com quadros de vômitos.[9] A presença de secreção vaginal contendo pus, de odor fétido, caracteriza a metrite puerperal (Figura 9.1). Em algumas situações, poderá haver diminuição da produção de leite e rejeição total da ninhada.[7] Além disso, a metrite puerperal pode ter caráter agudo nas cadelas, sendo considerada de extrema gravidade, visto que poderia levar a cadela a óbito rapidamente. Assim, ao menor sinal, a procura pelo veterinário deve ser imediata.

O diagnóstico de metrite puerperal pode ser feito com base na observação dos sinais anormais apresentados pela cadela, como, por exem-

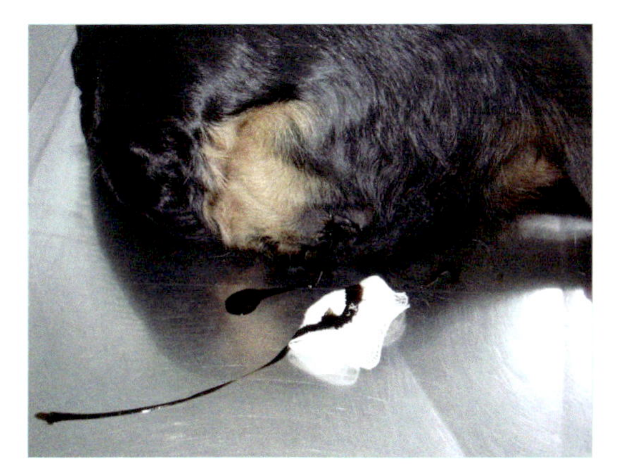

Figura 9.1 Secreção vaginal em cadela com metrite puerperal.

plo, a presença de secreção vaginal de coloração vermelho amarronzada ou amarelada. Entretanto, o veterinário deverá realizar exames adicionais para a confirmação do diagnóstico, tais como exames de imagem uterina (Figura 9.2), exames sanguíneos, entre outros.[6,7] É importante ressaltar que os exames complementares são de grande valia para identificar casos mais graves de infecção generalizada, com comprometimento de outros órgãos e situações de doença extremas.

Nos casos menos graves, o tratamento pode ser feito com uso de medicações antibacterianas e, eventualmente, medicamentos que induzem a contração uterina, instituídos pelo veterinário. Porém, em situações extremas, poderá haver necessidade de internação e cuidados intensivos para reversão da infecção bacteriana generalizada.

Deve-se salientar que as cadelas com metrite puerperal que estão amamentando devem ser separadas de seus filhotes, uma vez que há a possibilidade de toxinas bacterianas e substâncias antibióticas serem transmitidas para os filhotes através do leite, além do quadro materno debilitante da afecção. Portanto, em associação ao tratamento específico para a infecção uterina, o veterinário poderá indicar a interrupção da lactação por medicamentos específicos, bem como o aleitamento artificial dos filhotes.

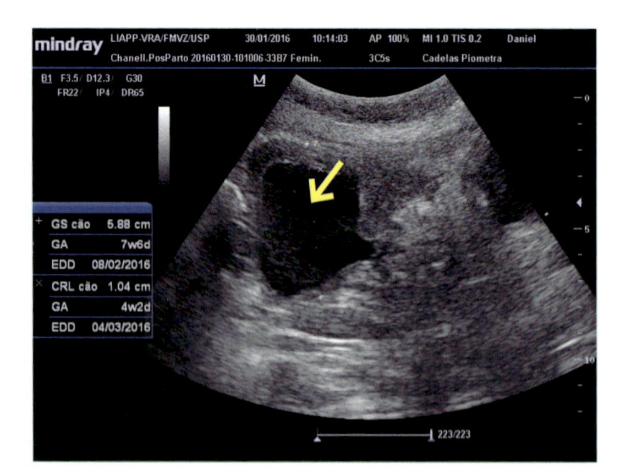

Figura 9.2 Imagem ultrassonográfica de útero de cadela no pós-parto demonstrando aumento de volume do útero (seta amarela) compatível com metrite puerperal.

Subinvolução de sítios placentários

A subinvolução de sítios placentários caracteriza-se por eliminação de secreção sanguínea por período superior a 4 semanas após o parto.[10] Esse problema geralmente ocorre em 10% das fêmeas paridas, com mais frequência em fêmeas jovens, após o primeiro parto. Embora não se conheça a causa específica para o problema, parece haver relação com a falha ou o retardo na involução uterina pós-parto, resultando em sangramento uterino persistente.[11] Para cadelas com predisposição à subinvolução de sítios placentários, a regressão do útero pode estender-se por até 15 semanas após o parto.[10]

Normalmente, a cadela não apresenta comprometimento de saúde geral importante ou problemas durante o parto. Porém, a constante hemorragia uterina, de diferentes graus de intensidade, pode desencadear quadros leves de anemia, além da predisposição à contaminação uterina e posterior evolução para metrite puerperal.

Para identificar essa doença uterina, deve-se observar a presença de secreção vaginal sanguínea persistente, porém, o veterinário deverá excluir outras causas de hemorragia pós-parto. O diagnóstico pode ser facilitado pela solicitação de exames de imagem uterina e exames de sangue complementares.

Em geral, a recuperação do problema é espontânea, porém, é preciso contatar o veterinário para prevenir o aparecimento de eventuais problemas secundários, tais como metrite puerperal e anemia, ou até mesmo para a intervenção cirúrgica em casos mais severos de hemorragia uterina.[10,12]

Prolapso uterino

O prolapso uterino é a exteriorização do útero no período de até 48 horas após o parto. É considerada uma condição isolada rara em cadelas, pois está mais frequentemente relacionada ao parto assistido de forma errônea ou por aumento exacerbado das contrações do abdômen na ausência de contrações uterinas. O prolapso uterino também pode ser consequência da gestação de fetos grandes, frouxidão dos ligamentos uterinos após diversas gestações, fêmeas idosas e alterações hormonais.[13,14]

Nos casos de prolapso uterino, as fêmeas podem apresentar, ainda, inapetência, letargia e prostração até estados comatosos, com desidratação, queda de temperatura corpórea e palidez de mucosas.[15] Ao examinar a cadela, o veterinário deverá diferenciar o útero de outras estruturas possivelmente expostas pela vulva, além de garantir que todos os fetos foram eliminados, uma vez que o prolapso uterino também ocorre durante o parto.[14] O tratamento dependerá da análise do profissional quanto ao grau de exposição do útero, podendo ser realizada desde a reposição manual cuidadosa com auxílio medicamentoso até a recolocação cirúrgica do útero.[15,16]

Ruptura uterina

A ruptura uterina é consequência de problemas durante o parto, tais como: intensa contração uterina sem expulsão fetal, posicionamento errôneo do feto durante as contrações e traumatismos por interferência obstétrica inadequada e torção uterina,[14] além do uso inadequado de ocitocina. Se a ruptura uterina for completa, ainda durante o parto, poderá haver risco de contaminação e deslocamento fetal para o abdômen, agravando intensamente o quadro.

Trata-se de uma condição pós-parto grave, com comprometimento geral importante. A cadela pode apresentar dor abdominal intensa, podendo evoluir rapidamente para o choque e óbito. Quando a hemorragia uterina ocorre simultaneamente, há intensa secreção vaginal, culminando em grande perda de sangue.[16] Nesses casos, há necessidade de cuidados intensos, incluindo transfusão de sangue e contenção da hemorragia do útero com uso de medicamentos específicos. Porém, quando a hemorragia uterina é incontrolável, recomenda-se o procedimento cirúrgico de retirada do útero.[16]

Hipocalcemia puerperal

A hipocalcemia puerperal (tetania puerperal) é uma doença considerada aguda, de maior risco, e sempre requer tratamento emergencial.[16] Erroneamente denominada eclampsia, trata-se da deficiência de cálcio circulante durante as 3 primeiras semanas de lactação e, em situações extremas, poderá levar a convulsões e morte. Em geral, possui ocorrência mais frequente em fêmeas de raças pequenas ou médias com ninhadas numerosas.[7] Dessa forma, estabelece-se como fatores predisponentes a grande demanda de cálcio durante o período de maior produção lactacional associada a problemas na mobilização do cálcio dos ossos ou dieta não balanceada. A suplementação inadequada de cálcio durante o período gestacional também pode ser um fator desencadeador da hipocalcemia, uma vez que acarreta atrofia da glândula paratireoide, interferindo no mecanismo fisiológico da homeostase do cálcio.[7,17]

Os sintomas da hipocalcemia estão relacionados aos sistemas neuromuscular e cardiovascular.[18] Cadelas em hipocalcemia apresentam tremor ou espasmo muscular, inquietude, salivação excessiva, andar rígido e incoordenação, seguidos de convulsões e, eventualmente, óbito por parada cardíaca.[7,17,18]

Para estabelecimento do diagnóstico, o veterinário deverá observar os principais sinais e requisitar exames sanguíneos para análise dos níveis de cálcio circulante.[16,17] O tratamento da hipocalcemia é emergencial e consiste na internação para reposição de cálcio, sempre com precisa monitorização. Após o tratamento emergencial, deve-se ponderar e discutir com o veterinário a manutenção ou suspensão da lactação, com eventual aleitamento artificial dos filhotes, ou a suplementação de cálcio durante o período de maior produção de leite.[7] Porém, como medida preventiva durante a gestação, a alimentação equilibrada específica para o período reprodutivo deve ser priorizada.

Mastite e síndrome do leite tóxico

A mastite é a inflamação da glândula mamária concomitante ao desenvolvimento das mamas por lactação pós-parto ou pseudociese. A inflamação do tecido mamário é acompanhada de infecção bacteriana ou fúngica grave. Em cadelas, é considerada emergencial, sobretudo quando de ocorrência aguda, podendo haver infecção bacteriana generalizada. Dentre as afecções puerperais, trata-se da enfermidade mais frequente.

Por se tratar, na maioria das vezes, de doença bacteriana decorrente de contaminação das mamas, a mastite tem como principal causa o manejo sanitário inadequado da lactante e trauma mamário, podendo estar associada a metrite puerperal. O leite materno pode estar contaminado por uma série de bactérias específicas, sem o aparecimento dos sinais da doença, situação denominada mastite crônica.[19]

Na mastite aguda, há intensa sensibilidade e dor local, com manifestação dos sinais de inflamação (aumento de temperatura local, vermelhidão da mama afetada e aumento de volume geralmente de consistência firme na região acometida). A depender da gravidade da infecção, abscessos e gangrena mamária podem ocorrer e o estado geral da fêmea pode estar comprometido, com ocorrência de febre e desidratação, além de letargia, inapetência e prostração intensa, evoluindo para o choque. O leite pode estar alterado em coloração e aspecto, assumindo característica purulenta. Nos casos crônicos, não há sinais de inflamação, e o aspecto do leite pode estar normal ou ligeiramente amarelado, caracterizando a *síndrome do leite tóxico*. Acredita-se que haja mais ocorrência de mastite crônica que de mastite aguda, acometendo 10 a 15% das cadelas em lactação.[20] Para o diagnóstico de mastite aguda, os característicos sinais de inflamação são suficientes para preconizar medidas terapêuticas imediatas, entretanto, na mastite crônica, apenas exames específicos do leite são confirmatórios.

O tratamento dependerá do grau de acometimento das mamas e pode ser necessário o uso de analgésicos e anti-inflamatórios, conforme prescrição do veterinário. O emprego de compressas quentes e frias em alternância pode auxiliar a reduzir a inflamação e diminuir o desconforto local. Para os casos de abscesso ou gangrena mamária, é recomendável a internação da paciente para cuidados intensivos ou até mesmo a possibilidade de tratamento cirúrgico ou terapias mais agressivas por drenagem, punção, lancetagem ou mastectomia parcial.[16]

A manutenção da amamentação natural dependerá das condições clínicas da fêmea, do desenvolvimento dos filhotes e do protocolo de tratamento instituído. Quando o desconforto e dor da mãe são intensos ou caso o antibiótico escolhido possa interferir na saúde dos filhotes, recomenda-se o aleitamento artificial ou desmame e secagem do leite materno.

PRINCIPAIS CUIDADOS NO PÓS-PARTO E MANEJO NEONATAL

Cuidados imediatos

Sempre que possível, os primeiros cuidados devem ser de responsabilidade materna. São eles: ruptura da membrana fetal, corte do cordão umbilical, limpeza e secagem do filhote e estímulo torácico por lambedura para os movimentos respiratórios. Porém, caso haja negligência ou inexperiência materna, é necessário interferir e auxiliar a fêmea em tais funções. Após a ruptura manual da membrana amniótica, os filhotes devem ser secados com auxílio de toalhas ou panos macios, com especial atenção à retirada de fluidos do focinho (região oronasal), a fim de promover a desobstrução das vias aéreas.[21] Nesse momento, não há necessidade de força ou rigorosidade de fricção: o movimento deve ser delicado na região do focinho para prevenir hematomas e lesões de pele e das mucosas, extremamente sensíveis nos recém-nascidos. Para auxiliar a desobstrução das vias aéreas, pode-se fazer uso do aspirador nasal manual ou mesmo da introdução delicada de sondas uretrais de pequeno calibre no conduto nasal dos filhotes e aspiração por meio de seringas ou aspirador automático.

Como medida de manejo neonatal imediato, a garantia da amamentação deve ser instituída, seja o aleitamento natural ou artificial.

Respiração

Após a completa desobstrução das vias aéreas, deve-se proceder ao estímulo à respiração por massagem torácica. Para tanto, o recém-nascido deve ser posicionado de forma segura em plano horizontal ou mantido apoiado sobre a palma da mão, sempre fixando a cabeça com os dedos para evitar a movimentação craniana brusca. A massagem torácica deve ser feita por movimento de fricção na região das costelas, evitando-se movimentos bruscos, como chacoalhar ou realizar movimento pendular com o filhote. Tais medidas são essenciais para evitar concussões cerebrais, deslocamento cervical e compressão dos órgãos abdominais sobre o diafragma, dificultando a adequada expansão pulmonar.[22] A massagem torácica pode ser continuamente instituída até que se observem respiração e movimento torácico.

Escore Apgar

Para exame minucioso do recém-nascido a fim de assegurar completa higidez na transição feto-neonatal ou para identificar eventuais anormalidades, indica-se a realização do teste de vitalidade neonatal ou escore de vitalidade Apgar.[23] O escore Apgar correlaciona-se com o prognóstico de sobrevivência neonatal imediata, sendo a mortalidade maior nos animais com baixo escore de vitalidade.[24] Para a espécie canina, preconiza-se a avaliação de 5 características neonatais (frequência cardíaca, esforço respiratório, tônus muscular, irritabilidade reflexa e coloração de mucosas) para as quais é fornecida uma pontuação, de acordo com a Tabela 9.1.[23] O veterinário avalia a frequência cardíaca e o esforço respiratório por meio da auscultação torácica com uso de estetoscópio neonatal (Figura 9.3) ou, ainda, por identificação dos batimentos cardíacos por toque na região da caixa torácica com a ponta dos dedos e do esforço respiratório pela observação dos movimentos de expansão da região abdominal. A pontuação do tônus muscular tem como base a manutenção da postura corporal do filhote por arqueamento da coluna toracolombar, formando a letra C; a irritabilidade reflexa é a resposta do recém-nascido ao estímulo doloroso, seja por meio de movimentação repulsiva ou vocalização. A análise da coloração de mucosas deve basear-se na observação da cor do focinho, que deve permanecer de rósea a rósea intenso (Figura 9.4).

Para a espécie canina, os filhotes normais devem possuir pontuação total de vitalidade superior a 7, após 5 minutos do nascimento.[23] Caso os neonatos apresentem pontuação de vitalidade inferior ao aceitável, mesmo após 5 minutos de seu nascimento, deve-se buscar auxílio veterinário imediato para que sejam executadas manobras de reanimação es-

Tabela 9.1 Teste de vitalidade ou escore de vitalidade neonatal Apgar para a espécie canina.

	Pontuação 0	Pontuação 1	Pontuação 2
Frequência cardíaca	Ausente	Presente, porém inferior a 200 bpm	Presente e normal (200-250 bpm)
Esforço respiratório	Ausente	Irregular	Regular e vocalização
Tônus muscular	Flacidez	Alguma flexão	Flexão
Irritabilidade reflexa	Ausente	Algum movimento	Hiperatividade
Coloração de mucosas	Púrpura intensa ou branca (palidez)	Púrpura	Rósea intensa

pecífica para filhotes deprimidos, como o provimento de oxigênio por assistência ventilatória e o uso de drogas estimulatórias ou de emergência.[24]

Temperatura

A adequada manutenção da temperatura corpórea dos recém-nascidos é um dos procedimentos mais importantes em neonatologia que, particularmente nos cães, deve merecer especial atenção, visto que esta espécie animal apresenta pouca adaptabilidade térmica.[25] A hipotermia compromete negativamente a imunidade, a digestão e a assistência materna.[21] Com a temperatura retal inferior a 35 °C, o filhote torna-se incapaz de mamar por falta do reflexo de sucção, resultando em redução do aporte energético e fraqueza generalizada.[26] O próprio ato de mamar ajuda a controlar a temperatura, que no leite materno é de 3 a 4 °C superior à corpórea.[27] A temperatura corpórea do neonato deve ser 35 a 36 °C na primeira semana e 37 a 38 °C na segunda e terceira semanas de vida.[25,28] Em estudos com filhotes de cães, foi demonstrado que a hipotermia desenvolve-se após 1 hora do nascimento, mesmo em condições de parto normal.[29] Portanto, o controle da temperatura corpórea é de extrema importância para assegurar a saúde dos recém-nascidos. Caso não haja cuidados térmicos da própria mãe por contato físico, é preciso o provimento de calor externo e a aferição da temperatura retal, com uso de termômetros digitais de pequeno diâmetro, pelo menos uma vez ao dia. A fonte de calor poderá ser por meio de lâmpadas incandescen-

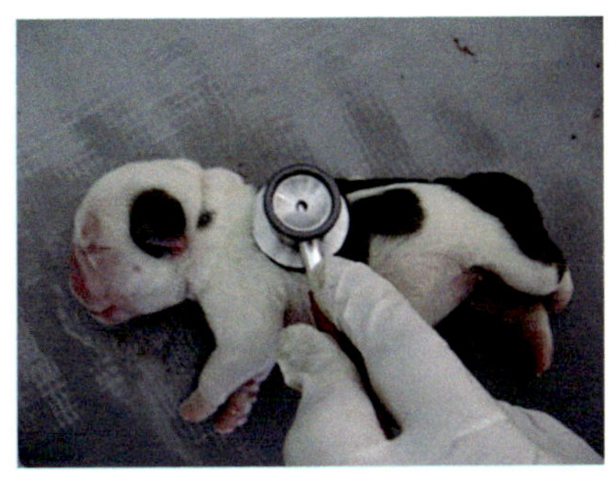

Figura 9.3 Imagem de auscultação cardiotorácica em filhote com auxílio de estetoscópio neonatal.

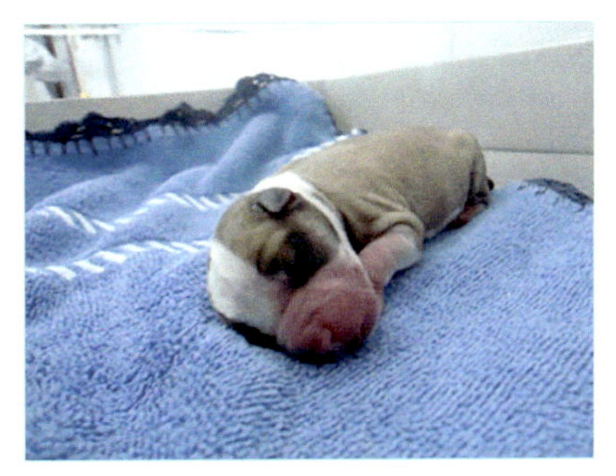

Figura 9.4 Imagem da coloração da mucosa na região oronasal em tonalidade rósea intensa.

tes voltadas para a caixa maternidade, bolsas térmicas ou aquecedores ambientais.[25] Entretanto, é preciso garantir que a temperatura ambiental permaneça entre 30 e 32,2 °C, de modo a propiciar manutenção térmica neonatal sem promover queimadura ou desidratação dos filhotes.[26] Para este último fim é necessário, também, garantir a umidade relativa do ar entre 55 e 65%, com o uso de umidificadores naturais ou eletrônicos. Temperaturas ambientais inferiores a 27 °C causam hipotermia e, quando superiores a 33 °C e associadas a elevados índices de umidade relativa do ar (85 a 90%), predispõem a graves problemas respiratórios.[26]

Cuidados com o coto umbilical

Em seguida, devem-se demandar cuidados ao . Caso o corte do cordão umbilical tenha sido procedido pela própria mãe, é preciso apenas limpar e aplicar substância antisséptica, tal como solução de iodo a 2%, clorexidine ou álcool 70%. Por outro lado, caso seja necessária a interferência no momento do nascimento, o cordão umbilical deve ser ligado com fios de sutura (tipo náilon) de modo a permanecer coto umbilical de cerca de 1 cm de comprimento. É necessário garantir o completo ressecamento e a limpeza do coto umbilical com a solução de iodo.

Possíveis malformações

Após assegurar a respiração e manutenção térmica, é necessário realizar um exame geral em cada um dos filhotes para identificar eventuais malformações congênitas, como, por exemplo, fenda palatina (abrir a cavidade oral para examiná-la), hérnias umbilicais, atresia anal (verificar a abertura anatômica do ânus) e distúrbios da formação craniana (palpar a calota craniana para pesquisar a abertura de fontanela).[30] Na eventual suspeita de malformações, é necessário consultar o veterinário para estabelecer a conduta específica àquele problema.

Maternidade

O ambiente-maternidade deverá ser de fácil acesso, porém com movimentação controlada de pessoas, de forma a minimizar o estresse materno e a transmissão de patógenos infecciosos. À entrada da maternidade, deverá ser instalada alguma medida de desinfecção, tal como pedilúvio ou propés (protetores para os sapatos). Os cuidados com os filhotes deverão seguir protocolos rígidos de higienização. Ademais, o ambiente deverá ser arejado, de fácil limpeza e com controle acurado de temperatura e umidade relativa do ar. É importante salientar, porém, que a maternidade deverá permitir a livre circulação da mãe e fornecer, adicionalmente, uma área não aquecida para a termorregulação materna.

Identificação dos filhotes

Cada filhote deve ser identificado por meio de marcações de pelagem ou fitas coloridas, pois os cuidados neonatais precisam ser individualizados. A correta identificação do filhote permitirá a elaboração de fichas e anotações próprias, as quais deverão conter: ganho de peso, horário e quantidade do alimento fornecido artificialmente (quando necessário), observações da temperatura corporal e ambiental e notas clínicas.

Ganho de peso

A verificação do desenvolvimento e ganho de peso neonatal é considerada conduta de manejo fundamental nos primeiros dias de vida, pois está intimamente correlacionada à saúde do filhote, taxa de mortalidade neonatal e irregularidades do aleitamento, tais como desidratação e desnutrição.[30] Para tanto, deve-se realizar a mensuração do peso corporal de cada filhote por meio de balanças digitais com escalas em gramas, a cada 2 dias de vida até a segunda quinzena após o nascimento (Figura 9.5). O peso corpóreo ao nascimento pode variar de acordo com a raça e o tamanho da ninhada, em geral, de 100 a 200 g para raças de pequeno porte, 200 a 300 g para médio porte e 400 a 500 g para raças de grande porte.[25] Durante as primeiras 24 horas de vida, o filhote pode perder, fisiologicamente por desidratação, até 10% de seu peso ao nascimento.[27] Porém, a partir de tal período, o ganho de peso diário dos neonatos deverá ser 5 a 10% do peso ao nascimento, de tal forma que a partir dos 10 dias de vida, o filhote estará pesando o dobro de seu peso ao nascimento, com ganho de 2 a 4 g/dia.[25] Ao identificar baixo peso ao nascimento e ausência de ganho de peso diário, medidas clínicas deverão ser executadas com assistência veterinária para reconhecer a falha de de-

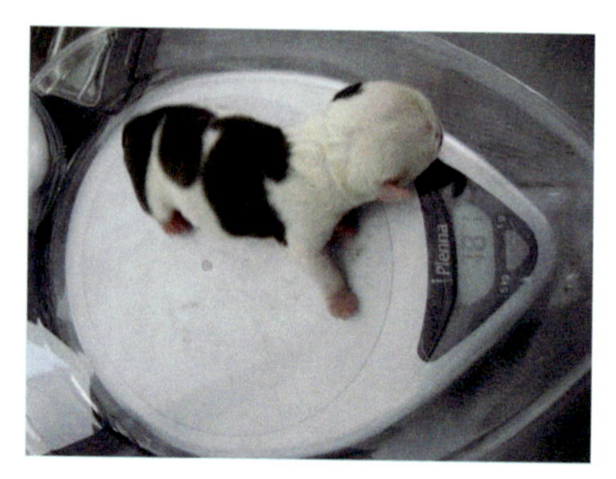

Figura 9.5 Imagem de pesagem de filhote por meio de balança digital com escala em gramas.

senvolvimento e prontamente corrigi-la. Sugere-se que o baixo peso ao nascimento esteja associado à imaturidade de vários processos fisiológicos, principalmente os cardiopulmonares.

Leite e sucedâneos do leite

Durante a primeira semana de vida, os filhotes devem mamar a cada uma ou duas horas e dormir o resto do tempo. Para transferência de imunidade adequada, devem-se alterar os tetos entre as mamadas, uma vez que a qualidade do colostro pode variar entre as mamas. Periodicamente, a mãe lambe os filhotes estimulando os reflexos de micção e defecação. Se a mãe for saudável e bem nutrida, as necessidades nutricionais dos filhotes são completamente preenchidas durante o aleitamento natural (três a quatro semanas).[27]

O aleitamento artificial é uma das formas de correção do manejo alimentar dos filhotes, especialmente para aqueles de baixo peso corpóreo ao nascimento ou órfãos. O filhote canino não utiliza a lactose como fonte de energia no período neonatal e, sim, a gordura do leite, razão pela qual o leite de cadelas apresenta alta porcentagem de gorduras e, portanto, não deve ser substituído pelo leite de vaca, que contém grande quantidade de lactose, mas é considerado pobre em gordura e outras proteínas.

As fórmulas comerciais (sucedâneos do leite) são recomendadas para o aleitamento artificial, pois ao se seguirem as corretas instruções de diluição e solubilização, possuem adequado balanceamento dos constituintes naturais do leite de cadelas. Por outro lado, pode-se instituir a receita caseira temporariamente, caso as fórmulas comercias não estejam disponíveis de imediato. Porém, deve-se salientar que os efeitos negativos (p. ex., diarreia aquosa e timpanismo, que é o excesso de gases no estômago ou intestinos) das receitas caseiras são comuns e os cuidados de armazenamento devem ser rigorosos – é preciso manter em refrigeração por no máximo 24 horas. Além disso, os filhotes alimentados com substitutos do leite podem não ter a mesma taxa de crescimento quando comparados aos de aleitamento natural.[30]

É extremamente importante verificar a temperatura corpórea do neonato antes de iniciar o aleitamento artificial, pois a hipotermia diminui o trânsito gástrico e a absorção do leite, acarretando diarreias, timpanismo ou constipação, as quais podem evoluir para necrose intestinal, septicemia e óbito.[21] Dessa maneira, a administração do sucedâneo lácteo deve ser realizada apenas quando a temperatura corpórea do filhote estiver acima de 36 °C. Se necessário, o neonato deve ser aquecido até que sua temperatura corpórea atinja a mínima exigida.

Mamadeiras *versus* sondagem gástrica

O oferecimento de sucedâneo lácteo poderá ser feito por meio de mamadeiras ajustadas ao tamanho do filhote ou por sondagem orogástrica, a depender das condições de saúde do filhote e presença ou não do vigoroso reflexo de sucção.

Quando o filhote está conseguindo mamar corretamente, deve ser amamentado por mamadeiras. O principal cuidado é o correto posicionamento do filhote ao aleitamento e evitar o escoamento excessivo ou restritivo de leite pelo orifício da mamadeira, prevenindo aspiração do conteúdo lácteo e ingestão de ar por esforço de sucção, respectivamente. O filhote deve permanecer em posição horizontal, apoiado sobre uma superfície firme e sem distensão exacerbada do pescoço. Caso o filhote tenha dificuldade de se adaptar ao aleitamento por mamadeiras, uma alternativa é umedecer com leite uma pequena esponja macia cortada em formato triangular e permitir que o filhote faça a sucção das pontas da esponja. A desvantagem desta última técnica em relação à mamadeira é a imprecisão do volume de leite a ser fornecido.

Para os filhotes com baixo vigor de sucção e deglutição, sem adequado ganho de peso, e para ninhadas numerosas, o uso da sonda orogástrica pode ser indicado. Utilizando sonda plástica de espessura compatível ao tamanho do filhote, a via gástrica é sondada e o sucedâneo é depositado diretamente no estômago do filhote.[26] Sempre que possível, a sondagem gástrica deve ser acompanhada pelo veterinário para evitar perfuração ou traumas no filhote. Em geral, é preciso medir externamente o comprimento da sonda a ser introduzida por via oral até o final da caixa torácica (sétimo espaço intercostal). A sonda é introduzida gentilmente pelo palato duro e esôfago, garantindo que não há desvio pela traqueia na ausência do reflexo de tosse. O leite é, então, administrado por seringas acopladas à sonda, lentamente para evitar a exagerada distensão gástrica, a qual não deve ser superior a 5 mL/100g. O volume e a frequência do aleitamento artificial se dão em função de peso e idade do filhote e condições de fragilidade neonatal. Em geral, preconiza-se 4 a 6 alimentações ao dia, em volume de 10 mL para filhotes de 200-300 g e 12 a 15 mL para filhotes de 400-500 g. É possível aumentar em 5 mL o volume do sucedâneo lácteo a cada semana de vida do filhote (mais detalhes sobre leite sucedâneo no Capítulo 5).

Para os filhotes amamentados artificialmente, a monitoração é fundamental, observando-se sinais como presença de leite nas narinas, regurgitação, distensão e desconforto abdominal e diarreia, os quais podem ser indicativos de alimentação excessiva, mudanças na microbiota ou até sepse.[30] A alimentação excessiva é considerada uma das principais causas de diarreia não infecciosa em filhotes.[31] Em contrapartida, choro constante, extrema inatividade, reflexo de sucção fraco e ganho de peso insuficiente são indícios de ingestão inadequada de leite.[28]

Para os neonatos órfãos, após o aleitamento é fundamental estimular a micção e defecação, fisiologicamente induzidas pela lambedura materna. Com o auxílio de um algodão umedecido em água morna, deve-se estimular a região do ânus, prepúcio ou vulva até a eliminação de fezes e urina.

Lembrete: Embora algumas pessoas tenham medo ou relutem em sondar o filhote por receio de machucá-lo, os neonatos correm maior perigo de inanição sem a sondagem do que de terem complicações com o procedimento: os principais riscos da sondagem seriam sondagem da traqueia, alimentação excessiva com risco de aspiração pulmonar e ruptura do esôfago e estômago. Embora tais adversidades sejam possíveis e consideradas sérias, são menos prováveis do que a morte do neonato por falta de alimentação, como ocorre quando o filhote não consegue mamar ou a mãe não o amamenta.

Exame neonatal

Além do acurado controle do ganho de peso dos filhotes, é possível realizar, periodicamente, o exame do filhote. Para o completo acompanhamento dos neonatos, os seguintes procedimentos devem ser instituídos: avaliação da mucosa e cavidade oral, controle da cicatrização umbilical, observação de secreções ocular, nasal e anal e testes de estímulo neurológico.

Ao analisar a cavidade oral dos filhotes, deve-se atentar à coloração das mucosas, as quais deverão ser róseas (vide *cuidados imediatos ao parto*), além da presença de fenda palatina. Já a cicatriz umbilical deve estar limpa, seca e sem qualquer evidência de secreções ou aumento de volume. E, por fim, com auxílio de algodão úmido, deve-se fazer a limpeza da região dos olhos e focinho, na tentativa de identificar secreções anormais.

Os reflexos neurológicos preservados são a garantia de desenvolvimento e sobrevivência, pois os filhotes de cães apresentam as pálpebras e os condutos auditivos fechados até aproximadamente 14-15 dias de vida. Para analisar o desenvolvimento neurológico dos filhotes, o veterinário pode ser chamado para executar uma série de testes reflexivos, tais como o reflexo de estimulação do focinho e o reflexo palpebral.

O reflexo de estimulação do focinho avalia a capacidade de identificação e direcionamento ao mamilo para o aleitamento; é testado realizando leve pressão sobre o focinho entre os dedos indicador e polegar com as mãos fechadas. O neonato deve ser capaz de responder a tal pressão executando força em direção contrária. O reflexo palpebral está presente nos primeiros dias de vida do filhote, a despeito do fechamento das pálpebras, e consiste na resposta a estímulos luminosos intensos. O reflexo magno é sua capacidade postural e tonicidade dos membros: ao movimentar a cabeça do filhote para um dos lados, ele deverá flexionar o membro anterior do lado correspondente à cabeça e estender o membro oposto. Já o reflexo de tônus flexor – realizado nos primeiros dias de vida – deverá ser a resposta imediata do filhote quando em posição supina (com o focinho para cima), aumentando o ângulo de curvatura da coluna (posição da letra C ou cifose). Entretanto, a partir de aproximadamente uma semana de vida, o filhote responde à posição supina com reflexo de tônus extensor, assumindo convexidade da coluna vertebral na região lombar (lordose) com extensão dos membros.

Além dos testes de estímulos neurológicos, os filhotes apresentam reações e posturas fisiológicas rotineiras que devem ser prontamente observadas, tais como o reflexo de termotropismo, reflexo de sucção, reflexo anogenital e reflexo de tremor. O reflexo de termotropismo demonstra a tentativa de termorregulação ao identificar locais mais aquecidos do ambiente e posicionar-se junto aos demais filhotes ou à mãe. Os reflexos de sucção e anogenital são testados quando se realiza o aleitamento e o estímulo de micção/defecação, respectivamente. Tais reflexos geralmente são perdidos ou reduzidos a partir de 20 dias de vida do filhote. Ao nascimento, o neonato canino não apresenta o reflexo de tremor para manutenção térmica, porém, tal reflexo se faz presente a partir de uma semana de vida.[26]

Quando nascem, os filhotes movimentam-se arrastando seu corpo. Entretanto, com o passar do tempo, os reflexos posturais evoluem e o filhote é capaz de manter-se apoiado nos membros anteriores a partir dos 10 dias de vida, e nos posteriores a partir de 15 dias.

Desmame

O desmame é o processo de transição entre o aleitamento materno exclusivo e a alimentação sólida. Essa transição é muito mais complexa do que simplesmente uma troca de fonte alimentar. Envolve a transformação do trato digestório do filhote, adaptado até então à dieta láctea, que deverá passar a digerir e absorver alimentos sólidos. Significa também uma grande mudança social e comportamental na vida do filhote e da cadela, que antes permaneciam juntos a maior parte do tempo. Os filhotes passarão a se tornar mais independentes e a cadela precisará reduzir a produção de leite. Caso o desmame seja abrupto, poderá ocorrer a retenção de leite nas mamas, o que causa terrível inflamação, muitas vezes com grave infecção bacteriana e morte da cadela, em alguns casos, no decorrer de cerca de 24 horas. Por tudo isso, o desmame precisa ser um processo gradual, e nunca repentino, pois poderá trazer complicações fatais imediatas, como gastroenterite no filhote e sepse na cadela, ou problemas comportamentais a longo prazo, como mania de mamar em objetos.

O processo de desmame pode ser iniciado por volta dos 21 dias de idade, quando já emergiram os primeiros dentes decíduos em filhotes da maioria das raças. Dias antes da iniciação aos alimentos sólidos, é interessante que um pote de água seja introduzido no ambiente dos filhotes, para que eles comecem a aprender a beber água sozinhos. É importante que esse pote seja pequeno e contenha pouca água, cerca de 1-2 cm de altura da coluna d'água, para evitar que os filhotes possam aspirar água com o focinho ou, no caso de vasilhas maiores, até mesmo se afogarem. É importante também usar forrações absorvíveis no ambiente, pois é comum que se molhem com a água, mas precisam ser mantidos secos para não adoecerem.

O desmame pode ser realizado com papinhas comerciais específicas para esse fim ou com rações granuladas de boa qualidade formuladas para cães em crescimento. Nos dois casos, a preparação deve ser realizada adicionando-se água ao alimento, até que ele adquira a consistência de mingau grosso. É essencial que a água seja potável, filtrada ou fervida, pois eles estarão muito vulneráveis a infecções intestinais durante o desmame. É igualmente importante que o alimento seja preparado logo antes da refeição, sempre em recipientes muito bem lavados com água e detergente, e as sobras sejam descartadas. No caso das rações granuladas, será necessário um tempo para que o grão se torne macio para ser amassado e transformado em papa. A vantagem de usar a ração granulada é que não será necessária uma nova transição da papinha comercial para a ração seca dali a alguns dias. Toda mudança de alimento deve ser gradual e ocorrer ao longo de sete dias, no mínimo.

No início, o novo alimento a ser introduzido deve ser fornecido individualmente a cada filhote na forma de papa, em uma quantidade bem pequena, cerca de uma colher de chá ou menos. A depender da iniciativa e desenvoltura de cada um, pode ser necessário que porções do tamanho de uma ervilha sejam introduzidas na boca do filhote, logo atrás dos dentes da frente, os incisivos. *Jamais* introduza o alimento atrás da língua do filhote, pois poderá inseri-lo na glote e levá-lo a aspirar a papa e engasgar, podendo morrer por pneumonia aspirativa.

O objetivo dessa primeira refeição é proporcionar a primeira experiência do filhote com o sabor do novo alimento e o contato da microbiota intestinal com seu novo substrato. Além disso, ele precisa aprender a movimentar a língua de forma a realizar a mastigação e a deglutição, processo que requer um pouco de treino. Logo após esse primeiro contato, deve-se deixá-los mamar na cadela, ou, no caso de filhotes órfãos, amamentá-los como de costume, para que a papa seja diluída com o leite e restos de alimento não fiquem retidos na boca ou no esôfago do filhote.

No dia seguinte, caso todos estejam bem e não haja sinais de diarreia, poderão receber uma refeição maior, aproximadamente o dobro da do dia anterior, e, no terceiro dia, duas vezes no dia, sempre voltando a mamar após cada refeição. Progressivamente, o número de refeições deve ser aumentado, até que os filhotes recebam cinco ou seis refeições ao dia, na quantidade prescrita pelo fabricante para cada filhote, de acordo com o peso corporal, enquanto as mamadas poderão ser espaçadas, assim como o tempo de permanência da cadela com os filhotes.

Geralmente, desde o dia da primeira refeição até o dia em que eles já recebem 4 refeições diárias, transcorrem 7-10 dias. O incremento da quantidade de alimento e da frequência de refeições depende muito do porte racial e do volume de leite que a cadela ainda fornece à ninhada. Possibilitar que os filhotes realizem uma ou duas mamadas por dia daí por diante, até mesmo semanas depois do desmame, por cerca de dois meses, não traz prejuízos aos filhotes nem à cadela, e pode ser permitido desde que não gere estresse à cadela nem impeça os filhotes de ingerir alimentos balanceados para essa fase de seu desenvolvimento.

Nunca permita que filhotes em fase de desmame se alimentem sem supervisão, pois não é raro que algum filhote engasgue e precise ser socorrido imediatamente. Há casos em que a ração da cadela é mantida no ambiente onde está a ninhada, e os filhotes por conta própria comem a ração seca avidamente. Há certo risco nessa situação, pois pode ocorrer o engasgue e, consequentemente, a morte por asfixia. Além disso, algumas cadelas mais dominantes ou possessivas podem agredir os filhotes que se aproximarem da vasilha.

Outro ponto importante é que se deve evitar que um filhote ingira o alimento do outro. Nessa fase, eles podem ser muito vorazes e fazer uma dilatação gástrica por excesso de alimento, enquanto outros podem não conseguir ingerir sua dose diária por ter de competir com os irmãos. Supervisão constante é essencial. No caso de filhotes muito famintos, deve-se aumentar o número de refeições, e evitar fornecer excesso de alimento de uma só vez.

É fundamental estar atento à prescrição correta de cada produto para que o desenvolvimento do filhote seja adequado. Excesso de ração frequentemente leva à diarreia. A partir do desmame, a taxa de crescimento é muito acelerada, e o uso de dietas caseiras ou de qualidade duvidosa pode comprometer seriamente o desenvolvimento do esqueleto e dos músculos dos filhotes, mesmo em um curto espaço de tempo.

MORTALIDADE PERINATAL CANINA

Diferentes estudos indicam que cerca de 25% dos filhotes de cães não chegam ao desmame. Em condições ideais, todos os fetos formados deveriam se desenvolver até o desmame, porém, a mortalidade em uma ninhada pode chegar a 100% em algumas situações.[32,33] As principais causas de mortalidade perinatal na espécie canina são infecções bacterianas e virais,[33-38] as quais poderiam ser evitadas com investimentos em diagnóstico, tratamento e prevenção.

Sinais de doença e/ou morte fetal podem ser observados ao exame ultrassonográfico da cadela gestante, como, por exemplo: vesículas embrionárias vazias (morte e reabsorção embrionária – entre 25 e 35 dias de gestação), frequência cardíaca diminuída (bradicardia) ou ausente, subdesenvolvimento e malformações (de 24 dias de gestação até o parto).[39] Já nos neonatos, importantes sinais de problemas são a falta de tônus muscular, apatia, incapacidade de mamar e ausência de ganho de peso. Em muitos casos, os neonatos nascem normais, mas mostram-se progressivamente mais fracos, perdem peso e morrem em pouco tempo, condição muitas vezes referida como *síndrome do definhamento neonatal* (*Fading Puppy Syndrome*), caracterizada por sinais clínicos inespecíficos que podem decorrer de inúmeras doenças, mas não representa uma enfermidade específica.[26]

A prevenção da mortalidade perinatal canina depende da identificação e eliminação dos fatores que aumentam o risco de doença nos filhotes, assim como do diagnóstico da causa de mortalidade quando ela ocorrer, para que medidas específicas sejam estabelecidas.

Os principais fatores relacionados ao risco de mortalidade perinatal na espécie canina são: infecções na cadela (aparentes ou inaparentes), higiene precária no ambiente da ninhada, ingestão de colostro insuficiente ou tardia, baixo peso e subdesenvolvimento do filhote, tríade do recém-nascido (hipotermia, hipoglicemia e desidratação), parto anormal (distócico e/ou cirúrgico) e falta de habilidade ou separação materna.

Fatores de risco para o feto e o neonato canino

Infecções na cadela

A principal fonte de infecção para o neonato é a sua mãe. Devem ser consideradas situações de alto risco para os fetos ou neonatos quando a cadela apresenta metrite, mastite, dermatite, gastroenterite, periodontite, cistite, pneumonia ou qualquer outro foco de infecção, pois o agente infeccioso em questão poderá acometer gravemente o feto ainda no útero ou o neonato logo após o nascimento.

Uma importante fonte de infecção para o neonato canino é o leite da cadela. A síndrome do leite tóxico, como já descrito, é o nome atribuído ao quadro de infecção neonatal (sepse neonatal) decorrente de contaminação ou toxinfecção bacteriana a partir do aleitamento materno. Cadelas com mastite podem servir de fonte de infecção para os filhotes, mas a presença de bactérias patogênicas foi também demonstrada no leite de cadelas que não apresentavam sinais clínicos da inflamação.[19]

Cadelas aparentemente livres de infecções também podem representar risco para os filhotes. Alguns microrganismos que causam doença e morte em fetos ou recém-nascidos são considerados patógenos "discretos" ou "insidiosos", que podem permanecer por algum tempo no organismo de um cão adulto saudável, sem que ele demonstre sinais de doença. Incluem-se nesse grupo inúmeras bactérias,[19,35,38,40] alguns vírus[36] e protozoários[35,41] (Tabela 9.2). Uma cadela infectada por esses agentes insidiosos pode parecer perfeitamente normal durante o cio, a gestação, o parto e o pós-parto, e servir de fonte de infecção fatal para seus filhotes. Ocasionalmente, sobretudo em situações estressantes, os cães adultos podem manifestar sinais clínicos de infecções, como secreção ocular, diminuição de plaquetas sanguíneas (trombocitopenia), aumento de gamaglobulinas sanguíneas (hipergamaglobulinemia) e diminuição de albumina sanguínea (hipoalbuminemia). As cadelas podem apresentar discretas alterações no exame de san-

Tabela 9.2 Exemplos de agentes infecciosos potencialmente perigosos para fetos e neonatos caninos que podem estar presentes em cadelas aparentemente saudáveis.

	Nome do agente
Bactérias	*Brucella canis*[48] *Escherichia coli*[40] *Staphylococcus pseudintermedius*[60] *Streptococcus* spp.[40]
Vírus	Herpesvírus canino[65] Vírus diminuto dos caninos[49]
Protozoários	*Toxoplasma gondii*[35] *Neospora caninum*[35] *Leishmania infantum*[41]

gue (hemograma), porém, o mais comum nessas infecções é não haver alterações significativas por algum tempo. Assim, a ausência de sinais clínicos dificulta o diagnóstico, pois nada sinaliza o problema na cadela.

A prevenção de infecções maternas (aparentes ou não) requer um bom manejo sanitário, com realização de exames específicos como sorologias e PCR (reação em cadeia da polimerase), além de regime de quarentena para animais ingressantes no plantel e para aqueles que saem do canil e retornam após acasalar ou competir.

Higiene precária

O filhote enfrenta um grande risco de contrair infecções ao nascer, o qual será maior ainda se o ambiente estiver sujo e contaminado. Restos de placenta, sangue, líquido amniótico, fezes e urina são substratos para o crescimento de bactérias e podem representar importantes fontes de infecção, assim como a pele, a boca e o sistema reprodutor da cadela, de onde vem grande parte das bactérias responsáveis por infecções fatais em fetos e neonatos caninos.[19,38,40]

As práticas de higiene devem garantir a remoção efetiva de potenciais fontes de infecção, mas, ao mesmo tempo, não podem atrapalhar o desenvolvimento da flora bacteriana saudável que deverá colonizar o filhote logo após o nascimento. Durante o nascimento, o filhote entra em contato com microrganismos que habitarão seu corpo e garantirão sua saúde, compondo a flora ou microbiota do sistema digestivo, respiratório, reprodutor e da pele. Esses microrganismos benéficos são muito necessários e não devem ser perturbados nessa fase da vida. Por essa razão, o uso excessivo de antissépticos ou antibióticos deve ser evitado quando possível.

Desse modo, os cuidados com a limpeza do ambiente da ninhada são extremamente importantes para a prevenção de infecções e da mortalidade perinatal. A cama deve ser mantida limpa, livre de secreções vaginais da cadela, de fezes e de urina dos filhotes. Para facilitar a limpeza, especialmente nos primeiros dias após o nascimento dos filhotes, é interessante utilizar materiais descartáveis, como tapetes higiênicos. Outra opção é o uso de forração com tecidos laváveis, como toalhas ou lençóis, mas, nesse caso, é importante que a lavagem seja exclusiva e separada dos demais panos da casa, visto que muitas bactérias presentes nas secreções do pós-parto são zoonóticas, ou seja, podem causar infecção em humanos.[35,38,42] Por essa importante razão, todo o manuseio de substâncias como sêmen, secreções do cio, do parto e do pós-parto durante a lavagem de panos e o banho na cadela após o parto, assim como os cuidados com os recém-nascidos, deve ser realizado com proteção adequada, com o uso de luvas descartáveis. Deve-se tomar cuidado para evitar o contato de tais materiais com os olhos ou a boca, que representam importantes portas de entrada para a infecção de pessoas por algumas bactérias como *Brucella canis*, *Staphylococcus* spp., *Escherichia coli*, *Klebsiella pneumoniae*, dentre outras.

É interessante que sejam realizadas a higienização da cadela e a remoção das secreções do parto, mas somente depois do seu término, e após todos os filhotes terem ingerido algumas doses de colostro, tão logo a cadela tenha descansado e esteja recuperada, em geral 12 a 36 horas depois do nascimento do último filhote. É extremamente importante que restos de placenta e sangue sejam removidos da pele e do pelo das cadelas, o que algumas vezes requer um rápido banho que pode ser restrito à região posterior (perivulvar) e às mamas. Devem ser usados produtos *neutros e sem perfume*, pois qualquer odor diferente pode dificultar muito o reconhecimento da mãe pelos filhotes. Eles podem se recusar a mamar por algum tempo por haver a presença de cheiros estranhos nas mamas da cadela, o que é muito perigoso para um recém-nascido canino.

Lembrete: Deve-se criar o hábito de usar luvas descartáveis ao manipular neonatos saudáveis, doentes ou suspeitos, para evitar o risco de transferir microrganismos do ser humano para o cão e vice-versa. Além disso, as luvas e todo o material contaminado não devem ser descartados em lixo comum, mas em local apropriado, se possível recolhido por empresas especializadas. Para tanto, verifique as normas do centro de controle de zoonoses e/ou vigilância sanitária do município.

Imunodeficiência

O sistema imunológico do neonato canino é muito imaturo no momento do nascimento. Por isso, ele não está preparado para enfrentar sozinho os desafios impostos por inúmeros microrganismos presentes em sua própria mãe, no ambiente e nas pessoas que entram em contato com a ninhada. Uma adaptação impressionante chamada *imunidade passiva* é capaz de contornar essa deficiência imunológica. Trata-se da transferência de anticorpos produzidos pela mãe, principalmente por meio da ingestão do colostro pelos filhotes logo após o parto e, também, em menor quantidade, através da placenta ainda no útero.[43]

Dentro do útero, o filhote encontra-se protegido da maioria das ameaças à vida, embora alguns microrganismos sejam capazes de invadir a cavidade uterina ou placenta da cadela e comprometer a saúde do feto. Após o nascimento, os desafios aumentam muito, com os microrganismos ganhando acesso direto a boca, trato gastrointestinal, narinas, cordão umbilical e pele dos recém-nascidos. Como o filhote estava até então no interior do útero materno, no parto e no primeiro dia de vida, o seu sistema imunológico encontra-se pela primeira vez vulnerável a todos os desafios infecciosos que estiverem ao seu redor. Nesse momento, as fontes de infecção mais próximas do filhote são sua mãe, a cama da ninhada, o canil e as pessoas que tiverem contato direto com a ninhada.

Não devem ser permitidos outros animais e pessoas em contato com a ninhada nas primeiras duas semanas de vida, além daqueles estritamente necessários ao manejo e à socialização dos cães. Antes de manipular os filhotes, deve-se lavar bem as mãos e, sempre que possível, utilizar luvas descartáveis para cuidar da ninhada ou realizar limpeza da cama. Tais cuidados são importantes para proteger os filhotes e também para proteger as pessoas de agentes infecciosos, conforme já descrito.

Para garantir que a imunidade se desenvolva de forma plena, é fundamental que o recém-nascido tenha acesso ao colostro *imediatamente* após o nascimento. Sempre que possível, é importante tomar as medidas necessárias para que a cadela tenha condições de amamentar os filhotes logo após o nascimento, mesmo em caso de parto cirúrgico. Um estudo muito interessante com neonatos caninos documentou que *a redução da transferência* de anticorpos colostrais ao longo das primeiras horas de vida é dramática, sendo praticamente nula 12 horas após o nascimento.[43]

Quando o filhote não for capaz de mamar voluntariamente, é muito importante que a cadela seja ordenhada, e o colostro, fornecido com o auxílio de mamadeira ou sonda orogástrica na proporção de 1mL/100g de peso do filhote, a cada duas horas, pelo menos até completarem 12 horas do nascimento, quando então poderá ser instituída alguma formulação que substitua o leite materno. Todavia, sempre que possível, o leite da cadela deverá ser preferido, pois nenhuma formulação apresenta as mesmas qualidades do leite materno natural. Para a ordenha, treinamento e delicadeza são muito importantes, pois não é uma tarefa fácil em alguns casos. Todo cuidado é pouco para evitar dor e lesões nas mamas da cadela durante a ordenha, pois em caso de desconforto ou estresse, a liberação do leite não ocorre. Além disto, hematomas e escoriações nas mamas podem predispor à mastite e pôr em risco toda a ninhada e a mãe. A ordenha pode ser facilitada quando realizada em uma mama ao mesmo tempo em que os filhotes mamam nas demais, aproveitando a ejeção de leite que ocorre durante o aleitamento natural, ou com o uso de medicamentos que a induzam.

Quando for possível coletar maiores volumes de colostro, o mesmo poderá ser congelado em *freezer* a -20 °C e armazenado por até 3 meses, em porções individuais, constituindo-se assim um *banco de colostro*. É importante que, nesse caso, seja tomado extremo cuidado para evitar a contaminação do colostro coletado, com a cuidadosa higienização das mãos e das mamas antes da ordenha, assim como com a esterilização dos materiais utilizados na colheita e armazenamento. Igualmente importante é garantir que a doadora do colostro tenha boa saúde e seja livre de infecções transmissíveis pelo leite.

Outra alternativa como fonte de imunidade passiva para o filhote é o uso de plasma ou soro sanguíneo de cães adultos saudáveis. Há relatos do uso de soro sanguíneo canino na dose de 2,2 mL/100g de peso corporal, por via oral ou subcutânea, nos recém-nascidos caninos que não mamaram colostro.[44,45] Embora mais prática, a utilização por via oral não resultou em redução da mortalidade perinatal,[46] e sua eficácia pode ser limitada pelo rápido declínio da permeabilidade intestinal às imunoglobulinas.[43] Por essa razão, a via subcutânea deverá ser preferida quando o filhote apresentar mais do que 12 horas de vida, embora haja o risco de inflamação no local de aplicação.

Lembrete: Quando o filhote não ingerir colostro logo após o nascimento, é muito importante proporcionar ao neonato outras fontes de imunidade passiva.

Baixo peso e subdesenvolvimento fetal e neonatal

Filhotes que nascem menores do que o normal e/ou que não ganham peso após o nascimento apresentam maior risco de morte.[47] Infecções bacterianas e virais foram relacionadas a filhotes com baixo peso e subdesenvolvidos.[48,49]

A diferença de tamanho entre irmãos de uma mesma ninhada deve-se a particularidades de cada filhote ou a acontecimentos em sua vida intrauterina ou logo após o parto, e não à diferença de idade entre eles. Em ninhadas muito numerosas, é mais frequente a ocorrência de filhotes pequenos, pois eles competem pelo suporte sanguíneo do útero. O contrário também ocorre, com filhotes muito grandes nas ninhadas menos numerosas, especialmente quando há um feto único, sendo comum a ocorrência de distocia devido ao crescimento excessivo do filhote, que tem todo o suprimento de nutrientes à sua disposição.

Infecção e inflamação da placenta, ou placentite, comprometem as trocas de nutrientes, oxigênio e catabólitos fetais, o que pode levar ao subdesenvolvimento e até a morte do feto, com a possibilidade de abortamento, parto prematuro e nascimento de filhotes com baixo peso, fracos ou mortos. A infecção da placenta pode levar à infecção do próprio feto, o que também poderá acarretar subdesenvolvimento e morte fetal, com a mesma apresentação clínica citada acima, porém, nesse caso, com a presença do agente infeccioso nos tecidos fetais. Nos casos em que houver infecção apenas da placenta, e não do filhote, o diagnóstico da causa da morte fetal (diagnóstico etiológico) poderá ser definido apenas se a placenta for encaminhada para exame.

Dessa maneira, os filhotes que nascem muito pequenos devem ser acompanhados com atenção, pois em geral são mais fracos e estão em desvantagem diante dos irmãos, muitas vezes apresentam dificuldades para mamar e, ainda, podem ser portadores de doenças.

Tríade do recém-nascido

A imaturidade fisiológica do recém-nascido da espécie canina o torna especialmente vulnerável ao frio e à falta de ingestão de leite, com o risco de apresentar diminuição da temperatura corporal (hipotermia), redução do nível de glicose no sangue (hipoglicemia), e do teor de água corporal (desidratação). A interação potencializadora entre esses três distúrbios, que se agravam mutuamente e debilitam progressivamente o filhote, é conhecida como *tríade do recém-nascido*.[31]

Essa tríade é caracterizada por agravamento progressivo quase sempre fatal e representa um fator determinante da rápida evolução desfavorável dos neonatos enfermos. O filhote de baixo peso, debilitado, fraco ou sem apetite corre maior risco, por não conseguir mamar com eficiência e nem se aconchegar junto ao calor da mãe.

É muito importante ressaltar que as atividades do organismo, como digestão, nutrição, crescimento, ganho de peso e respostas imunológicas (reações das células de defesa e dos anticorpos) dependem de uma temperatura corporal *ótima* para acontecerem. Quando o recém-nascido “esfria”, todas as suas funções tornam-se mais lentas ou são paralisadas, inclusive a digestão do leite e a absorção de medicamentos. Alimentar um neonato hipotérmico o expõe ao risco de parada no trânsito gastrointestinal e supercrescimento bacteriano no leite estagnado no tubo digestivo, com a possibilidade de sepse neonatal, quase sempre fatal nessas condições. Por isso, nunca se deve alimentar um neonato hipotérmico, pois, ao invés de reverter a hipoglicemia, poderá agravá-la.

Diante da hipotermia, a atividade do sistema nervoso também é reduzida, por isso pode induzir apatia, sonolência e até coma e parada cardiorrespiratória. Portanto, a manutenção da temperatura ideal (ambiental e corporal do filhote) é de extrema importância na manutenção de uma ninhada.

Por sua vez, o leite ingerido pelo filhote é fonte de calorias, hidratação e imunidade. Normalmente, ele mama em curtos intervalos de tempo em sua mãe, obtendo constantemente as calorias, os eletrólitos e a água necessários à sua sobrevivência. Além disso, as atividades do filhote ao mamar e se aconchegar junto da mãe ajudam a manter seu corpo aquecido, o que é muito favorecido em um ambiente adequado e climatizado com temperatura em torno de 30 °C.

Nas primeiras semanas de vida, os neonatos são muito vulneráveis à falta de ingestão de alimento, pois suas reservas energéticas teciduais são mínimas e seus mecanismos hormonais responsáveis pela manutenção dos níveis de glicose no sangue ainda são imaturos.[31] Portanto, quando o filhote adoece e perde o apetite, ou, por qualquer razão, é privado de alimentação, rapidamente suas limitadas reservas energéticas são consumidas, e a glicose disponível na circulação é reduzida, havendo grande risco de se tornar hipoglicêmico. Durante a hipoglicemia, a atividade muscular e do sistema nervoso é reduzida, o filhote torna-se sonolento e pode entrar em coma, por isso o nível de glicemia deve ser corrigido prontamente. A redução do metabolismo e da atividade física do filhote podem levar à diminuição de sua temperatura corporal. Nessas condições, dificilmente o filhote terá forças para mamar, e, mesmo que consiga, a digestão e a absorção estarão profundamente comprometidas.

O terceiro aspecto crítico na tríade do recém-nascido é a desidratação. Com a falta de ingestão de leite, o neonato é privado de sua única fonte de água. Em organismos mais maduros, como os cães acima de seis meses, a falta de ingestão de água é acompanhada de mudança no funcionamento dos rins, que passam a produzir uma urina extremamente concentrada e economizar a água do organismo. Os rins dos neonatos são ainda muito imaturos e não possuem a capacidade de concentrar a urina, permitindo a perda de água em uma urina diluída mesmo quando o filhote está desidratado. A desidratação pode agravar-se mais rapidamente quando ocorrer diarreia, vômito, superaquecimento e/ou baixa umidade do ar. Por essa razão, na tríade, o neonato tende a tornar-se progressivamente desidratado, e o seu sangue cada vez mais viscoso, ao ponto de comprometer a circulação sanguínea e a oxigenação dos tecidos, com iminente risco de morte (Figura 9.6).

Dessa forma, um filhote fraco, doente, ou que, por qualquer razão, tenha sido privado de alimentação e de ambiente aquecido por algumas horas, pode desenvolver apatia profunda, se recusar a mamar e não ser capaz de se recuperar sem a imediata e correta intervenção do criador/proprietário e/ou do veterinário. Muitas vezes, o filhote encontra-se afas-

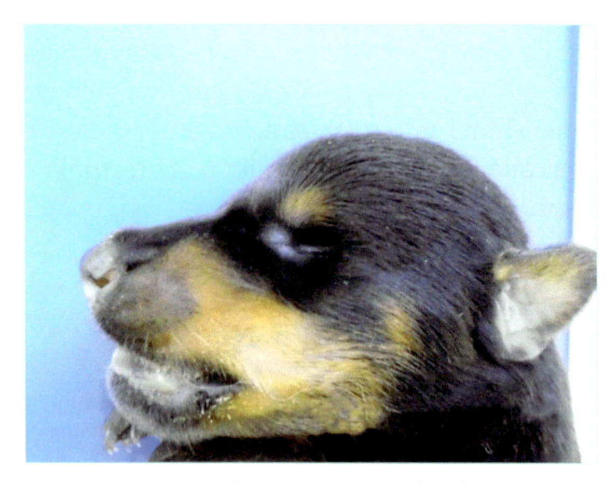

Figura 9.6 Imagem de neonato morto devido a sepse bacteriana aos quatro dias de vida. Observar olhos fundos (enoftalmia) devido à extrema desidratação.

tado da mãe, pois está muito fraco para se movimentar, o que é interpretado por muitos como "rejeição do filhote doente pela cadela".

Um filhote em tríade neonatal necessita de cuidados intensivos imediatos. O ideal é a internação em uma Unidade de Tratamento Intensivo Neonatal (UTIN) para a correção simultânea de sua glicemia, temperatura corporal e desidratação, antes que ele possa ser novamente alimentado por via oral. Como fora dito anteriormente, *nunca* se deve alimentar um filhote hipotérmico.

Assim, o ideal é que a glicemia seja corrigida por meio de suplementação por via intravenosa ou intraóssea, procedimentos que devem ser realizados apenas por veterinário com experiência em intensivismo neonatal, devido às inúmeras complicações que podem advir da falta de treinamento adequado. Na ausência desse recurso, as seguintes medidas podem auxiliar na recuperação de alguns filhotes em tríade neonatal, e devem ser realizadas nesta ordem:

1. Instilar uma gota de solução de dextrose ou glicose a 50% sob a língua do filhote a cada 10-20 minutos.
2. Acomodar o filhote em um ambiente aquecido a 36 °C; aferir a temperatura retal do filhote no momento em que ele for inicialmente atendido e, posteriormente, a cada hora.

3. Administrar, via sonda orogástrica, soluções eletrolíticas para hidratação oral, preferencialmente aquelas que contenham dextrose a 5%. Deve-se administrar 1 mL/100g de peso corporal da solução aquecida a 36 °C, a cada 30 minutos, até que o filhote atinja a temperatura corporal de 36 °C, quando então o fornecimento de leite deve ser reiniciado.

É importante salientar que à medida que a temperatura corporal do filhote aumenta, seu metabolismo também cresce, elevando-se o consumo de glicose pelas células e agravando a hipoglicemia e suas consequentes lesões no sistema nervoso. Assim, *as chances de o neonato em tríade sobreviver aumentam muito quando ele é tratado em uma UTIN*, onde sua glicemia pode ser monitorada e corrigida e, ao mesmo tempo, pode-se corrigir sua desidratação com a administração de soluções eletrolíticas adequadas por via intravenosa ou intraóssea.

Considerações importantes para o acompanhamento do filhote em tríade neonatal
Com o auxílio de um glicosímetro de uso doméstico, pode-se monitorar a evolução da glicemia do filhote com a colheita de uma pequena gota de sangue do coxim a cada quatro horas. O retorno à temperatura normal deve ser lento e, dependendo da intensidade da hipotermia, podem ser necessárias 12 horas para se corrigir a temperatura.

Parto anormal (vaginal ou cirúrgico)

A distocia materna ou fetal, abordada em mais detalhes no Capítulo 8 deste livro, é também um importante fator de risco. O trabalho de parto prolongado está relacionado a diminuição da oxigenação fetal, aumento excessivo de ácido lático e debilidade neonatal, com escores Apgar baixos.[50]

O filhote nascido deprimido devido à distocia ou anestesia pode demorar algumas horas para ingerir o colostro, o que o coloca em risco também de imunodeficiência neonatal. Nos casos de cesarianas eletivas mal planejadas, há ainda a possibilidade de que a cadela não tenha iniciado a lactação no momento do parto, o que também coloca os filhotes em risco de imunodeficiência, visto que a partir de 8 horas após o nascimento, há grande comprometimento da absorção de imunoglobulinas.[43]

As principais alterações do período neonatal decorrem da baixa de oxigênio (hipoxia) por alterações na circulação uteroplacentária e distúrbios do cordão umbilical durante as contrações uterinas intensas e prolongadas.[51] A força das contrações e a pressão sobre a região pélvica criam um ambiente de hipoxia fetal. A asfixia prolongada ou intermitente *in utero* e durante o parto resulta em menor vitalidade do neonato e diminui sua capacidade de adaptação à vida extrauterina.[52] Os neonatos provenientes de partos difíceis apresentam maiores riscos de sequelas neurológicas posteriores.[53]

Em cães, foi demonstrado que recém-nascidos provenientes de parto distócico com auxílio obstétrico apresentaram maior grau de depressão ao nascimento, demonstrando que o estresse da distocia prejudica a vitalidade neonatal. A distocia compromete o período adaptativo do neonato, prolongando a hipoxia neonatal.[54]

Para filhotes nascidos de cesariana, a frequência respiratória aos 60 minutos após o nascimento é significativamente menor em comparação àqueles nascidos de parto normal.[29] Além disso, 85% dos neonatos de cesariana apresentam mucosas azuladas (cianóticas) ao nascimento, enquanto somente 30% dos neonatos nascidos por parto vaginal normal apresentam tal alteração. Dessa maneira, os neonatos nascidos de cesariana recebem escore Apgar significativamente reduzido nos primeiros minutos do nascimento. Devido às características da maioria dos medicamentos anestésicos, todos são potencialmente capazes de atravessar a barreira hematoplacentária e causar depressão fetal em diferentes graus.[55] Em contrapartida, filhotes nascidos de fêmeas em distocia, porém obstetricamente assistidas, não apresentaram Apgar inferior aos eutócicos. Sendo assim, é possível inferir que o rápido auxílio obstétrico ao parto complicado é fundamental para a sobrevivência do neonato.[29]

O disparo para o início da respiração pulmonar nos neonatos ocorre por estímulos táteis, térmicos e moderada privação de oxigênio durante o parto.[56] Durante a primeira entrada de ar no pulmão (inspiração), somente parte dos alvéolos pulmonares são inflados e, portanto, qualquer influência pode comprometer a adequada expansão alveolar. Ainda nessa fase, os pulmões estão preenchidos por líquido amniótico com baixa concentração de oxigênio solúvel. Durante o mecanismo fisiológico do parto, ocorre a ativação dos pulmões como órgãos respiratórios. Neonatos nascidos de cesariana apresentam diferenças no amadurecimento pulmonar, em comparação aos nascidos por via vaginal.[29] Ao proceder a cesariana previamente ao desencadeamento fisiológico do parto, os mecanismos de maturação final dos pulmões não são adequadamente ativados. Em seres humanos, foi comprovado que as alterações na função pulmonar foram significativamente inferiores em neonatos nascidos de cesariana eletiva em comparação aos nascidos por via vaginal.[57] Por essa razão, na reprodução canina, é extremamente importante que seja determinada a data ideal para a realização de cesarianas eletivas, pois os últimos dias do desenvolvimento dos fetos no útero materno são muito importantes para a saúde do neonato, e o processo hormonal de desencadeamento do parto promove adaptações importantes no organismo do filhote e da mãe, devendo ser respeitado mesmo nos partos cirúrgicos. Todavia, em certas situações, a critério do veterinário, pode ser indicada a realização de cesarianas emergenciais antes que os mecanismos fisiológicos tenham sido iniciados.

Os recém-nascidos caninos oriundos de cesariana não apresentam reflexo adaptativo eficiente (reflexo de respiração). Acredita-se que a ausência do estímulo compressivo do canal vaginal nos neonatos nascidos por cesariana reduz a respiração reflexa. Da mesma forma, crianças nascidas de cesariana podem apresentar estresse respiratório transitório por não reabsorverem o fluido pulmonar de maneira eficaz.[58] Como consequência, observa-se maior frequência (30%) de alterações pulmonares em imagens radiográficas torácicas. Portanto, a troca gasosa durante as primeiras inspirações é menos eficiente e acarreta severa hipoxia, acúmulo de CO_2 no sangue e mucosas azuladas em filhotes após cesariana.[29]

Falha de comportamento materno e orfandade

Cadelas que não têm habilidade para cuidar dos filhotes os expõem a risco de desenvolver a tríade neonatal, pois não possibilitam amamentação adequada e nem permanecem junto dos filhotes tempo suficiente para mantê-los aquecidos. Uma situação extrema de alteração do comportamento materno canino é a prática de infanticídio e canibalismo, muitas vezes relacionado ao estresse materno, sobretudo devido a instalações inadequadas e falta de privacidade para a cadela.

Alguns fatores externos que podem estar relacionados ao comportamento inadequado da cadela são: excesso de ruídos, falta de privacidade na maternidade, mudança de ambiente, proximidade de cães dominantes ou agressivos, visitas de pessoas estranhas, falta de experiência materna e calor excessivo.

Cadelas em recuperação anestésica ou doentes podem não ter interesse em cuidar dos filhotes e, em casos extremos, até praticar canibalismo, especialmente em crises de hipocalcemia, hipoglicemia e febre alta por mastite e metrite.

Lembrete: É muito importante que cadelas sob efeito de drogas anestésicas sejam supervisionadas durante todo o tempo em que estiverem com os neonatos, pois além de não cuidar dos filhotes, podem rejeitá-los ou causar-lhes lesões traumáticas por excitação pós-anestésica ou incoordenação motora.

Nos casos de morte da cadela ou quando for necessário retirar os recém-nascidos dos cuidados maternos por alguma razão, os filhotes órfãos estarão em condições de alto risco, diante da imensa demanda de atenção e cuidados exigidos para satisfazer às suas necessidades básicas. Alimentação, aquecimento, higienização, pesagem e estimulação anogenital para promover defecação e micção, descritos em maiores detalhes em outra seção deste capítulo, exigem dedicação intensiva e, muitas vezes, o revezamento entre diferentes pessoas, para ser possível cumprir todas as tarefas por cerca de três a quatro semanas e obter êxito na criação dos filhotes órfãos.

A troca de filhotes entre cadelas, realizada por inúmeros criadores por diversas razões, deve ser praticada com extrema cautela. Além de haver grande risco de que o filhote "adotado" seja agredido pela "mãe adotiva", há ainda o risco elevado de transmissão de doenças, inclusive do filhote adotado para a ninhada que o recebeu e vice-versa.

Principais doenças do período perinatal

Sepse bacteriana perinatal

A grande maioria dos recém-nascidos caninos que adoecem e morrem são acometidos por infecções bacterianas oportunistas.[33-35,38,59] Bactérias presentes no canal vaginal,[28,49] na pele, na boca e no leite da cadela[26,50] podem levar a infecção dos fetos ainda no útero ou dos recém-nascidos após o parto (Figura 9.7). As lesões mais frequentemente observadas são:

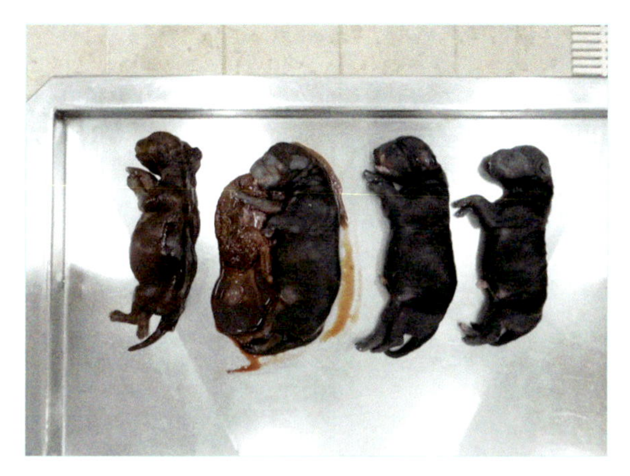

Figura 9.7 Imagem de quatro fetos mortos por infecção bacteriana intrauterina por *Staphylococcus* sp. multirresistente a antibióticos. Os nove irmãos de ninhada nascidos vivos e infectados não responderam à antibioticoterapia instituída e sete morreram em decorrência da sepse bacteriana. Diante do resultado do antibiograma e da modificação do tratamento, dois neonatos se recuperaram e sobreviveram.

pneumonia, inflamação do coto umbilical (onfalite), inflamação intestinal (enterite), inflamação da pele (dermatite), inflamação do fígado (hepatite), inflamação do sistema nervoso (encefalite) e/ou infecção generalizada.[21,25] As espécies de bactérias mais isoladas em casos de infecção perinatal em cães são: *Escherichia coli*, *Staphylococcus* spp., *Streptococcus* spp., *Klebsiella pneumoniae*, *Proteus mirabilis*, *Enterococcus faecalis*, *Pseudomonas aeruginosa* e *Brucella canis*.[34,56]

A ingestão de colostro insuficiente ou tardia tem importante papel na ocorrência dos casos de infecções oportunistas neonatais, mas não justifica os casos de infecção de fetos ainda no útero. Poucos estudos analisaram sistematicamente o papel da microbiota vaginal da cadela na ocorrência de infecções fetais, mas bactérias comuns em infecções neonatais foram encontradas no canal vaginal de cadelas.[40,60]

O filhote acometido por infecção bacteriana muitas vezes perde o apetite, recusa-se a mamar e evolui rapidamente para o quadro clínico de tríade neonatal. O tratamento para reverter a tríade e combater a infecção bacteriana deve ser prontamente instituído, caso contrário, o neonato poderá desenvolver o quadro de choque circulatório, sofrer perda da consciência e morrer em algumas horas. Uma vez revertida a tríade, é interessante que o neonato seja mantido em alimentação forçada via sonda orogástrica até que o reflexo de sucção e o apetite estejam plenamente recuperados, o que dependerá da resposta ao tratamento antimicrobiano, em geral em 48 a 72 horas.

É frequente a infecção por bactérias resistentes a antibióticos, especialmente em plantéis submetidos a uso indiscriminado de antibióticos.[60-62] Por essa razão, sempre que possível, o tratamento antimicrobiano deverá ser direcionado a partir de testes de sensibilidade. Todavia, devido ao curso rápido da doença nos neonatos, não é possível esperar o resultado de um antibiograma para iniciar o tratamento. Diante disso, informações sobre diagnósticos realizados em irmãos de ninhada, ou de gestações anteriores no mesmo plantel, podem ajudar na escolha do melhor medicamento para o tratamento do neonato enfermo.

Nos casos de infecção fetal, um dos sinais relatados é a bradicardia detectada ao exame ultrassonográfico, além de morte fetal e secreção vaginal que pode ser sanguinolenta, marrom, esverdeada ou purulenta.

Lembrete: Toda secreção vaginal observada durante a gestação é anormal e indica a necessidade de investigação diagnóstica.

A *prevenção* da sepse bacteriana perinatal começa *antes do acasalamento*, com a garantia de saúde plena da cadela. Doenças relacionadas a infecções bacterianas devem ser diagnosticadas e tratadas antes que a cadela esteja gestante, para possibilitar maior liberdade de escolha do medicamento e eventuais procedimentos anestésicos, se necessários ao tratamento. Periodontite, otite, dermatite e cistite são doenças comuns em cães que podem representar fontes de infecção bacteriana para o feto e o neonato. Tais processos devem ser diagnosticados e tratados antes que a cadela entre no cio.

Infecções bacterianas transmissíveis são também importantes causas de doença em fetos e neonatos caninos. Uma das principais bactérias que se enquadram nesse grupo é a *Brucella canis*. Apesar de não ser um componente normal da microbiota da cadela, são organismos muito adaptados aos cães e podem persistir no organismo canino por longos períodos, até mesmo vários anos, sem ocorrerem sinais clínicos da infecção nos adultos. Já nos filhotes, podem ocasionar infecção generalizada e morte do feto ainda no útero ou do neonato de alguns dias até semanas após o nascimento.[48] É importante ressaltar que cadelas portadoras da infecção por *Brucella canis* podem abortar, mas em muitos casos nascem filhotes vivos e portadores da infecção, a qual pode se perpetuar dessa forma por gerações e ser transmitida às pessoas que cuidam desses filhotes.[42] Maiores detalhes sobre a brucelose canina serão abordados no Capítulo 11 deste livro.

Infecções virais

Os mesmos agentes virais capazes de causar doença em cães adultos podem também infectar fetos e neonatos. Entretanto, devido à imaturidade do sistema imunológico dos animais muito jovens, as infecções virais costumam ser devastadoras e fatais. Herpesvírus canino, vírus diminuto dos caninos, adenovírus canino e morbilivírus canino foram relatados em casos de mortalidade fetal e/ou neonatal.[49,63-65]

Por sua vez, a vacinação sistemática dos cães contra as principais viroses (parvovirose, cinomose, hepatite) limita a circulação desses vírus no plantel, aumenta a imunidade materna e consequentemente a imunidade passiva no filhote. Já outros vírus, contra os quais não há vacinação sistemática (p. ex, herpesvírus, vírus diminuto dos caninos), podem ocasionar surtos nos cães não imunizados e mortalidade perinatal com maior frequência.

O agente viral associado à mortalidade perinatal canina mais estudado e conhecido é o herpesvírus canino tipo 1.[49] Apesar de sua popularidade, os poucos estudos epidemiológicos disponíveis até o momento indicam que é rara a morte de neonatos caninos devido à infecção por herpesvírus, entre 2 e 5%.[21,25,33,37,65] Por outro lado, o herpesvírus pode estar presente sem causar lesão, por permanência do agente em latência nas células do animal portador. Por isso, resultados positivos em sorologias ou reações de PCR dos pais ou do filhote morto, na ausência das lesões características da infecção herpética neonatal ativa (necrose hemorrágica disseminada), devem ser interpretados com cautela.[65]

Outro agente viral bastante documentado em casos de mortalidade perinatal canina é o bocaparvovírus dos carnívoros tipo 1, também conhecido como vírus diminuto dos caninos ou parvovírus canino tipo 1.

Citado como causa de nascimento de filhotes subdesenvolvidos, reabsorção fetal, anasarca ou mortalidade perinatal associados à pneumonia e enterite, esse agente ainda não fora diagnosticado em cães no Brasil.[49,64]

É muito importante ressaltar que *nunca* se deve vacinar a cadela gestante com vacinas que contenham vírus vivos, pois pode ocorrer a infecção fetal pelo vírus vacinal por via transplacentária, com possibilidade de malformações e morte fetal. O ideal é que, quando necessário, a cadela seja vacinada com as vacinas polivalentes no mínimo um mês e meio antes de entrar no cio, para que possa controlar os vírus vacinais e responder eficientemente à vacina com produção de anticorpos antes de seu organismo iniciar as mudanças hormonais.

Parasitoses

Alguns protozoários e vermes (helmintos) conseguem atravessar a placenta e infectar os fetos caninos, e por isso podem estar relacionados a casos de abortamento e/ou mortalidade perinatal. Outros podem ser transmitidos pela amamentação para os neonatos. Entretanto, poucos estudos investigaram a importância das doenças parasitárias em fetos e neonatos caninos.[66,67] Alguns aspectos importantes relativos ao período perinatal serão abordados a seguir. Maiores detalhes sobre cada uma dessas doenças serão descritos no Capítulo 10.

Toxocara canis e *Ancylostoma caninum* são vermes nematoides parasitos de cães com potencial de ocasionar morte neonatal devido à sua capacidade de infectar os filhotes ainda muito jovens. Quando um cão é infectado por esses parasitos, parte das larvas segue para o intestino para se tornar vermes adultos e produzir ovos, os quais serão eliminados com as fezes. Mas várias larvas que conseguem entrar na circulação sanguínea do cão têm como destino a musculatura, onde permanecerão em estado de latência, não serão atingidas pelos vermífugos utilizados rotineiramente, e ali poderão persistir por meses ou anos. Periodicamente, algumas larvas despertam de seu estado de hibernação, especialmente durante a gestação e lactação, e podem migrar para diferentes locais do corpo da cadela, como o intestino, as mamas, ou o útero.[67] Por essa razão, vermifugar a cadela antes do cio e na gestação não é totalmente eficaz para evitar a infecção dos filhotes por vermes no período perinatal.[68]

O *Toxocara canis* pode ocasionar hipoglicemia, falta de apetite, vômito, diarreia e até convulsões em neonatos. Já o *Ancylostoma caninum* está relacionado a quadros graves de anemia, fezes pretas (com sangue "digerido"), assim como apatia, perda de apetite e diarreia, que podem levar a morte antes mesmo de 10 dias de vida.[69] Muitas vezes, o exame parasitológico de neonatos com grande número de vermes será negativo, pois os vermes ainda imaturos não terão iniciado a postura de ovos. Em filhotes com mais de 15 dias de vida, é possível que os ovos de vermes sejam detectados ao microscópio. Contudo, o resultado negativo não deve descartar a possibilidade de infecção e a necessidade de tratamento.

Os protocolos para a efetiva prevenção da transmissão de vermes para os fetos e neonatos são potencialmente tóxicos e devem ser realizados apenas sob orientação do veterinário.[68,70] Devido à importância das verminoses no período perinatal, é muito interessante que seja conhecido o perfil parasitológico dos cães de plantéis de criação para que protocolos estratégicos sejam delineados. Em plantéis com alta carga parasitária, pode ser necessária a vermifugação dos neonatos antes dos 10 dias de idade, o que deve ser feito apenas com drogas adequadas a cada faixa etária. Em contrapartida, quando houver baixo risco de infecção dos filhotes, o protocolo para controle de verminoses poderá ser iniciado aos 21 dias de idade.

A transmissão da *Leishmania infantum* pelas vias transplacentária e sexual em cães está bem caracterizada, tanto pela monta natural quanto por inseminação artificial.[71] Todavia, sua importância como causa de mortalidade perinatal na espécie canina ainda não foi bem documentada, apesar de formas do parasito terem sido encontradas em neonatos filhos de cadelas positivas[41] e em dois natimortos.[72]

Neospora caninum e *Toxoplasma gondii* são protozoários coccídeos que também tiveram sua transmissão transplacentária em cães confirmada cientificamente em estudos de inoculação experimental, mas sua importância epidemiológica em casos de infecção natural ainda não foi investigada. De toda forma, esses agentes também devem ser considerados como possíveis causas de mortalidade perinatal.[35]

Malformações

Muitos casos de malformações são decorrentes de anomalias cromossômicas, especialmente quando há mais de uma malformação no mesmo filhote, como malformações cardíacas e orais.[66] Agenesia óssea foi também relacionada a defeitos genéticos.[73]

A fenda palatina congênita (Figura 9.8) é a malformação mais comum em neonatos caninos e parece ter relação com predisposição genética,[74] excesso de vitamina A[75] e redução de sua incidência mediante a suplementação de ácido fólico.[76]

Intoxicações são uma possível etiologia de malformações. Micotoxinas já foram relacionadas à falha no fechamento do crânio (craniosquise).[77] Algumas medicações também podem levar a malformações, como o uso de hormônios esteroides anticoncepcionais ou abortivos; antibióticos, como a doxiciclina; antifúngicos, como a griseofulvina ou o cetoconazol, e anticonvulsivantes, como o fenobarbital, especialmente quando administrados durante os primeiros 30 dias de gestação.[78,79]

Os partos de filhotes portadores de malformações são predispostos a distocia devido às suas anomalias anatômicas, com consequente obstrução do canal vaginal da cadela. Após o nascimento, esses neonatos são predispostos a infecções, pois muitas vezes não ingerem o colostro, e também devido a alterações em sua anatomia e suas barreiras naturais de defesa, como no caso de aspiração de leite através da fenda palatina,

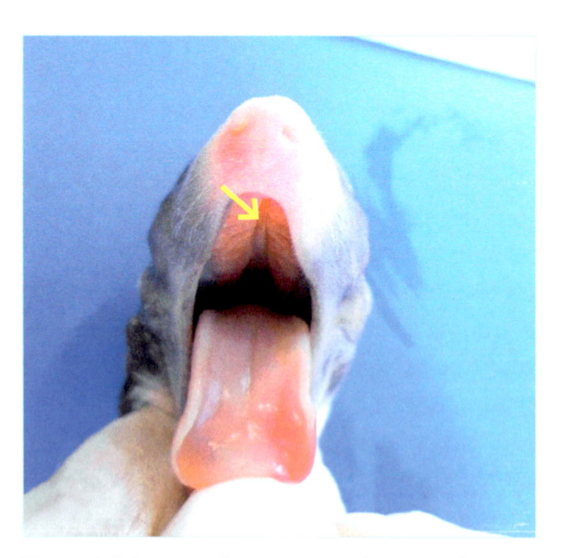

Figura 9.8 Imagem de neonato canino portador de fenda palatina. Presença de fenda no teto da cavidade oral (palato duro e palato mole), com comunicação entre cavidade nasal e oral (seta).

ou de contaminação da cavidade vaginal com fezes, quando há atresia anal associada a fístula retovaginal (Figura 9.9).

Abordagem diagnóstica da mortalidade perinatal canina

A única forma de determinar a causa da morte de um feto ou neonato é ao realizar exame no filhote morto, a necropsia. Para o esclarecimento sobre a doença que o acometeu, devem ser associados os sinais clínicos, as lesões observadas e os agentes infecciosos identificados a partir da necropsia e colheita de amostras apropriadas.[78] Em muitos casos, os sinais clínicos são sutis ou têm curta duração, evoluindo para o óbito muito rapidamente. As lesões observadas na necropsia geralmente são discretas e de caráter hiperagudo. Esses fatores inerentes à doença e morte nessa faixa etária dificultam o diagnóstico.[37,78]

Amostras valiosas para o diagnóstico de casos de mortalidade fetal e neonatal são: o feto ou neonato morto, placentas, secreção vaginal da mãe e sêmen do pai. As placentas são muito interessantes para o diagnóstico de casos de subdesenvolvimento fetal. Por vezes, o motivo para o subdesenvolvimento de um filhote poderá ser identificado exclusivamente na placenta, e não no filhote.

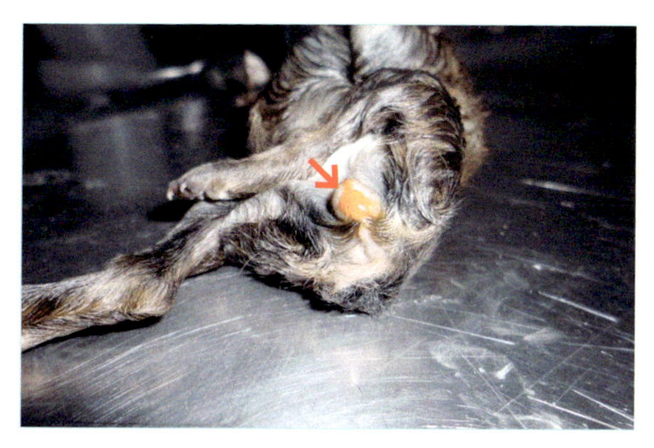

Figura 9.9 Neonato canino portador de atresia anal e fístula retovaginal. Visualizam-se ausência do orifício anal e presença de fezes na vulva (seta). O neonato portador dessa malformação morreu aos dois dias de idade, decorrente de sepse bacteriana por *Escherichia coli*.

A *preservação adequada* do corpo do filhote ou da placenta para o exame é muito importante para que a causa da morte possa ser esclarecida. O ideal é que o feto ou neonato seja acondicionado em uma sacola limpa e seca imediatamente após a morte, e a placenta, em um recipiente estéril, no interior de um isopor com bastante gelo reciclável. Recomenda-se que o isopor seja identificado com o selo de risco de biossegurança para alertar sobre o potencial infeccioso do seu conteúdo (Figura 9.10). *Não se deve colocar nenhum filhote ou amostra próximo a alimentos* devido ao grande risco de contaminação com microrganismos muito perigosos. Deve-se sempre preferir o isopor com gelo e *evitar o congelamento,* o que prejudica muito a capacidade de definir um diagnóstico e pode comprometer as análises microbiológicas.

Sempre que possível, a necropsia deverá ser realizada em até 12 horas após a morte. Caso não seja possível, o corpo do filhote pode ser mantido resfriado em isopor com gelo, devendo ser efetuada a troca do gelo sempre que preciso, para manter a temperatura da caixa entre 4 e 8 °C. Somente quando o tempo de espera para necropsia for superior a 4 dias,

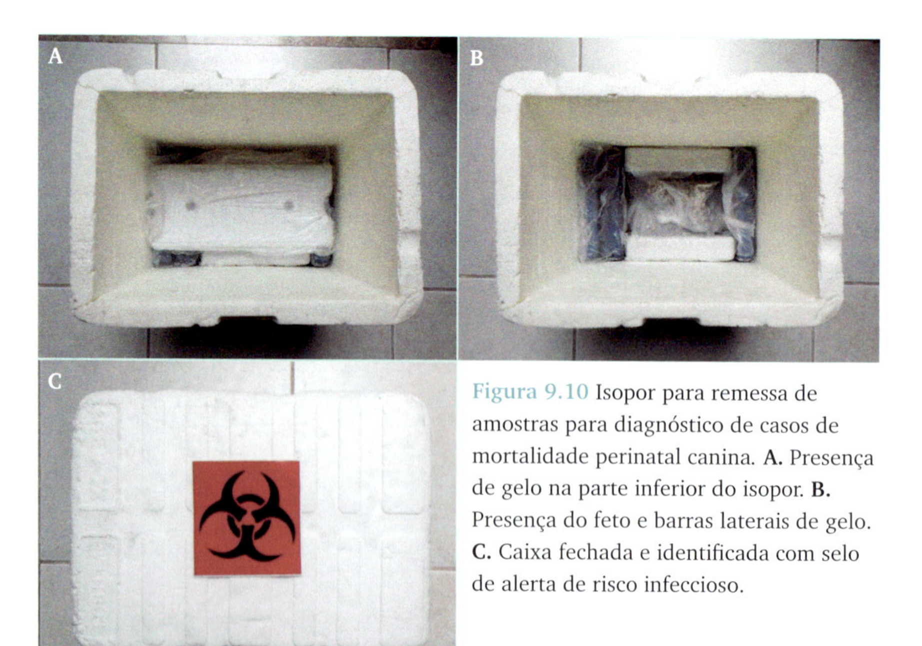

Figura 9.10 Isopor para remessa de amostras para diagnóstico de casos de mortalidade perinatal canina. **A.** Presença de gelo na parte inferior do isopor. **B.** Presença do feto e barras laterais de gelo. **C.** Caixa fechada e identificada com selo de alerta de risco infeccioso.

o filhote deverá ser congelado logo após constatado o óbito. Deve-se ter extremo cuidado para evitar a contaminação da geladeira ou *freezer* com eventuais fluidos e secreções provenientes do corpo do filhote morto, as quais podem conter agentes infecciosos zoonóticos.

A necropsia deve ser completa, com colheita de amostras de tecidos para exame microbiológico, molecular e histopatológico (Quadro 9.1).[78] É importante que a colheita de *amostras para exames microbiológicos e moleculares* seja realizada com *material estéril*, de preferência descartável, para evitar contaminação da amostra e comprometimento da confiabilidade dos resultados.

Para o exame microbiológico, podem ser coletados fragmentos de cerca de 100 mg de fígado, baço, rim e pulmão, ou dos órgãos que apresentarem lesões macroscópicas que podem ser observadas a olho nu e sugestivas de inflamação (hiperemia, hemorragia e necrose). O sangue presente no interior do coração também é uma amostra interessante para o isolamento de bactérias relacionadas à sepse.

Para os exames moleculares, por exemplo, a reação em cadeia da polimerase (PCR), fragmentos de cerca de 100 mg dos mesmos órgãos citados anteriormente, além de porções do coração e intestino, podem ser coletados e congelados. A escolha desses tecidos deve-se à predileção dos principais patógenos relacionados à mortalidade perinatal canina.

Amostras representativas de todos os órgãos devem ser coletadas para fixação em formol a 10%, destinadas a exame histopatológico, mes-

Quadro 9.1 Amostras a serem coletadas e formas de conservação para diagnóstico de doenças relacionadas à mortalidade perinatal canina.

Amostra*	**Exame**	**Conservação**	**Indicações**
Fragmentos de todos os órgãos e da placenta	Patologia	Formol 10%	Doenças infecciosas, genéticas, tóxicas e metabólicas
Placenta, fígado, baço, rim, pulmão, sangue	Microbiológico	Resfriado	Infecções bacterianas
Fragmentos de placenta, fígado, baço, rim, pulmão, sangue	PCR	Congelado	Infecções bacterianas, virais e parasitárias

* Os fragmentos de órgãos devem ter entre 0,5 e 1,0 cm de espessura.

mo na ausência de lesões significativas macroscopicamente, pois alterações discretas, observadas ao microscópico, poderão estar presentes.

Sempre que possível, *todos os filhotes* que morrerem em uma ninhada deverão ser *examinados*, pois é frequente que haja variação na evolução das lesões e presença dos agentes infecciosos em diferentes irmãos de ninhada. O diagnóstico da *causa mortis* de um filhote, quando realizada rapidamente, pode levar ao tratamento com sucesso de seus irmãos acometidos. O diagnóstico das causas de mortalidade perinatal na espécie canina não é tarefa fácil, por isso, quanto mais informações, maiores as chances de sucesso.

É frequente o descarte de filhotes mortos sem a realização de exames, especialmente os natimortos ou o primeiro neonato a morrer em uma ninhada. Isso é um grande erro, pois retarda a identificação do problema e das ações terapêuticas que poderiam evitar a morte dos demais filhotes. Além disso, é importante ressaltar que a destinação de cadáveres caninos, mesmo fetos e recém-nascidos, deve seguir recomendações especiais para prevenir a transmissão de doenças. Não devem ser descartados no lixo comum, pois podem contaminar pessoas ou animais. Eles precisam ser enterrados em locais apropriados ou encaminhados para incineração por empresas especializadas.

Um erro comum é a tentativa de realizar o diagnóstico da causa de mortalidade perinatal apenas com o exame clínico e/ou laboratorial da mãe da ninhada. Muitas vezes, os exames da cadela não apresentam nenhuma alteração. Em outras situações, pode-se detectar a presença de um determinado patógeno nos progenitores, sem que esta seja a doença que acometeu o filhote. Deve-se ter cuidado ao interpretar resultados de exames da mãe e do pai da ninhada, embora a constatação da presença de agentes infecciosos nos progenitores seja um valioso indício de sua relação com a morte dos filhotes. Todavia, a confirmação da infecção do feto ou neonato depende totalmente da identificação do agente infeccioso nos seus órgãos e da observação das lesões relacionadas.

REFERÊNCIAS

1. Vannucchi CI, Silva LCG, Lúcio CF, Regazzi FM, Veiga GA, Angrimani DS. Prenatal and neonatal adaptations with a focus on the respiratory system. Reprod Dom Anim 2012; 47:177-81.

2. Bennett, D. Canine dystocia: a review of the literature. J Small Anim Pract 1974; 15:101-17.
3. Davidson AP, Baker TW. Reproductive ultrasound of the bitch and queen. Top Companion Anim Med 2009; 24(2):55-63.
4. Pretzer SD. Medical management of canine and feline dystocia. Theriogenology 2008; 70:332-6.
5. Wiebe VJ, Howard JP. Pharmacologic advances in canine and feline reproduction. Top Companion Anim Med 2009; 24(2):71-99.
6. Johnston SD, Kustritz MVR, Olson PNS. Periparturient disorders in the bitch. In: Johnston SD, Kustritz MVR, Olson PNS (eds.). Canine and feline theriogenology. Philadelphia: WB Saunders, 2001. p.129-45.
7. Smith FO. Postpartum diseases. Vet Clin North Am Small Anim Pract 1986; 16(3): 521-4.
8. Bjurström L, Linde-Forsberg C. Long-term study of aerobic bacteria of the genital tract in breeding bitches. Am J Vet Res 1992; 53(5):665-9.
9. Grundy SA, Davidson AP. Theriogenology question of the month. Acute metritis secondary to retained fetal membranes and a retained nonviable fetus. J Am Vet Med Assoc 2004; 15(224;6):844-7.
10. Sontas HB, Stelletta C, Milani C, Mollo A, Romagnoli S. Full recovery of subinvolution of placental sites in an american staffordshire terrier bitch. J Small Anim Pract 2011; 52(1):42-5.
11. Al-Bassam MA, Thomson RG, O'Donnell L. Involution abnormalities in the postpartum uterus of the bitch. Vet Pathol 1981; 18(2):208-18.
12. Voorhorst MJ, van Brederode JC, Albers-Wolthers CH, de Gier J, Schaefers-Okkens AC. Successful treatment for subinvolution of placental sites in the bitch with low oral doses of progestagen. Reprod Domest Anim 2013; 48(5):840-3.
13. Wood DS. Canine uterine prolapse. In: Morrow DA (ed.). Current therapy in theriogenology: diagnosis, treatment, and prevention of reproductive diseases in small and large animals. 2.ed. Philadelphia: W. B. Saunders, 1986. p.510-1.
14. Payan-Carreir, R, Albuquerque C, Abreu H, Maltez L. Uterine prolapse with associated rupture in a podengo bitch. Reprod Domest Anim 2012; 47(4):51-5.
15. Grundy AM. Partial uterine prolapse in a bitch. Vet Rec 1980; 106(18-20):420-1.
16. Biddle DW, Macintire DK. Obstetrical emergencies. Clin Tech Small Anim Pract 2000; 115(2):88-93.
17. Davidson AP. Reproductive causes of hypocalcemia. Top Companion Anim Med 2012; 27(4):165-6.
18. Drobatz KJ, Casey KK. Eclampsia in dogs: 31 cases (1995-1998). J Am Vet Med Assoc 2000; 217(2): 216-9.
19. Schäfer-Somi S, Spergser J, Breitenfellner J, Aurich JE. Bacteriological status of canine milk and septicaemia in neonatal puppies: a retrospective study. J Vet Med B Infect Dis Vet Public Health 2003; 50(7):343-6.
20. Olson PN, Olson AL. Cytological evaluation of canine milk. Vet Med Small Anim Clin 1984; 79:641-6.
21. Davidson AP. Approaches to reducing neonatal mortality in dogs. In: Concannon PW, England G, Verstegen J, Linde-Forsberg C (eds.). Recent advances in small animal reproduction. Ithaca, NY: International Veterinary Information Services, 2003. Disponível em: http://www.ivis.org 2003. Acesso em: 02/08/2018.
22. Grundy SA. Clinically relevant physiology of the neonate. Vet Clin Small Anim Pract 2006; 36:443-59.

23. Silva LCG, Lúcio CF, Veiga GAL, Rodrigues JÁ, Vannucchi CI. Avaliação clínica neonatal por escore Apgar e temperatura corpórea em diferentes condições obstétricas na espécie canina. Rev Port Cien Vet 2008; 103:165-70.
24. Veronesi MC, Panzani S, Faustini M, Rota A. An Apgar scoring system for routine assessment of newborn puppy viability and short-term survival prognosis. Theriogenelogy 2009; 72:401-7.
25. Johnston SD, Kustritz MVR, Olson PNS. The neonate from birth to weaning. In: Johnston SD, Kustritz MVR, Olson PNS (eds.). Canine and feline theriogenology. Philadelphia: WB Saunders, 2001. p.146-67.
26. Prats A. Período neonatal. In: Prats A (ed.). Neonatologia e pediatria canina e felina. São Caetano do Sul: Interbook, 2005. p.30-41.
27. Domingos TCS, Rocha AA, Cunha, ICN. Cuidados básicos com a gestante e o neonato canino e felino: revisão de literatura. J Bras Cienc Anim 2008; 1:94-120.
28. Moon PF, Massat BJ, Pascoe PJ. Neonatal critical care. Vet Clin North Am Small Anim Pract 2001; 31:343-65.
29. Silva LCG, Lucio CF, Veiga GAL, Rodrigues JA, Vannucchi CI. Neonatal clinical evaluation, blood gas and radiographic assessment after normal birth, vaginal dystocia or caesarean section in dogs. Reprod Domest Anim 2009; 44:160-3.
30. Lawler DF. Neonatal and pediatric care of the puppy and kitten. Theriogenology 2008; 70:384-92.
31. Munnich A, Kuchenmeister U. Causes, diagnosis and therapy of common diseases in puppies in the first days of life: cornerstones of practical approach. Reprod Dom Anim 2014; 49:64-74.
32. Tønnessen R, Borge KS, Nødtvedt A, Indrebø A. Canine perinatal mortality: a cohort study of 224 breeds. Theriogenology 2012; 77:1788-801.
33. Nielen ALJ, van Der Gaag I, Knol BW, Schukken YH. Investigation of mortality and pathological changes in a 14-month birth cohort of boxer puppies. Vet Rec 1998; 142:602-6.
34. Münnich A. The pathological newborn in small animals: the neonate is not a small adult. Vet Res Commun 2008; 32:81-5.
35. Pretzer SD. Bacterial and protozoal causes of pregnancy loss in the bitch and queen. Theriogenology 2008; 70:320-6.
36. Verstegen J, Dhaliwal G, Verstegen-Onclin K. Canine and feline pregnancy loss due to viral and non-infectious causes: a review. Theriogenology 2008; 70:304-19.
37. Young CN, Haldorson G, Memon MA. Diagnosis of canine and feline neonatal death: a retrospective study of 107 cases (2000-2010). Clinical Theriogenology 2015; 7: 53-7.
38. Graham EM, Taylor DJ. Bacterial reproductive pathogens of cats and dogs. Vet Clin North Am Small Anim Pract 2012; 42:561-82.
39. England GCW, Russo M. Ultrasonographic characteristics of early pregnancy failure in bitches. Theriogenology 2006; 66:1694-8.
40. Groppetti D, Pecile A, Barbero C, Martino PA. Vaginal bacterial flora and cytology in proestrous bitches: role on fertility. Theriogenology 2012; 77:1549-56.
41. Pangrazio KK, Costa EA, Amarilla SP, Cino AG, Silva TM, Paixão TA et al. Tissue distribution of *Leishmania chagasi* and lesions in transplacentally infected fetuses from symptomatic and asymptomatic naturally infected bitches. Vet Parasitol 2009; 165: 327-331.
42. Lucero NE, Corazza R, Almuzara MN, Reynes E, Escobar GI, Boeri E et al. Human *Brucella canis* outbreak linked to infection in dogs. Epidemiol Infect 2010; 138:280-5.

43. Chastant-Maillard S, Freyburger L, Marcheteau E, Thoumire S, Ravier JF, Reynaud K et al. Timing of the intestinal barrier closure in puppies. Reprod Dom Anim 2012; 47:190-3.
44. Poffenbarger EM, Olson PN, Chandler ML, Seim HB, Varman M. Use of adult dog serum as a substitute for colostrum in the neonatal dog. Am J Vet Res 1991; 52:1221-4.
45. Bouchard G, Plata-Madrid H, Youngquist RS, Buening GM, Ganjam VK, Krause GF et al. Absorption of an alternate source of immunoglobulin in pups. Am J Vet Res 1992; 53:230-3.
46. Mila H, Feugier A, Grellet A, Anne J, Gonnier M, Martin M et al. Inadequate passive immune transfer in puppies: definition, risk factors and prevention in a large multi--breed kennel. Prev Vet Med 2014; 116:209-13.
47. Vassalo FG, Simões CRB, Sudano MJ, Prestes NC, Lopes MD, Chiacchio SB et al. Topics in the routine assessment of newborn puppy viability. Top Companion Anim Med 2015; 30:16-21.
48. Makloski CL. Canine brucellosis management. Vet Clin Small Anim 2011; 41:1209-19.
49. Decaro N, Carmichael LE, Buonavoglia C. Viral reproductive pathogens of dogs and cats. Vet Clin North Am Small Anim Pract 2012; 42:583-98.
50. Groppetti D, Pecile A, Del Carro AP, Copley K, Minero M, Cremonesi F. Evaluation of newborn canine viability by means of umbilical vein lactate measurement, Apgar score and uterine tocodynamometry. Theriogenology 2010; 74:1187-96.
51. Siristatidis C, Salamalekis E, Kassanos D, Loghis C, Creatsas G. Evaluation of fetal intrapartum hypoxia by middle cerebral and umbilical artery Doppler velocimetry with simultaneous cardiotocography and pulse oximetry. Arch Gynecol Obstet 2004; 270:265-70.
52. Herpin P, Le Dividich J, Hulin JC, Fillaut M, De Marco F, Bertin R. Effects of the level of asphyxia during delivery on viability at birth and early postnatal vitality of newborn pigs. J Anim Sci 1996; 74:2067-75.
53. Norén H, Amer-Wåhlin I, Hagberg H, Herbst A, Kjellmer I, Marşál K et al. Fetal electrocardiography in labor and neonatal outcome: data from the Swedish randomized controlled trial on intrapartum fetal monitoring. Am J Obstet Gynecol 2003; 188: 183-92.
54. Lúcio CF, Silva LCG, Rodrigues JA, Veiga GAL, Vannucchi CI. Acid-base changes in canine neonates following normal birth or dystocia. Reprod Domest Anim 2009; 44: 208-10.
55. Thurmon JC, Tranquilli WJ, Benson GJ. Anesthesia for special patients: cesarean section animals. In: Thurmon JC, Tranquilli WJ, Benson GJ (eds.). Lumb and jones' veterinary anesthesia. Philadelphia: Lippincott Williams and Wilkins, 1996. p.818-28.
56. Vestweber JG. Respiratory problems of newborn calves. Vet Clin North Am Food Anim Pract 1997; 13:411-24.
57. Madar J, Richmond S, Hey E. Surfactant-deficient respiratory distress after elective delivery at 'term'. Acta Paediatr 1999; 88:1244-8.
58. Solås AB, Kutzsche S, Vinje M, Saugstad OD. Cerebral hypoxemia-ischemia and reoxygenation with 21% or 100% oxygen in newborn piglets: effects on extracellular levels of excitatory amino acids and microcirculation. Pediatr Crit Care Med 2001; 2:340-5.
59. Meloni T, Martino PA, Grieco V, Pisu MC, Banco B, Rota A et al. A survey on bacterial involvement in neonatal mortality in dogs. Vet Ital. 2014; 50:293-9.
60. Rota A, Milani C, Drigo I, Drigo M, Corrò M. Isolation of methicillin-resistant *Staphylococcus pseudintermedius* from breeding dogs. Theriogenology 2011; 75:115-21.

61. Rota A, Corró M, Drigo I, Bortolami A, Börjesson S. Isolation of coagulase-positive *staphylococci* from bitches' colostrum and milk and genetic typing of methicillin-resistant *Staphylococcus pseudintermedius* strains. BMC Veterinary Research 2015; 11:160.
62. Milani C, Corrò M, Drigo M, Rota A. Antimicrobial resistance in bacteria from breeding dogs housed in kennels with differing neonatal mortality and use of antibiotics. Theriogenology 2012; 78:1321-8.
63. Almes KM, Janardhan KS, Anderson J, Hesse RA, Patton KM. Fatal canine adenoviral pneumonia in two litters of bulldogs. J Vet Diagn Invest 2010; 22:780-4.
64. Macartney L, Parrish CR, Binn LN, Carmichael LE. Characterization of minute virus of canines (MVC) and its pathogenicity for pups. Cornell Vet 1988; 78:131-45.
65. Larsen RW, Kiupel M, Balzer HJ, Agerholm JS. Prevalence of canid herpesvirus-1 infection in stillborn and dead neonatal puppies in Denmark. Acta Vet Scand 2015; 57:1.
66. Fisher EW. Neonatal diseases of dogs and cats. Br Vet J 1982; 138:277-84.
67. Burke TM, Roberson EL. Prenatal and lactational transmission of *Toxocara canis* and *Ancylostoma caninum*: experimental infection of the bitch at midpregnancy and at parturition. Int J Parasitol 1985; 15(5):485-90.
68. Burke TM, Roberson EL. Fenbendazole treatment of pregnant bitches to reduce prenatal and lactogenic infections of *Toxocara canis* and *Ancylostoma caninum* in pups. J Am Vet Med Assoc 1983; 183:987-90.
69. Dumon C, Prats A. Patologia pediátrica entre as 3 semanas e os 3 meses. In: Prats A (ed.). Neonatologia e pediatria canina e felina. São Caetano do Sul: Interbook, 2005. p.152-95.
70. Schneider T, Heidemann R, Epe C, Stoye M. Investigations into the efficacy of doramectin on reactivated somatic larvae of *Ancylostoma caninum Ercolani* 1859 (*Ancylostomatidae*) in pregnant bitches. Zentralbl Veterinarmed B 1994; 41:603-7.
71. Turchetti AP, Souza TD, Paixão TA, Santos RL. Sexual and vertical transmission of visceral leishmaniasis. J Infect Dev Ctries 2014; 8:403-7.
72. Silva SM, Ribeiro VM, Ribeiro RR, Tafuri WL, Melo MN, Michalick MS. First report of vertical transmission of Leishmania (Leishmania) infantum in a naturally infected bitch from Brazil. Vet Parasitol 2009; 166:159-62.
73. Alonso RA, Hernández A, Díaz P, Cantú JM. An autosomal recessive form of hemimelia in dogs. Vet Rec 1982; 110(6):128-9.
74. Wolf ZT, Brand HA, Shaffer JR, Leslie EJ, Arzi B, Willet CE et al. Genome-wide association studies in dogs and humans identify ADAMTS20 as a risk variant for cleft lip and palate. Plos Genetics 2015; 11:e1005059.
75. Davies M. Excess vitamin A intake during pregnancy as a possible cause of congenital cleft palate in puppies and kittens. Vet Rec 2011; 169:107.
76. Domoslawska A, Jurczak A, Janowski T. Oral folic acid supplementation decreases palate and/or lip cleft occurrence in pug and chihuahua puppies and elevates folic acid blood levels in pregnant bitches. Pol J Vet Sci 2013; 16:33-7.
77. Waes JG, Starr L, Maddox J, Aleman F, Voss KA, Wilberding J et al. Maternal fumonisin exposure and risk for neural tube defects: mechanisms in an in vivo mouse model. Birth Defects Res A Clin Mol Teratol 2005; 73(7):487-97.
78. Lamm CG, Njaa BL. Clinical approach to abortion, stillbirth, and neonatal death in dogs and cats. Vet Clin North Am Small Anim Pract 2012; 42:501-13.
79. Martí S. Farmacologia e terapêutica pediátrica. In: Prats A. Neonatologia e pediatria canina e felina. São Caetano do Sul: Interbook, 2005. p.270-98.

CAPÍTULO 10

Cuidados sanitários no canil: prevenindo doenças

Vamilton Alvares Santarém
Adriana Falco de Brito
Lívia Magosso Ramires

INTRODUÇÃO

É praticamente impossível impedir que doenças transmissíveis apareçam em canis, mas seu risco pode e deve ser reduzido pela aplicação de manejo sanitário com regras e procedimentos que devem ser rigorosamente observados por todo o pessoal envolvido. O preço de um surto de qualquer doença parasitária ou infectocontagiosa em uma população animal sempre será maior que o custo da prevenção, isso sem mencionar o impacto na qualidade de vida dos animais e a possibilidade de óbito. Quando se pensa no manejo de doenças transmissíveis dentro de um grupo de cães, deve-se pensar na estabilidade desse grupo. Idealmente, um canil para reprodução deve ter uma população estável, com a menor rotatividade de animais possível.

Neste capítulo serão abordados aspectos das principais patologias verminóticas e infecciosas que podem acometer os cães em estabelecimentos de criação e que podem ser facilmente prevenidas com um bom planejamento sanitário. Terá destaque, também, o impacto dos agentes parasitários e infecciosos na reprodução dos cães.

VERMINOSES E PROTOZOÁRIOS INTESTINAIS

Os cães podem ser acometidos por uma variedade de parasitos internos. Localizados, geralmente, no intestino, também podem parasitar outros órgãos, como rim, pulmão e coração, entre outros.

A transmissão desses parasitos ocorre de várias formas:

- Transmissão transplacentária: passados da mãe para o feto por meio da placenta (p. ex., *Toxocara canis*);
- Transmissão transmamária: passados da cadela parida para os filhotes pelo leite (p. ex., *Toxocara canis* e *Ancylostoma* spp.);
- Transmissão direta: os cães (filhotes e adultos) podem ingerir ovos de vermes ou cistos/oocistos – estruturas semelhantes a ovos – de protozoários presentes no ambiente, especialmente a partir da ingestão de solo e de água contaminados.

Alguns agentes são transmitidos aos cães quando da ingestão de pulga ou piolho infectado pelo *Dipylidium caninum*, um parasito do intestino, ou quando eles são picados por mosquitos, como é o caso do verme do coração, *Dirofilaria immitis*.

Os sinais clínicos apresentados pelos cães variam de acordo com a espécie e o número de parasitos (carga) que infectam o animal, a idade do animal (filhotes são mais suscetíveis) e a capacidade de combater o parasito (imunidade). Dessa forma, existem infecções em que o animal não apresenta muitos sintomas, enquanto outras são muito graves e podem matar o animal,[1] como é o caso da ancilostomíase, que causa anemia severa, e da leishmaniose.

A diarreia é um dos principais sinais clínicos das infecções por parasitos que habitam o intestino do cão. A maioria dos parasitos que vivem no intestino dos animais ocasiona diarreia devido a uma irritação causada pelo próprio parasito e pela resposta imunológica do cão.

Os vermes intestinais mais comuns em cães são *Ancylostoma* spp., *Toxocara* spp., *Dipylidium caninum* e *Trichuris vulpis*, enquanto *Giardia duodenalis* e *Cystoisospora* spp. são os protozoários mais frequentes.

As fezes de um animal com verminose/protozoose intestinal podem estar pastosas, líquidas, com presença de gordura e até sangue (escuro ou vivo), a depender do parasito e da carga parasitária. Como consequência, os animais podem perder o apetite e o peso, o pelo fica sem brilho e o desenvolvimento do animal é comprometido. Os filhotes podem apresentar aumento do volume abdominal (Figura 10.1) e ter o hábito de comer coisas estranhas, como terra. Nos casos de infecção por parasito que se alimenta de sangue (*Ancylostoma* spp.), as mucosas do olho e da gengiva podem estar muito pálidas (esbranquiçadas). Nesses casos, o cão pode morrer (Figura 10.2) por complicações da anemia grave.[2]

A giardíase, causada por *Giardia duodenalis*, é adquirida principalmente quando o animal ingere água contaminada. Nos canis, pelo hábito que os cães têm de se lamber ou lamber uns aos outros, a transmissão de um animal parasitado para outro cão é comum.

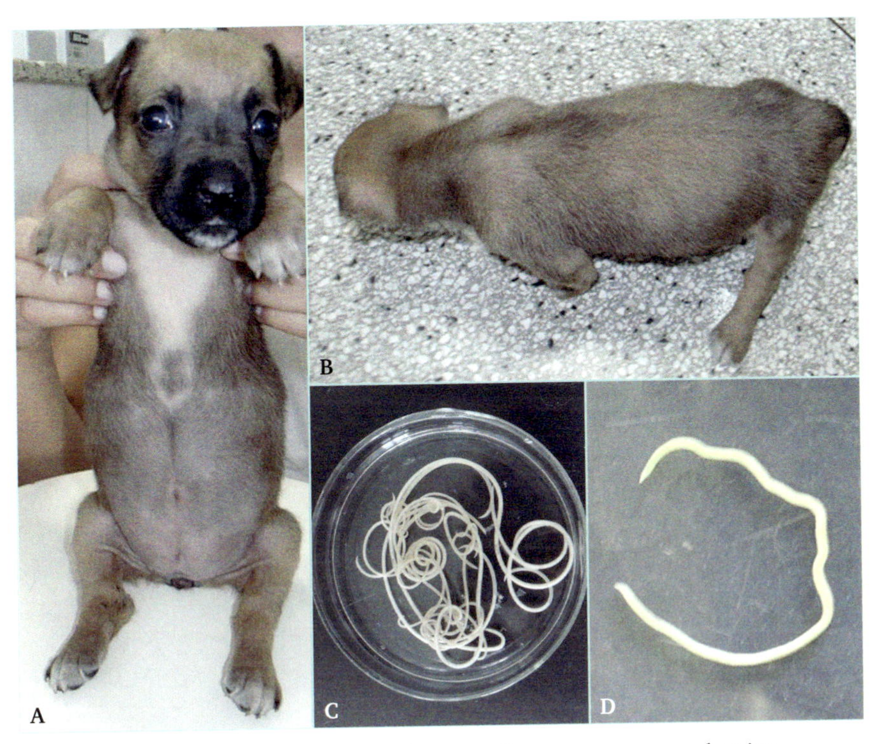

Figura 10.1 **A.** Filhote de cão com verminose por *Toxocara* spp., com a barriga aumentada de tamanho **B.** Pode-se observar o pelo eriçado e sem brilho. **C.** Vários parasitos adultos foram coletados após tratamento do animal com vermífugo. **D.** Destaque para um parasito adulto.

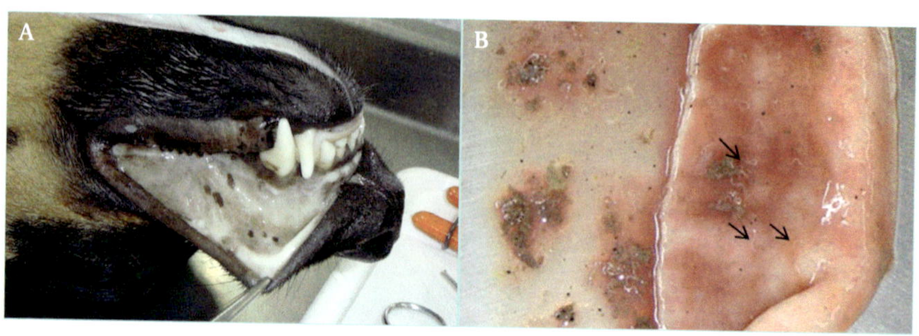

Figura 10.2 **A.** Cavidade oral de um cão adulto que morreu em consequência de ancilostomíase. **B.** Mucosa do intestino com grande quantidade de sangue devido às lesões provocadas pelos parasitos (*setas*) que consomem sangue para se alimentar.

O *Cystoisospora* spp. também é adquirido principalmente por água ou solo contaminados. Esse protozoário pode causar diarreia sanguinolenta e levar o animal à morte por desidratação.[2]

Quando os vermes (*Dirofilaria immitis*) se localizam no coração, o animal pode sentir cansaço, dificuldade de se locomover, inchaço nas patas e perda de peso, entre outros sintomas.

Lembrete: A depender do número de parasitos, a infecção é grave e o animal pode morrer.

O diagnóstico das infecções depende da localização do parasito. Os exames de fezes são recomendados para diagnosticar as infecções do intestino. No caso das parasitoses causadas pelo verme do coração, o indicado é colher amostra de sangue. Dessa forma, o veterinário deverá optar pelos exames corretos e realizar a coleta e o armazenamento do material da maneira mais adequada para que chegue ao laboratório em condições de ser examinado.

Dica: Quanto menor for o tempo entre a coleta e a análise do material no laboratório, mais preciso é o resultado.

Tratamento das verminoses

O tratamento das verminoses pode ser preventivo ou curativo.

Tratamento para filhotes

Como uma grande quantidade de vermes pode ser transmitida da cadela para os filhotes por placenta ou leite, o recomendado pela Organização Mundial de Saúde (OMS) é que se faça o esquema de vermifugação dos filhotes a partir dos 14 dias de idade.

A dose do vermífugo deve ser repetida pelo menos mais três vezes, em intervalos quinzenais. Ou seja, os cães devem ser tratados aos 14, 28, 42 e 56 dias de vida. Nesse caso, não há necessidade de realizar exame de fezes.[3]

Esse esquema de tratamento tem dois objetivos principais:

- Reduzir a infecção dos animais, que pode ser muito grave e matar o filhote;
- Evitar *Toxocara canis*, transmitido por placenta e leite, e *Ancylostoma* spp., transmitido pelo leite, que podem produzir uma quantidade muito grande de ovos – até 200 mil ovos por dia – no intestino do filhote. Esses ovos são liberados juntamente com as fezes e contaminam o ambiente. Após alguns dias, os ovos larvados (*Toxocara canis*) e/ou a larva (*Ancylostoma* spp.) podem ser ingeridos por um animal ou uma pessoa. Esses dois parasitos podem ser transmitidos ao homem (zoonose) e provocar vários problemas.

Como os vermes de cães podem acometer o homem?

Quando o ovo larvado de *Toxocara canis* é ingerido pelo homem (geralmente pela ingestão acidental de terra), a larva é liberada, atravessa a parede do intestino e migra para o fígado. Daí pode passar por vários órgãos, como coração, pulmão, olhos e cérebro. Em alguns casos, a pessoa pode apresentar problemas sérios de saúde, como perda de visão ou cegueira, asma ou problema neurológico.[4]

Devido à migração das larvas no corpo humano, essa doença é conhecida como larva migrans visceral, quando atinge os órgãos, ou larva migrans ocular, quando causa problema na visão.

As larvas de *Ancylostoma* spp. que estão no solo são capazes de penetrar na pele de uma pessoa e provocar lesões que coçam muito. Essa doença é popularmente conhecida como *bicho geográfico*.[5,6]

Dadas essas informações, é indispensável que os filhotes sejam tratados corretamente a partir dos 14 dias de idade. Isso evitará problemas com o filhote, que crescerá menos suscetível a outras infecções e responderá melhor à vacinação (os parasitos podem diminuir a capacidade imunológica do filhote); e, o mais importante, o tratamento reduzirá os riscos de contaminação ambiental e de transmissão de larva migrans para o ser humano.[5]

Dica importante: A cadela, em contato direto com seus filhotes ao amamentar, pode estar suscetível à infecção por *Toxocara canis*. Por isso, é recomendável que, ao dar a primeira dose para o filhote (aos 14 dias), a cadela também receba uma dose de vermífugo.[3]

Se durante os primeiros 60 dias de idade o proprietário notar qualquer alteração no animal que lembre alguma verminose, o veterinário deverá ser chamado para avaliar o animal e realizar exame de fezes do filhote para descartar outros agentes que não sejam *Toxocara canis* e *Ancylostoma* spp.

Os cães adultos (acima de 1 ano de idade) em geral são menos suscetíveis às verminoses, especialmente se estiverem bem nutridos e em um ambiente limpo. Caso haja suspeita de verminose, o exame de fezes é importante para diagnosticar o parasito e determinar o tratamento adequado. Além disso, é necessário repetir o exame de fezes para avaliar se o tratamento surtiu efeito.

Importante: O tratamento das infecções por vermes e por protozoários é diferente tanto no que diz respeito ao medicamento quanto à dosagem. Dessa forma, se o diagnóstico não for bem feito, o animal poderá ser tratado de forma errada. Vale lembrar que muitas vezes podem ocorrer infecções mistas por protozoários e vermes.

Profilaxia

Em linhas gerais, a prevenção da transmissão de verminose e doenças intestinais por protozoários deve ser fundamentada nos seguintes itens:

- Tratamento profilático dos filhotes, como discutido anteriormente;
- Higiene do ambiente onde os animais habitam.

Como proceder à higienização do ambiente habitado pelos animais?

- Retirar diariamente todo o material fecal do ambiente. Isso é importante, uma vez que ovos de vermes e oocistos de protozoários levam um período no ambiente para se tornarem infectantes e passarem para outro animal;
- Realizar vassoura de fogo em locais onde sua utilização é possível;
- Durante a elaboração do projeto de construção do canil, é importante lembrar que os canis devem receber, pelo menos em parte do dia, luz solar, o que inviabilizará os ovos/oocistos e as larvas que porventura estejam no ambiente;
- Para limpeza com agentes químicos, recomenda-se o uso de hipoclorito de sódio 1% ou de outros produtos, que devem ser indicados pelo veterinário.

Lembrete: Alguns ovos ou cistos/oocistos podem ficar viáveis no ambiente por um longo período.

Além da limpeza adequada do ambiente em que os animais ficam, deve-se também se atentar a algumas boas práticas, tais como:

- Oferecer água e comida de boa qualidade, pois alguns parasitos podem ser veiculados por meio dessas substâncias;
- Controlar os ectoparasitos. Alguns vermes podem ser transmitidos ao cão quando ele ingere pulgas ou piolhos; é o caso do *Dipylidium caninum*. Ainda neste capítulo, o controle de ectoparasitos será abordado em mais detalhes;

- Não alimentar o cão com carne ou víscera crua ou malcozida. Alguns parasitos podem ser transmitidos pela carne de outros animais, como boi, carneiro e aves. Ao ingerir a carne crua, o cão pode ser infectado por uma ou mais espécies de parasitos, o que pode causar problemas de saúde;
- Evitar uma quantidade grande de animais em um mesmo ambiente. Caso um animal seja diagnosticado com um desses parasitos, é importante separá-lo para evitar a contaminação do ambiente.

Dica: Em alguns casos, pode-se indicar a tosa do pelo e o banho dos animais. Por exemplo, os cistos do protozoário *Giardia duodenalis* podem ser transmitidos quando um animal se lambe ou lambe outro animal.[7]

Lembrete: Ainda não existem vacinas que previnam a infecção por vermes ou protozoários. Por isso, as medidas apresentadas devem ser seguidas.

PARASITOS EXTERNOS (ECTOPARASITOS)

Os cães podem ser parasitados por muitos parasitos externos, chamados de ectoparasitos. Entres os ectoparasitos, destacam-se: carrapatos, piolhos, ácaros de sarnas, mosquitos e moscas.

Carrapatos e doenças transmitidas por carrapatos

Os carrapatos são um dos principais problemas enfrentados pelos proprietários de cães. Além de causar coceira, consumo de sangue do cão – dado que o carrapato se alimenta de sangue –, irritação e lesões na pele, os carrapatos podem transmitir sérias doenças ao hospedeiro, as chamadas *doenças do carrapato*: babesiose, erliquiose e hepatozoonose.[8]

Para montar um programa de controle desses parasitos, é necessário entender o seu ciclo: o carrapato do cão tem as fases de larva, ninfa e adulto. Cada fêmea adulta, após se acasalar com o macho, cai no solo, produz milhares de ovos e depois morre. Esses ovos levam um período para dar origem a uma larva, que rompe a casca do ovo e sobe no cão para se alimentar de sangue. A cada troca de fase, o carrapato cai do animal, sofre uma transformação no ambiente e, depois da transformação, retorna ao cão para se alimentar.[9,10]

Dica: O carrapato do cão tem o hábito de se esconder e de depositar seus ovos em frestas. Saber disso é importante no momento de combater esse ácaro.

As medidas para prevenir ou tratar a infestação dos cães por carrapatos (Figura 10.3) serão apresentadas junto com o controle de pulgas.

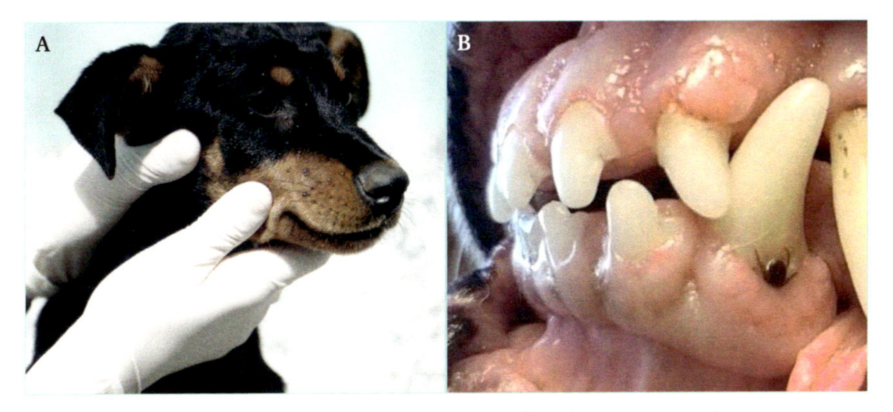

Figura 10.3 Presença de carrapatos em cães. **A.** No focinho. **B.** Na gengiva.

Importante: Alguns dos agentes transmitidos por carrapatos também podem ser passados de um cão para outro pela transfusão de sangue.

Lembrete: A maioria da população de carrapatos e pulgas vive fora do cão, ou seja, no ambiente. Dessa forma, o controle de carrapatos e pulgas deve levar em consideração, principalmente, o meio ambiente, e não apenas o animal.

Pulgas

As pulgas são ectoparasitos que, com sua picada, podem causar inflamação na pele (dermatite), especialmente em animais alérgicos a substâncias presentes na saliva do inseto. Essa dermatite pode causar coceira intensa, queda de pelo e irritação, além de predispor a infecções bacterianas.[1,11,12] A pulga também pode ocasionar bicho-de-pé, que provoca lesões no coxim plantar (Figura 10.4).

Além disso, o cão pode ser infectado por um verme ao ingerir a pulga. Esse verme (*Dipylidium caninum*) também pode infectar o ser humano caso haja ingestão acidental da pulga.

Dica: Não esprema com as unhas a pulga que foi retirada do cão. Você pode se esquecer de lavar as mãos e colocá-las na boca.

Às vezes, os cães são acometidos por um verme (*Dipylidium caninum*) transmitido pela pulga e que causa a dipilidiose. Os animais afetados têm o hábito de arrastar a região posterior no chão (Figura 10.5), pois o verme causa irritação no ânus. Outro fator que chama a atenção é que as estruturas desse verme – as proglotes – são expelidas junto às fezes do animal. As proglotes parecem uma semente de pepino e podem se mexer. Ao observar esse fato, deve-se falar com o veterinário do canil para que ele indique o medicamento correto.[1]

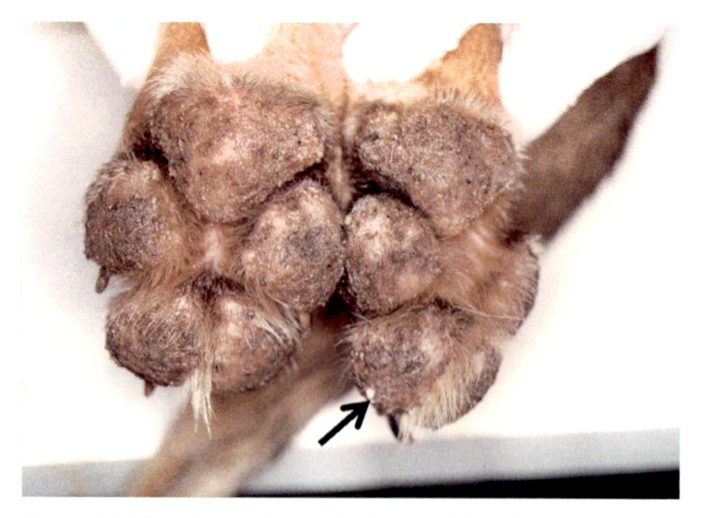

Figura 10.4 Pata de um cão com bicho-de-pé (tungíase). A seta indica a presença de um ponto branco, que representa a fêmea de uma pulga repleta de ovos.

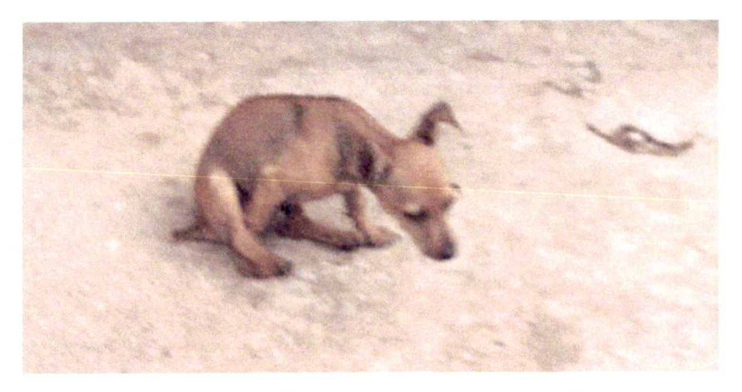

Figura 10.5 Cão com dipilidiose, em "postura de trenó" por causa da coceira provocada pela proglote do parasito.

O ciclo da pulga ocorre totalmente sobre a pele do animal. Porém, como a pulga causa coceira, quando o cão se coça, grande parte dos ovos, larvas e pupas da pulga cai ao solo. De cada pupa, nasce uma nova pulga já pronta para infestar o animal.

O controle das pulgas é parecido com o de carrapatos. A diferença entre esses parasitos é que os ovos das pulgas ficam em frestas no chão. Dessa forma, o piso deve ser totalmente rejuntado para evitar ao máximo a presença de ovos.

Medidas para combate das pulgas e dos carrapatos são:

- Inspecionar cuidadosamente todo o pelo do animal que entrar pela primeira vez no canil para evitar, também, a entrada de carrapatos e pulgas;
- Frestas e buracos no chão e nas paredes devem ser evitados para inibir a proliferação das fases do carrapato que ocorrem no ambiente;
- Quando possível, os canis devem ser telados. Isso evitará a entrada de moscas e mosquitos;
- Manter a grama em que os animais pisam sempre baixa para reduzir as chances de o carrapato sobreviver no ambiente;
- Usar coleiras repelentes, aplicar carrapaticidas/pulicidas sobre a pele do animal e/ou administrar carrapaticidas/pulicidas mastigáveis, assim como dar banho nos animais com carrapaticidas/pulicidas. Qualquer uma dessas medidas deve ser adotada sob a orientação de um veterinário, que recomendará a melhor opção;

- A pulverização do ambiente pode ser recomendada, mas apenas com a indicação e supervisão do veterinário, para evitar riscos de intoxicação do animal ou de pessoas.

Essas medidas devem ser tomadas em conjunto para eliminar o máximo de carrapatos e pulgas do ambiente.

Moscas e mosquitos e as doenças transmitidas por esses insetos

As moscas e os mosquitos são insetos que, assim como os carrapatos e as pulgas, podem causar irritação e coceira no local da picada. Porém, a maior preocupação que os criadores e proprietários de cães devem ter é com os riscos de transmissão de doenças.

As moscas podem veicular bactérias, protozoários e outros agentes em suas patas e peças bucais. Já os mosquitos podem transmitir vários agentes de importantes doenças tanto para o cão quanto para o homem.[11] Um exemplo é o protozoário que causa a leishmaniose visceral. Outro exemplo é o parasito *Dirofilaria immitis*, conhecido como *verme do coração* e que geralmente é transmitido por pernilongos, mas alguns mosquitos, incluindo o *Aedes aegypti*, também podem transmitir esse verme para o cão e para o homem.[13]

Os insetos transmitem uma pequena larva que migra durante 6 meses no organismo do cão até chegar ao coração, onde se transforma na forma adulta, que se reproduz e libera outras larvas (microfilárias), as quais podem ser sugadas por um novo mosquito.

Quando adulto, o verme do coração pode chegar a mais de 20 centímetros. Dependendo do número de parasitos, pode haver obstrução do fluxo de sangue no coração, o que pode causar fraqueza, cansaço, perda de peso, inchaço nas patas, dificuldade para respirar e até a morte.

O verme do coração pode ser transmitido também ao homem pela picada do pernilongo, mas dificilmente se desenvolve até a fase adulta. Porém, em raros casos, durante a migração, a larva pode chegar ao pulmão, onde forma-se um nódulo, conhecido como nódulo solitário, que pode ser confundido com um tumor.[14]

A leishmaniose acomete cães de qualquer idade, raça ou sexo. O cão com leishmaniose pode apresentar emagrecimento, feridas na pele que custam a sarar, crescimento exagerado das unhas, entre outros sinais (Fi-

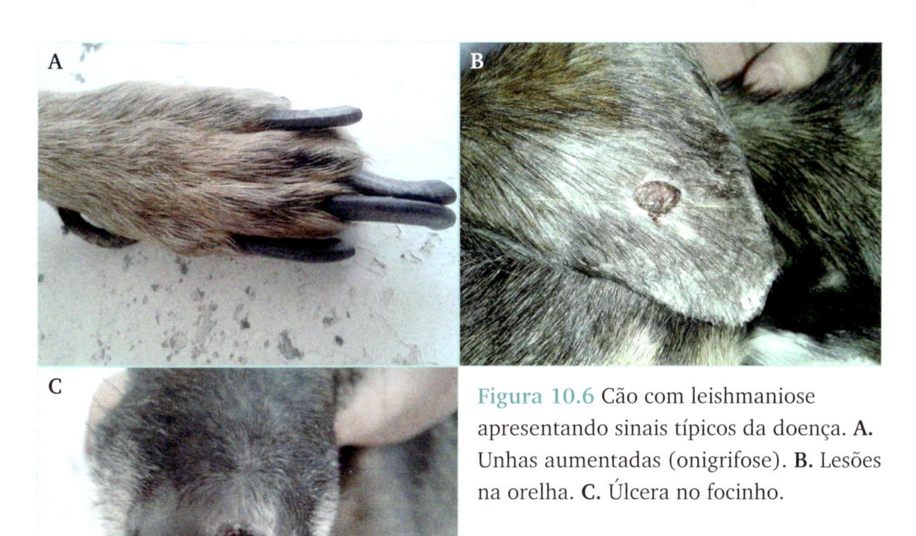

Figura 10.6 Cão com leishmaniose apresentando sinais típicos da doença. **A.** Unhas aumentadas (onigrifose). **B.** Lesões na orelha. **C.** Úlcera no focinho.

gura 10.6). A doença pode progredir até a morte do animal, mas alguns hospedeiros podem não apresentar os sintomas da doença.[15]

A leishmaniose é uma doença que pode ser transmitida para o homem e, independentemente de o cão apresentar ou não os sintomas, as autoridades competentes devem ser informadas para que as devidas medidas de controle sejam adotadas.[16] Mais detalhes sobre a doença são apresentados no Capítulo 12.

Dessa forma, para prevenir a ação de moscas e mosquitos diretamente nos animais e a transmissão de doenças tão importantes, algumas medidas devem ser tomadas:

- Os canis devem ser telados. Isso evitará também a entrada de carrapatos;
- Qualquer terreno em volta do canil deve ser constantemente limpo e monitorado quanto à presença de reservatórios de insetos;
- Se ao redor do canil houver pomares e muitas árvores, fazer a coleta diária das folhas e dos frutos que caem no chão;
- Usar coleiras repelentes;

- Evitar o acúmulo de água em vasos, garrafas e pneus, pois os mosquitos depositam seus ovos nesses locais;
- Algumas plantas apresentam ação repelente, como a citronela; se possível, plantá-las próximo ao canil.

Lembrete: Água parada é proliferação certa de mosquitos, inclusive o *Aedes aegypti*, causador da dengue, chikungunya e zika.

Ácaros de sarnas

Os cães podem ser acometidos por ácaros produtores de sarnas. As sarnas mais comuns em cães são a escabiose, ou sarna sarcóptica, e a demodicose (demodiciose), ou sarna demodécica. Os animais acometidos apresentam lesões na pele provocadas pelos ácaros. A distribuição, o modo de disseminação e a apresentação clínica variam de acordo com o agente responsável pela doença.[1]

A sarna sarcóptica, provocada pelo ácaro *Sarcoptes scabiei*, é altamente contagiosa, ou seja, sua transmissão pode ocorrer pelo contato entre os cães. O animal acometido apresenta lesões que coçam e têm aspecto avermelhado (Figura 10.7). À medida que o animal se coça, podem ocorrer lesões na pele, que pode ser invadida por bactérias e piorar as lesões. É comum ocorrer queda de pelo e presença de crostas. As lesões geral-

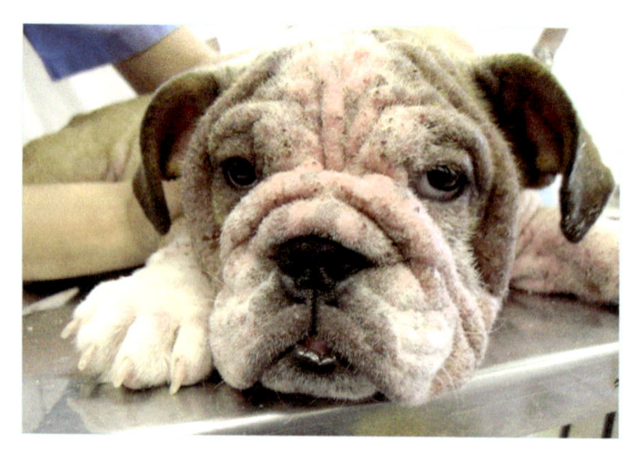

Figura 10.7 Cão com sarna apresentando lesões avermelhadas na região da cabeça.

mente começam em uma região, mas podem se espalhar por todo o corpo do animal.

As pessoas que têm contato com os cães devem ser informadas sobre a possibilidade de transmissão da escabiose do cão para o ser humano.[17,18] Por isso, todo contato com os animais acometidos deve ser feito com o uso de luvas. Nos casos em que os tratadores/proprietários do canil suspeitarem de lesões na pele, deve-se evitar a automedicação e procurar o veterinário.

O ácaro *Demodex canis* é o causador da sarna demodécica ou sarna negra. Esse parasito é habitante (comensal) comum da pele dos cães. A transmissão ocorre, principalmente, por contato da cadela infestada com os filhotes, especialmente na fase de aleitamento. O parasito está presente em pequena quantidade na pele, nos folículos pilosos ou nos anexos, mas não causa distúrbio na pele do animal. Entretanto, em alguns animais, há uma multiplicação excessiva do ácaro, provavelmente pela predisposição genética e/ou baixa resposta imunológica.[19,20]

O resultado da multiplicação exacerbada do ácaro pode resultar em uma doença localizada, conhecida como demodicose canina localizada (DCL) ou generalizada (DCG). A DCL é a forma mais comum da doença. O animal começa a apresentar lesões em poucas regiões do corpo, mais frequentes na face e patas dianteiras. Geralmente observam-se descamação, alteração na espessura dos pelos e hiperpigmentação da pele (cobre ou avermelhada). A presença de coceira é rara nos casos de DCL. Na maioria dos casos, a DCL é benigna e a cura espontânea ocorre em poucas semanas. Embora a maioria dos casos resolva-se de modo espontâneo, cerca de 10% deles progridem para DCG.

A DCG, ou demodiciose pustular, por sua vez, é uma das doenças caninas mais graves e de difícil tratamento. A DCG ocorre geralmente entre os 3 e 18 meses de vida. No início, as lesões envolvem a cabeça, as pernas e o tronco, e podem afetar os espaços interdigitais de duas ou mais patas (pododemodicose) ou todo o corpo, e se caracterizam pela queda dos pelos. Em pouco tempo, as lesões podem evoluir e causar descamação, formação de crostas e escurecimento da pele. A coceira não é comum, mas pode ser notada em alguns casos. Essas lesões podem alterar a pele e predispor a infecções bacterianas.

A demodiciose é uma doença muito difícil de ser tratada e controlada. O longo período de tratamento associado ao controle de cura com exames de raspados de pele faz com que haja uma interpretação errônea de cura, o que culmina nos casos de recidiva. Além disso, os proprietários solicitam, indiscriminadamente, o tratamento dos seus animais, seja para a forma localizada, que tem cura espontânea, ou para a DCG.

Diagnóstico laboratorial

Para o diagnóstico definitivo de ácaros de sarnas, é preciso realizar raspado de pele. Vários cuidados são necessários para aumentar as chances de diagnóstico, como profundidade do material coletado, local da coleta e forma de preservar e avaliar o material.

Tratamento e profilaxia

O tratamento e a profilaxia para as sarnas devem ser instituídos estritamente pelo veterinário. Em linhas gerais, o tratamento deve ser fundamentado nos seguintes itens:

- Restauração da integridade da pele do animal;
- Tratamento acaricida;
- Eliminação das bactérias e/ou da inflamação, pois existem medicamentos contraindicados que podem agravar a doença;
- Avaliação de uma possível doença debilitante que comprometa a resposta imunológica e facilite a proliferação do ácaro de sarna;
- Realização do controle de cura (avaliar se o tratamento foi eficaz) por meio de raspados de pele.

As formas de prevenir a escabiose e a demodiciose são um pouco distintas. Para evitar a transmissão da escabiose de um animal doente para outro saudável no canil, são pontos básicos:

- Evitar o contato de animais infestados com animais saudáveis. Lembre-se de que a doença é altamente contagiosa, portanto, é transmitida facilmente pelo contato entre os animais;
- Evitar o uso de materiais comuns aos animais (escovas, tosadoras, camas etc.) e expô-los ao sol, pois os ácaros são sensíveis ao calor;
- Higienizar o ambiente onde o animal habita. Para isso, o hipoclorito de sódio é uma ótima opção. A desinfecção com vapor ou vassoura

de fogo é excelente alternativa nos casos em que esse procedimento é viável;

- Observar os animais que coabitam o ambiente para avaliar a transmissão do agente e a presença de reservatórios.

No caso da demodiciose, o ponto básico é: o animal deve apresentar exames de raspados de pele negativos, mensalmente, por 3 meses consecutivos. Portanto, é preciso realizá-los todos os meses até a obtenção de três séries sucessivas de raspados negativos. Após o último raspado de pele negativo, fazer avaliação em intervalos mensais durante 12 meses. Se isso se confirmar, o animal pode ser declarado curado, pois dificilmente apresentará novamente a doença.

Os cães acometidos por DCG, seus pais e irmãos *não devem ser utilizados para reprodução*. A castração para o cão que desenvolve a forma generalizada deve ser realizada quando a doença estiver controlada e houver poucos ácaros.

Otite ocasionada por ácaros (otoacaríase)

Outro ácaro que pode ocasionar problemas à saúde do cão é o *Otodectes cynotis*, causador de inflamação dos ouvidos (otite). Os animais acometidos geralmente apresentam agitação ou inclinação de cabeça, decorrente de coceira intensa. O ato de coçar pode provocar vermelhidão e edema, ou até acúmulo de sangue na orelha e saída de líquido do ouvido. Pode ocorrer infecção bacteriana decorrente da otite.

O diagnóstico pode ser feito por exame ou pela coleta de cera de ouvido (geralmente aumentado de volume) para identificação do ácaro.

Como a transmissão do ácaro ocorre por contato direto, as recomendações gerais para tratamento e profilaxia da doença são as mesmas da escabiose, com atenção para a limpeza do conduto auditivo.

IMPACTO DAS PARASITOSES NA REPRODUÇÃO DE CÃES

Os parasitos podem causar problemas reprodutivos? Essa é uma das perguntas mais intrigantes na medicina veterinária.

A transmissão de alguns vermes da cadela para os filhotes durante a gestação (*Toxocara canis*) ou pela amamentação (*Toxocara canis* e *Ancylostoma caninum*) é bem conhecida e foi apresentada anteriormente. A infecção de animais tanto por *Toxocara canis* quanto por *Ancylostoma caninum*, nos primeiros meses de vida, pode acarretar em morte dos filhotes. O parasito *T. canis* se alimenta dos nutrientes no intestino delgado dos animais, e o *A. caninum* suga o sangue, também na parede desse órgão. Além disso, há a subnutrição e anemia também das mães, que se apresentam na fase de lactação, o que requer alto consumo de energia para a produção do leite.[3]

Existem evidências da transmissão de outros parasitos, como *Babesia canis*, *Leishmania chagasi* e *Hepatozoon canis*,[21,22] ou de problemas durante a gestação causados por *Ehrlichia canis*, como redução de fluxo sanguíneo e abortamento e morte dos fetos. Entretanto, ainda não se conhecem completamente os danos ocasionados à cadela, aos fetos e sobre a fertilidade dos animais.

As medidas apresentadas anteriormente para a prevenção de carrapatos e mosquitos devem ser seguidas.

Alguns protozoários, como *Toxoplasma gondii* e *Neospora caninum*, causam abortamento em algumas espécies animais. O *Toxoplasma gondii* tem o gato como hospedeiro definitivo, enquanto o hospedeiro definitivo de *Neospora caninum* é o cão. Esses protozoários se multiplicam no intestino do hospedeiro definitivo para produzir oocistos não infectivos, que são liberados nas fezes. No meio ambiente (água, comida, grama, terra), esses oocistos passam por uma maturação e podem infectar várias espécies animais. Alguns animais se infectam a partir de oocistos nas fezes. Esses oocistos contêm pequenas estruturas (esporozoítos), que invadem o intestino e de lá migram para os tecidos e vários órgãos, onde formam um cisto microscópico e ficam em dormência por vários anos. Estudos com cães mostram que esses animais têm o contato com esses protozoários, mas sem alterações clínicas. No caso da neosporose, os cães apresentam, principalmente, problemas neuromusculares.[1]

Embora *Toxoplasma gondii* e *Neospora caninum* possam causar abortamento em várias espécies, existem poucas informações sobre os problemas reprodutivos nos cães em infecções naturais. Em um estudo, pesquisadores infectaram cadelas gestantes com *Neospora caninum* e atestaram que pode haver transmissão do protozoário para os filhotes, e que esse parasito pode causar abortamento.[23]

Como na maioria das vezes os cães podem não apresentar sinais das doenças provocadas por esse organismos, a prevenção é a melhor forma de evitar problemas com esses parasitos.

Estas são algumas dicas para evitar a infecção dos cães e a contaminação do ambiente:

- Evitar dar carne crua ou malcozida para os cães. Elas podem conter cistos de protozoários;
- Evitar que os animais comam lixo;
- Evitar a presença de roedores, como ratos, para que os animais não os cacem e venham a comer a carne desses animais;
- Fornecer água de boa qualidade para os animais.

O *Trypanosoma evansi*, ainda que raramente, é um protozoário que pode causar abortamento em cães.[24] Esse parasito é transmitido por mutucas e por algumas espécies de moscas (*Stomoxys* spp.).

Como visto anteriormente, o uso de telas no canil e de repelentes são excelentes medidas de controle.

MANEJO SANITÁRIO

A estabilidade da população é muito importante para o controle de doenças contagiosas. Canis que recebem e abrigam cães provisoriamente são muito mais vulneráveis à ocorrência de doenças transmissíveis e necessitam de cuidados específicos para contê-las.[25] É recomendável que o manejo preventivo de doenças seja elaborado por um veterinário contratado para esse fim, que deverá ser contratado como responsável técnico, seguindo a legislação do Estado em que se encontra a criação.[26]

Infraestrutura

O planejamento do manejo de doenças deve começar pela infraestrutura do local. A construção deve ser planejada para facilitar o fluxo de pessoas e animais e a limpeza e ventilação do ambiente. A estrutura básica deve conter uma recepção e/ou um escritório; sala de exames gerais e procedimentos, como vacinação, vermifugação e microchipagem; canis de isolamento e quarentena para animais em observação; canis de manutenção dos animais; e canis para fêmeas gestantes, recém-paridas e filhotes. Os ambientes devem ser de piso e paredes impermeabilizadas para facilitar a lavagem e a desinfecção. É comum haver áreas de recreação de alvenaria, mas terra, areia e grama também são possíveis, desde que sejam mantidos limpos e sem acúmulo de fezes. Esse tipo de ambiente tem maior risco de transmissão de doenças, especialmente em locais e épocas úmidos e quentes.[25]

Para um bom manejo sanitário, é importante conhecer e aplicar dois conceitos básicos de prevenção de doenças: quarentena e isolamento. A *quarentena* de animais recém-chegados é a manutenção destes em local separado do resto dos animais por, pelo menos, 15 dias para observação. O *isolamento* é a separação imediata de qualquer animal (ou grupo de animais) que apresente sinais de doença (febre, apatia, secreção ocular, vômito ou diarreia), até que se chegue a um diagnóstico e tratamento.

Dica: A limpeza dos ambientes e o manejo dos animais devem ser feitos por pessoas diferentes. Além disso, deve-se sempre iniciar a limpeza por ambientes potencialmente menos contaminados para depois passar para os mais contaminados.

Limpeza e desinfecção

A limpeza e a ventilação do ambiente são fundamentais para a prevenção de doenças. O ar deve circular pelos canis para dispersar odores e possíveis agentes de doenças. O chão, as instalações e os objetos devem ser diariamente lavados com sabão ou detergente, enxaguados e depois desinfetados com produtos à base de cloro ou amônia quaternária (uso alternado é recomendável). Deve-se evitar o contato direto dos animais com esses produtos. As regras de diluição devem ser observadas nas instruções do fabricante. Outra sugestão é a utilização de máquinas de vapor semanalmente ou a cada 15 dias para reduzir a contaminação ambiental. Quando possível, é recomendável permitir a incidência de raios diretos de sol.[27] Resíduos sólidos orgânicos (fezes, restos de ração e eventuais carcaças) devem ter o destino adequado, segundo a legislação municipal vigente.[26,27]

Lembrete: Mãos, botas e objetos podem conter agentes de doenças, portanto, devem ser lavados e desinfetados ou trocados.

Densidade

É de extrema importância ficar atento à quantidade de animais em um mesmo ambiente (densidade). Quanto maior a densidade, maior o risco de transmissão de doenças. Não há uma recomendação única; a densidade ideal depende da raça, do tipo de construção e da quantidade de pessoas disponíveis para limpeza do ambiente. O cálculo de tempo médio para limpeza e cuidados diários é de 15 minutos por animal.[25]

Dica: Fêmeas em final de gestação ou recém-paridas e filhotes são especialmente vulneráreis e devem ser separados dos outros animais. A socialização com outros animais do canil é importante, mas deve ser monitorada, em ambiente ventilado e limpo e com animais sabidamente saudáveis.

Lembrete: Todo animal novo no plantel ou que retorne de um evento em que tenha mantido contato com cães estranhos é, a princípio, um risco para o resto dos animais.

DOENÇAS INFECTOCONTAGIOSAS

Cinomose

Causada por vírus, a cinomose é transmitida principalmente por secreções respiratórias, vômito, diarreia e urina. O contato entre os cães é papel importante na transmissão. É uma enfermidade grave, com alta taxa de óbitos (podendo chegar a 80 a 90% de chance de óbito ou eutanásia), e pode ser transmitida a todos os animais do canil, independentemente da idade. Os animais apresentam sinais de conjuntivite (secreção e vermelhidão nos olhos), pneumonia, vômito ou diarreia. Esses sinais sistêmicos precisam ser tratados agressivamente com antibióticos, suporte nutricional e hidratação. A doença muitas vezes evolui para sinais neurológicos, e os animais precisam ser sacrificados ou ficam com sequelas. Acupuntura e fisioterapia são terapias alternativas que podem reduzir as sequelas. Pesquisas com células-tronco estão em andamento com resultados promissores. Não há tratamento comprovado contra o vírus; recentemente a ribavirina foi utilizada em protocolos experimentais, mas mais estudos são necessários para comprovar sua eficácia contra o vírus.[28,29]

Parvovirose

Também causada por vírus, a parvovirose é transmitida pelo contato com as fezes de cães com a doença. O vírus pode permanecer no ambiente por muito tempo, e o local contaminado deve ser lavado e coberto com hipoclorito de sódio a 5% durante 30 minutos para redução da contaminação ambiental. A parvovirose causa vômito e diarreia graves, em geral com presença de sangue nas fezes, e pode levar os animais a óbito por desidratação ou infecção generalizada. Há relatos de óbitos em Rottweilers acometidos chegando a 50%, apesar do tratamento intensivo. A letalidade média geral gira em torno de 10 a 20% em animais tratados. Não há tratamento específico contra o vírus, mas o animal precisa receber soro por via endovenosa e ter seu equilíbrio bioquímico restabelecido. Antibióticos, polivitamínicos e controle do vômito também são importantes. Em geral, os animais ficam internados em terapia intensiva.[30,31]

Hepatite infecciosa canina

Causada por vírus, a hepatite infecciosa canina é transmitida pelo contato com secreções de cães portadores, que podem não ter sintomas. As fezes e a urina são os materiais mais perigosos. A desinfecção de ambientes contaminados necessita de produtos à base de amônia quaternária ou máquinas de vapor. A doença pode ser grave e levar filhotes de 30 a 60 dias a óbito rapidamente em cerca de 80% dos casos. A causa da morte é a falência hepática e de vários outros órgãos. Animais que sobrevivem até a fase aguda podem desenvolver cirrose. Animais mais velhos costumam ser assintomáticos ou apresentar apenas ceratite (olho azul). O tratamento é sintomático e intensivo, com reposição de fluidos e vitaminas, antibioticoterapia sistêmica e antieméticos.[32,33]

Dica: A vacinação rigorosa, a limpeza e o cuidado com o ambiente são fundamentais para o controle dessas três doenças. É importante atentar-se aos animais que estiveram em contato com outros filhotes. O período de incubação médio dessas doenças é de 15 dias.

Lembrete: Todo animal que apresentar sinais de doença deve ser imediatamente isolado dos demais.

Traqueobronquite infecciosa canina

A traqueobronquite infecciosa canina é causada por um grupo de agentes virais e bacterianos, sendo também conhecida como tosse dos canis. Tem sinais semelhantes aos da gripe (tosse, espirros e rouquidão). É facilmente transmitida pelo ar e pelo contato entre os animais. Todos os animais podem ficar doentes em um período curto, e alguns podem ir a óbito por pneumonia. O tratamento é feito à base de antibióticos, expectorantes, anti-inflamatórios e suporte, se preciso. Alguns animais necessitam de inalação. Xaropes antitussígenos são contraindicados na maioria dos casos. Quando há surtos, é importante ventilar o ambiente, reduzir a densidade populacional e utilizar a vacinação intranasal de emergência.[34,35]

Lembrete: Mantenha o ambiente limpo, ventilado e com a densidade sob controle. Há mais de um tipo de vacina, que deve ser escolhido a partir do estilo de vida dos cães.

Leptospirose

Conhecida como a doença da urina do rato, a leptospirose pode ser transmitida por meio da urina de várias espécies animais. Causa hepatite grave, lesão nos rins e hemorragia. É grave em cães e frequentemente leva os animais doentes a óbito. É uma doença complexa e apresenta muitos sinais clínicos, como febre, icterícia (mucosas amareladas), hemoglobinúria (urina cor de chá-preto), hemorragias, vômito e diarreia. O tratamento deve ser feito em unidades de terapia intensiva para tentar impedir as falências renal e hepática, que são as principais causas de morte em cães acometidos. Quanto mais rápido o tratamento começar, maior a chance de recuperação. É uma zoonose grave.[36,37]

Dica: Atenção no combate aos ratos com o uso de telas em ralos. Não deixe alimento disponível à noite. Tenha cuidado ao utilizar venenos: procure um profissional para controle de pragas, de modo a não gerar risco para as pessoas e os animais.

Lembrete: A maioria das vacinas polivalentes para cães tem antígenos contra a leptospirose.

VACINAÇÃO

Importância

A vacinação é o método mais indicado e seguro para proteção de cães contra doenças infecciosas transmissíveis, que muitas vezes podem ser fatais. As vacinas devem induzir resposta imunológica, causando o mínimo de reações adversas. O objetivo de um protocolo de vacinação deve ser vacinar todos os animais da população de risco, sem que se vacinem os animais com antígenos desnecessários.[38]

A primeira proteção que os filhotes necessitam é adquirida por meio do colostro (leite rico em anticorpos mamado nas primeiras horas de vida). A *qualidade do colostro* pode e deve ser mantida por meio da vacinação anual das matrizes. Filhotes que, por qualquer motivo, forem privados da ingestão do colostro precisam de atenção especial até que possam ser devidamente vacinados.

Protocolos de vacinação

O *protocolo padrão* de três doses em filhotes, com intervalo entre doses de 21 a 28 dias e reforço anual contra a maioria dos agentes, foi definido no final da década de 1960 e vem sendo utilizado desde então, inclusive definindo as combinações de vacinas disponíveis no mercado. São aplicados em cães, de forma padronizada, quatro ou mais antígenos, independentemente de seu histórico ou estilo de vida.[39] De maneira geral, as recomendações para a primo-vacinação (primeira dose) em filhotes continuam as mesmas, devendo-se atentar à idade inicial do protocolo (6 a 8 semanas de idade), para garantir que a terceira dose não sofra interferência de anticorpos colostrais.[38,39]

Entretanto, a tendência mundial é a vacinação de acordo com as necessidades de cada animal e os riscos a que ele está exposto. Levam-se em consideração os fatores relacionados à patogenicidade do agente etiológico (gravidade das doenças), ao risco de exposição, à longevidade (duração) e à eficiência da proteção conferida pelas vacinas comerciais disponíveis, diminuindo os riscos que a vacina pode oferecer pelo uso excessivo de componentes (imunógenos).[39,40]

Desse modo, as vacinas podem ser classificadas como essenciais, não essenciais e não recomendadas. As *vacinas essenciais* protegem contra doenças de propagação mundial, com risco de óbito e que não tenham tratamento eficaz e/ou com potencial zoonótico importante. Enquadram-se aqui as vacinas contra cinomose, parvovirose, hepatite infecciosa e raiva. As *vacinas não essenciais* são aquelas contra leishmaniose, leptospirose e traqueobronquite infecciosa canina (tosse dos canis). São vacinas importantes para determinados ambientes domésticos, hábitos de vida e regiões, os quais podem interferir muito na exposição aos agentes. As *vacinas não recomendadas* são as contra giardíase, coronavirose canina e dermatofitose. Essas doenças são tratáveis, às vezes autolimitantes, ou a eficácia da vacinação não está comprovada.[39-41]

As vacinas contra parvovirose, cinomose e hepatite infecciosa canina são consideradas essenciais porque essas doenças causam quadro clínico grave, além de haver ocorrência endêmica em muitos municípios brasileiros. Os títulos de anticorpos contra esses agentes podem persistir por 5 anos ou mais em animais corretamente vacinados quando filhotes. Por causa disso, pode ser considerado desnecessário o reforço anual, dependendo do estilo de vida do animal. Além disso, está disponível no mercado titulação de anticorpos séricos, que pode ser utilizada como parâmetro para avaliar a real necessidade de reforço em animais adultos.[39,40]

A vacinação contra raiva tem sido eficaz por décadas no controle da enfermidade. A raiva é uma zoonose grave, com letalidade considerada 100%. O ciclo de transmissão urbana envolve diretamente os cães, que podem transmiti-la a seus proprietários e outros animais. O reforço anual é recomendado e pode ser exigido por leis municipais. A titulação de anticorpos séricos também se encontra disponível e é utilizada como requisito para viagem internacional, dependendo do destino do animal.[39-42]

Vacinas contra traqueobronquite infecciosa canina são recomendadas para animais que serão expostos ao risco de contágio ou vivem em comunidade. A ocorrência em canis está diretamente ligada ao manejo sanitário e às condições de biossegurança local. Vacinas intranasais são mais indicadas quando o risco de contágio for muito alto ou em situações de emergência, por apresentar resposta imune mais rápida, além de induzir a imunidade local.[39-42]

As vacinas contra leptospirose são inativadas e podem causar muitas reações adversas. A leptospirose pode ser causada por muitos sorovares que não têm reação cruzada entre si. Portanto, a escolha dos sorovares na hora da vacinação depende do ambiente em que o animal é mantido, o que determina o tipo de reservatório que ele tem contato. Os sorovares mais comumente encontrados em vacinas são: *canicola*, *icterohemorrhagiae*, *pomona* e *grippotyphosa*.[39-41]

Por que as vacinas podem falhar?

As falhas vacinais podem ocorrer por diversos fatores relacionados à produção, manutenção inadequada e administração incorreta das vacinas, ou então por falta de resposta individual. Vacinas contra agentes que têm diferentes tipos (cepas) podem não induzir resposta adequada se não houver reação cruzada entre as cepas. As condições de temperatura para armazenagem e prazo de validade devem ser observadas com rigor, assim como a dose e a via de aplicação. Os animais devem estar vermifugados, saudáveis e bem alimentados para que ocorra uma resposta adequada.[41,42]

Dica: A escolha da vacina ideal deve levar em conta vários fatores, e o preço não deve ser o principal deles. Vacinas com tecnologia mais avançada costumam ser mais seguras, e bons laboratórios dão apoio técnico em caso de falhas e reações adversas.

Lembrete: Nenhuma vacina protege totalmente os animais se eles estiverem em contato constante com animais doentes ou em um ambiente contaminado.

REFERÊNCIAS

1. Bowman DD. Georgi's parasitology for veterinarians. 10.ed. St. Louis: Saunders, 2013.
2. Dantas-Torres F, Otranto D. Dogs, cats, parasites, and humans in Brazil: opening the black box. Parasit Vectors 2014; 7:e22.
3. Santarém VA, Rubinsky-Elefant G, Chesine PAF, Leli FNC. Toxocaríase canina e humana. Vet Zoot 2009; 16:437-47.
4. Rubinsky-Elefant G, Hirata CE, Yamamoto JH, Ferreira MU. Human toxocariasis: diagnosis, worldwide seroprevalences and clinical expression of the systemic and ocular forms. Ann Trop Med Parasitol 2010; 104:3-23.
5. Santarém VA, Rubinsky-Elefant G, Ferreira MU. Soil-transmitted helminthic zoonoses in humans and associated risk factors. In: Pascucci S (ed.). Soil contamination. Rikeja: IntechOpen 2011; DOI:10.5772/23376. Disponível em: http://www.intechopen.com/books/soil-contamination/soil-transmitted-helminthic-zoonoses-in-humans-and-associated-risk-factors. Acesso em: 02/08/2018.
6. Peruca LCB, Langoni H, Lucheis SB. Larva migrans visceral e cutânea como zoonoses: revisão de literatura. Vet Zoo 2009; 16:601-16.
7. Esch KJ, Petersen CA. Transmission and epidemiology of zoonotic protozoal diseases of companion animals. Clin Microbiol Rev 2013; 26:58-85.
8. Santarém VA, Aguiar DM. Erliquiose canina. In: Megid J, Ribeiro MG, Paes AC. (eds.). Doenças infecciosas em animais de produção e de companhia. São Paulo: Roca, 2016. 1296p.
9. Dantas-Torres F. The brown dog tick, *Rhipicephalus sanguineus* (Latreille, 1806) (Acari: Ixodidae): from taxonomy to control. Vet Parasitol 2008; 152:173-85.
10. Labruna MB, Pereira MC. Carrapato em cães no Brasil. Clin Vet 2001; 30:24-32.
11. Traversa D. Fleas infesting pets in the era of emerging extra-intestinal nematodes. Parasitol Vectors 2013; 6:e59.
12. Solomon SEB, Farias MR, Pimpão CT. Dermatite atópica canina: fisiopatologia e diagnóstico. Rev Acad Cienc Agr Amb 2012; 21:28-1.
13. Serrão ML, Labarthe N, Lourenço-de-Oliveira R. Vectorial competence of *Aedes aegypti* (Linnaeus 1762) Rio de Janeiro strain, to *Dirofilaria immitis* (Leidy 1856). Mem Inst Oswaldo Cruz 2001; 96:593-8.
14. Stone M, Dalal I, Stone C, Dalal B. 18-FDG uptake in pulmonary dirofilariasis. Radiol Case 2015; 9:28-33.

15. Otranto D, Dantas-Torres F. The prevention of canine leishmaniasis and its impact on public health. Trends Parasitol 2013; 29:339-45.
16. Brasil. Ministério da Saúde Secretaria de Vigilância em Saúde. Departamento de Vigilância Epidemiológica. Manual de Vigilância e Controle da Leishmaniose Visceral. Brasília, 2006. Disponível em: http://bvsms.saude.gov.br/bvs/publicacoes/manual_vigilancia_controle_leishmaniose_visceral.pdf. Acesso em: 02/08/2018.
17. Currier RW, Walton SF, Currie BJ. Scabies in animals and humans: history, evolutionary perspectives, and modern clinical management. Ann NY Acad Sci 2011; 1230:e50-60.
18. Aydıngöz IE, Mansur AT. Canine scabies in humans: a case report and review of the literature. Dermatol 2011; 223:104-6.
19. Santarém VA. Demodiciose canina: revisão. Clin Vet 2007; 69:86-96.
20. Mueller RS, Bensignor E, Ferrer L, Holm B, Lemarie S, Paradis M et al. Treatment of demodicosis in dogs: 2011 clinical practice guidelines. Vet Dermatol 2012; 23:86-96,e20-1.
21. Littman MP. Tick-borne and other stealth pathogen reproductive concerns. Clin Theriogenology 2015; 7:174-87.
22. da Silva SM, Ribeiro VM, Ribeiro RR, Tafuri WL, Melo MN, Michalick MS. First report of vertical transmission of *Leishmania* (Leishmania) *infantum* in a naturally infected bitch from Brazil. Vet Parasitol 2009; 166:159-62.
23. Tenório GC, Soares RM, Nishi SM, Hagen FSC, Vannucchi CI, Maiorka PC et al. Infecção experimental com *Neospora caninum* em cadelas prenhes. Rev Bras Parasitol Vet 2012; 21:232-6.
24. Rjeibi MR, Hamida TB, Dalgatova Z, Mahjoub T, Rejeb A, Dridi W et al. First report of surra (*Trypanosoma evansi* infection) in a Tunisian dog. Parasite 2015; 22:e3.
25. Hurley K, Baldwin CJ. Prevention and management of infection in canine populations. In: Greene CE. Infectious diseases of the dog and cat. St Louis: Elsevier, 2012. p.1124-30.
26. Conselho Federal de Medicina Veterinária. Resolução nº 722, de 16 de agosto de 2002. Disponível em: http://portal.cfmv.gov.br/portal/lei/index/id/234. Acesso em: 02/08/2018.
27. Larsson CE, Larsson Jr. CE, Leite CAL, Andrade SF, Brito AF. Terapêuticas tópica e sistêmica: pele, ouvido e olho. In: Andrade SF. Manual de terapêutica veterinária. 3.ed. São Paulo: Roca, 2008. p.141-200.
28. Mangia SH, Paes AC. Cinomose. In: Megid J, Ribeiro MG, Paes AC. Doenças infecciosas em animais de produção e de companhia. São Paulo: Roca, 2016. p.560-79.
29. Greene CE, Vandevelde M. Canine distemper. In: Greene CE. Infectious diseases of the dog and cat. St Louis: Elsevier, 2012. p.25-42.
30. Paes AC. Parvovirose canina. In: Megid J, Ribeiro MG, Paes AC. Doenças infecciosas em animais de produção e de companhia. São Paulo: Roca, 2016. p.768-85.
31. Greene CE, Decaro N. Canine viral enteritis. In: Greene CE. Infectious diseases of the dog and cat. St Louis: Elsevier, 2012. p.67-80.
32. Paes AC. Hepatite infecciosa canina. In: Megid J, Ribeiro MG, Paes AC. Doenças infecciosas em animais de produção e de companhia. São Paulo: Roca, 2016. p.690-9.
33. Greene CE. Infectious canine hepatitis and canine acidophilic cell hepatitis. In: Greene CE. Infectious diseases of the dog and cat. St Louis: Elsevier, 2012. p.42-7.
34. Brito AF. Traqueobronquite infecciosa canina. In: Megid J, Ribeiro MG, Paes AC. Doenças infecciosas em animais de produção e de companhia. São Paulo: Roca, 2016. p.507-11.

35. Ford RB. Canine infectous respiratory disease. In: Greene CE. Infectious diseases of the dog and cat. St Louis: Elsevier, 2012. p.55-65.
36. Paes AC. Leptospirose canina. In: Megid J, Ribeiro MG, Paes AC. Doenças infecciosas em animais de produção e de companhia. São Paulo: Roca, 2016. p.356-77.
37. Greene CE, Sykes JE, Moore GE, Goldstein RE, Shultz RD. Leptospirosis. In: Greene CE. Infectious diseases of the dog and cat. St Louis: Elsevier, 2012. p.431-46.
38. Feitosa MM. Vacinar: com quais e quando? Disponível em: https://sites.google.com/site/saudecanina/vacinas-e-vacinacao/quais-vacinas-sao-essenciais-e-quando-vacinar. Acesso em: 10/10/2012.
39. Angélico SMR, Pereira CAD. Novas diretrizes vacinais para cães – uma abordagem técnica e ética. Clin Vet 2012; 97:66-80.
40. American Animal Hospital Association (AAHA). Canine vaccination guidelines. JAAHA 2011; 47. Disponível em: https://www.aaha.org/public_documents/guidelines/vaccination_recommendation_for_general_practice_table.pdf. Acesso em: 02/08/2018.
41. Hagiwara MK, Rodrigues AMA. Imunização e vacinas em pequenos animais. In: Andrade SF. Manual de terapêutica veterinária. 3.ed. São Paulo: Roca, 2008. p.774-88.
42. Shultz RD. Titer testing and vaccination: a new look at traditional practices. Vet Med 2002; 97:1-13.

CAPÍTULO 11

Brucelose e herpesvirose: doenças infecciosas da reprodução

João Marcelo Azevedo de Paula Antunes

INTRODUÇÃO

Em canis comerciais, observa-se na reprodução que alguns animais manifestam cio com menos frequência, possuem taxas de prenhez reduzidas e apresentam diminuição do tamanho das ninhadas em comparação com animais mais jovens. As falhas reprodutivas (FR) podem refletir um problema com o macho, a fêmea ou ambos, que também pode estar associado a cios normais ou anormais ou falhas de acasalamentos.[1,2] Os casos de distocia não devem ser confundidos com FR ocasionadas por agentes infecciosos, e o veterinário deve ser chamado ao canil, na tentativa de auxiliar os criadores.

A taxa de fertilidade de fêmeas de raças puras submetidas ao acasalamento natural ou à inseminação artificial (IA) é em torno de 75,4%, com um número médio de 5,6 filhotes por parto, variando conforme a raça. Por esta razão, recomenda-se que uma cadela seja considerada infértil quando não produz nenhum filhote ou em número insuficiente após dois acasalamentos sucessivos.[3,4]

A infertilidade em cães é uma preocupação crescente em canis de criação comercial. As FR podem ser ocasionadas por diversos fatores, os quais podem ser divididos de forma abrangente em causas infecciosas e não infecciosas.[5] As principais causas de FR nos cães são a infertilidade em ambos os sexos e as tentativas de acasalamentos em momentos inapropriados, quando a fêmea ainda não está apta a receber o macho.[6,7] Entretanto, quando essas duas possibilidades são excluídas, as causas infecciosas devem ser consideradas.

As causas infecciosas de FR em cães podem ser agrupadas em doenças virais, bacterianas e por protozoários (Tabela 11.1). De acordo com a literatura, as infecções fúngicas parecem ser extremamente raras nas cadelas, ocasionando infertilidade e/ou FR[4] em cães. Os agentes infecciosos podem promover infertilidade por diversos mecanismos. Na vagina, eles podem ter atividade espermicida e diminuir a motilidade dos espermatozoides. Já no útero, podem levar à infiltração linfogênica da parede uterina, criando um ambiente hostil para o sêmen e os ovócitos. No embrião, os agentes infecciosos podem causar a morte embrionária precoce. Durante a gestação, pode ocorrer endometrite, placentite ou infecção placentária, levando à reabsorção fetal.[4]

Dentre as causas de FR ocasionadas por protozoários, tem-se principalmente a neosporose e a leishmaniose. O *Neospora caninum* é um pro-

Tabela 11.1 Causas infecciosas de infertilidade e abortamento em cães e cadelas.

Bacterianas	Virais	Protozoárias
Brucella canis	Herpesvírus	*Toxoplasma gondii*
Streptococcus canis	Cinomose	*Neospora caninum*
Staphylococcus spp.	Parvovírus	*Leishmania infantum*
Campylobacter jejuni	Adenovírus	
Listeria monocytogenes	Bluetongue	
Salmonella spp.		
Escherichia coli		
Mycoplasma canis		
Ureaplasma sp.		
Leptospira spp.		
Pseudomonas aeruginosa		
Clostridium perfringens		
Klebsiella spp.		
Proteus spp.		
Serratia marcescens		
Coxiella burnetii		
Rickettsia rickettsii		
Chlamydia sp.		

tozoário responsável por abortos e mortalidade neonatal, principalmente em bovinos. Entretanto, o cão é o hospedeiro definitivo desse parasito que supostamente pode ser transmitido verticalmente para fetos, causando morte fetal, mumificação fetal, reabsorção e morte neonatal.[8] A leishmaniose também pode estar associada a problemas reprodutivos em cadelas, sendo transmitida via transplacentária.[9] Essa zoonose é causada por protozoários membros do gênero *Leishmania*[10] (mais detalhes no Capítulo 12).

O *canine minute virus* (CnMV) ou CPV-1 (*canine parvovirus*-1) pode causar doenças graves em neonatos e infecções transplacentárias com reabsorção embrionária.[11] As consequências de infecção por esse vírus em fêmeas gestantes podem variar de acordo com o momento da infecção durante a gestação, podendo ocasionar reabsorção embrionária, natimortos e morte neonatal.[12] Além disso, esse vírus está associado a problemas respiratórios, cardíacos, enterites em filhotes jovens e abortamentos.[12]

Dentre as doenças infecciosas, a principal causa de problemas reprodutivos de ação viral nos cães é o herpesvírus canino 1 (CaHV-1), e entre as bacterianas, a maior responsável é a bactéria *Brucella canis*.[13] Com exceção da *Brucella canis*, os agentes patogênicos bacterianos são responsáveis por causas esporádicas de doenças reprodutivas em cães, nas quais muitas das bactérias envolvidas nessas doenças fazem parte da microflora urogenital dos cães.[14]

Neste capítulo, discorreremos sobre brucelose e herpesvirose canina, as principais enfermidades infecciosas que acometem o sistema reprodutor dos cães.

BRUCELOSE CANINA

Definição

A brucelose canina é uma doença infecciosa crônica que acomete diversas espécies de mamíferos, inclusive o homem, e que afeta economicamente a indústria de criação de cães. É a maior responsável pela infertilidade em cães domésticos, sobretudo em canis comerciais.[15] Os órgãos mais comumente infectados na brucelose são o útero, nas fêmeas não gestantes, e a placenta, nas cadelas gestantes, ocasionando sinais de infertilidade, como secreção vaginal persistente e abortamento no final de gestação. Já nos machos, infecta os testículos e epidídimos, causando sinais de orquite/epididimite. Também nos machos, pode levar à dermatite escrotal, oligozoospermia – baixa concentração de espermatozoides no sêmen – e infertilidade.[15] A infecção pela *B. canis* também tem sido relatada como causa de uveíte (inflamação da úvea), meningite (inflamação das meninges), discoespondilite (infecção dos discos intervertebrais da coluna) e glomerulonefrite (inflamação dos glomérulos renais).[16,17]

Etiologia

Os cães podem ser infectados por quatro das seis espécies de *Brucella*: *B. canis*, *B. abortus*, *B. melitensis* e *B. suis*. O cão é o reservatório hospedeiro da *B. canis*,[18] bactéria intracelular Gram-negativa que tem predileção por órgãos reprodutivos.[19,20] Devido aos tecidos serem infectados pela *Brucella*, a principal manifestação clínica nos animais é a infertilidade.[21]

Epidemiologia

A brucelose canina é uma doença que ocorre em quase todo o mundo, e no Brasil foi descrita pela primeira vez em Minas Gerais, em 1976. Desde então, tem sido relatada com bastante frequência no país.[22]

Transmissão

Animais infectados disseminam a bactéria por urina, secreção vaginal, tecido abortado, sêmen e, em menor extensão, secreções mamária, salivar e nasal. Essa bactéria pode penetrar no corpo dos cães pelo contato genital (via venérea pelo coito na hora do acasalamento), oronasal, por via conjuntival e por lesões na pele. A ingestão e a inalação são os principais meios de transmissão.[18] Também pode ocorrer infecção quando os cães são expostos a ou ingerem restos de placenta, fetos abortados, secreções vaginais e urina de animais infectados. É importante lembrar que a infecção pode ser transmitida aos filhotes pelo leite de cadelas infectadas e também por meio da placenta.[23-25]

A bactéria continua sendo eliminada na urina por, pelo menos, 3 meses pós-infecção, facilitando a transmissão horizontal entre cães machos.[23] Embora as bactérias sejam disseminadas em fezes, leite, saliva e secreções nasais e oculares, estas não são consideradas como principais fontes de infecção.[8] Ademais, a infecção também pode ser adquirida indiretamente. A *B. abortus* pode sobreviver em água e solo úmido por até 4 meses, e a *B. canis* permanece viável em sêmen e agentes crioprotetores por até 48 horas.[8,26]

A infecção também pode se dar por meio de água, tigelas de alimentos, equipamentos e roupas contaminados. A bactéria pode sobreviver no ambiente por vários meses em condições ideais de alta umidade, baixas temperaturas e sem luz solar, especialmente em material orgânico, na poeira e no solo.[27]

A inseminação artificial (IA) protege os cães machos de contrair doença de fêmeas infectadas, mas essa técnica reprodutiva não protegerá a fêmea, caso ela seja inseminada com sêmen infectado.[28]

Patogenia

Depois de a bactéria penetrar no organismo dos cães por via oral ou após o coito, o animal pode combater a infecção ou ela pode se disseminar, ocasionando uma bacteremia persistente que ocasiona principalmente problemas em órgãos reprodutivos (Figura 11.1).[22]

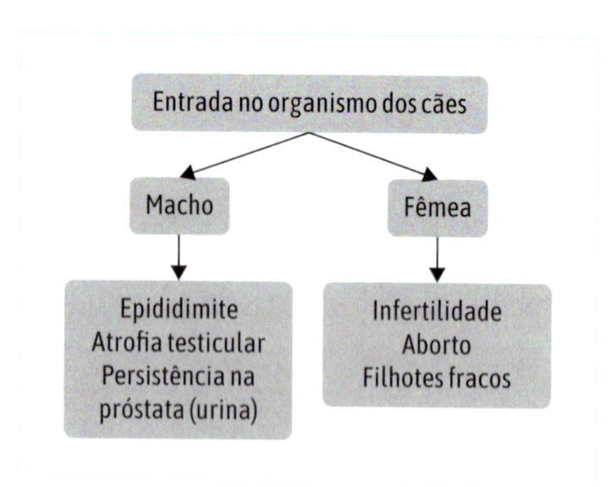

Figura 11.1 Patogenia da brucelose no sistema reprodutor dos cães.

Achados clínicos

Neste capítulo serão enfatizados os sinais clínicos associados à reprodução.[29-32]

Fêmeas

- Infertilidade;
- Abortamento em final de gestação (45 a 55 dias de gestação), como pode ser visualizado na Figura 11.2;
- Secreção vaginal que dura até 6 semanas após o abortamento;
- Abortamentos por vezes ocorrem sem o criador perceber, podendo ser relatados incorretamente como falha de concepção, uma vez que a cadela pode ingerir os fetos abortados;
- Fetos abortados em processo de autólise (Figura 11.3), com edema de tecido subcutâneo, congestão e hemorragias pelo corpo (Figura 11.4);
- Falhas em emprenhar ou fracasso na manutenção da gestação que geralmente decorre de morte embrionária precoce entre 10 e 20 dias após o acasalamento;
- Muitas cadelas que abortaram terão subsequentemente ninhadas normais, embora algumas possam experimentar FR intermitentes;
- Algumas ninhadas nascidas de cadelas infectadas contêm filhotes vivos e mortos, ainda que a maioria dos filhotes vivos morra pouco tempo após o nascimento;
- Filhotes que sobrevivem podem desenvolver doença clínica ao atingir a maturidade sexual.

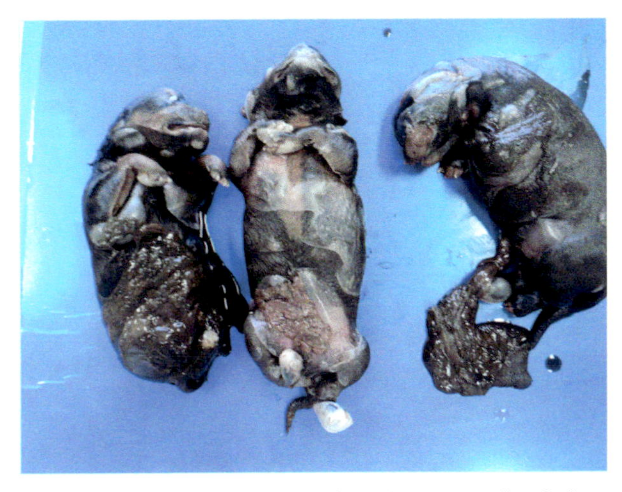

Figura 11.2 Fetos abortados no final de gestação devido à brucelose canina.

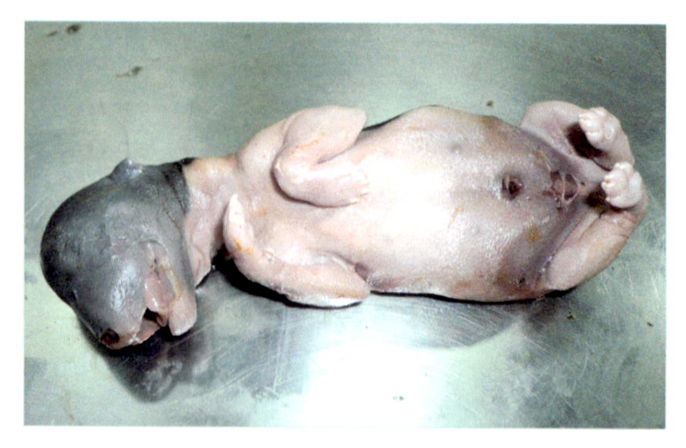

Figura 11.3 Feto abortado no terço final de gestação em processo de autólise, decorrente de *Brucella canis*.

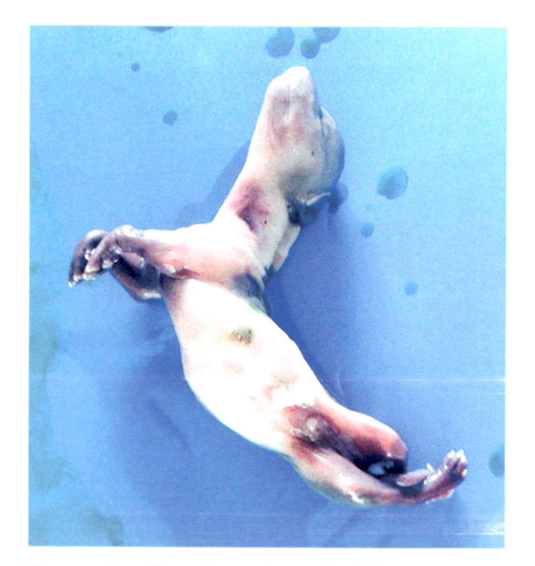

Figura 11.4 Feto abortado no final de gestação com hemorragias e edemas pelo corpo, em razão da brucelose canina.

Machos

- Inflamação do testículo (orquite);
- Inflamação do epidídimo (epididimite);
- Dor e desconforto ao toque no escroto;

- Edema escrotal causado por espessamento da cauda do epidídimo e acúmulo de fluido serossanguinolento;
- Dermatite escrotal pela lambida constante da pele e infecção bacteriana secundária;
- Assimetria testicular pela atrofia do(s) testículo(s) unilateral ou bilateral em fases crônicas da doença;
- Inflamação da próstata (prostatite) que pode provocar dificuldade de urinar e defecar e sintomas sistêmicos.
- Patologias espermáticas.

Diagnóstico

O diagnóstico da brucelose canina é feito exclusivamente por veterinários. O profissional, a partir das manifestações e suspeitas clínicas, coletará as amostras e as enviará para realização do diagnóstico laboratorial (Tabela 11.2).[8,23,26]

Tabela 11.2 Amostras e principais exames no diagnóstico da brucelose canina.

Amostras a serem coletadas	Tipo de exame*	Para onde enviar o material
Sangue Tecidos fetais Secreções vaginais Sêmen Urina	Cultivo bacteriano PCR (Reação em Cadeia da Polimerase) Testes sorológicos (Teste de imunodifusão em gel de ágar – IDGA) Necropsia fetal Avaliação da placenta	Laboratórios que realizem diagnósticos de doenças infecciosas caninas

* Cada teste de diagnóstico oferecido por um laboratório tem um potencial para resultados falso-positivos e falso-negativos. Assim, cada resultado deve ser interpretado no contexto dos achados clínicos, dos testes, da necropsia e da histologia. A interpretação dos resultados da sorologia é particularmente precária, uma vez que um resultado positivo pode apenas indicar exposição em vez da real infecção e causa do abortamento ou da morte neonatal.

Dicas

As dicas de tratamento, prevenção e controle da brucelose estão descritas na Tabela 11.3.

Tabela 11.3 Dicas de tratamento, prevenção e controle da brucelose canina.

Tratamento	Prevenção e controle
O tratamento do animal infectado é bastante discutível e incerto. Se for realizado, deverá ser feito exclusivamente pelo veterinário responsável pelo canil e com prática no tratamento da brucelose canina, se esta for a opção. Entretanto, essa bactéria se localiza no interior das células, sendo difícil sua eliminação pelos antibióticos, motivo pelo qual na maioria das vezes o tratamento não é recomendado, e a eutanásia é a melhor opção para proprietários de canis e criadores.	A prevenção é o melhor tratamento: • Evitar alojamentos coletivos; • Testar todos os animais do canil 2 vezes ao ano; • Testar todos os animais novos; • Realizar quarentena antes de introduzir novos animais no canil (8-12 semanas); • Separar cães positivos dos cães suspeitos e negativos; • Realizar eutanásia de animais positivos e testar todos os animais a cada 3 meses até a obtenção de 2 testes negativos; • Separar comedouros e bebedouros de cães positivos dos de cães suspeitos e negativos; • Não compartilhar áreas comuns onde estiveram cães positivos, pois a bactéria pode sobreviver por longos períodos no ambiente; • Comprar cães de canis com comprovada reputação e exigir exames negativos; • A *B. canis* é suscetível a hipoclorito de sódio a 1%, etanol a 70%, soluções de iodo/álcool, glutaraldeído e formaldeído. Estas soluções podem ser usadas para limpar instalações e equipamentos para diminuir a propagação da doença.

Considerações de saúde pública

A brucelose é uma doença zoonótica, então pode ser transmitida dos animais ou de seus materiais biológicos para os homens. Portanto, os animais positivos ou suspeitos devem ser manipulados com luvas.[21] A profilaxia da brucelose em seres humanos depende diretamente de ações de combate à doença em animais. Assim, para erradicá-la em animais, devemos reduzir a prevalência de casos em humanos e vice-versa.[15,16,22]

Lembretes

- A brucelose é uma zoonose;
- Não existe vacina;
- A maioria dos diluidores de sêmen comercialmente utilizados não inibe o crescimento de *B. canis*, mesmo após refrigeração;
- É a doença infecciosa que mais ocasiona infertilidade em cães e cadelas;
- A prevenção é o maior controle;
- Os canis devem ser mantidos em quarentena em caso de suspeita da doença;
- Cães infectados devem ser eliminados do plantel;
- Tratamento deve ser realizado somente em circunstâncias excepcionais, como nos casos de acasalamentos essenciais para evitar a perda de uma linhagem valiosa;
- Existe a possibilidade de cadelas que já abortaram produzirem ninhadas sadias;
- Cadelas infectadas, mas clinicamente sadias, podem transmitir a infecção aos filhotes e a outros animais do canil;
- As secreções vaginais e seminais de animais infectados contêm as maiores cargas bacterianas e são, portanto, as fontes mais importantes de infecção.

HERPESVIROSE CANINA

Definição

O herpesvírus canino tipo 1 (CHV-1) foi reconhecido primeiramente como um agente responsável por causar doença hemorrágica fatal em filhotes recém-nascidos.[33] Hoje existem evidências de que, além de lesões genitais, o CHV-1 também pode estar envolvido em infertilidade, síndrome respiratória (síndrome da tosse dos canis) e doença ocular em cães jovens e adultos.[34-39] Na forma da doença que ocasiona sinais clínicos reprodutivos, pode acarretar nas fêmeas infertilidade, abortamentos e nascimentos de fetos mumificados, doentes, fracos e prematuros. É a causa mais comum de abortamento viral e morte neonatal em cães.[27]

Etiologia

O responsável pela doença é o CHV-1, que é bastante estável no ambiente e é mantido na natureza pelos canídeos domésticos e selvagens.[40] Por meio de investigações sorológicas, o vírus tem se mostrado disperso em populações de cães domésticos, com a maior soroprevalência em cães de canis. O curso clínico da infecção por CHV-1 depende da idade dos filhotes infectados, com a forma fatal e sistêmica da doença ocorrendo com menos de 2 semanas de idade.[41]

Epidemiologia

A doença foi descrita no Brasil acometendo ninhadas e com elevada mortalidade dos filhotes; acomete fígado, rins e pulmões de filhotes com morte neonatal.[42,43] O CHV-1 tem distribuição mundial, independentemente de sexo, raça e idade.[42]

Em um estudo, 27 fêmeas naturalmente infectadas por herpesvírus, de 13 diferentes canis e de 12 raças distintas, foram acompanhadas durante um ciclo reprodutivo. Algumas acasalaram e outras não. Todas as cadelas iniciaram o estudo sorologicamente negativas para o vírus, e todas se tornaram positivas em alguma fase do ciclo. Dessas cadelas positivas, 40% tornaram-se novamente soronegativas em uma ou duas fases do ciclo, o que revela que eram falso-negativas. Das cadelas acasaladas, 46% apresentaram infertilidade, reabsorção fetal ou mumificação. Atrelado a isso, foram observados títulos de anticorpos significativamente maiores em todas as fases do ciclo estral em canis com grande quantidade de animais, demonstrando o alto contágio da herpesvirose e a importância de controlar o CHV-1 em canis. Além disso, também indica a necessidade de se realizar mais de um exame para certificar-se que um animal é realmente negativo.[44]

Transmissão

Este vírus pode penetrar no corpo dos cães pelo contato genital (via venérea pelo coito na hora do acasalamento); no nascimento dos filhotes, via canal do parto; no útero, via migração viral pela placenta; pela via respiratória, por inalação do vírus; por ingestão; e por contato, quando adultos e filhotes são expostos a secreções oronasais e genitais de cães infectados, com e sem sinais clínicos.[40]

Machos reprodutores podem eliminar o vírus no sêmen por tempo indeterminado, e essa eliminação viral pode ser maior quando o animal é submetido ao estresse, como transporte para feiras, eventos e competições, superlotação em canis, introdução de novos animais no plantel, uso prolongado de corticosteroides e durante o cio e o parto nas cadelas.[40,45]

A positividade para o CHV-1, que também se associa à doença respiratória (síndrome da tosse dos canis), está correlacionada à higiene do canil, bem como à idade do animal, ao tamanho do canil (número de animais), ao ciclo estral e ao abortamento.[5]

Patogenia

O vírus se replica em temperaturas mais baixas do que a temperatura corporal normal dos cães adultos, por isso nessa fase da vida a predominância é de uma doença respiratória ou na genitália externa. Já em filhotes, que dependem do ambiente e das mães para manutenção da temperatura, a infecção se dissemina para as vísceras. Os cães podem se infectar durante toda a vida, desde a fase intrauterina até a vida adulta, e em cada período da vida do animal existe uma forma de transmissão e apresentação da doença mais importante.[40,44-46]

Neste capítulo, a ênfase é dada apenas às apresentações clínicas da reprodução de machos e fêmeas infectados pelo CHV-1 (Figura 11.5). O

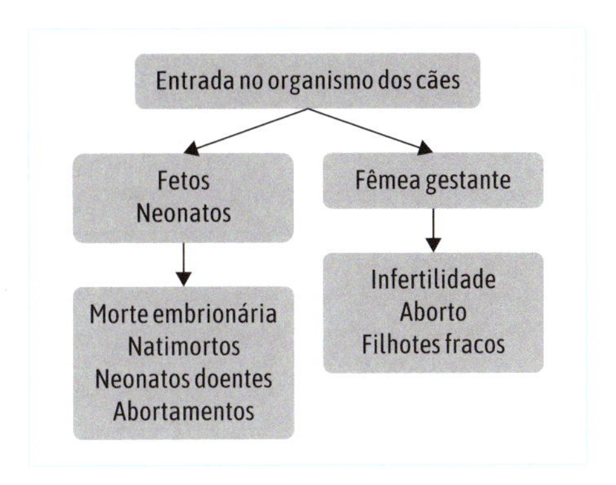

Figura 11.5 Patogenia reprodutiva da infecção pelo CHV-1 nas fêmeas e nos filhotes.

CHV-1 pode estar associado a infecções transplacentárias, levando à morte fetal ou neonatal. Os efeitos da infecção *in utero* dependem da idade gestacional: se a infecção ocorre em meados da gestação, podem acontecer abortamentos ou natimortalidade. Alguns filhotes podem parecer normais, mas desenvolvem a forma sistêmica poucos dias após o nascimento, podendo morrer. Após a infecção *in utero*, as lesões são evidentes nas placentas (Figura 11.6), enquanto o útero das cadelas infectadas pode conter fetos mortos de tamanhos variados.[46]

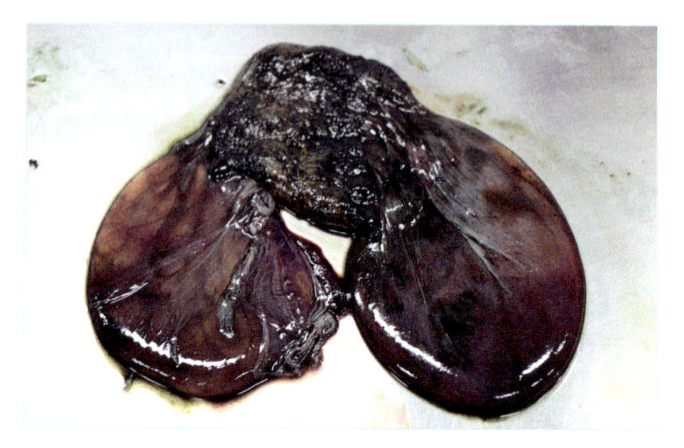

Figura 11.6 Placenta hemorrágica e envoltórios fetais após abortamento por CHV-1.

Machos e fêmeas podem ser infectados de modo latente (quando o vírus persiste no organismo numa forma "não infecciosa", sem causar sinais clínicos, com períodos intermitentes de reativação), com localização de vírus em linfonodos lombossacrais, amígdalas, glândulas salivares parótidas e fígado, sem causar a doença clínica. Os animais infectados de forma latente são assintomáticos, e a reativação do vírus pode ser induzida pela imunossupressão e pelo estresse.[47-49]

Achados clínicos

Em cães adultos, acredita-se que o CHV-1 seja responsável pela traqueobronquite infecciosa, entretanto, esta é uma doença multifatorial e pode ser causada por vários vírus (CaHV-1, adenovírus canino, coronavírus canino, vírus da cinomose canina, vírus da gripe canina) e bactérias (*Bordetella bronchispetica*, *Mycoplasma* spp., *Streptococcus* spp.).[50] No entanto, os cães sexualmente maduros podem desenvolver infecções venéreas.[50-54]

Associados à reprodução

Fêmeas e filhotes

- CHV-1 é a causa mais comum de abortamento viral e morte neonatal em cães;
- Infertilidade;
- Cadelas de canis infectados são menos férteis, com menores taxas de prenhez;
- Em cadelas infectadas no final da gestação, a placentite causa morte fetal e sinais clínicos, incluindo abortamento, diminuição do tamanho da ninhada e nascimento de filhotes mortos mumificados;
- Filhotes normais e afetados podem nascer na mesma ninhada;
- Vaginite, que pode ser visualizada na Figura 11.7;

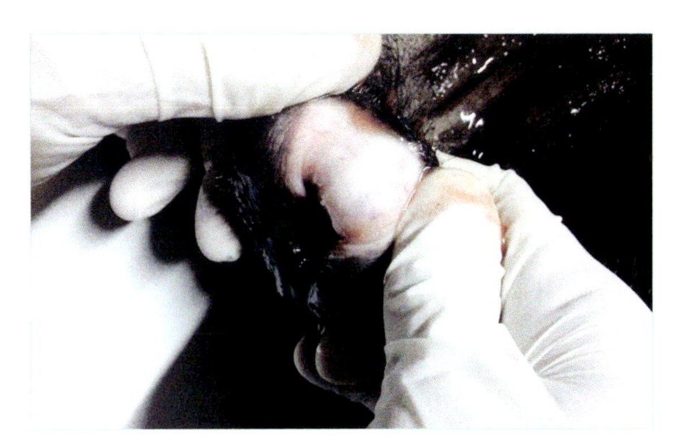

Figura 11.7 Vaginite em cadela que abortou devido à ação da infecção do CHV-1.

- Lesões vesiculares na vagina;
- Abortamento em terço médio ou final da gestação (30 a 55 dias de gestação), que pode ser visualizado a partir dos fetos mumificados, mortos e até natimortos;
- Parto de filhotes prematuros e filhotes fracos ou pequenos ou com possíveis sinais respiratórios e neurológicos (Figuras 11.8 e 11.9);

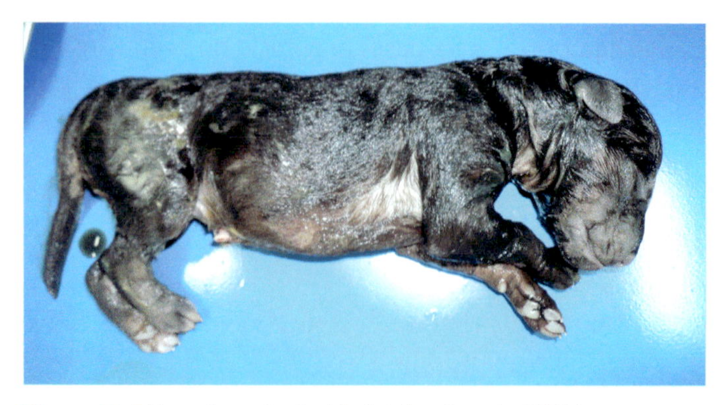

Figura 11.8 Feto abortado devido à infecção pelo CHV-1.

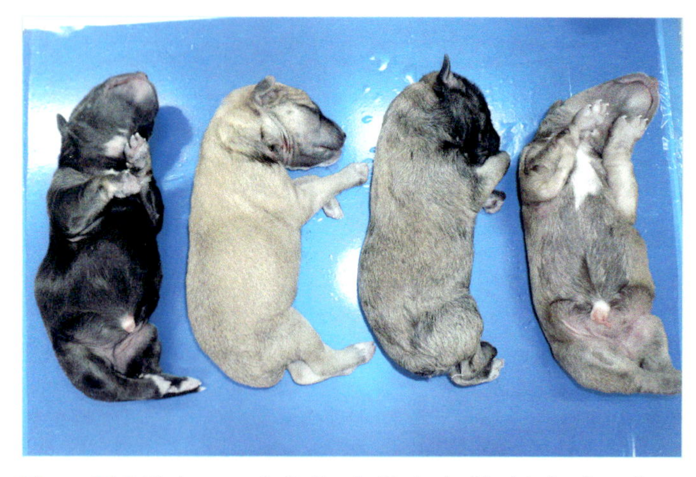

Figura 11.9 Natimortos de 2 dias de idade devido à infecção pelo CHV-1.

- Os filhotes podem ser infectados no útero ou no momento do parto, e a morte pode ocorrer no útero ou até 3 semanas após o nascimento;
- Fetos e filhotes podem apresentar hemorragias, vesículas e edemas pelo corpo.

Machos

Os sinais clínicos de infecção por herpesvírus em cães machos são incomuns. São eles:

- Pequenas hemorragias na base do pênis e no prepúcio;
- Inflamação do prepúcio;
- Lesões papulovesiculares da genitália e da mucosa oral;
- Podem ter secreção prepucial.

Diagnóstico

O diagnóstico da infecção pelo CHV-1 é feito exclusivamente pelo veterinário responsável pelo canil. O veterinário, a partir das manifestações e suspeitas clínicas, coletará as amostras e as enviará para realização do diagnóstico laboratorial (Tabela 11.4).[55,56]

Tabela 11.4 Amostras e principais exames no diagnóstico da herpesvirose canina.

Amostras a serem coletadas	Tipo de exame*	Para onde enviar o material
Sangue Tecidos fetais	Isolamento viral PCR (Reação em Cadeia da Polimerase) Testes sorológicos Ex.: Imunofluorescência Necropsia fetal Avaliação da placenta	Laboratórios que realizem diagnósticos de doenças infecciosas caninas

* Cada teste de diagnóstico oferecido por um laboratório tem um potencial para resultados falso-positivos e falso-negativos. Assim, cada resultado deve ser interpretado no contexto dos achados clínicos, dos testes, da necropsia e da histologia. A interpretação dos resultados da sorologia é particularmente precária, uma vez que um resultado positivo pode apenas indicar exposição ou vacinação em vez da real infecção e causa do abortamento ou da morte neonatal.

Quadro de dicas

As dicas de tratamento, prevenção e controle da herpesvirose canina estão descritas na Tabela 11.5.

Tabela 11.5 Dicas de tratamento, prevenção e controle da herpesvirose canina.

Tratamento	Prevenção e controle
O tratamento de filhotes assim que o diagnóstico de herpesvirose é confirmado, na maioria dos casos, é insatisfatório devido à progressão rápida e fatal da enfermidade. Se o tratamento for realizado, deverá ser feito exclusivamente pelo veterinário responsável pelo canil e com prática no tratamento. A terapia antiviral específica, se instituída em tempo hábil, pode reduzir a mortalidade por CHV[57,58]	A prevenção é o melhor tratamento: Erradicar o CHV-1 na prática, onde já existem casos confirmados, é praticamente impossível; Assegurar a temperatura ambiente aquecida dos filhotes recém-nascidos em caixas-maternidade com sistema de aquecimento que não causem a desidratação; Infecção sem sinais clínicos é comum e estes animais se comportam como reservatórios e disseminadores da doença no canil; Evitar alojamentos coletivos; Testar todos os animais novos; Realizar quarentena antes de introduzir novos animais no canil (8-12 semanas); Separar cães positivos dos cães suspeitos e negativos; Separar comedouros e bebedouros de cães positivos dos de cães suspeitos e negativos; Não compartilhar áreas comuns onde estiveram cães positivos; Comprar cães de canis com comprovada reputação; Isolar cadelas que nunca tiveram a doença e seus descendentes de cães positivos durante o final da gestação e até seis semanas após o parto.

Considerações de saúde pública

Os herpesvírus, tanto nos animais quanto nos seres humanos, são específicos de cada espécie. Assim, o cão somente se infecta com vírus canino, e o homem só se infecta com vírus de origem humana.

Lembretes

- A herpesvirose não é uma zoonose;
- Filhotes que adquiriram a doença no útero ou durante o parto podem transmitir a doença a outros animais;
- Não existem vacinas no Brasil, entretanto, vacinas comercializadas na Europa e nos EUA, quando utilizadas em cadelas até 10 dias antes do acasalamento e 6 semanas após (perto do término da gestação), geraram filhotes protegidos contra a doença;
- A transmissão é mais comum pelo contato direto e não pelo ambiente;
- Isolar fêmeas gestantes 3 semanas antes do parto;
- Isolar ninhadas de outros cães adultos nas primeiras semanas;
- As transmissões oronasal e venérea possuem um papel importante na disseminação da doença;
- Nos machos afetados, o vírus pode permanecer no sêmen por um período de tempo indeterminado após a infecção;
- O controle da infecção por herpesvírus é problemático. As cadelas infectadas geralmente têm ninhadas normais após terem uma ninhada infectada, o que impede a medição dos títulos de anticorpos pela sorologia ou a observação de sinais clínicos de doença como formas de monitorar a presença de herpesvírus no canil.

REFERÊNCIAS

1. Verstegen J, Dhaliwal G, Verstegen-Onclin K. Canine and feline pregnancy loss due to viral and non-infectious causes: a review. Theriogenology 2008; 70:304-19.
2. Margaret V, Kustritz R. Pregnancy diagnosis and abnormalities of pregnancy in the dog. Theriogenology 2005; 64:755-65.
3. Smith FO. Guide to emergency interception during parturition in the dog and cat. Vet Clin Small Anim 2012; 42:489-99.
4. Fontbonne A. Infertility in bitches and queens: recent advances. Rev Bras Reprod Anim 2011; 35(2):202-9.
5. Schlafer DH. Canine and feline abortion diagnostics. Theriogenology 2008; 70:327-31.
6. Johnston SD, Olson PNS, Root MV. Clinical approach to infertility in the bitch. Seminar Vet Med and Surgery 1994; 9:2-6.
7. Zoldag L, Kecskemethy S, Nagy P. Heat progesterone profile of bitches with ovulation failure. J Reprod Fertil 1993; 47:561-2.
8. Quinn PJ, Markey BK, Carter ME, Donnelly WJ, Leonard FC. Microbiologia veterinária e doenças infecciosas. São Paulo: Artmed, 2005. 512 p.

9. Boggiatto PM, Gibson-Corley KN, Metz K, Gallup JM, Hostetter JM, Mullin K et al. Transplacental transmission of *Leishmania infantum* as a means for continued disease incidence in North America. Plos Negl Trop Dis 2011; 5(4):1-6.
10. Ikonomopoulos J, Kokotas S, Gazouli M, Zavras A, Stoitsiou M, Gorgoulis VG. Molecular diagnosis of leishmaniosis in dogs: comparative application of traditional diagnostic methods and the proposed assay on clinical samples. Vet Parasitol 2003; 113(2):99-113.
11. Carmichael LE, Schlafer DH, Hashimoto A. Minute virus of canine (MCV, canine parvovirus type-1): pathogenicity for pups and seroprevalence estimate. J Vet Diag Invest 1994; 6:165-74.
12. Decaro N, Carmichael LE, Buonavoglia C. Viral reproductive pathogens of dogs and cats. Vet Clin North Am Small Anim Pract 2012; 42:583-98.
13. Givens MD, Marley MSD. Infectious causes of embryonic and fetal mortality. Theriogenology 2008; 70:270-85.
14. Graham EM, Taylor DJ. Bacterial reproductive pathogens of cats and dogs. Vet Clin North Am Small Anim Pract 2012; 42:561-82.
15. Johnson CA, Walker RD. Clinical signs and diagnosis of *Brucella canis* infection. Comp Cont Educ Pract Vet 1992; 14(763/767):770-2.
16. Carmichael LE, Shin SJ. Canine brucellosis: a diagnostician's dilemma. Semin Vet Med Surg 1996; 11:161-5.
17. Nicoletti P. Further studies on the use of antibiotics in canine brucellosis. Comp Cont Ed 1991; 13:944-6.
18. Pretzer SD. Bacterial and protozoal causes of pregnancy loss in the bitch and queen. Theriogenology 2008: 70;320-6.
19. Carmichael LE, Bruner DW. Characteristics of a newly-recognized species of Brucella responsible for infectious canine abortions. Cornell Vet 1968; 48(4):579-92.
20. Carmichael LE, Kenney RM. Canine abortion caused by *Brucella canis*. J Am Vet Med Assoc 1968; 152(6):605-16.
21. Makloski L. Canine brucellosis management. Vet Clin Small Anim 2011; 41:1209-19.
22. Megid J, Mathias LA. Brucelose. In: Megid J, Ribeiro MG, Paes AC (eds.). Doenças infecciosas em animais de produção e de companhia. Rio de Janeiro: Roca, 2016. p.21-55.
23. Greene CE, Carmichael LE. Canine brucellosis. In: Greene C. (ed.). Infectious diseases of the dog and cat. Philadelphia: W.B. Saunders, 2006. p.369-90.
24. Carmichael LE, Joubert JC. Transmission of *Brucella canis* by contact exposure. Cornell Vet 1988; 78(1):63-73.
25. Serikawa T, Muraguchi T, Yamada J, Takada H. Long-term observation of canine brucellosis: excretion of *Brucella canis* into urine of infected male dogs. Jikken Dobutsu 1981; 30(1):7-14.
26. Kim S, Lee DS, Suzuki H, Watarai M. Detection of *Brucella canis* and *Leptospira interrogans* in canine semen by multiplex nested PCR. J Vet Med Sci 2006; 68:615-8.
27. Dahlbom M, Johnsson M, Myllys V, Taponen J, Andersson M. Seroprevalence of canine herpesvirus-1 and *Brucella canis* in Finnish breeding kennels with and without reproductive problems. Reprod Domest Anim 2009; 44:128-31.
28. Wanke MM. Canine brucellosis. Anim Reprod Sci 2004; 82-83:195-207.
29. Moore JA, Kakuk TJ. Male dogs naturally infected with *Brucella canis*. J Am Vet Med Assoc 1969; 155:1352-8.
30. Schoeb TR, Morton R. Scrotal and testicular changes in canine brucellosis. J Am Vet Med Assoc 1978; 172:598-600.

31. Ortega-Pacheco A, Gutiérrez-Blanco E, Jiménez-Coello M. Common lesions in the female reproductive tract of dogs and cats. Vet Clin Small Anim 2012; 42:547-59.
32. Foster RA. Common lesions in the male reproductive tract of cats and dogs. Vet Clin Small Anim 2012; 42:527-45.
33. Carmichael LE, Squire RA, Krook L. Clinical and pathologic features of a fatal viral disease of newborn puppies. Am J Vet Res 1965; 26:803-14.
34. Hill H, Mare CJ. Genital disease in dogs caused by canine herpesvirus. Am J Vet Res 1974; 35:669-73.
35. Hashimoto A, Hirai K, Fukushi H, Fujimoto Y. The vaginal lesions of a bitch with a history of canine herpesvirus infection. Jpn J Vet Sci 1983; 45:123-6.
36. Poste G, King N. Isolation of a herpesvirus from the canine genital tract: association with infertility. Vet Rec 1971; 88:229-33.
37. Hashimoto A, Hirai K, Yamaguchi T, Fujimoto Y. Experimental transplacental infection of pregnant dogs with canine herpesvirus. Am J Vet Res 1982; 43:844-50.
38. Anvik JO. Clinical considerations of canine herpesvirus infection. Vet Med 1991; 4:394-403.
39. Karpas A, Garcia FG, Calvo F, Cross RE. Experimental production of canine tracheobronchitis (kennel cough) with canine herpesvirus isolated from naturally infected dogs. Am J Vet Res 1968; 29:1251-7.
40. Megid J, Souza TD. Herpesvírus canino. In: Megid J, Ribeiro MG, Paes AC (eds.). Doenças infecciosas em animais de produção e de companhia. Rio de Janeiro: Roca, 2016. p.701-7.
41. Decaro N, Martella V, Buonavoglia C. Canine adenoviruses and herpesvirus. Vet Clin North Am Small Anim Pract 2008; 38:799-814.
42. Fulton RW, Ott RL, Duenwald JC, Gorham JR. Serum antibodies against canine respiratory viruses: prevalence among dogs of eastern Washington. Am J Vet Res 1974; 35:853-5.
43. Oliveira CE, Sonne L, Júnior PSB, Teixeira EM, Dezengrini R, Pavarini SP et al. Achados clínicos e patológicos em cães infectados naturalmente por herpesvírus canino. Pesq Vet Bras 2009; 29(8):637-42.
44. Ronsse V, Verstegen J, Thiry E, Onclin K, Aeberle C, Brunet S et al. Canine herpesvirus-1 (CHV-1): clinical, serological and virological patterns in breeding colonies. Theriogenology 2005; 64:61-74.
45. Greene CE. Infecção pelo herpes-vírus canino. In: Greene CE (ed.). Doenças infecciosas em cães e gatos. Rio de Janeiro: Roca, 2015. p.50-6.
46. Hashimoto A, Hirai K, Okada K, Fujimoto Y. Pathology of the placenta and newborn pups with suspected intrauterine infection of canine herpesvirus. Am J Vet Res 1979; 40:1236-40.
47. Burr PD, Campbell MEM, Nicolson L, Onions DE. Detection of canine herpesvirus-1 in a wide range of tissues using the polymerase chain reaction. Vet Microbiol 1996; 53:227-37.
48. Okuda Y, Ishida K, Hashimoto A, Yamaguchi T, Fukushi H, Hirai K et al. Virus reactivation in bitches with a medical history of herpesvirus infection. Am J Vet Res 1993; 54:551-4.
49. Evermann JF. Comparative clinical and diagnostic aspects of herpesvirus infections of companion animals with primary emphasis on the dog. In: Proc Ann Meeting Soc Theriogenology 1989; p.335-9.
50. Buonavoglia C, Martella V. Canine respiratory viruses. Vet Res 2007; 38:355-73.

51. Lamm CG, Njaa BL. Clinical approach to abortion, stillbirth, and neonatal death in dogs and cats. Vet Clin Small Anim 2012; 42:501-13.
52. VanGucht S, Nauwynck H, Pensaert M. Prevalence of canine herpesvirus in kennels and the possible association with fertility problems and neonatal death. Vlaams Dier Tijd 2001; 70:204-11.
53. Poulet H, Guigal PM, Soulier M, Leroy V, Fayet G, Minke J et al. Protection of puppies against canine herpes virus by vaccination of the dams. Vet Rec 2001; 148:691-5.
54. Oliveira CE, Sonne L, Bezerra Jr. PSB, Teixeira EM, Dezengrini R, Pavarini SP et al. Achados clínicos e patológicos em cães infectados naturalmente por herpesvírus canino. Pesq Vet Bras 2009; 29(8):637-42.
55. Hashimoto A, Hirai K, Okada K, Fujimoto Y. Pathology of the placenta and newborn pups with suspected intrauterine infection of canine herpesvirus. Am J Vet Res 1979; 40:1236-40.
56. Decaro N, Amorisco F, Desario C, Lorusso E, Camero M, Bellacicco AL et al. Development and validation of a real-time PCR assay for specific and sensitive detection of canid herpesvirus. J Virol Methods 2010; 169:176-80.
57. Davidson A, Grundy SA, Foley JE. Successful medical management of neonatal canine herpesvirus: a case report. Commun Theriogenology 2003; 3(1):1-5.
58. Ronsse V, Verstegen J, Onclin K, Farnir F, Poulet H. Risk factors and reproductive disorders associated with canine herpesvirus-1 (CHV-1). Theriogenology 2004; 61:619-36.

CAPÍTULO 12

Leishmaniose visceral canina: efeitos sobre a reprodução

Guilherme Ribeiro Valle
Vitor Márcio Ribeiro

INTRODUÇÃO

A leishmaniose visceral, também conhecida como Calazar, está entre as mais importantes endemias do mundo. Ela é provocada por protozoários do gênero *Leishmania*, espécies *Leishmania infantum*, zoonótica, e *L. donovani*, mais frequente e não zoonótica. A leishmaniose é transmitida por fêmeas de mosquitos flebotomíneos dos gêneros *Lutzomyia* (mosquito-palha), nas Américas, e *Phlebotomus*, na Europa e Ásia. Nas Américas, a espécie de flebotomíneo mais importante para a transmissão da *L. infantum* é a *Lutzomyia longipalpis*.[1,2]

Além do homem, diversas espécies animais podem ser infectadas pela *L. infantum*, destacando-se o cão, considerado o principal reservatório do protozoário em seu ciclo de expansão devido ao seu maior parasitismo cutâneo, o que o torna principal fonte de infecção para a *L. longipalpis*.[3]

Nas espécies humana e canina, a *L. infantum* pode provocar doença grave e fatal quando não tratada. Nos cães, como nos seres humanos, o protozoário distribui-se por todos os órgãos, nos quais provoca alterações inflamatórias granulomatosas. Porém, nos cães, a leishmaniose visceral apresenta maior patogenicidade e letalidade, sugerindo ser esta espécie mais sensível ao protozoário.[4,5]

Alguns investigadores creem que a leishmaniose visceral era originalmente uma infecção que circulava entre animais silvestres, canídeos e, talvez, roedores, que a seguir incluiu os cães domésticos no ciclo e, depois, converteu-se em infecção de transmissão inter-humana, como o calazar indiano, sem a participação do reservatório animal. Argumento a favor dessa hipótese é a adaptação deficiente do cão ao parasito e sua susceptibilidade ao adoecimento, o que indicaria ser este animal um hospedeiro recente na história natural da enfermidade.[5]

Entre as várias manifestações clínicas da leishmaniose visceral canina, têm sido descritas formas de transmissão envolvendo o sistema reprodutor, pela via transplacentária e pelo acasalamento, e sinais clínicos, como aborto e infertilidade masculina e feminina, podem ser observados.

EPIDEMIOLOGIA

A leishmaniose visceral alcança cerca de 58.000 casos em humanos por ano,[6] mais de 90% deles ocorrendo em seis países: Bangladesh, Brasil, Etiópia, Índia, Sudão e Sudão do Sul.[7] Estima-se que 2,5 milhões de cães estejam infectados por *L. infantum* na Espanha, França, Itália e Portugal, com expansão para os países do norte da Europa, atingindo o sopé dos Alpes, Pirineus e noroeste da Espanha.[8] Sua forma zoonótica, que envolve o homem e os animais e é provocada pela *L. infantum*, ocorre na Bacia do Mediterrâneo, no Oriente Médio e na América do Sul.[8] A baixa variabilidade genética da *L. infantum*, comparada com as outras espécies de *Leishmania*, é consistente com a teoria de que ela foi importada para o Novo Mundo, sendo introduzida nas Américas por cães infectados vindos da Europa com os primeiros colonizadores.[9]

Em 2014, foram registrados 3.613 casos humanos nas Américas; destes, 3.453 (96%) ocorreram no Brasil. Nas regiões onde há predominância da *L. infantum*, os cães são considerados os principais reservatórios, e o número de casos caninos é estimado em milhões, como na Europa, com altas taxas de infecção identificadas em algumas regiões do Brasil e da Venezuela.[2,10]

Não está estabelecida claramente a participação de outros hospedeiros, como raposas, chacais, gambás, bovinos, morcegos, texugos, ratos e gatos, na manutenção dos focos de *L. infantum,*[2,11-13] embora haja evidências de que o gato doméstico pode estar envolvido na manutenção da sua transmissão.[2,14,15] Recentemente foi identificada, na Espanha, a infecção de lebres e coelhos silvestres com *L. infantum*, e um surto da doença em Madri teve a lebre silvestre como hospedeiro mais provável.[16]

Seres humanos não são considerados bons reservatórios, porém, em casos de coinfecção de *L. infantum* com o vírus da imunodeficiência humana (HIV), podem ser altamente infectantes para flebotomíneos.[17] Na Europa, a maior parte dos casos humanos é em adultos HIV positivos, imunossuprimidos, transplantados e crianças. Nos países emergentes, os casos se concentram em regiões de maior pobreza, ao passo que, nos centros urbanos, atingem imunossuprimidos e jovens, semelhante ao observado na Europa.[18]

A leishmaniose visceral zoonótica está amplamente distribuída nos países onde ocorre a *L. infantum*, alcançando principalmente os países da costa do Mediterrâneo africano e europeu, a Ásia Central, norte e nordeste da China e sudoeste da Ásia. No Novo Mundo, são encontrados cães infectados na Argentina, Bolívia, Brasil, Colômbia, El Salvador, Guadalupe, Guatemala, Honduras, Martinica, México, Paraguai e Venezuela. No Brasil, ocorre em todo o país, havendo transmissão ao longo de todo o ano.[2,19]

TRANSMISSÃO

A transmissão da *L. infantum* se dá principalmente pela picada de fêmeas infectadas por flebotomíneos, sendo considerada a espécie *L. longipalpis* a mais importante para a transmissão de *L. infantum* no continente americano. Acredita-se que outras espécies, como *L. cruzi*, *L. evansi*, *L. pseudolongipalpis* e *L. migonei*, entretanto, possuem potencial capacidade de transmissão.[20,21]

Os flebotomíneos são insetos pequenos com 2 a 4 mm de comprimento, corcundas, muito pilosos e, quando em pouso, mantêm as asas eretas.[22] Somente as fêmeas se alimentam de sangue de animais vertebrados para maturação de seus ovários.[23,24] A *L. longipalpis*, principal vetor da *L. infantum*, está totalmente urbanizada e possui hábitos crepusculares e noturnos,[22,23] realizando picadas dolorosas e causadoras de reações alérgicas no homem e nos animais.[24] Além de vetores de *Leishmania*, transmitem outros patógenos, como protozoários tripanossomatídeos, bactérias e numerosos arbovírus.

Apesar de ser a principal forma de transmissão entre cães, a picada do vetor infectado não é a única. Dentre outras formas de transmissão da *L. infantum* estão a transfusão sanguínea entre cães,[25] acidentes de laboratório e compartilhamento de seringas e agulhas entre seres humanos.[26] A transmissão direta cão a cão, por meio de mordidas ou feridas, foi sugerida em uma área não endêmica e sem a presença de vetores conhecidos.[27] De forma semelhante, nos EUA relatou-se a transmissão da *L. infantum* entre cães de um mesmo canil sem a presença do vetor, revelando a possibilidade de transmissão pelo contato entre cães sadios e doentes ou secreções destes últimos, bem como pelo acasalamento ou mesmo a transmissão vertical de mãe para filho.[28]

A transmissão venérea, ou seja, entre parceiros sexuais, foi inicialmente relatada em seres humanos quando uma mulher apresentou lesões genitais com a presença do parasita sem nunca ter deixado seu país, o Reino Unido, onde não havia o flebotomíneo transmissor e nem outros casos da doença. Por sua vez, seu marido havia adquirido a doença em outro país anos antes, tendo sido diagnosticado e tratado. O homem apresentou lesões no baço (esplenomegalia), no fígado (hepatomegalia) e nos linfonodos (linfadenomegalia), mas não foi relatada lesão em seus órgãos genitais.[29] Posteriormente, um homem foi diagnosticado com lesão prepucial causada por *L. infantum*.[30]

Em cães, a transmissão venérea da doença leishmaniose visceral foi demonstrada, pela primeira vez, em uma pesquisa em que cães infectados acasalaram naturalmente com 12 cadelas sadias, não contaminadas e isoladas de qualquer possibilidade de infecção por outras formas. Em seis delas (50%), houve transmissão venérea, tornando-as positivas para *L. infantum* em até 165 dias após o acasalamento.[31] Esse estudo confirmou o que havia sido sugerido anos antes nos Estados Unidos, a ocorrência de transmissão sem a participação do inseto vetor.[28]

A *L. infantum* está presente nos órgãos genitais dos cães infectados, bem como em suas secreções genitais. No macho, o parasita já foi encontrado em testículos, epidídimos, próstata, pênis e prepúcio,[32-35] sêmen[31,32,35,36] e secreção prepucial (esmegma).[36] Entretanto, maior carga parasitária foi relatada em epidídimos, pênis e prepúcio.[35] Na fêmea, ele foi detectado em glândulas mamárias,[35] ovários, tubas uterinas, cornos, corpo e colo uterinos, vagina e vulva,[35,37,38] em maior intensidade nas duas últimas.[35]

A *L. infantum* está presente na secreção vaginal de cadelas no cio e fora do cio.[37,39]

Apesar de presente no sistema genital de cães e cadelas, lesões macroscópicas, isto é, visíveis a olho nu, decorrentes da presença do parasita não parecem ser comuns, nem mesmo nas peles vulvar, prepucial e escrotal. Esse é um importante fator a ser considerado na prevenção da transmissão venérea da doença, já que para haver transmissão não é necessário que o cão apresente lesões genitais visíveis, bastando estar infectado. No estudo em que foi demonstrada a transmissão venérea do cão para a cadela, os cães não possuíam qualquer lesão genital macroscópica.[31]

Tendo sido identificada a *L. infantum* no sêmen dos cães que experimentalmente contaminaram as cadelas,[31] concluiu-se pela hipótese de que a contaminação das cadelas tenha se dado pelos parasitas presentes no sêmen. Entretanto, a presença de parasitas no esmegma em 50%, assim como no sêmen em 40%, de 12 cães positivos para leishmaniose visceral[36] faz supor que a transmissão pode ser devida ao ato sexual em si, quando o cão acasala com a cadela, transmitindo-lhe a *L. infantum* presente no sêmen e/ou na superfície peniana, não somente pelo sêmen infectado. Vale lembrar que, pelos métodos rotineiros de coleta de sêmen em cães,[40] a possibilidade de contaminação do sêmen com secreção prepucial é real. Por outro lado, um estudo mostrou que o sêmen coletado diretamente dos epidídimos estava contaminado, sem que tenha havido contato com o pênis e o prepúcio.[35] Em conclusão, sabe-se que a transmissão venérea do cão para a cadela é possível, mas não se sabe ainda se ela pode ser inibida por coleta de sêmen e inseminação artificial, evitando-se a cópula e o consequente contato entre os órgãos sexuais contaminados do parceiro. Não há estudos avaliando a transmissão venérea pela inseminação artificial e nem se os processos de conservação de sêmen, como refrigeração e congelação, ou outras técnicas aplicadas ao sêmen, o tornariam não infectante para a fêmea.

A presença da *L. infantum* na forma infectante nas secreções genitais do cão é um fato, haja vista ocorrer a transmissão venérea do cão para a cadela. Entretanto, na secreção genital da cadela, não se sabe sob quais condições se dá a infecção dos tecidos do parceiro. Ademais, sabe-se que as formas presentes no macho são capazes de infectar a cadela, mas não se sabe como o parasita de origem masculina penetra a superfície epitelial genital. Aventa-se a possibilidade de que lesões da mucosa vaginal durante o acasalamento permitem a penetração do parasita,[32,35] mas pode-se também considerar a possibilidade de fagocitose do parasita por células de defesa na luz uterina. Não há relatos de infecção por *L. infantum* através de outras superfícies mucosas íntegras em cães, como ocular, respiratória ou digestiva, apesar de *hamsters* terem sido experimentalmente infectados pela ingestão de carrapatos coletados de cães infectados.[41] Essa última possibilidade ainda não foi verificada em cães.[42]

Apesar de estabelecida a chance de transmissão venérea do cão para a cadela, o contrário não está confirmado, embora seja uma hipótese plausível,[35] uma vez que a *L. infantum* está presente na secreção vaginal de cadelas,[39] e já houve a identificação de um cão com infecção peniana por *L. infantum* sem sinais de que o parasita tenha ali chegado por outra via que não a sexual.[35]

Sobre a transmissão transplacentária, apesar de inicialmente não ter sido verificada em estudo, a contaminação de filhotes recém-nascidos possivelmente teria ocorrido durante o parto.[43] Por outro lado, algumas observações de outro estudo indicaram fortemente a possibilidade de transmissão vertical da *L. infantum* em cães,[44] e a presença de *L. infantum* em endométrio[35] e secreções genitais de cadelas[39] reforçaram essa possibilidade. Finalmente, a transmissão transplacentária foi confirmada em estudos nos quais as cadelas foram submetidas à cesariana, portanto, sem contato dos fetos com o canal do parto ou o leite materno.[45-47]

A transmissão pelo leite de cadelas infectadas para filhotes lactentes é uma possibilidade, haja vista ter-se detectado mastite associada à presença de macrófagos contendo formas amastigotas no lúmen glandular em cadelas infectadas,[35] ou seja, formas infectantes do parasita podem estar presentes no leite. Apesar de um estudo não ter identificado a *L. infantum* no leite de cadelas com leishmaniose visceral,[43] um outro identificou.[48] Mais pesquisas são necessárias para esclarecer essa possibilidade.

PATOGENIA

Quando o flebotomíneo infectado se alimenta do cão (repasto sanguíneo), inocula ou regurgita, através de sua saliva, as *Leishmanias* presentes em seu aparelho bucal.[49] A saliva dos insetos potencializa a infecção, pois possui substâncias anticoagulantes e outras de grande poder vasodilatador, facilitando a expansão dos parasitos inoculados pelo corpo do hospedeiro recém-infectado.[50] Há também evidências de que a saliva do flebotomíneo induz imunossupressão no animal, provocando resposta imune local não protetora.[51] As primeiras células parasitadas após a inoculação são os neutrófilos, que fagocitam (ingerem) *Leishmanias*, mas não as destroem, dando-lhes viabilidade para estabelecer a infecção, fenômeno denominado *Modelo de Cavalo de Troia* de infecção. Os neutrófilos parasitados, quando morrem, atraem e são ingeridos pelos macrófagos, estratégia que permite a entrada segura e silenciosa da *Leishmania* no macrófago, célula de sua preferência, o que favorece sua sobrevivência.[52] Outra forma de penetração da *Leishmania* se dá pelo ataque direto dos macrófagos, que fagocitam as *Leishmanias* sem a participação dos neutrófilos. Dentro das células, a *Leishmania* multiplica-se até a morte celular, e vai invadindo novas células, promovendo assim a expansão do processo infeccioso.[52-54]

No animal assim infectado, quando outro flebotomíneo não infectado ingere o parasita em seu repasto e este alcança o trato digestivo do inseto, o parasita evolui para a forma promastigota, que se reproduz intensamente e coloniza o esôfago e a faringe do inseto. Ao migrar para a porção anterior do trato digestivo do inseto, a *Leishmania* torna-se mais ativa e infectante ao hospedeiro vertebrado. No trato digestivo do flebotomíneo, a *Leishmania* evolui em 2 a 3 semanas.[8]

Nem todos os cães, natural ou experimentalmente infectados, desenvolvem a doença. Alguns animais podem ter contato com o parasita, apresentar títulos de anticorpos específicos e forte resposta imune mediada por células, de modo a não demonstrar sinais clínicos e até alcançar, em alguns casos, cura espontânea. A manifestação da doença está relacionada ao padrão de resposta imune do cão infectado, podendo gerar desde animais assintomáticos até quadros graves, que em animais sintomáticos podem levar à morte.[55] O período de incubação – o intervalo entre a infecção e a manifestação da doença – em animais naturalmente infectados pode variar de 3 meses a 7 anos.[19]

A resposta imune celular, aquela mediada por células do sistema imune contra a infecção pela *L. infantum,* é considerada protetora. Animais nessa condição são passíveis de autocura ou são assintomáticos. Já os cães em que predomina resposta imune humoral, aquela mediada por anticorpos, não conseguem resistir à infecção e manifestam a doença, tornando-se sintomáticos. Em animais suscetíveis, ocorrem alterações nas proteínas do sangue (albumina e globulinas). Os níveis de albumina caem e os de globulinas sobem, o que contribui para a evolução da doença, alterações nos exames laboratoriais e transmissão da *Leishmania*.[19,56,57]

SINAIS CLÍNICOS

A infecção por *L. infantum* pode potencialmente envolver qualquer órgão, tecido e fluido biológico do animal, e manifestar-se em uma multiplicidade de sinais clínicos[58] (Figura 12.1). A Tabela 12.1 apresenta os principais sinais clínicos e suas frequências de manifestações em animais com leishmaniose visceral.

Observações de campo mostram que a leishmaniose visceral poderia estar relacionada a muitos casos de infertilidade e subfertilidade de cães, machos ou fêmeas. Casos de má qualidade seminal, cujos diagnósticos etiológicos não foram conclusivamente obtidos, sem eficácia nos tratamentos propostos, posteriormente se mostraram relacionados à leishmaniose visceral, diagnosticada nesses cães ou em outros animais do mesmo canil. De forma semelhante, casos de falha de concepção, aborto, natimortalidade e mortalidade de ninhadas, cujas causas não foram determinadas, posteriormente puderam ser relacionados à presença da *L. infantum*. Como rotina, em animais reprodutores, mesmo vacinados contra leishmaniose visceral, mas que apresentem problemas reprodutivos,

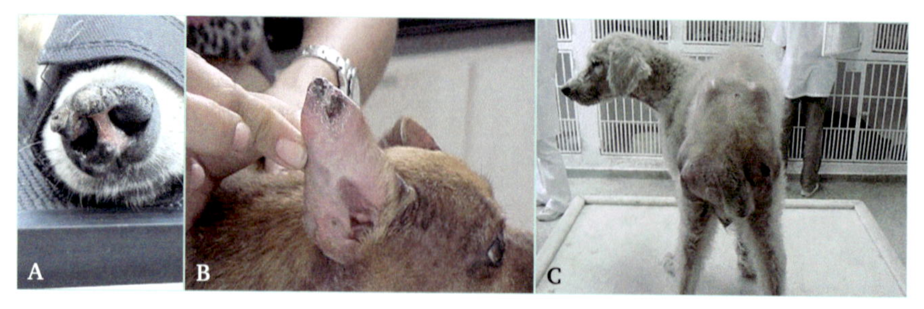

Figura 12.1 Sinais clínicos de leishmaniose visceral. **A.** Dermatite nasal. **B.** Dermatite e presença de úlceras na face interna da extremidade de orelha. **C.** Emagrecimento em cão com leishmaniose visceral.

Tabela 12.1 Sinais clínicos e seu percentual de manifestação em cães com leishmaniose visceral.

Sinal clínico	Manifestação (%)	Sinal clínico	Manifestação (%)
Linfadenopatia	81,0–93,5	Onicogrifose/ onicorrexia	24,0–85,9
Diminuição de resistência	67,5	Cutâneos	58,7–89,0
Palidez de mucosas	30,0–58,0	Hiporexia	58,0
Hipertermia	4,0–21,0	Esplenomegalia	32,5–53,3
Emagrecimento	26,1–64,0	Caquexia	23,9–47,5
Ortopédicos	4,0–37,5	Abatimento/ sonolência	18,0–60,0
Oftálmicos	16,0–42,6	Anorexia	16,3–32,5
Polidipsia	2,7–40,0	Polifagia	13,5–15,0
Espirros	10,0	Rinite	10,0
Epistaxe	3,0–15,0	Melena	10,0–12,5
Diarreia	2,7–30,0	Neurológicos	4,0
Ascite	4,0	Pneumonia	2,5–19,0
Icterícia	2,5	Desmaio	6,0
Vômito	2,2–26,0	Tosse	1,1–6,0
Granuloma peniano	1,0		

Fonte: adaptada de Ribeiro, 2016.[55]

a infecção por *L. infantum* deve ser investigada. Em alguns casos, pôde-se diagnosticar a doença em cães vacinados que apresentavam má qualidade seminal e infertilidade.

Independentemente da transmissão da *Leishmania* por sêmen e/ou acasalamento entre cães infectados, a utilização de reprodutores positivos para leishmaniose visceral deve também levar em conta sua baixa fertilidade. A qualidade do sêmen de cães infectados com *L. infantum* pode estar comprometida,[59,60] porém, com o tratamento da doença, essa condição pode ser parcialmente revertida.[59] Lesões teciduais microscópicas detectadas nos testículos, como orquite e degeneração do epitélio seminífero, e nos epidídimos (Figura 12.2), como epididimite,[32,61] cau-

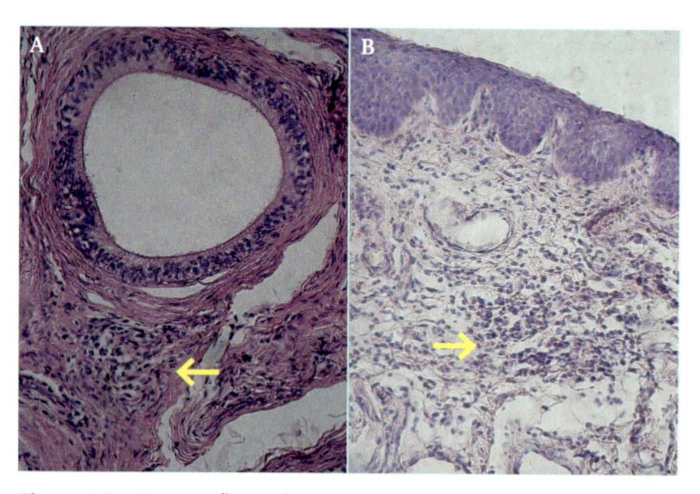

Figura 12.2 Focos inflamatórios compostos por células mononucleares (*setas*) em epidídimo (**A**) e prepúcio (**B**) em cão com leishmaniose visceral – HE 400×.

sam alterações seminais.[59,60] Entretanto, não se sabe se as alterações seminais são por ação direta do parasita nos testículos e epidídimos do cão doente, ou pelo efeito sistêmico debilitante da doença.[59] Portanto, além da possibilidade de contaminação da fêmea no acasalamento, seja naturalmente ou por inseminação artificial, ainda há o risco de que esse acasalamento seja infértil, sem gestação ou subfértil, com a produção de ninhadas menores do que o normal para cada raça. Não se sabe, entretanto, se ao ser infectada durante o acasalamento a cadela pode, nessa mesma gestação, transmitir o parasita para seus filhotes por via transplacentária, em função do seu curto período de gestação, ou mesmo contaminá-los durante a lactação.

Lesões macroscópicas não estão normalmente presentes nos órgãos genitais de cães com leishmaniose visceral, restringindo-se a relatos de hemospermia (Figura 12.3) associada à prostatite (Figura 12.4)[34] e ao granuloma peniano.[55] Na experiência dos autores, a dermatite escrotal tem sido observada algumas vezes (Figura 12.5).

O abortamento é uma das manifestações clínicas em cadelas com leishmaniose visceral, apesar de ser possível que a gestação venha a termo com o nascimento de filhotes fracos ou malformados,[45,46,62] ou mesmo sem alterações aparentes. Pode ser resultado da infecção transplacentária dos filhotes,[45,46] mas a identificação do parasita associada a lesões

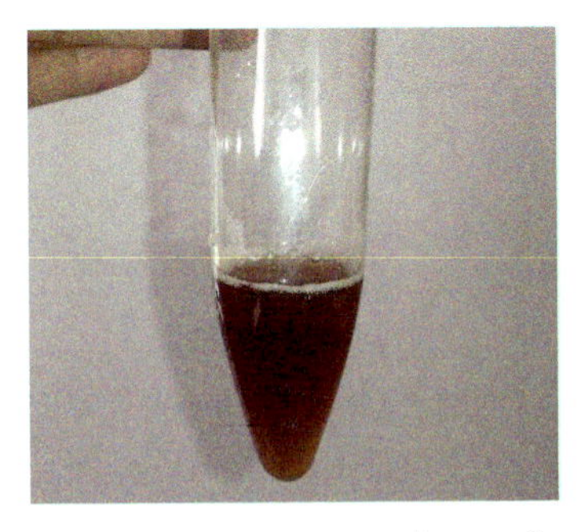

Figura 12.3 Hemospermia em cão com leishmaniose visceral.

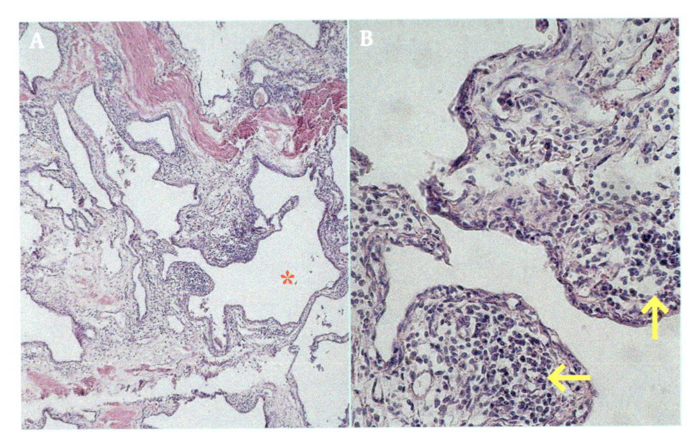

Figura 12.4 Hiperplasia prostática benigna e prostatite em cão com leishmaniose visceral. **A.** Dilatação glandular (*asterisco*). **B.** Área destacada de **A** contendo infiltrado inflamatório composto por células mononucleares no estroma prostático (*setas*) – HE 100× (**A**) e 400× (**B**).

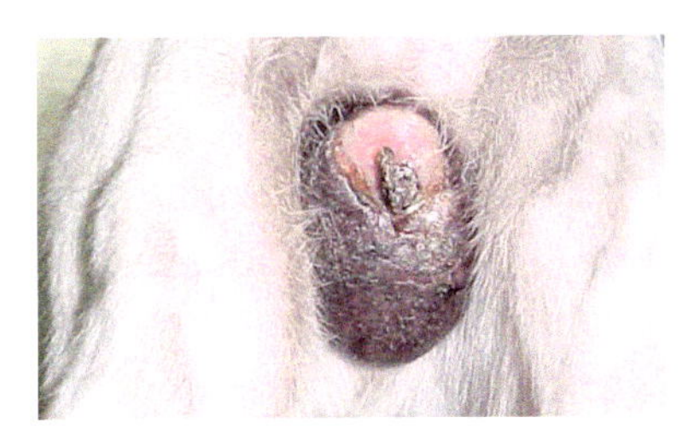

Figura 12.5 Dermatite escrotal necrótica em cão com leishmaniose visceral. (Foto: Dr. Fábio Nogueira)

placentárias nem sempre ocorre,[43,45,46,62] apesar de placentite necrótica ter sido relatada.[62]

DIAGNÓSTICO

Os diagnósticos da infecção e da doença se fundamentam na sua evolução (estadiamento),[63] o que fornece subsídios para o prognóstico em relação ao tratamento a ser ministrado. Dessa forma, o diagnóstico da infecção pode ser obtido utilizando-se os métodos descritos na Tabela 12.2.

Tabela 12.2 Métodos diagnósticos empregados para detecção da infecção por *L. infantum* em cães.

Sorológicos (pesquisa de anticorpos)	Imunocromatografia Reação de imunofluorescência indireta Método imunoenzimático (ELISA)
Parasitológicos	Citologia (punção aspirativa de medula óssea, linfonodos, baço e outros órgãos) Imuno-histoquímica (IHQ) Imunocitoquímica (ICQ) Histopatologia Cultura
Moleculares	Reação em cadeia de polimerase (PCR) convencional Nested PCR PCR quantitativo

Fonte: adaptada de Ribeiro, 2016.[55]

CONTROLE

O controle da leishmaniose visceral canina no Brasil tem sido baseado na eliminação de cães soropositivos e/ou infectados, doentes ou não, desde a década de 1960. Apesar disso, esse procedimento não tem gerado resultados que determinem a diminuição dos casos caninos no país e, consequentemente, não tem gerado impacto no controle da leishmaniose visceral humana.[64] Em países europeus, o tratamento dos cães é livre e baseado no desejo do tutor em manter o animal em seu convívio, fator que não tem aumentado o número de casos humanos de leishmaniose visceral no continente europeu.[55] No Brasil, recentemente foi autorizado o registro de um medicamento pelo Ministério da Agricultura, Pecuária e Abastecimento, juntamente com o Ministério da Saúde, para o tratamento da leishmaniose visceral nos cães.[65] A orientação do uso do produto e o manejo do cão doente deverão ser realizados exclusivamente pelo veterinário.

As medidas gerais de controle sugeridas pelo BRASILEISH, o grupo de estudos em leishmaniose animal no Brasil,[66] sustentam a necessidade de educação em saúde por meio de ações permanentes de visitas domiciliares, discussões em escolas públicas e privadas e inserção nas comunidades, a partir de suas lideranças, sobre as ações de controle dos vetores e as boas práticas de criação dos animais de estimação. É enfatizada a necessidade do controle da população com ações de esterilização dos animais, registro por microchip e vacinação dos cães contra a doença.

No Brasil, existe apenas uma vacina registrada contra leishmaniose visceral, desenvolvida a partir de pesquisas na Universidade Federal de Minas Gerais, com tecnologia brasileira. Existe outra vacina, produzida na Europa, porém não registrada no Brasil. A vacina contra leishmaniose visceral nos cães não interfere na reprodução e é indicada para cães a partir de 4 meses de idade. Antes de serem vacinados, os animais devem fazer exames sorológicos, orientados por veterinários, que atestem sua negatividade para a doença. Ela é aplicada em três doses intervaladas de 21 dias e reforços anuais.

O BRASILEISH sugere também a criação de hospitais veterinários públicos para atendimento dos animais de populações carentes. As medidas de controle vetorial com inseticidas centrados nos animais, por meio de colares inseticidas e/ou aplicação tópica, também são recomendadas. Por fim, o grupo de especialistas sugere o correto diagnóstico e tratamento dos cães infectados ou doentes, ficando a eutanásia como opção consciente dos criadores/tutores envolvidos, devidamente orientados por veterinários.[66] O tratamento e o acompanhamento dos cães com leishmaniose visceral devem ser feitos exclusivamente pelo veterinário, de forma rigorosa e permanente, uma vez que podem ocorrer recidivas, visto que apesar de os cães apresentarem cura clínica, não têm a infecção eliminada na maioria das vezes.[55]

Diante da possibilidade da transmissão venérea, da presença do parasita no sêmen e nas secreções prepucial e vaginal, e do comportamento de lambedura das regiões genitais do parceiro durante o cortejo sexual que precede o acasalamento, é recomendável que não somente o acasalamento, mas também as atitudes de cortejo sexual entre machos e fêmeas infectados sejam evitados, até que se tenha maior clareza sobre por quais meios a infecção no contato cão-cadela pode se dar. Além disso, a presença da *L. infantum* no sêmen de machos infectados contraindica até mesmo a inseminação artificial. Por outro lado, se a fêmea está infectada, a inseminação artificial elimina qualquer possibilidade de contaminação do macho, desde que este não tenha contato com a cadela, nem mesmo no momento da coleta de seu sêmen.

A *L. infantum* não é detectada no sêmen de todos os cães infectados,[31,32,36] podendo estar presente em um ejaculado, mas não em outro de um mesmo cão.[31] Assim, em casos em que se pretenda utilizar um macho infectado como reprodutor isso poderia ser possível, se realizada a coleta de sêmen com o cuidado de evitar sua contaminação com secreções prepuciais e penianas, associada a um exame molecular (PCR) para pesquisa do parasita na amostra colhida. A realização desse exame depende da disponibilidade de um laboratório que o faça em tempo hábil para aguardar seu resultado antes que se efetue a inseminação artificial. Na experiência dos autores, diante da disponibilidade de tal laboratório no Instituto de Ciências Biológicas da Universidade Federal de Minas Gerais, do sêmen coletado pela manhã se obtém o resultado até o final do mesmo dia. Portanto, enquanto se aguarda o resultado, pode-se preservar o sêmen com o uso de diluidor adequado sob refrigeração, de forma semelhante à utilizada para transporte de sêmen, e em seguida realizar a inseminação artificial de forma rotineira. Deve-se lembrar, entretanto, que a fertilidade desse acasalamento pode estar comprometida pela qualidade seminal.

Mesmo em cães tratados, ou em tratamento, a atividade reprodutiva deve ser evitada, não havendo estudos que mostrem se os tratamentos utilizados para a leishmaniose visceral reduzem ou eliminam a possibilidade de transmissão venérea da doença. Quanto ao tratamento de cadelas doentes durante a gestação, a fim de evitar a transmissão vertical para os filhotes, também não há estudos de sua eficácia, embora em seres humanos o tratamento de mulheres grávidas doentes seja indicado para essa finalidade.[67] E conforme já mencionado neste capítulo, não se sabe também se uma cadela, ao se contaminar com *L. infantum* durante o acasalamento, desenvolverá a doença a ponto de transmiti-la à sua prole pela via transplacentária ou por lactação, ou mesmo se a desenvolverá a ponto de sofrer aborto.

Finalmente, a esterilização cirúrgica de machos e fêmeas, além de evitar o contato íntimo entre animais, evita o estresse sexual gerado em machos pela percepção de cadelas no cio próximas de seu espaço territorial, mas que não estão ao seu alcance, bem como a imunossupressão de fêmeas decorrente do cio ou da gestação. Esses aspectos imunossupressores, no macho e na fêmea, podem contribuir para recidivas da doença em animais submetidos a tratamento.[66]

CONSIDERAÇÕES FINAIS

Diante de todas essas possibilidades de transmissão por via venérea e vertical (via prole), do menor potencial reprodutivo de machos e fêmeas, bem como das dúvidas quanto à eficácia dos métodos de prevenção da contaminação venérea e vertical, seja por medidas restritivas de contato ou por tratamentos medicamentosos, recomenda-se, em associação a outros métodos de controle da doença, que cães doentes e/ou tratados para leishmaniose visceral não sejam utilizados para reprodução, sendo preferencialmente castrados. Mesmo para aqueles que não são reprodutores, a castração é indicada por reduzir a possibilidade de contato inadvertido de cães com fluidos genitais potencialmente infectantes de outros cães, além de evitar situações em que a imunossupressão possa ser um fator recidivante para o adoecimento.

REFERÊNCIAS

1. Lainson R, Rangel EF. *Lutzomyia longipalpis* and the eco-epidemiology of American visceral leishmaniasis, with particular reference to Brazil: a review. Mem Inst Oswaldo Cruz 2005; 100:811-27.
2. World Health Organization. Control of leishmaniasis. Report of a meeting of the WHO Experts Committee on the control of leishmaniasis. Geneva: WHO, 2010.

3. Moreno J, Alvar J. Canine leishmaniasis: epidemiological risk and the experimental model. Trends Parasitol 2002; 18:399-405.
4. Alvar J, Yactayo S, Bern C. Leishmaniasis and poverty. Trends Parasitol 2006; 22:552-7.
5. Organización Panamericana de la Salud. Consulta de Expertos OPS/OMS sobre leishmaniasis visceral en las Américas. Informe final. Brasília: Ministerio de la Salud de Brasil, 2006.
6. Alvar J, Vélez ID, Bern C, Herrero M, Desjeux P, Cano J et al. Leishmaniasis worldwide and global estimates of its incidence. PLoS One 2012; 7:e35671.
7. World Health Organization, Leishmaniasis. Fact sheet Nº 375 Updated February 2015. Disponível em: http://www.who.int/mediacentre/factsheets/fs375/en/. Acesso em: 02/08/2018.
8. Baneth G, Solano-Gallego L. Leishmaniases. In: Greene CE (ed.). Infectious diseases of the dog and cat. 4.ed. St. Louis: Elsevier Saunders, 2012. p.734-49.
9. Tuon FF, Neto VA, Amato VS. Leishmania: origin, evolution and future since the Precambrian. FEMS Immunol Med Microbiol 2008; 54:158-66.
10. Werneck GL, Costa CHN, Walker AM, David JR, Wand M, Maguire JH. Multilevel modelling of the incidence of visceral leishmaniasis in Teresina, Brazil. Epidemiol Infect 2007; 135:195-201.
11. Travi BL, Jaramilo C, Montoya J, Segura I, Zea A, Gonçalves A et al. Didelphis marsupialis, an important reservoir of *Tripanosoma* (*Schizotrypanum*) *cruzi* and *Leishmania* (Leishmania) *chagasi* in Colombia. Am J Trop Med Hyg 1994; 50:557-65.
12. Savani ESMM, de Almeida MF, Camargo MCGO, DÁuria SRN, Silva MMS, Oliveira ML et al. Detection of *Leishmania* (*Leishmania*) *amazonensis* and *Leishmania* (*Leishmania*) *chagasi* in Brazilian bats. Vet Parasitol 2010; 168:5-10.
13. Julião FS. Uso de método de biologia molecular quantitativo (PCR real-time) na avaliação de reservatórios para leishmaniose visceral. Salvador. [Tese] – Instituto Gonçalo Moniz, Fundação Oswaldo Cruz; 2011.
14. Maroli M, Pennisi MG, Di Muccio T, Khoury C, Gradoni L, Gramiccia M. Infection of sand flies by a cat naturally infected with *Leishmania infantum*. Vet Parasitol 2007; 145:357-60.
15. da Silva SM, Rabelo PFB, Gontijo NF, Ribeiro RR, Melo MN, Ribeiro VM et al. First report of infection of *Lutzomyia longipalpis* by *Leishmania infantum* from a naturally infected cat of Brazil. Vet Parasitol 2010; 174:150-4.
16. Molina R, Jiménez MI, Cruz I, Iriso A, Martín-Martín I, Sevillano O et al. The hare (*Lepus granatensis*) as potential sylvatic reservoir of *Leishmania infantum* in Spain. Vet Parasitol 2012; 190:268-71.
17. Molina R, Lohse JM, Pulido F, Laguna F, López-Vélez R, Alvar J. Infection of sand flies by human coinfected with *Leishmania infantum* and human immunodeficiency virus. Am J Trop Med Hyg 1999; 60:51-3.
18. Palatnik de Sousa CB, Day M. One health: the global challenge of epidemic and endemic leishmaniasis. Parasit Vectors 2011; 4:197.
19. Nogueira FS, Ribeiro VM. Leishmaniose visceral. In: Jericó MM, Andrade Neto JPA, Kogika MM (eds.). Tratado de medicina interna de cães e gatos. Rio de Janeiro: Roca, 2015. p.718-33.
20. Brasil. Ministério da Saúde. Manual de Vigilância e Controle da Leishmaniose Visceral. Brasília: Ministério da Saúde, 2004.
21. Brasil. Ministério da Saúde. Guia de Vigilância em Saúde. Brasília: Ministério da Saúde, 2014.

22. Miranda JC, Dias ES. Vetores das leishmanioses nas Américas. In: Barral A, Costa J (eds.). Leishmanias e a leishmaniose tegumentar nas Américas. Rio de Janeiro: Fiocruz, 2011. p.55-64.
23. Brazil RP, Brazil BG. Biologia de flebotomíneos neotropicais. In: Rangel EF, Lainson R (eds.). Flebotomíneos do Brasil. Rio de Janeiro: Fiocruz, 2003. p.257-74.
24. Sherlock I. A importância médico-veterinária. In: Rangel EF, Lainson R (eds.). Flebotomíneos do Brasil. Rio de Janeiro: Fiocruz, 2003. p.15-21.
25. Freitas E, Melo MN, Da Costa-Val AP, Michalick MS. Transmission of *Leishmania infantum* via blood transfusion in dogs: potential for infection and importance of clinical factors. Vet Parasitol 2006 ;137:159-67.
26. Molina R, Gradoni L, Alvar J. HIV and the transmission of Leishmania. Ann Trop Med Parasitol 2003; 97:S29-45.
27. Karkamo V, Kaistinen A, Näreaho A, Dillard K, Vainio-Siukola K, Vidgrén G et al. The first report of autochthonous non-vector-borne transmission of canine leishmaniasis in the Nordic countries. Acta Vet Scand 2014; 56:84.
28. Gaskin AA, Schantz P, Jackson J, Birkenheur A, Tomlinson L, Gramiccia M et al. Visceral leishmaniasis in a New York foxhound kennel. J Vet Intern Med 2002; 16:34-44.
29. Symmers WS. Leishmaniasis acquired by contagion: a case of marital infection in Britain. Lancet 1960; 1:127-32.
30. Aste N, Pau M, Biggio P. Leishmaniasis of the prepuce. J Eur Acad Dermatol Venereol 2002; 16:93-4.
31. Silva FL, Oliveira RG, Silva TMA, Xavier MN, Nascimento EF, Santos RL. Venereal transmission of canine visceral leishmaniasis. Vet Parasitol 2009; 160:55-9.
32. Diniz SA, Melo MS, Borges AM, Bueno R, Reis BP, Tafuri WL et al. Genital lesions associated with visceral leishmaniasis and shedding of Leishmania sp. in the semen of naturally infected dogs. Vet Pathol 2005; 42:650-8.
33. Benites AP, Fernandes CE, Brum KB, Abdo MAGS. Presença de formas amastigotas de *Leishmania chagasi* e perfil leucocitário no aparelho reprodutivo de cães. Pesq Vet Bras 2011; 31:72-7.
34. Mir F, Fontaine E, Reyes-Gomez E, Carlus M, Fontbone A. Subclinical leishmaniasis associated with infertility and chronic prostatitis in a dog. J Small Anim Prac 2012; 53:419-22.
35. Boechat VC, Mendes Júnior AA, Madeira MF, Ferreira LC, Figueiredo FB, Rodrigues F et al. Occurrence of *Leishmania infantum* and associated histological alterations in the genital tract and mammary glands of naturally infected dogs. Parasitol Res 2016.
36. Silva LC, Assis VP, Ribeiro VM, Tafuri WL, Toledo Júnior JC, Silva SO et al. Detection of *Leishmania infantum* in the smegma of infected dogs. Arq Bras Med Vet Zootec 2014; 66:731-6.
37. Assis VP, Valle GR, Vieira FG, Rachid MA, Melo MN, Tafuri WL. Avaliação da ocorrência de *Leishmania infantum* no sistema genital e secreções genitais de cadelas em cio artificialmente obtido com cipionato de estradiol (ECP). In: Resumos do 16º Seminário de Iniciação Científica da PUC Minas. 2008 set 28; Belo Horizonte, Brasil. p.63.
38. Silva FL, Rodrigues AA, Rego IO, Santos RL, Oliveira RG, Silva TM et al. Genital lesions and distribution of amastigotes in bitches naturally infected with *Leishmania chagasi*. Vet Parasitol 2008; 151:86-90.
39. Ribeiro VM, Assis VP, Reis FS, Rachid MA, Vieira FG, Silva BC et al. *Leishmania infantum* DNA detection in vaginal secretion from bitches with visceral leishmaniasis in diestrus/anestrus treated or not with estradiol cypionate. In: Annals of the 4th. World Congress on Leishmaniasis – World Leish 4; 2009 Feb 3-7; Lucknow, India. p.276.

40. Kutzler MA. Semen collection in dog. Theriogenology 2005; 64:747-54.
41. Coutinho MT, Bueno LL, Sterzik A, Fujiwara RT, Botelho JR, de Maria M et al. Participation of *Rhipicephalus sanguineus* (Acari: Ixodidae) in the epidemiology of canine visceral leishmaniasis. Vet Parasitol 2005; 128:149-55.
42. Dantas-Torres F. Ticks as vectors of Leishmania parasites. Trends Parasitol 2011; 27:155-9.
43. Andrade HM, Toledo VPCP, Marques MJ, Silva JCF, Tafuri WL, Mayrink W. *Leishmania (Leishmania) chagasi* is not vertically transmitted in dogs. Vet Parasitol 2002; 103:71-81.
44. Masucci M, de Majo M, Contarino RB, Borruto G, Vitale F, Pennisi MG. Canine leishmaniasis in the newborn puppy. Vet Res Commun 2003; 27:771-4.
45. Rosypal AC, Troy GC, Zajac AM, Lindsay DS. Transplacental transmission of a North American isolate of *Leishmania infantum* in an experimentally infected beagle. J Parasitol 2005; 91:970-2.
46. Da Silva SM, Ribeiro VM, Ribeiro RR, Tafuri WL, Melo MN, Michalick MSM. First report of vertical transmission of *Leishmania (Leishmania) infantum* in a naturally infected bitch from Brazil. Vet Parasitol 2009; 166:159-62.
47. Pangrazio KK, Costa EA, Amarilla SP, Cino AG, Silva TM, Paixão TA et al. Tissue distribution of *Leishmania chagasi* and lesions in transplacentally infected fetuses from symptomatic and asymptomatic naturally infected bitches. Vet Parasitol 2009; 165:327-31.
48. Metzdorf IP, Moura FSV, Franco PA, Correia EL, Lima Júnior MSC, Matos MFC. Primeira identificação de *Leishmania (Leishmania) infantum chagasi* em secreção mamária canina. In: Anais do XVIII Congresso Brasileiro de Parasitologia Veterinária. 2014 out 21-24; Gramado, Brasil.
49. Bates PA. Transmission of Leishmania metacyclic promastigotes by phlebotomine sand flies. Int J Parasitol 2007; 37:1097-106.
50. Ribeiro JM, Vachereau A, Modi GB, Tesh RB. A novel vasodilatory peptide from the salivary glands of the sand fly *Lutzomyia longipalpis*. Science 1989; 243:212-4.
51. Soares MB, Titus RG, Shoemaker CB, David JR, Bozza M. The vasoactive peptide Maxadilan from sand fly saliva inhibits TNF-α and induces IL-6 by mouse macrophages through interaction with the PACAP receptor. J Immunol 1998; 160:1811-6.
52. Zandbergen GV, Klinger M, Mueller A, Dannenberg S, Gebert A, Solbach W. Cutting edge: neutrophil granulocyte serves as a vector for Leishmania entry into macrophages. J Immunol 2004; 173:6521-5.
53. Olivier M, Gregory DJ, Forjet G. Subversion mechanisms by which Leishmania parasites can escape the host immune response: a signaling point of view. Clin Microbiol Rev 2005; 18:293-305.
54. Rodriguez NE, Gaur Dixit U, Allen LA, Wilson ME. Stage-specific pathways of *Leishmania infantum chagasi* entry and phagosome maturation in macrophages. PLoS One 2011; 6:e19000.
55. Ribeiro VM. Leishmanioses. Associação Nacional de Clínicos Veterinários de Pequenos Animais. In: De Nardi AB, Rosa MR (eds.). PROMOVET pequenos animais: programa de atualização em medicina veterinária: ciclo 1. Porto Alegre: Artmed Panamericana, 2016. p.107-50.
56. Ribeiro VM, Lima MCCD, Neto MH, Michalick MSM, Tafuri WL. Albumin/globulin fraction in dogs infected with *Leishmania infantum* and cutaneous infectiousness evaluated by an immunohistochemical method. In: Annals of the 3rd. World Con-

gress on Leishmaniasis – World Leish 3; 2005 Apr 10-15; Palermo-Terracini, Itália. p.196.

57. Ribeiro VM, Bahia EM, Teles PPA. Association of presence of *Leishmania infantum* amastigotes in the skin of dogs naturally infected by *L. infantum* with the clinical features and laboratory changes. In: Annals of the 5th. World Congress on Leishmaniasis – World Leish 5; 2013 May 13-17; Porto de Galinhas, Brazil. p.931.
58. Solano-Gallego L, Koutinas A, Miró G, Cardoso L, Pennisi MG, Ferrer L et al. Directions for the diagnosis, clinical staging, treatment and prevention of canine leishmaniosis. Vet Parasitol 2009; 165:1-18.
59. Assis VP, Ribeiro VM, Rachid MA, Castro ACS, Valle GR. Dogs with *Leishmania chagasi* infection have semen abnormalities that partially revert during 150 days of Allopurinol and Amphotericin B therapy. Anim Reprod Sci 2010; 117:183-6.
60. Labat E, Carreira JT, Matsukuma BH, Martins MTA, Lima VMF, Bomfim SRM et al. Qualidade espermática de sêmen de cães naturalmente infectados por *Leishmania* sp. Arq Bras Med Vet Zootec 2010;62:609-14.
61. Amara A, Mrad I, Melki MK, Mrad MB, Rejeb A. Etude histologique de lésions testiculaires chez les chiens leishmaniens. Rev Med Vet 2009; 160:54-60.
62. Dubey JP, Rosypal AC, Pierce V, Scheinberg SN, Lindsay DS. Placentites associated with leishmaniasis in a dog. JAVMA 2005; 227:1266-9.
63. Baneth G, Koutinas AF, Solano-Gallego L, Bourdeau P, Ferrer L. Canine leishmaniosis – new concepts and insights on an expanding zoonosis: part one. Trends Parasitol 2008; 24:324-30.
64. Romero GAS, Boelart M. Control of visceral leishmaniasis in Latin America: a systematic review. PLoS Negl Trop Dis 2010; 4:1-17.
65. Brasil. Ministério da Agricultura, Pecuária e Abastecimento. Nota técnica nº 11/2016/CPV/DFIP/SDA/GM/MAPA. Disponível em: http:// www.sbmt.org.br/portal/wp-content/uploads/2016/09/nota-tecnica.pdf. Acesso em: 02/08/2018.
66. Ribeiro VM, Silva SM, Menz I, Tabanez P, Nogueira FS, Werkhaüser M et al. Control of visceral leishmaniasis in Brazil: recommendations from Brasileish. Parasit Vectors 2013; 6:8.
67. Figueiró-Filho EA, Duarte G, El-Beitune P, Quintana SM, Maia TL. Visceral leishmaniasis (kala-zar) and pregnancy. Infect Dis Obstet Gynecol 2004; 12:31-40.

CAPÍTULO 13

Infertilidade e doenças reprodutivas na fêmea

Lílian Rigatto Martins
Marcelo Rezende Luz
Maria Denise Lopes

INTRODUÇÃO

Este capítulo apresenta as principais causas de infertilidade na cadela, bem como diversas doenças que podem acometer o seu sistema reprodutor. Todas as situações reportadas podem afetar o desempenho reprodutivo da fêmea e, consequentemente, do canil. Assim, é importante ter noções básicas dessas alterações reprodutivas, a fim de reconhecê-las e buscar auxílio veterinário, no intuito de resolver o caso de imediato e minimizar os problemas.

INFERTILIDADE

A infertilidade pode ser definida como a redução da capacidade de produzir filhotes.[1] Infertilidade não é a perda completa da capacidade de se reproduzir, chamada esterilidade, embora esses dois termos sejam por vezes usados indiscriminadamente. Ela pode surgir em qualquer fase do ciclo reprodutivo e ocorrer em decorrência de uma falha de acasalamento, uma oportunidade de cobertura perdida ou um término prematuro da gestação.[2]

Grande parte dos casos de infertilidade é, entretanto, resultado do manejo inadequado do ciclo reprodutivo da cadela, que, na maioria das vezes, pode ser resolvido.[3]

Muitos criadores promovem os acasalamentos nos dias 10, 12 e 14 após os primeiros sinais de sangramento vulvar, baseando-se na informação de que esses seriam os dias férteis para a maioria das cadelas. Considerando que um proestro dura em média 9 dias, e que um estro também dura cerca de 9 dias, esse protocolo geralmente tem sucesso com a maioria das cadelas.[4] Entretanto, deve-se considerar que uma fêmea com histórico de infertilidade provavelmente não possa ser enquadrada nesse padrão.[4]

A infertilidade não é uma doença, e sim, um sinal clínico de outra(s) doença(s). O diagnóstico da doença que origina a infertilidade geralmente se dá baseado em um histórico clínico detalhado e em exames complementares.[1]

O primeiro ponto a ser observado é se a cadela apresenta problemas em outros órgãos, além do possível problema reprodutivo. Quanto à reprodução, aspectos importantes devem ser verificados, como o número de cios, o intervalo interestro, isto é, o intervalo entre dois cios consecutivos, a duração das fases e o comportamento sexual.[5]

Após a obtenção do histórico, é possível definir se o problema de infertilidade está relacionado ao não surgimento do estro; a um ciclo com duração anormal (proestro curto, estro ou proestro prolongado, intervalo interestro curto); a abortamentos ou se, ainda, diz respeito àqueles casos de infertilidade associados a ciclos estrais aparentemente normais.[1]

A fim de facilitar a determinação da causa da infertilidade, deve-se levar sempre em consideração situações como: pré-puberdade, puberdade atrasada, estacionalidade reprodutiva (nas raças Basenji e Mastim Tibetano), estresse, problemas nutricionais, ovariectomia ou castração convencional (OSH – ovariosalpingo-histerectomia) prévia.[1]

Para facilitar a compreensão, a abordagem deste capítulo será dividida entre investigação de infertilidade em cadelas cíclicas e não cíclicas.

Infertilidade em cadelas cíclicas

Consideram-se cadelas cíclicas as fêmeas que manifestaram cio nos últimos 12 meses.[6]

Infertilidade associada ao ciclo com duração anormal

Neste tópico serão abordadas a infertilidade associada a um intervalo interestro curto e a infertilidade ligada a um período de proestro/estro prolongado.

Infertilidade associada ao intervalo interestro curto

O intervalo interestro na cadela pode variar de 5 a 12 meses e normalmente mantém-se o mesmo em uma dada fêmea. Nas cadelas mais velhas, em geral se tornam irregulares.[6]

Cadelas com intervalo curto entre os estros geralmente podem ser divididas em três grupos: (1) aquelas que apresentam o cio entrecortado ou *split heat*; (2) aquelas que apresentam um diestro ou anestro abreviado, isto é, mais curto que o normal; e (3) aquelas que apresentam um proestro curto seguido de anestro (sem estro ou ovulação).[4]

Cio entrecortado

O cio entrecortado (*split cio, split heat)* é a alteração mais comum e se caracteriza por uma fêmea que apresentou dois cios muito próximos. Nesse caso, a cadela mostra sinais de proestro, mas falha ao desencadear o estro e as ovulações imediatamente após o final do proestro. Essas cadelas apresentam os sinais de proestro novamente dentro de 2 a 8 semanas e culminam com um estro seguido de ovulação.[7]

Se apresentarem um episódio de *split heat* isolado, o prognóstico é favorável. Quando persistente por vários ciclos, disfunções ovarianas devem ser investigadas.[7]

Diestro ou anestro abreviado

As cadelas que apresentam anestro ou diestro abreviado (encurtado) retornam ao cio antes de 4 meses após o último cio. Este cio geralmente é infértil, uma vez que não houve tempo suficiente para a involução e o preparo do útero para a próxima gestação. Há a necessidade de que a cadela passe, pelo menos, cerca de 90 dias na fase de anestro para uma adequada involução uterina.[6,7]

Infertilidade associada ao proestro curto seguido de anestro (sem estro/ovulação)

À exceção de algumas raças, como Rottweiler, Pastor Alemão, American Bully (ainda não reconhecida pela FCI) e Pitbull – as duas últimas não referenciadas, tratam-se de observações pessoais dos autores do capítulo –, intervalos interestro inferiores a 4 meses são considerados curtos. O anestro mais curto, na maioria das vezes, é responsável pela duração encurtada do intervalo interestro, não permitindo a completa involução e o preparo do útero para uma próxima gestação. Seu diagnóstico pode ser elucidado por exames complementares realizados pelo veterinário responsável.[1]

A ausência de ovulação é uma das causas de intervalo interestro curto e, com isso, não há produção de progesterona, e a fêmea não apresenta a fase do diestro, passando imediatamente para a fase de anestro.[7] Embora incomum, atinge 1,2% das cadelas submetidas à reprodução.[8] A cadela pode voltar ao ciclo normal, respeitando o intervalo interestro normal ou mais cedo, dentro de 1 a 2 meses.

Infertilidade associada ao período de proestro/estro prolongado

Deve-se tomar muito cuidado quando a queixa é de "cio persistente". Algumas cadelas apresentam sinais de proestro por até 28 dias, para em seguida entrarem no estro com ocorrência das ovulações. O veterinário deve ser procurado para que, após exame ginecológico e eventuais exames complementares, se chegue ao diagnóstico.

Outro cuidado a ser tomado é observar que muitos proprietários relatam o cio persistente nos casos em que as fêmeas apresentam vaginite. Não é raro o interesse dos machos quando uma fêmea apresenta esse quadro.[5]

Infertilidade associada ao ciclo com duração normal

Serão abordados a seguir os casos de infertilidade associados aos intervalos interestro normais; à influência da idade e ao tratamento hormonal prévio; à infertilidade relacionada à incapacidade de acasalamento e à incapacidade de gestar.

Intervalos interestro normais

A despeito dos intervalos interestro normais, as cadelas que aqui se enquadram com problemas de fertilidade não gestaram ou apresentaram ninhadas muito pequenas no momento do parto.[2]

Deve-se inicialmente verificar se os acasalamentos ocorreram ou não. Em algumas situações, o proprietário não observa as coberturas, a despeito de o cão e de a cadela terem permanecidos juntos durante um longo período.[7]

A avaliação e manipulação do sêmen de forma correta é outro tópico que deve ser investigado. Embora óbvio, ele é muitas vezes menosprezado. Um exame andrológico completo é imprescindível. O histórico de paternidade também é útil.[2]

O método de inseminação artificial também deve ser levado em consideração. As inseminações com sêmen a fresco apresentam melhores resultados. À medida que se opta pela utilização de sêmen refrigerado ou congelado, a viabilidade do espermatozoide é menor, o que requer a deposição do sêmen mais próxima do local de fertilização. É importante, portanto, verificar se a técnica de inseminação utilizada previamente foi a mais adequada.[4]

Influência da idade e de tratamento hormonal prévio

É importante salientar que as cadelas apresentam ciclos estrais durante a vida toda. Não existe um período correspondente à "menopausa", como na espécie humana. As cadelas, à medida que envelhecem, isto é, atingem uma idade superior a 7 anos, em média, podem passar a apresentar ciclos irregulares e menos frequentes, ninhadas menores, maior dificuldade no parto e maior probabilidade de nascimento de filhotes com malformações.[5]

O uso de medicamentos para contracepção e glicocorticoides deve ser considerado durante a consulta, uma vez que as fêmeas submetidas a esses agentes podem não manifestar o cio corretamente.

Infertilidade associada à incapacidade de acasalamento

Apesar de, em algumas situações, a cadela se encontrar no cio, fase adequada do ciclo para o acasalamento, a causa da infertilidade pode estar associada tanto a problemas relacionados ao macho quanto à fêmea: alguma anormalidade anatômica – fimose no macho; estenoses, septações vaginais e hiperplasia vaginal na fêmea –, inexperiência de ambos e/ou problemas comportamentais, como dominância e submissão.[2]

Infertilidade associada à incapacidade de gestar

Uma das causas de infertilidade é a baixa produção de progesterona.[9] Essa queda pode ocorrer no final do estro (após as ovulações) ou em qualquer momento do diestro (gestacional ou não). Na suspeita dessa causa de infertilidade, o veterinário especialista em reprodução será capaz de orientar o proprietário sobre os exames necessários e as opções de tratamento.

Causas infecciosas que levem ao abortamento não podem ser menosprezadas. Todas as fêmeas que apresentarem infertilidade devem ser avaliadas para brucelose canina[1] (maiores detalhes no Capítulo 11).

Já a herpesvirose canina é caracterizada pela redução na fertilidade em decorrência de abortamentos e pela alta porcentagem de morte neonatal nas primeiras semanas pós-parto. A infecção dos filhotes pode ocorrer no útero ou durante o parto. Um veterinário saberá orientar o proprietário quanto aos procedimentos relacionados à desinfecção do local e ao manejo sanitário a ser adotado[2] (maiores detalhes no Capítulo 11).

Infertilidade associada a não observação do cio

Muitas vezes, o proprietário não tem conhecimento suficiente para interpretar os sinais característicos do cio de uma cadela, como aumento do tamanho da vulva, sangramento e atração do macho pela fêmea. Essa possibilidade não deve ser descartada. Entretanto, quando um cio não foi realmente observado nos últimos 12 meses, os dois principais problemas a serem diagnosticados são anestro primário e anestro secundário.

Anestro primário

O anestro primário é caracterizado pela ausência de cio após os 2 anos de idade. Deve-se determinar se realmente se trata de anestro primário ou de um caso em que os estros não foram evidenciados pelo proprietário, os chamados *cios silenciosos*. Há exames que podem ser realizados para ajudar nesse diagnóstico.

Cios silenciosos ou inadequada observação do cio pelo proprietário

É recomendável que se encoste um papel-toalha na vulva da fêmea, duas vezes por semana, na tentativa de evidenciar a secreção vaginal. Isto é especialmente útil em cadelas extremamente higiênicas – que se lambem com frequência – e/ou alojadas em locais em que o solo dificulta a visualização de sangramento, como gramado.

Em locais onde existe mais de uma cadela que possa entrar no cio, o "efeito dormitório" também pode auxiliar, pois há uma tendência de que as fêmeas manifestem o cio ao mesmo tempo, o que facilita a detecção do cio naquelas em que há maior dificuldade de evidenciação.

O veterinário poderá realizar dosagens hormonais seriadas de progesterona para ajudar no diagnóstico. A partir do momento em que as concentrações séricas atingem valores compatíveis com o diestro, significa que a fêmea passou por um estro recente, o que facilita a detecção do próximo.

Alguns criadores/proprietários geralmente questionam se há medicamentos que possam induzir o aparecimento de um cio, na esperança de uma resolução rápida do problema. Para tanto, há a necessidade de verificar se a fêmea realmente se encontra em anestro e realizar o procedimento pelo tempo necessário – que pode variar de fêmea para fêmea – considerando os prós e contras de cada protocolo.

Anestro relacionado ao estresse

Deve-se verificar se existem motivos para que a fêmea esteja passando por algum tipo de estresse, o que resulta na produção de cortisol em excesso. Mudança de ambiente, transporte, treinamento, inclusão de um novo animal, excesso de calor ou de frio, perda de um ente ou até mesmo de outro animal são exemplos de situações estressantes para algumas cadelas.

Também deve-se verificar se a fêmea recebe ou recebeu recentemente terapia à base de corticoides. Se essas situações podem ter ocorrido, devem-se tomar as medidas necessárias para que cessem.

Terapia hormonal para supressão do cio

Terapia hormonal é uma das principais causas de anestro em cadelas. O uso de medicações e hormônios administrados para a fêmea deve ser anotado.

Causas congênitas

Embora sejam menos comuns, as causas congênitas não podem deixar de ser verificadas. A ausência de ovários (aplasia ovariana) e as condições de intersexo (hermafroditismo e pseudo-hermafroditismo) podem impedir que a fêmea manifeste cio. O diagnóstico não invasivo, por meio de exames específicos, pode ser realizado nas condições de intersexualidade.

Nos casos de suspeita de ausência de ovários, pode-se tentar, inicialmente, a indução hormonal de um ciclo estral, efetuar testes de estímulo ovariano e, no seu insucesso, diagnosticar a condição por meio de abertura cirúrgica do abdômen (celiotomia exploratória), ou seja, realizar uma cirurgia para confirmar a ausência dos ovários.[2,5,6]

Anestro secundário

O anestro secundário se refere à condição em que a cadela apresentou ciclos estrais previamente, porém estes cessaram há 10 a 18 meses.[6]

Nos casos de anestro secundário, também deve ser descartada a possibilidade de dificuldade na detecção de cio. O próximo passo é observar se houve alterações de manejo que puderam levar a situações estressantes, bem como verificar se houve a administração de medicamentos supressores do cio. Nesses casos, as fêmeas podem apresentar anestro por um período que vai de 2 semanas a mais de 18 meses após o tratamento.[1,6] A presença de cios anteriores exclui a possibilidade de alterações congênitas.

Cistos luteais

Uma vez que as causas acima foram descartadas, os cistos secretores de progesterona (cistos luteais, luteinizados ou luteínicos) devem ser considerados, embora sejam pouco comuns. Assim, as fêmeas sob dominância desse hormônio se comportam como fêmeas em diestro e não manifestam cio. Seu diagnóstico pode ser realizado com exames complementares específicos.[5]

Desordens metabólicas

O hipotireoidismo é a mais comum dentre as desordens metabólicas que podem levar ao anestro, embora não se saiba ao certo como e em que grau essa disfunção afeta o ciclo reprodutivo da cadela. É importante lembrar que algumas disfunções tireoidianas, como tireoidite linfocítica e certas formas congênitas de hipotireoidismo, parecem ser hereditárias, de forma que é desaconselhável manter a fêmea em reprodução.[10] Ademais, se existir uma relação causal entre uma disfunção tireoidiana e a infertilidade, a resolução de um dos problemas não necessariamente leva à solução do outro.[10]

Outra doença endócrina que pode afetar o ciclo reprodutivo de uma cadela é o hiperadrenocorticismo, em cerca de 75% das fêmeas acometidas.[11]

Ambas as condições são facilmente diagnosticadas por meio de histórico clínico associado a testes laboratoriais.

PRINCIPAIS DOENÇAS REPRODUTIVAS NA CADELA

Doenças ovarianas

Cistos ovarianos

Os cistos ovarianos (Figura 13.1) são estruturas anormais (patológicas), de variados tamanhos e cheias de líquido, presentes nos ovários.[5,12] Há diferentes tipos de cistos, alguns produtores de hormônios e outros não. Dentre eles, o cisto folicular, que produz grande quantidade de es-

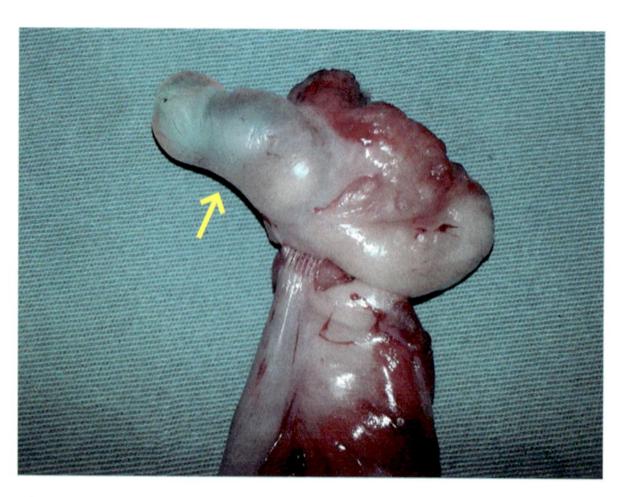

Figura 13.1 Ovário de cadela com cisto folicular (seta).

trógenos, é de grande importância, pois sua persistência pode causar cio prolongado e doenças uterinas, como a piometra, com acúmulo de pus no útero.[13]

Os cistos foliculares geralmente estão presentes nos ovários após o cio, e a cadela pode apresentar cio prolongado, sangramento vaginal excessivo, edema de vulva e atração de machos.[14] Além disso, nos casos em que os cistos foliculares permaneçam por tempo prolongado, podem causar anemia severa e queda de pelos (alopecia). Podem acometer um ou ambos os ovários e podem ser únicos ou múltiplos.

O diagnóstico normalmente é realizado por exame ultrassonográfico. O tratamento do cisto folicular pode ser hormonal ou cirúrgico. A escolha do tratamento pode variar conforme o potencial reprodutivo da fêmea.

Tumores ovarianos

Existem vários tipos de tumores ovarianos (Figura 13.2) em cadelas, que podem estar presentes em um ou em ambos os ovários. Esses tumores podem ou não levar a uma produção anormal de hormônios sexuais, podendo ou não causar sintomas no animal. Tudo isso dependerá do tipo de tumor. Dependendo do tumor, pode ocorrer metástase, ou seja, disseminação para outros órgãos.[12,15] Cães das raças Boxer, Boston Terrier, Pastor Alemão e Buldogue Inglês parecem ser mais predispostos ao tumor das células da granulosa; já os Pointers Ingleses podem ter predisposição à adenocarcinoma.[16]

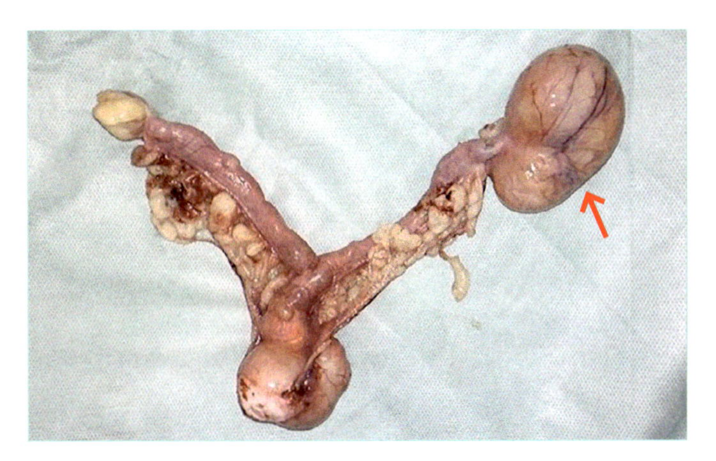

Figura 13.2 Tumor ovariano de cadela (seta).

Dentre os sintomas que alguns tumores podem causar, há alopecia (ausência de pelos) em alguma região do corpo, distensão abdominal, cio persistente, ciclos estrais irregulares, infertilidade, desenvolvimento de piometra, hemorragia vaginal, anemia, vômitos e diarreia.[14,16]

O tratamento dos tumores é sempre cirúrgico, podendo ser realizado por meio de OSH ou por ovariectomia. Em animais de valor genético/reprodutivo, quando o tumor está presente em apenas um ovário, pode ser possível realizar a ovariectomia unilateral, que é a remoção cirúrgica apenas do ovário acometido, para preservar a fertilidade da fêmea. Entretanto, como a maioria dos tumores ovarianos é mais comum em cadelas idosas, em geral o tratamento realizado é a OSH.[14]

Síndrome do ovário remanescente

A síndrome do ovário remanescente (Figura 13.3) é a presença de tecido ovariano funcional em uma cadela que já foi castrada.[17] Nesses casos, embora o animal tenha sido castrado, um pequeno fragmento do ovário pode ter permanecido no abdômen, ou até mesmo um ou dois ovários inteiros. Ainda que esse fragmento possa ser muito pequeno, ele funcionará como um ovário normal, e a maioria das cadelas volta a apresentar cio, o que pode ocorrer semanas ou até anos após a castração.[17-19] Mais raramente, pode acontecer também de a cadela possuir um pequeno tecido ovariano acessório/ectópico, que passa a ser funcional após os ovários terem sido removidos na cirurgia.[14,16] Outra situação que pode ser sugestiva dessa síndrome é um histórico prévio de trauma ovariano

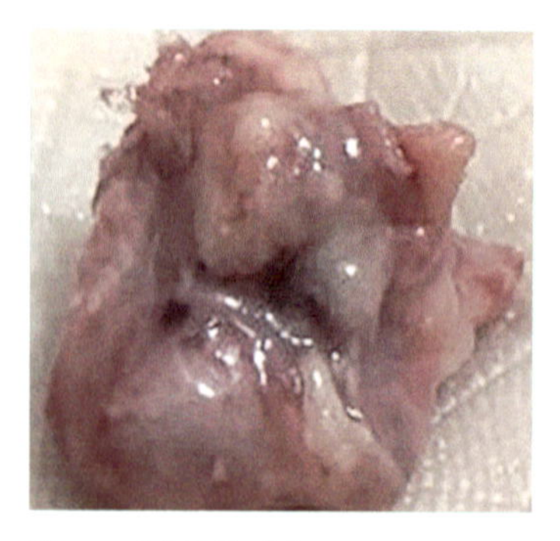

Figura 13.3 Ovário remanescente de cadela, removido cirurgicamente.

(atropelamento, maus tratos etc.). Esses acontecimentos favorecem a fragmentação do ovário e sua implantação na superfície de outros órgãos, como bexiga e intestino. Apesar de o cirurgião remover completamente ambos os ovários, o tecido ovariano que se implantou em outros órgãos continua sendo capaz de funcionar como um ovário.

A cadela em geral volta a apresentar cios regularmente – embora às vezes isso possa não ocorrer –, com edema de vulva e atração de machos. Essa condição pode acometer cadelas alguns meses após a OSH/ovariectomia ou depois de decorridos vários anos do procedimento cirúrgico. Além disso, a presença do ovário remanescente pode predispor o animal à outra doença, a piometra de coto.[18] O diagnóstico nem sempre é fácil, precisando o veterinário recorrer a exames complementares. Em alguns casos, pode ser necessária a realização de uma celiotomia exploratória, a abertura cirúrgica do abdômen, para conseguir estabelecer o diagnóstico.[14]

O tratamento é sempre cirúrgico, havendo a necessidade de remoção do ovário ou tecido ovariano que ficou remanescente.[18] Caso contrário, os sintomas não cessarão.

Doenças uterinas

Hiperplasia endometrial cística

Em todos os ciclos estrais, quando a cadela sai do estro e entra no diestro, o útero passa por estímulos hormonais que causam alterações na parede uterina, caracterizando a hiperplasia endometrial cística (HEC) (Figura 13.4). Assim, inicialmente pode-se dizer que é normal a cadela apresentar essa condição. Porém, essas alterações que comprometem o útero são cumulativas, ou seja, a cada novo ciclo estral, o grau de alteração aumenta, causando lesões uterinas que podem predispor a piometra ou causar infertilidade.

O útero com HEC apresenta-se espessado, com excessivo desenvolvimento das glândulas uterinas, podendo apresentar cistos na parede interna.[15] A ocorrência de uma ou mais gestações prévias diminui os riscos ou o avanço da HEC nas cadelas.[20]

Quando a HEC está em grau menos avançado, a cadela geralmente não exibe sintomas, embora possa apresentar infertilidade, ou seja, difi-

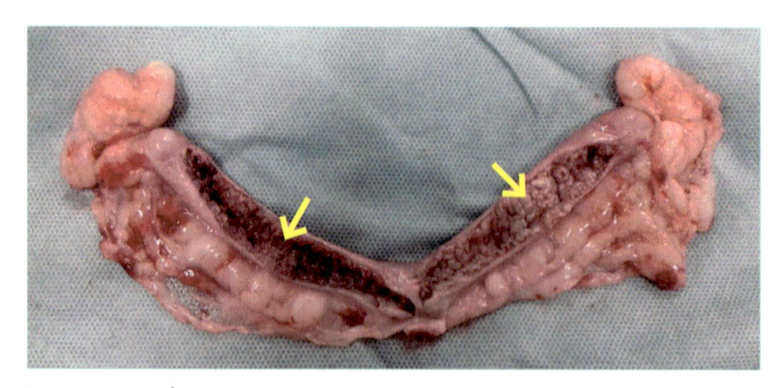

Figura 13.4 Útero de cadela com presença de hiperplasia endometrial cística (setas).

culdade de emprenhar, apesar de esse acometimento ser mais comum em graus mais avançados da doença em cadelas idosas.[15]

Quando a cadela está acometida por HEC em grau avançado, é comum a presença de secreção dentro do útero. Se houver grande quantidade de secreção aquosa, diz-se que há hidrometra; se a secreção for mucosa, denomina-se mucometra e, se a secreção for sanguinolenta, o termo utilizado é hemometra. Em todos os casos, se houver contaminação bacteriana, esse acúmulo de secreção dentro do útero pode evoluir para a piometra.

O diagnóstico é realizado por exame ultrassonográfico, biópsia uterina ou celiotomia exploratória.[21]

Ainda não é comum realizar tratamento para HEC, embora o tratamento possa ser tentado visando diminuir o espessamento uterino e eliminar o conteúdo líquido, prevenindo a ocorrência de piometra e restaurando a fertilidade.

Piometra

A piometra (Figura 13.5) é uma infecção uterina na qual o útero fica repleto de pus devido à contaminação bacteriana. Ela ocorre sempre algumas semanas após o cio em função do estímulo hormonal no útero. Na maioria das vezes, a piometra é precedida pela HEC. É uma doença que afeta aproximadamente 25% das cadelas intactas, isto é, não castradas, e é mais frequente em cadelas idosas, mas essa porcentagem varia conforme a raça.[22] Além disso, o uso de contraceptivos hormonais também pode levar ao desenvolvimento de piometra.[15,22-24]

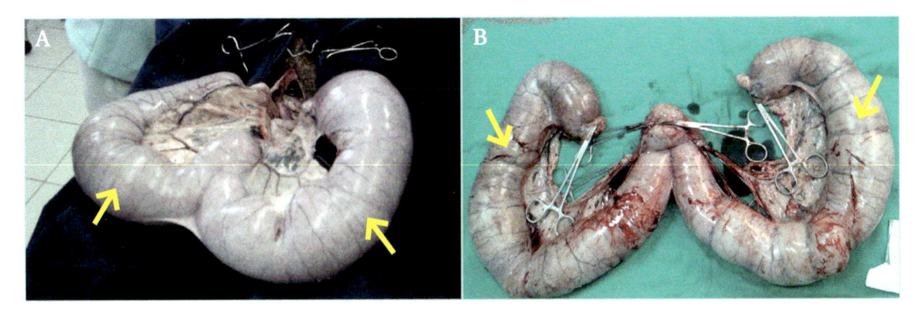

Figura 13.5 **A** e **B.** Remoção cirúrgica de útero com piometra (setas).

Cadelas que já gestaram podem ter menos chance de desenvolver piometra em várias raças, como Rottweiler, Collie e Labrador Retriever, mas não em outras, como Golden Retriever.[24]

Quando a cérvix da cadela permanece aberta, o pus é eliminado pela vagina e as complicações clínicas geralmente são menores, embora não ocorra cura sem tratamento. Entretanto, quando a cérvix permanece fechada, a cadela não consegue eliminar a secreção uterina e o quadro clínico se agrava rapidamente. É uma doença grave e a fêmea acometida pode apresentar sintomas como beber água e urinar excessivamente, perda de apetite, vômitos, abdômen abaulado, emagrecimento, febre, anemia[22] e pode até morrer.

O tratamento de escolha geralmente é o cirúrgico, pela realização de OSH, embora possa haver indicação de tratamento clínico, dependendo do caso. Quanto mais jovem a fêmea, e quanto mais precocemente for realizado o diagnóstico, maiores são as chances de sucesso com o tratamento clínico. Entretanto, o tratamento clínico só é indicado para cadelas jovens, com potencial reprodutivo, e que estejam clinicamente bem. Como há risco de recidiva, é importante que a cadela seja acasalada nos próximos cios.[5] O tratamento deve ser efetuado por um veterinário experiente, pois o animal deve ser acompanhado desde a instituição do tratamento até o próximo ciclo estral. Embora seja uma infecção, somente o uso de antibióticos não é capaz de levar à cura.

Lembrete: A piometra e a metrite pós-parto são doenças diferentes.

Piometra de coto

Ocasionalmente, quando o corpo uterino não é removido por completo durante a castração, a cadela pode desenvolver piometra de coto. Ocorrem inflamação e infecção do tecido uterino remanescente, tal qual no útero normal antes da castração.[15] Entretanto, isso só ocorre se esse tecido uterino for estimulado pelos hormônios ovarianos (estrógenos, progesterona ou ambos). Para tal, a cadela deve possuir ovário remanescente da castração ou receber tratamento com hormônios exógenos.[15,16]

Em geral, a cadela com piometra de coto apresenta secreção vaginal mucopurulenta que não cessa, embora a secreção vaginal possa não estar presente, podendo também apresentar perda de apetite e depressão.[16]

Após o diagnóstico, normalmente realizado por exame ultrassonográfico, o animal é encaminhado para o tratamento, que consiste na remoção cirúrgica do coto contaminado, associado a tratamento de suporte.[25]

Endometrite

A endometrite, especificamente na cadela, é uma inflamação uterina que pode ocorrer em qualquer fase do ciclo estral. É uma doença ainda pouco descrita, provavelmente por apresentar baixa incidência ou por falta de diagnóstico. Sabe-se que até mesmo a presença dos espermatozoides no útero após o acasalamento pode causar endometrite.[26,27]

As principais consequências do acometimento pela endometrite são a dificuldade de a cadela emprenhar (infertilidade),[25] morte embrionária/fetal[27] e/ou ocorrência de ninhadas pequenas.[15]

Com diagnóstico, geralmente realizado por biópsia uterina, e tratamento adequado, pode-se reverter o quadro.[28]

Doenças vaginais

Vaginite

A vaginite é a inflamação da parede da vagina, normalmente causada por bactérias da própria flora vaginal do animal. Há basicamente dois tipos de vaginite em cadelas: vaginite pré-púbere (juvenil ou infantil) e vaginite de cadelas adultas.[14]

Na vaginite de cadelas pré-púberes, as cadelas que ainda não manifestaram o primeiro cio podem não apresentar nenhum sintoma, ou os apresentam sob a forma de secreção vaginal anormal e lambedura excessiva da vulva. Quando há suspeita de vaginite, o veterinário deve ser consultado para verificar a necessidade de algum tratamento específico e adequado até que a fêmea entre na puberdade.[14]

A vaginite de cadelas adultas normalmente é acompanhada de sintomas como presença de secreção vaginal serosa a mucopurulenta persistente e de odor desagradável, lambedura excessiva, lesão ao redor da vulva, atração dos machos e infertilidade.[15,26] A presença de secreção vaginal na cadela com vaginite pode se assemelhar a de um animal com piometra, doença bem mais grave, por isso a importância do diagnóstico correto. Sempre que uma cadela apresenta lambedura excessiva da vulva, deve-se suspeitar de vaginite.[21]

É importante buscar descobrir a causa (etiologia) da vaginite, pois geralmente a infecção bacteriana é secundária, isto é, ocorre porque há outro problema acometendo o canal vaginal. A cadela com vaginite pode estar acometida, por exemplo, por tumor vaginal (p. ex., tumor venéreo transmissível), estreitamento do canal vaginal, presença de corpo estranho no canal vaginal, traumas, defeitos anatômicos, herpesvirose, pólipos, infecção urinária e infecções uterinas.[21] Além disso, o veterinário deve fazer um diagnóstico diferencial para outras causas de secreção vaginal anormal, como incontinência urinária, metrite pós-parto, cistite, morte fetal etc.[15,21] Diferentemente das mulheres, as cadelas raramente são acometidas por vaginites fúngicas.

Por sua vez, as cadelas adultas castradas podem manifestar quadros de vaginite similares aos da vaginite pré-púbere. Nesse caso, a falta dos estrógenos ovarianos é um dos fatores que predispõem a vaginite.[15]

Assim, em todos os casos de suspeita de vaginite, o veterinário deve ser procurado para efetuar o diagnóstico e instituir o tratamento adequado.

Hiperplasia vaginal

A hiperplasia vaginal (Figura 13.6) é uma doença em que ocorre aumento do tamanho da parede vaginal, que pode se exteriorizar pela vulva. Geralmente uma massa rosada ou avermelhada, de tamanho variável e edemaciada, é visualizada.[5] Essa alteração ocorre por uma reação excessiva à ação dos estrógenos nas fases do proestro e do estro, ou mais raramente, próximo ao parto.[29] Pode ocorrer em qualquer raça, mas é mais frequente em raças braquicefálicas, como Boxer, Buldogues e Bull-

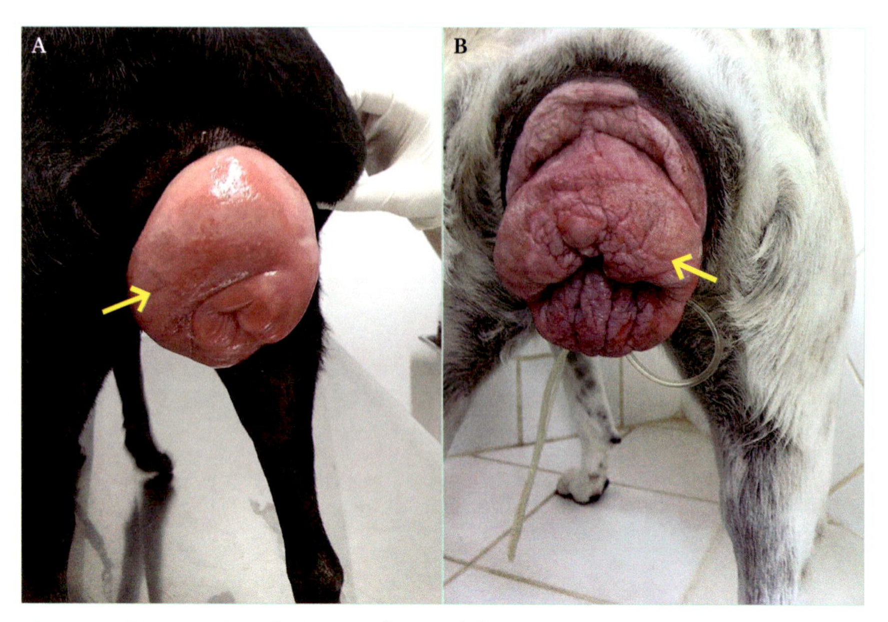

Figura 13.6 **A** e **B.** Hiperplasia vaginal em cadelas (setas).

mastiff;[21] em raças grandes[14] e gigantes,[16] como Labrador Retriever e Dogo Argentino;[26] em certas linhagens de algumas raças[15] e, de maneira geral, em cadelas jovens.[14,26] Parece ser uma doença hereditária, mas isso ainda não foi comprovado.[14]

As cadelas que apresentam hiperplasia vaginal em um cio tendem a ter recidivas nos cios seguintes. Além disso, as cadelas acometidas geralmente não conseguem acasalar naturalmente, necessitando ser inseminadas artificialmente.[21]

Normalmente, a massa exteriorizada regride de tamanho após o término do cio, quando a cadela entra no diestro. Enquanto não ocorre a regressão, o tecido exteriorizado deve ser protegido contra traumas e lambeduras até que ocorra a resolução do quadro clínico,[16] além de ser mantido lubrificado.[14] Em casos graves, em que a massa é muito grande, com tecido inflamado e/ou lesionado, o veterinário deve ser procurado imediatamente.

Em alguns casos, o tratamento realizado é a remoção cirúrgica da massa. Nesses casos, as recidivas não são comuns ou, quando ocorrem, se dão de forma branda.[15,21] Por outro lado, se a cadela for castrada, a massa regride em 4 a 6 semanas, sem risco de recidiva.[14,15] Como as recidivas são frequentes nas fêmeas não castradas, pela possibilidade ainda não confirmada de hereditariedade, deve-se pensar na castração da cadela para prevenir definitivamente a recorrência e a possível transmissão genética às filhas.[21] O tratamento clínico pode ser indicado em alguns casos após cauteloso exame realizado pelo veterinário.

Tumor venéreo transmissível

O tumor venéreo transmissível (TVT) (Figura 13.7) é uma neoplasia benigna e contagiosa, que afeta principalmente a genitália externa dos cães (pênis e prepúcio no cão; vagina e vulva na cadela).[30] Sua disseminação ocorre pela transmissão das células tumorais por contato sexual ou contato direto, como a lambedura.[14,30] Entretanto, também pode ser encontrado em outras regiões do corpo (TVT extragenital). Além disso, embora não seja comum, pode ocorrer metástase, pois o TVT já foi descrito em todos os tecidos corporais, como fígado, baço, olhos, sistema nervoso central etc.[30] É frequente em cães de rua devido à promiscuidade.

As cadelas acometidas por TVT podem apresentar secreção vaginal sanguinolenta e geralmente desenvolvem vaginite. Se a massa tumoral estiver presente na vulva, é visualizada a olho nu. Diz-se que a massa do TVT tem *aspecto de couve-flor*.[21] Já quando a massa se localiza no fundo da vagina, não é visualizada sem o uso de vaginoscópio ou endoscópio.

O tratamento mais efetivo é realizado por meio de quimioterapia. Caso uma matriz seja tratada para TVT, após sua cura e reabilitação, ela pode voltar a ser utilizada na reprodução, porém não se conhecem os

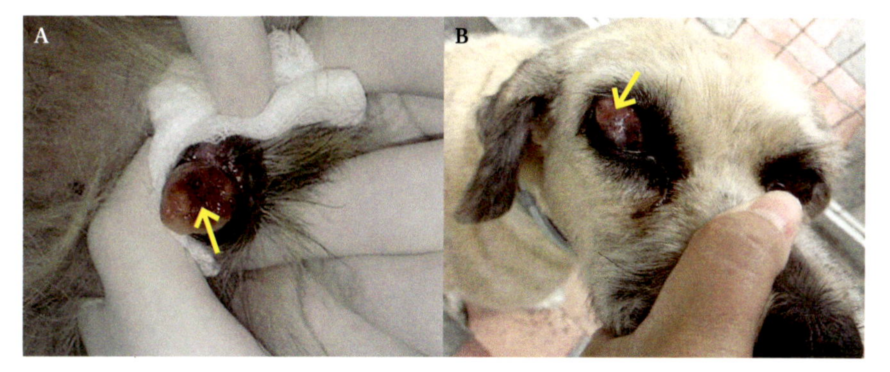

Figura 13.7 **A.** Tumor venéreo transmissível vulvar em cadela (seta). **B.** Tumor venéreo transmissível ocular em cadela (seta). (Foto: Gustavo de Oliveira Fulgêncio)

efeitos do tratamento quimioterápico sobre a fertilidade nas fêmeas. Diferentemente, os machos tratados com quimioterápicos apresentam diminuição da qualidade do sêmen durante e após o tratamento, podendo se recuperar meses após o final desse tratamento. Essa retomada da fertilidade parece variar entre os indivíduos.[30]

Doenças mamárias

Tumor de mama

O tumor de mama (Figura 13.8) é uma neoplasia bastante comum em cadelas, geralmente acometendo animais de meia idade ou idosas, castradas ou não. Em média, 26% das cadelas não castradas desenvolvem tumor de mama ao longo da vida.[16,31] Entretanto, a prevalência dessa doença varia conforme a raça e porte da raça. Cadelas de raças menores possuem uma tendência maior de desenvolver tumor de mama que cadelas de raças médias, grandes ou gigantes, mas há exceções. Além disso, já se sabe que a prevalência de neoplasias malignas ou benignas pode variar conforme a raça, porte da raça e o tamanho do tumor. Por exemplo, dentre as raças com menor prevalência de tumor de mama tem-se Boiadeiro Bernês, Golden Retriever, Labrador Retriever, Pastor de

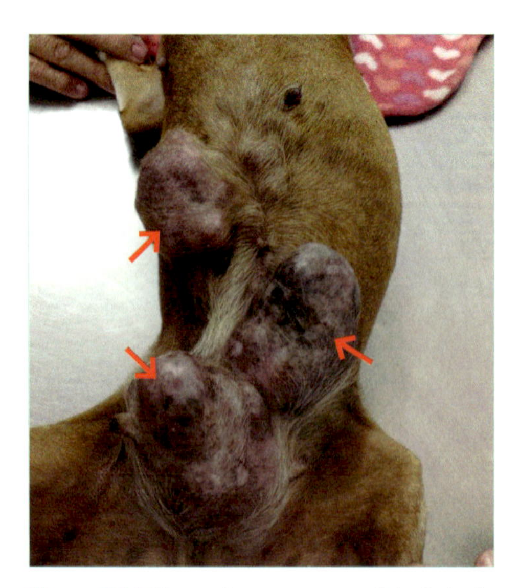

Figura 13.8 Tumor de mama em cadela (setas).

Shetland e Pug. Já dentre as raças mais acometidas tem-se Cavalier King Charles Spaniel, Dachshund, Maltês, Papillon, Poodle, Spitz e Yorkshire Terrier. Por outro lado, nas cadelas de porte grande (acima de 40 kg), a maior prevalência é de tumores malignos se comparado às raças pequenas (abaixo de 10 kg).[32]

Os tumores mamários podem ser únicos ou múltiplos; visualizados a olho nu pelo proprietário do animal ou percebidos durante o exame clínico, podendo estar em uma ou várias mamas. As cadelas geralmente possuem cinco pares de mamas, sendo as mamas abdominais caudais e inguinais mais frequentemente acometidas quando comparadas às mamas torácicas. Metástases podem ocorrer dependendo do tipo de tumor,[31] e nesses casos, os pulmões são os órgãos acometidos com mais frequência. Radiografias torácicas podem demonstrar a presença de metástase pulmonar em casos mais avançados.[16]

Os hormônios sexuais estrógenos e progesterona têm papel importante no desenvolvimento dos tumores de mama. Assim, cadelas mais velhas, que já tiveram vários ciclos estrais, ou fêmeas que receberam contraceptivos hormonais são mais predispostas a desenvolver tumor de mama. Um conhecimento clássico, divulgado desde 1969, é que cadelas castradas antes do primeiro cio teriam apenas 0,5% de chance de apresentar tumor de mama, enquanto aquelas castradas entre o primeiro e o segundo cio teriam 8% de chance, e as castradas entre o segundo e o terceiro cio, 26% de chances de desenvolver tumor de mama.[33] Todavia, essa informação vem sendo questionada por vários cientistas, devido ao risco de viés nos resultados publicados, já que nessa pesquisa não se considerou, por exemplo, raça e porte das raças na avaliação dos resultados.[34] Além disso, há controvérsias se o aparecimento de tumor mamário é influenciado pela ocorrência de pseudogestações prévias.[26,35] Já a obesidade é um fator de risco para esse tipo de tumor.[15]

A cirurgia de remoção cirúrgica das mamas (mastectomia) é o tratamento de escolha para o tumor mamário, com exceção do carcinoma inflamatório, um tumor específico. Entretanto, em muitos casos, como em tumores grandes e com alto grau de malignidade, a quimioterapia e/ou radioterapia e o uso de anti-inflamatórios não esteroidais devem ser associados à cirurgia.

Não há consenso na literatura se a castração realizada conjuntamente ou após a mastectomia possui efeito protetor quanto ao surgimento de novos tumores após a cirurgia de remoção. Embora a maioria dos pesquisadores relate que não há efeito protetor,[31] pesquisas recentes indicam que esse efeito protetor pode existir em tumores mamários específicos, como os tumores benignos[36] e os carcinomas mamários.[37]

Alterações endócrinas e metabólicas

Pseudogestação

A pseudogestação (pseudociese), também chamada por criadores e proprietários de *gravidez psicológica*, é uma condição que pode ocorrer entre 1,5 e 3 meses após o término do cio, com alterações físicas e comportamentais da fêmea.[15] É caracterizada por desenvolvimento mamário e de lactação (em graus variáveis) na ausência de gestação. É causada por mudanças hormonais normais que ocorrem em todas as cadelas, entretanto, algumas manifestam a sintomatologia que caracteriza a pseudogestação, e outras não. Pode acometer até 2/3 das cadelas adultas,[14,26] nem que seja apenas uma vez na vida.

Dica: Cadelas que apresentam pseudogestação parecem ter menor predisposição à piometra.[24]

A condição de pseudogestação foi herdada de animais selvagens, como os lobos, que viviam em grupos em que as todas fêmeas apresentavam cio juntas, geralmente em um mesmo período. Assim, as fêmeas que não acasalavam, e portanto não gestavam, passavam por esse quadro, o que as permitia amamentar filhotes de outras fêmeas.[14] Essas fêmeas que não acasalavam nem reproduziam eram as menos dominantes hierarquicamente, subordinadas às fêmeas dominantes (cadelas alfa), que não permitiam que as primeiras se acasalassem. Dessa forma, a pseudogestação seria uma adaptação evolutiva para ajudar animais na perpetuação de suas linhas genéticas, independentemente de terem sido acasaladas ou não.[21]

As cadelas acometidas por pseudogestação podem apresentar maior ou menor grau de lactação, comportamento de cavar o chão e fazer ninho (Figura 13.9), agressividade, perda de apetite, distensão abdominal e proteção de objetos inanimados, como brinquedos e panos. O grande proble-

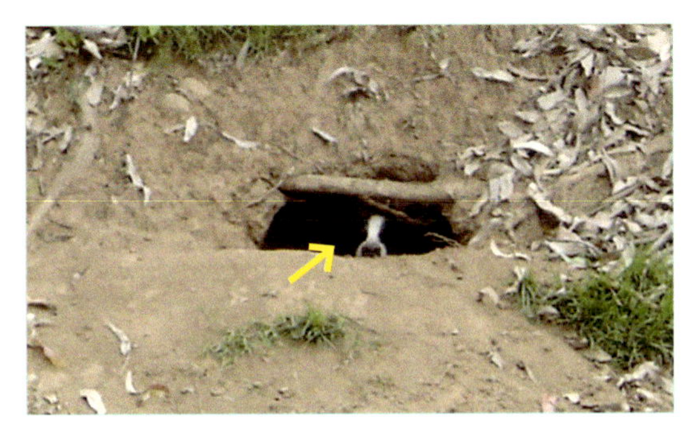

Figura 13.9 Cadela da raça Boiadeiro Bernês com pseudogestação, escondida em ninho cavado em barranco (seta).

ma da lactação é que, se não houver filhotes mamando e se a lactação não for cessada, pode predispor à mastite por acúmulo de leite.[14,15,26]

A visita ao veterinário é importante, pois em casos mais avançados – principalmente com lactação –, é preciso tratamento clínico variável, conforme a intensidade dos sintomas. Todavia, para o início do tratamento, é fundamental excluir a possibilidade de a cadela estar gestante.

Dica: A única maneira de prevenir recidivas de pseudogestação é a castração.[14,26]

Toxemia da gestação (acetonemia)

Trata-se de uma afecção em que as fêmeas que não ingerem quantidades suficientes de calorias no final da gestação começam a metabolizar gordura corporal para se manterem.[14]

Embora pouco frequente, deve ser suspeitada quando a cadela apresentar sinais clínicos de depressão e de perda de apetite, com relato de não ingestão alimentar por 24 a 48 horas ou de uso de dietas com restrição de carboidratos[38,40] associadas a gestação com muitos fetos.[39]

Se não houver intervenção, o problema tende a piorar, pois a fêmea desenvolverá um quadro de anorexia (falta de apetite). A condição tende a se resolver com tratamento adequado ou, em alguns casos, somente após o parto.[39]

Abortamentos

Os abortamentos (Figura 13.10) na cadela podem ser divididos de acordo com suas causas em infecciosos e não infecciosos. Os abortamentos infecciosos são os mais comumente observados e em geral são causados por agentes bacterianos, como a *Brucella canis*, ou virais, como o herpesvírus canino.[39]

Os abortamentos causados por *Brucella canis* são preocupantes em decorrência do caráter zoonótico, ou seja, é uma doença que pode ser transmitida ao ser humano, neste caso pela cadela, além do potencial de infectar os demais cães que com ela convivem, pois a bactéria está presente na urina, nas secreções vaginais e nos materiais do abortamento (filhotes e placenta), podendo ainda estar presente na saliva, nas secreções nasais e no leite[39,41] (maiores detalhes no Capítulo 11).

Além de abortamentos que ocorrem geralmente no terço final da gestação, sinais como infertilidade, secreção vaginal persistente e mortalidade neonatal podem estar presentes. O veterinário, nesse caso, deverá ser consultado, uma vez que existem métodos diagnósticos disponíveis, bem como a possibilidade de tratamento, embora sua eficácia deva ser previamente discutida. A completa erradicação em um canil pode levar meses, anos ou até mesmo nunca ocorrer.[39]

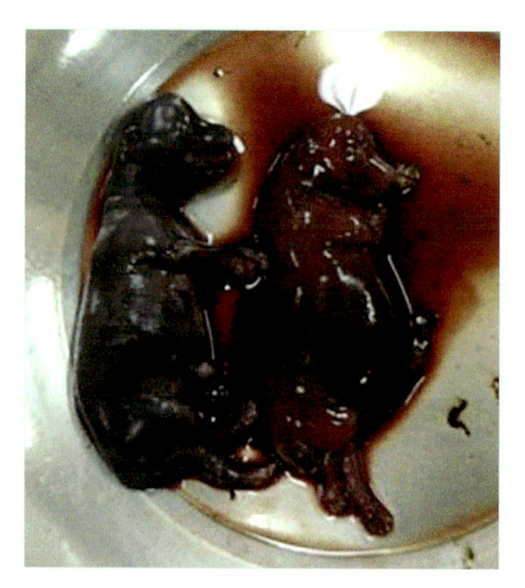

Figura 13.10 Fetos caninos abortados no terço final da gestação por cadela com brucelose.

Os abortamentos causados pelo herpesvírus canino parecem ser menos frequentes, embora isso possa decorrer do fato de serem pouco diagnosticados. O vírus pode ser transmitido por meio de ingestão ou de inalação ou, ainda, por via transplacentária.[42,43] Os sinais são mais comuns nas cadelas cerca de 3 semanas antes do parto. Acomete também os neonatos, que podem apresentar os sinais da doença logo após nascerem a até, em média, 3 semanas após o nascimento. O controle é bastante problemático, uma vez que não existem vacinas no Brasil e pelo fato de que uma cadela pode estar contaminada e dar origem a filhotes sem sinais clínicos, principalmente nos partos subsequentes a abortamentos.[39,42,43]

Dentre as causas não infecciosas, podem-se citar os traumas, as anomalias genéticas, os problemas nutricionais, o hipotireoidismo e a baixa produção de progesterona (hipoluteoidismo). Este último decorre da produção insuficiente, pelos corpos lúteos, do hormônio responsável pela manutenção da gestação, a progesterona.

CONSIDERAÇÕES FINAIS

Deve-se ter sempre em mente que a determinação da causa da infertilidade nem sempre será possível, seja por exaustão, quando todos os métodos diagnósticos conhecidos se exauriram e não se chegou a uma causa, ou por insuficiência de métodos diagnósticos disponíveis ou utilizados. Além disso, requer, na maioria das vezes, cooperação do proprietário, que deve compreender que será uma pesquisa longa e que talvez envolva elevado custo financeiro. De qualquer forma, ele é encorajado a procurar sempre um veterinário especialista em reprodução de cães, uma vez que este é o profissional habilitado a direcionar o caso e chegar a um diagnóstico. No caso de canis, há ainda um fator muito importante a ser considerado: a fêmea pode estar contribuindo para o insucesso de todo o programa reprodutivo, uma vez que a causa de sua infertilidade pode ser de origem genética ou infecciosa. Além disso, diversas doenças podem afetar o sistema reprodutor da cadela, com maior ou menor frequência, podendo prejudicar sua performance reprodutiva. Por isso, o criador/proprietário deve estar sempre atento a qualquer sinal anormal apresentado pelas fêmeas, a fim de buscar diagnóstico rápido, visto que geralmente quanto mais rápido o tratamento adequado é instituído, maior a sua eficácia.

REFERÊNCIAS

1. Wright PJ, Watts JR. The infertile female. In: Simpson G, England G, Harvey M. (eds.). Manual of small animal reproduction and neonatology. Shurdington: British Small Animal Veterinary Association, 1998. p.17-33.
2. Okkens AC. Infertility in the bitch. Vet Q 1994; 16:17-8.
3. Grundy SA, Feldman E, Davidson A. Evaluation of infertility in the bitch. Clin Tech Small An P 2002; 17:108-15.
4. Wilborn RR, Maxwell HS. Clinical approaches to infertility in the bitch. Vet Clin Small Anim 2012; 42:457-68.
5. Johnston SD, Kustritz MVR, Olson PS. Canine and feline theriogenology. Philadelphia: WB Saunders, 2001.
6. Johnston SD. Clinical approach to infertility in bitches with primary anestrus. Vet Clin North Am Small Anim Pract 1991; 21:421-5.
7. Meyers-Wallen VN. Unusual and abnormal canine estrous cycles. Theriogenology 2007; 68:1205-10.
8. Arbeiter K. Anovulatory ovarian cycles in dogs. J Reprod Fertil 1993; 60:1187-96.
9. Becher A, Wehrend A, Goerick-Pesch S. Luteal insufficiency in the bitch: symptoms, diagnosis, consequences and therapy. A review of literature. Tierarztl Prax Ausg K Kleintiere Heimtiere 2010; 38:389-96.
10. Johnson CA. Thyroid issues on reproduction. Clin Tech Small Anim Pract 2002; 17: 129-32.
11. Reimers TJ. Endocrine testing for infertility in the bitch. In: Kirk RW (ed.). Current Veterinary Therapy VIII. Philadelphia: WB Saunders, 1983. p.922-5.
12. Arlt SP, Haimerl P. Cystic ovaries and ovarian neoplasia in the female dog: a systematic review. Reprod Domest Anim 2016; 51:3-11.
13. Knauf Y, Bostedt H, Failing K, Knauf S, Wehrend A. Gross pathology and endocrinology of ovarian cysts in bitches. Reprod Domest Anim 2014; 49:463-8.
14. Kustritz MVR. The dog breeder's guide to successful breeding and management. St. Louis: Saunders Elsevier, 2006.
15. England G. Dog breeding, whelping and puppy care. Chichester: Willey-Blackwell, 2013.
16. Greer ML. Canine reproduction and neonatology. Jackson: Teton New Media, 2015.
17. Miller DM. Ovarian remnant syndrome in dogs and cats: 46 cases (1988-1992). J Vet Diagn Invest 1995; 7:572-4.
18. Ball RL, Birchard SJ, May LR, Threlfall WR, Young GS. Ovarian remnant syndrome in dogs and cats: 21 cases (2000-2007). J Am Vet Med Assoc 2010; 236:548-53.
19. Günzel-Apel AR, Buschhaus J, Urhausen C, Masal C, Wolf K, Meyer-Lindenberg A et al. Clinical signs, diagnostic approach and therapy for the so-called ovarian remnant syndrome in the bitch. Tierarztl Prax Ausg K Kleintiere Heimtiere 2012; 40:35-42.
20. Schlafer DH, Gifford AT. Cystic endometrial hyperplasia, pseudo-placentational endometrial hyperplasia, and other cystic conditions of the canine and feline uterus. Theriogenology 2008; 70:349-58.
21. de Cramer GM. Breeding is a bitch. Reference book on dog breeding. Noordheuwel: Kejafa Knowledge Works, 2015.
22. Verstegen J, Dhaliwal G, Verstegen-Onclin K. Mucometra, cystic endometrial hyperplasia, and pyometra in the bitch: advances in treatment and assessment of future reproductive success. Theriogenology 2008; 70:364-74.

23. Niskanen M, Thrusfield MV. Associations between age, parity, hormonal therapy and breed, and pyometra in Finnish dogs. Vet Rec 1998; 43:493-8.
24. Hagman R, Lagerstedt AS, Hedhammar Å, Egenvall A. A breed-matched case-control study of potential risk-factors for canine pyometra. Theriogenology 2011; 15:1251-7.
25. Fontaine E, Levy X, Grellet A, Luc A, Bernex F, Boulouis HJ et al. Diagnosis of endometritis in the bitch: a new approach. Theriogenology 2013; 79:312-22.
26. Freeman SL, Green MJ, England GC. Uterine fluid from bitches with mating-induced endometritis reduces the attachment of spermatozoa to the uterine epithelium. J Am Vet Med Assoc 2014; 15:180-6.
27. Mir F, Fontaine E, Albaric O, Greer M, Vannier F, Schlafer DH et al. Findings in uterine biopsies obtained by laparotomy from bitches with unexplained infertility or pregnancy loss: an observational study. Theriogenology 2013; 79:312-22.
28. Gifford AT, Scarlett JM, Schlafer DH. Histopathologic findings in uterine biopsy samples from subfertile bitches: 399 cases (1990-2005). J Am Vet Med Assoc 2012; 47:318-22.
29. Gouletsou PG, Galatos AD, Apostolidis K, Sideri AI. Vaginal fold prolapse during the last third of pregnancy, followed by normal parturition, in a bitch. Anim Reprod Sci 2009; 112:371-6.
30. Martins MIM, Souza FF, Gobello C. Canine transmissible venereal tumor. Etiology, pathology, diagnosis and treatment. In: Concannon PW, England G, Verstegen J III, Linde-Forsberg C. Recent advances in small animal reproduction. Disponível em: http://www.ivis.org/advances/Concannon/toc.asp. Acesso em: 05/10/2016.
31. Cassali GD, Lavalle GE, Ferreira E, Estrela-Lima A, De Nardi AB, Ghever C et al. Consensus for the diagnosis, prognosis and treatment of canine mammary tumors – 2013. Braz J Vet Pathol 2014; 7:38-69.
32. Gedon J. Breaking old dogmas: do we have to rethink about canine mammary tumours? 21st EVSSAR Congress, Venice, Italy, p. 35-37, 2018.
33. Schneider R, Dorn CR, Taylor DON. Factors influencing canine mammary cancer development and postsurgical survival. J Natl Cancer Inst 1969; 43:1249-61.
34. Beauvais W, Cardwell JM, Brodbelt DC. The effect of neutering on th risk of mammary tumours in dogs – a systematic review. J Small Anim Pract 2012; 53:314-22.
35. Veronesi MC, Battocchio M, Rizzi C, Sironi G. Relationship between dysplastic and neoplastic mammary lesions and pseudopregnancy in the bitch. Vet Res Commun 2003; 27:245-7.
36. Kristiansen VM, Nødtvedt A, Breen AM, Langeland M, Teige J, Goldschmidt M et al. Effect of ovariohysterectomy at the time of tumor removal in dogs with bening mammary tumors and hyperplasic lesions: a randomized controlled clinical trial. J Vet Intern Med 2013; 27:935-42.
37. Kristiansen VM, Peña L, Díez Córdova L, Illera JC, Skjerve E, Breen AM et al. Effect of ovariohysterectomy at the time of tumor removal in dogs with mammary carcinomas: a randomized controlled trial. J Vet Intern Med 2016; 30:230-41.
38. Rosmos DR, Palmer HJ, Muiruri KL, Bennink MR. Influence of a low carbohydrate diet on performance of pregnant and lactating dogs. J Nutr 1981; 111:678-89.
39. Root Kustritz MV. Pregnancy diagnosis and abnormalities of pregnancy in the dog. Proceedings of the 2005 Annual Conference of the Society for Theriogenology 2005; 64:755-65.
40. Abtibol MM. Hemodynamic studies in experimental toxemia of the dog. Obst Gynecol 1977; 50:293-8.

41. Johnson CA, Walker RD. Clinical signs of Brucella canis infection. Comp Contin Educ 1992; 14:763-72.
42. Hirai K, Hashimoto A. Canine herpesvirus infection. In: Morrow DA. Current Therapy in Theriogenology. Philadelphia: Saunders, 1986. p.516-20.
43. Anvik JO. Clinical considerations of canine herpesvirus infection. Vet Med 1991; 86:394-403.

CAPÍTULO 14

Infertilidade e doenças reprodutivas no macho

Rita de Cássia Soares Cardoso
Lúcia Daniel Machado da Silva

INTRODUÇÃO

Este capítulo foi organizado para o criador de cães, bem como para o profissional que deseja trabalhar com reprodução de cães. Antes de começar uma avaliação do macho reprodutor, ou seja, um exame andrológico que é de competência do veterinário, é de suma importância conhecer alguns aspectos básicos da fisiologia reprodutiva do macho canino.

Dessa forma, procurou-se fazer um apanhado geral sobre aspectos reprodutivos do cão para dar um norte a todos aqueles que se interessam pelo tema e que, de alguma forma, lidam com a reprodução canina.

INÍCIO DA VIDA REPRODUTIVA

Ao decidir que o macho já pode ingressar na vida reprodutiva, alguns exames pré-cobertura devem ser considerados, e o de primordial importância é o exame andrológico.

No tocante a exames sorológicos, estes são de grande importância pelo fato de algumas enfermidades atingirem de forma direta a reprodução. Dentre elas, podem ser destacadas a brucelose e a herpesvirose.

Exame andrológico

Inicialmente, faz parte do exame andrológico averiguar a história geral do animal, incluindo todas as informações disponíveis referentes à alimentação, manejo, vacinações, problemas de saúde, tratamentos realizados e atividade reprodutiva.[1] É importante ressaltar que o exame andrológico é parte intrínseca do acompanhamento do cão reprodutor, devendo ser realizado não apenas quando se suspeita de problemas de fertilidade, mas também previamente a um programa de acasalamento e conservação de sêmen.

O exame clínico compreende tanto o exame geral quanto o andrológico. O exame andrológico inclui a inspeção dos órgãos reprodutivos, a coleta e análise do sêmen e a avaliação do comportamento de cópula. Podem ainda ser realizados testes hormonais e cromossomais, mas eles não são usuais, sendo geralmente indicados em casos de infertilidade, como é o caso da cariotipagem, quando se suspeita de intersexualidade.[1]

A inspeção do sistema reprodutor é dividida de acordo com a estrutura, geralmente na sequência descrita a seguir.

Escroto

O escroto deve ser avaliado quanto à presença de lesões e em relação ao tamanho. No caso de ausência de testículos, o escroto deve estar diminuído. É importante inspecioná-lo em busca de hérnia inguinal.

Testículos

Os testículos devem ser examinados em relação a dimensões, consistência e alterações, como a presença de neoplasias (tumores) e fibroses.

O perímetro escrotal é a medida da circunferência escrotal no ponto de maior dimensão do escroto e parece não ser um indicador apropriado da produção espermática em cães.[2,3] Além disso, o volume testicular varia entre as raças. Por exemplo, o volume testicular em cães da raça Buldogue Francês é maior do que em cães da raça Terrier Brasileiro.[4]

Na ausência de um ou ambos os testículos no escroto, deve-se averiguar se eles apenas não estão palpáveis, em vez de diagnosticar de imediato o criptorquidismo, que é a ausência de um ou ambos os testículos no escroto.

Epidídimos

Os epidídimos devem ser inspecionados quanto a alterações anatômicas, como aplasia (ausência parcial ou total), seja uni ou bilateral, e presença de inflamações/infecções e aderências.[5,6]

Pênis e prepúcio

Na avaliação do pênis e do prepúcio, devem-se considerar as anormalidades anatômicas, as lesões e os tumores.

Próstata

A próstata é a única glândula sexual acessória canina. A sua avaliação em cães a partir dos 5 anos de idade é importante, visto que a partir dessa idade é frequente a ocorrência da hiperplasia prostática benigna, e caso os sintomas característicos se manifestem, podem afetar a fertilidade.

Avaliação do sêmen

Como parte do exame andrológico, realiza-se a análise do sêmen. É importante saber que uma avaliação apenas da amostra seminal (espermograma), sem a avaliação clínica do animal ou sem conhecer sua história reprodutiva, pode conduzir a um diagnóstico errôneo do potencial reprodutivo do cão. No caso de um animal que apresentou enfermidade recente ou foi utilizado para coberturas, faz-se necessário um repouso curto, no caso de sua utilização recente, por um período de 4 a 5 dias, ou longo, no caso de enfermidades. Nesta última situação, pode ser necessário esperar entre 2 e 3 meses para que se tenha uma nova produção espermática.[5]

Quanto à frequência máxima de coletas que podem ser feitas, não se deve realizá-las em um intervalo menor que a cada dois dias a fim de não esgotar as reservas espermáticas.[5]

Coleta de sêmen

Entre os métodos de coleta de sêmen na espécie canina, o método de manipulação digital é o de eleição. No entanto, pode-se fazer uso da eletroejaculação para situações em que a coleta por manipulação digital não foi possível depois de várias tentativas, e também nos casos em que, apesar de o macho entrar em ereção, ele não ejacula.

Para a coleta por manipulação digital, algumas medidas podem ser necessárias em alguns indivíduos e em outros não. Isso porque cada animal pode reagir de forma diferente ao procedimento.

Geralmente, tem-se como uma das primeiras medidas a escolha do ambiente, que deve ser em um local familiar e na presença do seu proprietário.[5] Caso se trate de uma situação na qual o animal nunca foi submetido ao procedimento, deve-se considerar a presença de uma cadela no estro como forma de estímulo. Além do ambiente familiar, deve-se providenciar um local que seja seguro e onde o cão possa ficar sem risco de desequilíbrio ou se machucar. Deve-se evitar que muitas pessoas estejam presentes, e as que permanecerão devem ficar em silêncio preferencialmente ou conversar em tons baixos. A cadela deve ficar amarrada ou contida por um ajudante, e pode-se permitir que o cão manifeste a corte. Algumas vezes, pode ser necessário que o animal monte na cadela para conseguir a amostra seminal. Em cães experientes em relação à coleta de sêmen, na maioria das vezes não é necessária a presença de uma cadela no estro. Por outro lado, cães que apresentem ótima libido e copulam rapidamente podem não ejacular por meio da manipulação digital.[5,7]

O ejaculado do cão é composto por três frações (Figura 14.1). A primeira e a terceira frações são de origem prostática, e a segunda, rica em espermatozoides (Figura 14.2), é de origem testicular.[5,7,8]

Nem sempre a primeira coleta terá sucesso, podendo-se realizar mais de uma tentativa. No entanto, ao notar que o animal já se encontra fadigado e não entra mais em ereção ao ser manipulado, recomenda-se encerrar as tentativas, devendo o cão repousar por, pelo menos, 1 hora ou até se observar que ele está descansado.

Rotineiramente, os parâmetros mais avaliados no sêmen são: volume, coloração, motilidade, vigor, concentração espermática e morfologia espermática. Tais quesitos são avaliados na segunda fração, exceto volume e coloração, que devem ser avaliados nas demais frações.

Volume

O volume varia de acordo com a raça, mas não necessariamente por um fator racial, e sim pelo porte. Cães de raças de grande porte ejaculam em torno de 30 mL, enquanto nas raças menores esse volume se restringe a poucos mililitros, por volta de 1,5 mL.[1]

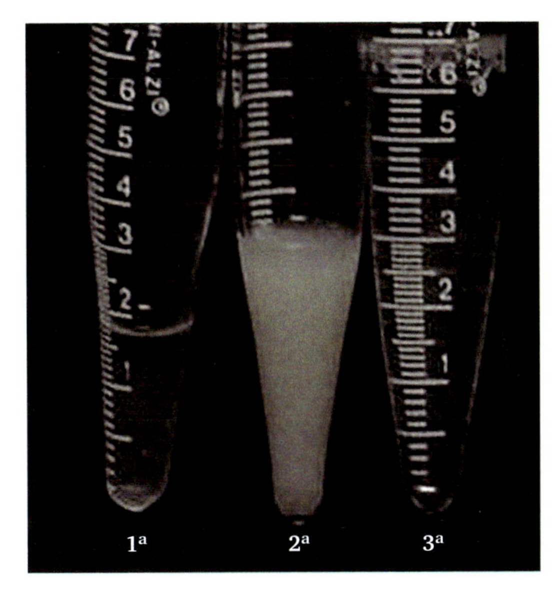

Figura 14.1 Frações do ejaculado canino com coloração normal: 1ª e 3ª prostáticas e 2ª espermática.

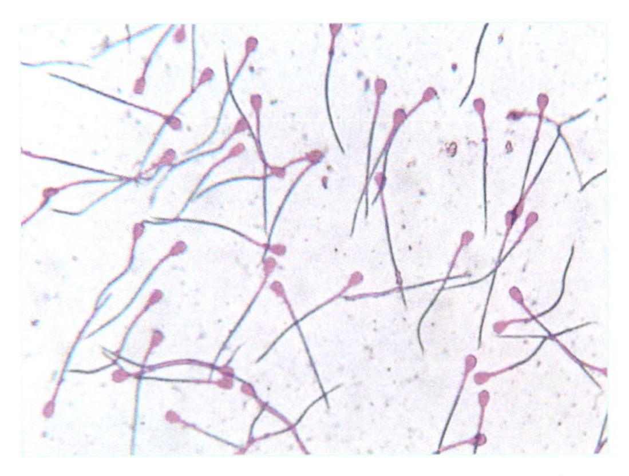

Figura 14.2 Esfregaço apresentando espermatozoides normais de cão. Coloração rosa de bengala (aumento de 400×).

Coloração

A coloração normal da segunda fração do sêmen canino é branca opalescente; quanto mais intensa a cor, mais concentrada é a amostra.

Motilidade e vigor

A avaliação da motilidade considera a porcentagem de espermatozoides móveis na amostra, devendo ser feita imediatamente após a colheita ou descongelação do sêmen, com o auxílio da microscopia óptica. Em seguida, deve-se avaliar o vigor espermático por meio da intensidade do movimento dos espermatozoides.[1,5]

Concentração espermática

Apesar de concentração a partir de aproximadamente 200 milhões por mL ser considerada normal na espécie canina, não é incomum cães apresentarem concentrações acima de 500 milhões[9] por mL, com um número total de 5.940×10^9 espermatozoides no ejaculado. A concentração espermática pode ser determinada por espectrofotometria[10] ou por contagem em câmaras específicas de contagem celular.

Morfologia espermática

As alterações de morfologia espermática podem ser classificadas como: primária, quando relacionada a problema oriundo da gametogênese, e secundária, quando diz respeito à maturação espermática no epidídimo, ou em consequência da manipulação do sêmen, como diluição, resfriamento, congelação ou descongelação. Alterações secundárias têm pouca interferência sobre a fertilidade quando comparadas às primárias.[9]

UTILIZAÇÃO DO MACHO REPRODUTOR

Um fator importante a ser considerado ao gerenciar um programa de acasalamento é o número de coberturas que podem ser realizadas em um determinado período.

Infertilidade no cão

A infertilidade é estabelecida quando o indivíduo, por alguma razão, não consegue se reproduzir. Há basicamente dois tipos de infertilidade: a primária e a secundária. A primária ocorre quando o indivíduo nunca foi capaz de se reproduzir. A secundária é caracterizada quando o indivíduo já teve histórico de reprodução com sucesso anteriormente. Outra situação que podemos observar é a subfertilidade, e no caso do cão, este é considerado subfértil quando apresenta taxa de concepção inferior a 75% enquanto copula apropriadamente com cadelas normais.[11,12]

Uma reprodução bem-sucedida por parte do macho é dependente de sua aptidão física para copular, da sua libido e de sua capacidade para produzir uma amostra de sêmen normal. Se qualquer um desses fatores estiver comprometido, a probabilidade de concepção pode ser muito diminuída ou inibida.

Toda e qualquer alteração no sistema reprodutor masculino pode vir a causar problemas de infertilidade. Dentre as diversas causas, há as infecções causadas por diferentes agentes, como: *Brucella canis*, *Campylobacter* spp., *Salmonella* spp., *Escherichia coli*, *Mycoplasma*, *Ureaplasma*, *Streptococcus* spp., *Leptospira* spp., *Toxoplasma gondii*, *Neospora caninum*, herpesvírus e parvovírus.

As bactérias do gênero *Brucella* spp. merecem destaque, pois são conhecidas por causar infertilidade canina. A *Brucella canis* é o agente mais comum causador de brucelose em cães. Os machos infectados por *Brucella canis* podem ser inférteis ou estéreis e assintomáticos.

Uma vez que a principal forma de transmissão ocorre por via oronasal, o animal infectado deve ser retirado do canil, ou transmitirá rapidamente a doença aos demais. Pode-se fazer uma terapia com antibiótico, que melhorará os sintomas do indivíduo e a extensão da infecção, mas ele ainda poderá ser uma fonte potencial de infecção. Dessa forma, o animal deve ser castrado, e os testes repetidos até 6 meses após finalizar a antibioticoterapia. A única forma de controlar a disseminação da enfermidade no canil é eutanasiar os cães infectados.

A seguir serão explanadas algumas situações que podem provocar casos de infertilidade. É importante ressaltar que é mais difícil diagnosticar os casos de subfertilidade, pois em tal condição, o macho pode gerar descendentes, e o que se observa muitas vezes são situações nas quais o macho gera ninhadas pequenas, ou mesmo a alternância entre cadelas que ficam gestantes e não gestantes.

Sêmen de baixa qualidade

Um sêmen de baixa qualidade é detectado ao se realizar uma coleta e o animal apresentar alteração em qualquer um dos parâmetros analisados, os quais não devem ser avaliados de forma isolada. Vários fatores podem alterar a qualidade seminal, como idade, nutrição, frequência de coletas, ambiente, libido e estado de saúde.[8]

Idade

Apesar de muitos cães atingirem a puberdade precocemente aos 6 meses, não estarão maduros até os 2 a 3 anos de idade. Portanto, ao se realizar a coleta em animais com menos de 1 de idade, por exemplo, e o sêmen apresentar baixa concentração, tal fato é considerado normal. Da mesma forma, animais mais velhos podem ejacular uma amostra com qualidade reduzida, pois o número de espermatozoides anormais pode aumentar com a idade.[13]

Nutrição

O estado nutricional pode refletir na qualidade seminal. Alguns elementos já foram relacionados com a infertilidade, como a deficiência de zinco.[8] O excesso de peso correlaciona-se com a baixa qualidade seminal pelo fato de estar associado a disfunções eréteis em outras espécies, podendo-se extrapolar os resultados para a espécie canina.[8] Uma vez que a ereção depende do fluxo sanguíneo, cães com excesso de peso podem apresentar placas de gordura nas artérias, o que poderia levar a um bombeamento inadequado pelo coração, prejudicando o fluxo sanguíneo para o pênis. A subnutrição também prejudica a qualidade seminal. No entanto, observou-se que animais em jejum antes da coleta podem apresentar melhor qualidade seminal pelo fato de o sangue não ser desviado para o sistema digestório e melhorar o fluxo na região do pênis.[8]

Uma importante medida de manejo relacionado à alimentação diz respeito ao armazenamento de alimentos para cães. Já se observou que micotoxinas prejudicam a libido e a qualidade seminal em cães. Tais toxinas podem ser produzidas em alimentos, por exemplo, à base de milho e amendoim. Dessa forma, não se deve armazenar alimento seco para cães por um período longo.[8]

Frequência de coletas

O uso reprodutivo excessivo do cão pode prejudicar a fertilidade, uma vez que reduz a reserva espermática, levando a um maior número de espermatozoides imaturos no ejaculado, além de reduzir o volume seminal.[14,15] No entanto, a motilidade progressiva não é reduzida;[16] tal condição é passageira, com o cão retornando à qualidade seminal em cerca de 3 dias.[8]

Já na situação contrária, ou seja, quando não utilizados por um longo período, esses animais também podem apresentar sêmen de baixa qualidade, observando-se principalmente uma alta taxa de espermatozoides anormais.[8] Nesse caso, devem-se realizar algumas coletas para que possa aparecer uma nova amostra espermática no ejaculado.

Ambiente

Realizar a coleta de sêmen em um local onde a temperatura esteja alta pode levar a falhas no processo, uma vez que o animal estará mais ofegante, na tentativa de regular a temperatura corporal, e pode não ter vontade de copular ou mesmo se estimular com a massagem peniana.[8]

Além disso, a temperatura alta pode encurtar a vida útil do sêmen, devendo tal fato ser considerado quando se deseja preservá-lo.

Libido

Uma boa libido provavelmente refletirá na qualidade seminal. Cães que têm uma boa reserva espermática manifestam maior desejo de copular, e pode ser que ela reflita também na coleta por manipulação digital.[8] Um volume maior de sêmen foi observado em cães com elevada libido.[17]

Estado de saúde

Cães que recentemente, ou mesmo no dia de uma suposta coleta/cobertura, tenham apresentado alguma alteração no estado de saúde devem ser desconsiderados do procedimento. Caso eles apresentem ou tenham apresentado hipertermia, a qualidade seminal pode diminuir, uma vez que se faz necessária uma temperatura testicular abaixo da temperatura corporal para espermatogênese (produção de espermatozoides) normal. Caso a temperatura corporal esteja elevada, a testicular também estará.

Em um cão com libido normal e qualidade baixa do sêmen, podemos observar as situações relatadas a seguir.

Azoospermia

Consiste na ejaculação de fluido seminal sem espermatozoides. O diagnóstico de azoospermia verdadeira deve ser realizado com cautela, pois animais com sistema reprodutivo normal podem ejacular fluido sem espermatozoides (somente a primeira fração), caso não tenham sido estimulados adequadamente, necessitando, muitas vezes, de uma cadela no cio.[12]

As causas de azoospermia podem ser pré-testiculares (hiperadrenocorticismo, hipotireoidismo, terapia longa com corticoides ou outras drogas que possam afetar a espermatogênese, hipertermia, hérnia inguinal ou escrotal), testiculares (intersexo, criptorquidismo bilateral, traumas testiculares, injúrias térmicas, orquites, neoplasias, entre outras) e pós-testiculares (obstrução no fluxo espermático por aplasia de epidídimo, espermatocele).[12] Nos casos de suspeita de azoospermia, o veterinário deve ser procurado o quanto antes para buscar diagnosticar a causa e realizar o tratamento adequado na tentativa de restaurar a fertilidade do cão.

Oligozoospermia

Trata-se de uma baixa concentração espermática no ejaculado. Apesar de o número total mínimo considerado normal para a espécie canina ser de cerca de 200 milhões de espermatozoides, algumas raças muito pequenas podem não conseguir produzir tal quantidade. Nesse caso, deve-se considerar normal se o cão apresentar um mínimo de 10 milhões de espermatozoides por quilo de peso corporal.[12]

Um cão oligospérmico não é infértil; deve-se buscar por situações como: ausência de uma cadela em estro durante a coleta, tumores testiculares, doenças prostáticas, orquites e epididimites.[12]

Teratozoospermia

Consiste na diminuição do percentual de espermatozoides morfologicamente normais (inferior a 60%). Em tal condição, deve-se observar quais alterações morfológicas espermáticas estão presentes.[12]

Em relação às causas da presença de defeitos espermáticos (Figura 14.3), podemos citar tumores testiculares, orquite, prostatite, hipertermia, obesidade e abstinência sexual, ou então o uso excessivo do animal em coletas de sêmen/cópulas.[12]

Hematospermia

É a presença de sangue no ejaculado (Figura 14.4). O mais importante é identificar a causa do problema, podendo tanto ser oriundo de

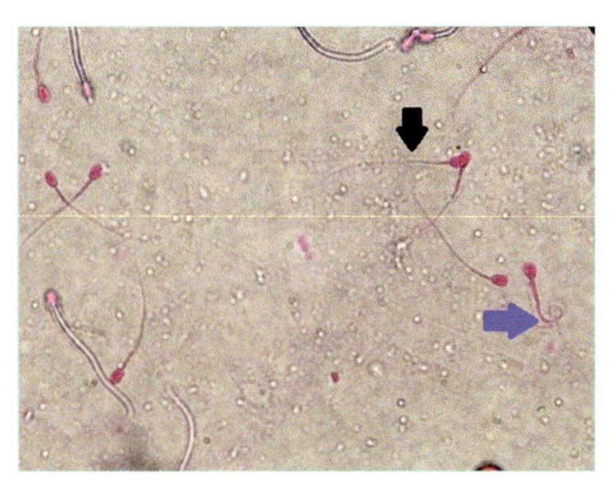

Figura 14.3 Esfregaço apresentando espermatozoides normais (*seta preta*) e com defeito de cauda (*seta azul*). Coloração rosa de bengala (aumento de 400×).

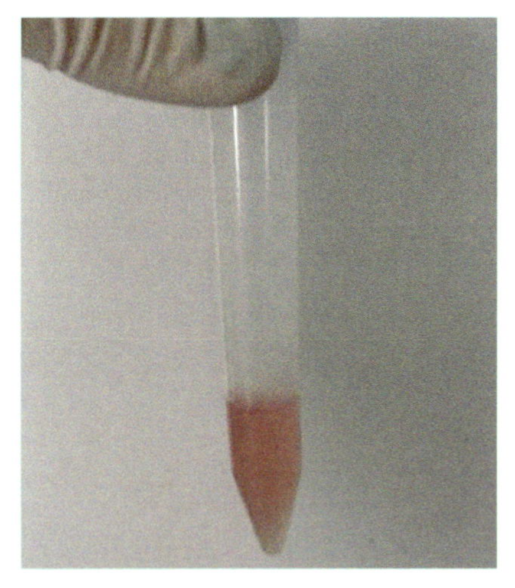

Figura 14.4 Fração prostática canina hemorrágica.

trauma peniano durante a coleta/cópula, quanto ocasionado por enfermidades prostáticas ou neoplasias no sistema genitourinário.[12]

A presença do sangue não caracteriza o cão como infértil, o animal ainda pode produzir descendentes. No entanto, caso se deseje preservar a amostra de sêmen, é importante saber que o sangue tem efeito espermicida, devendo-se providenciar a sua remoção do ejaculado por meio de centrifugação.[12]

Astenozoospermia

A astenozoospermia é caracterizada por uma motilidade progressiva dos espermatozoides inferior a 70%. Entre as causas, podemos citar tumores testiculares, infecções do sistema reprodutivo, contaminação do material na coleta ou resíduos de látex no material plástico.[12]

Diminuição ou ausência de libido

Diante de um cão com diminuição ou ausência de libido, alguns questionamentos que podem ajudar na solução do problema devem ser feitos. Animais muito jovens ou idosos podem manifestar tal condição, bem como um cão que vive em um ambiente com outros machos e há dominância em relação a ele, ou seja, o macho em questão pode ser submisso e não manifestar o interesse pela fêmea de maneira adequada.[6] Da mesma forma, cães que não conviveram com outros cães até os 4 meses de idade podem não apresentar um comportamento normal de monta.[12]

Outra situação que pode prejudicar a cópula ou mesmo a coleta de sêmen é a presença de dor, não necessariamente no sistema reprodutor.[12] Além disso, algumas anormalidades desconhecidas na fêmea podem contribuir para uma aparente inabilidade do macho, como estenose (estreitamento) ou prolapso vaginal, bem como a principal causa de falhas em coberturas, o momento inadequado para monta no ciclo estral.

Mesmo que um animal tenha sido utilizado diariamente em cópulas ou coletas de sêmen, o que se pode observar, geralmente, é uma redução na qualidade seminal, mas não na libido. A libido é reduzida no caso de coberturas ou coletas em um mesmo dia.

Libido normal com ereção anormal

Muitas vezes, um animal é um excelente reprodutor, possuidor de vários filhotes, mas acaba não entrando em ereção durante a coleta. No entanto, outros animais podem realmente apresentar problemas de ereção na coleta ou mesmo em uma cópula normal.

O diagnóstico de ereção anormal requer uma observação cuidadosa da cópula ou coleta de sêmen por manipulação digital. Antes de tudo, deve-se estar seguro que o ambiente não é estressante para o animal, seja por presença de muitas pessoas ou outros cães, por barulho ou temperatura inadequada; e também, que o animal não apresenta condição dolorosa. Outro fator importante a ser considerado é a presença de uma cadela em estro. Caso não seja possível, uma alternativa seria coletar o material vaginal de uma cadela em estro e deixar que cão fareje.

Outra situação que deve ser observada é se o animal apresenta fimose, quadro em que o orifício prepucial não permite a exposição adequada do pênis, ainda que tal condição deveria ter sido examinada previamente.[6] Deve-se averiguar também se o animal não entra em ereção, perde-a de forma prematura ou aumenta precocemente o bulbo da glande, o que prejudica a exposição peniana durante a coleta e pode fazer com que a ereção se perca de forma prematura.

Uma causa comum de falhas na ereção é concentração insuficiente de andrógenos. Tal condição pode estar associada a atrofia testicular, intersexo e hipopituitarismo.[12]

DOENÇAS REPRODUTIVAS NO CÃO

Doenças reprodutivas são todas as alterações que afetam uma ou mais partes do sistema reprodutor canino. Em outras palavras, alterações que possam ocorrer em escroto, testículo, epidídimo, próstata, pênis e prepúcio.

Afecções testiculares e epididimárias

Criptorquidismo

O criptorquidismo é uma alteração que se caracteriza pela ausência de um ou ambos os testículos no escroto. Quando isso ocorre, diz-se que o testículo está ectópico, podendo estar situado em três diferentes locais: subcutâneo, inguinal ou abdominal. A descida dos testículos caninos para o escroto se dá de forma passiva. Inicialmente, ocorre uma expansão do canal inguinal e uma movimentação distal dos testículos e epidídimos, que dura em torno de 5 dias após o nascimento. Os testículos e epidídimos passam pelo canal inguinal 3 a 4 dias pós-natal e atingem sua posição definitiva no escroto por volta do 10º dia pós-natal, mas podem demorar até o 35º dia.[18]

O canal inguinal permanece aberto, em média, por até cerca de 6 meses, permitindo a movimentação dos testículos nesse período. Portanto, não se deve fechar um diagnóstico de criptorquidismo até o cão atingir a idade de 6 meses.[12]

Diversos hormônios podem ser utilizados na tentativa de promover a descida testicular, mas a eficácia deles é baixa. Devido ao caráter hereditário do criptorquidismo, tais cães não devem ser utilizados na reprodução. Além disso, pelo fato de testículos ectópicos serem mais propensos a desenvolver neoplasias, recomenda-se a orquiectomia bilateral de cães criptorquídicos.

Orquite/epididimite

As infeções dos testículos (orquite) e/ou dos epidídimos (epididimite) são principalmente de natureza bacteriana, mas podem ser também de natureza viral ou fúngica. Traumas também podem ocasionar a inflamação dessas estruturas. O cão pode apresentar inchaço do escroto, dor, vermelhidão e calor nos processos de caráter agudo. No entanto, nos processos crônicos, os sinais mencionados anteriormente desaparecem.[19]

A avaliação minuciosa dos testículos e epidídimos deve ser feita por inspeção visual e palpação (Figura 14.5). Para examinar a estrutura detalhadamente, a ultrassonografia é de grande valia. Para a avaliação da condição inflamatória ou infecciosa, a coleta e a análise do sêmen também são recomendadas.

Neoplasia testicular

As neoplasias testiculares (Figuras 14.6 e 14.7) mais comuns em cães são os tumores das células intersticiais, seminomas e sertoliomas.

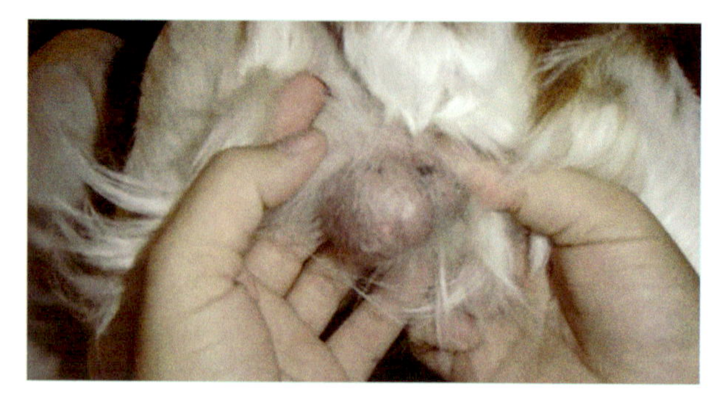

Figura 14.5 Cão apresentando degeneração testicular com atrofia.

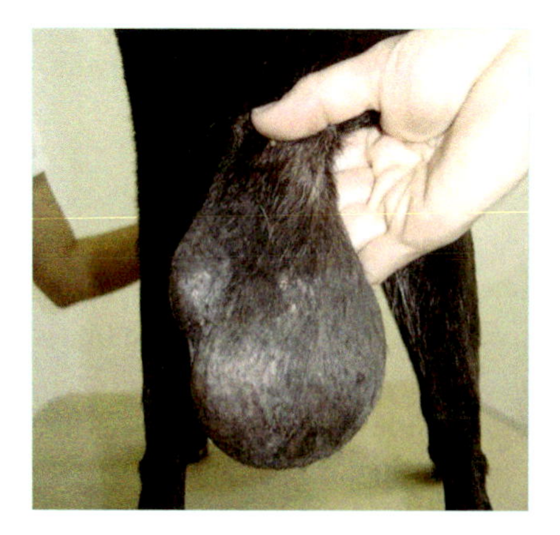

Figura 14.6 Cão apresentando neoplasia testicular unilateral.

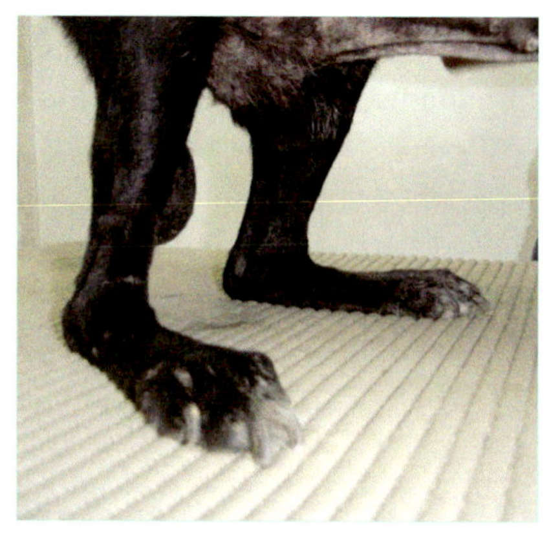

Figura 14.7 Cão da Figura 14.6 apresentando alteração nos aprumos, causada pela neoplasia testicular.

Torção testicular

A torção testicular não acontece com frequência nos cães. Quando ela ocorre, o cão apresenta sintomas de dor aguda. A ultrassonografia em modo Doppler é de grande ajuda nesses casos por permitir avaliar o fluxo da artéria testicular.

Dermatite escrotal

A inflamação da pele escrotal pode ser ocasionada por diversos fatores, dentre os quais produtos químicos, traumas físicos, ectoparasitas e microrganismos, como fungos e bactérias. Comumente, o cão que tem dermatite apresenta o comportamento de lambedura da pele escrotal, o que contribui mais ainda para a irritação da pele e seu espessamento. A inflamação local altera a temperatura testicular, podendo afetar a produção de espermatozoides e, consequentemente, a qualidade seminal.

Afecções prostáticas

Afecções prostáticas são comuns na espécie canina, com maior incidência em cães idosos e não castrados, podendo atingir 8% dos animais com idade superior a 10 anos.[20] As afecções prostáticas descritas em cães são hiperplasia prostática benigna (HPB), cisto prostático, prostatite bacteriana, abscessos e neoplasias.[21]

A HPB é a doença prostática mais comumente diagnosticada, e os cães com essa doença podem ser assintomáticos. No entanto, pode-se observar a formação de cistos, causando secreção serossanguinolenta. Outros sinais estão presentes, como a infertilidade.[22] O aumento do tamanho prostático frequentemente está presente, não sendo específico para nenhuma das alterações prostáticas.[23] A prostatite é a inflamação da glândula prostática, podendo estar ou não associada à infecção. No entanto, geralmente se observa prostatite bacteriana, que pode levar ao desenvolvimento de abscessos. Cães com prostatite podem apresentar alteração na qualidade do sêmen.[22]

Afecções penianas e prepuciais

Fimose

A fimose é a incapacidade de expor o pênis. Essa condição pode ser congênita ou adquirida, podendo ser corrigida cirurgicamente.[24]

Parafimose

A parafimose é a incapacidade de retrair o pênis de volta para o prepúcio. O tratamento pode ser conservativo, desde que a parafimose tenha ocorrido recentemente e a aparência macroscópica do pênis esteja preservada. Para os casos mais severos, a intervenção cirúrgica é requerida.[12]

Priapismo

O priapismo é a persistência da ereção peniana sem estímulo sexual, impedindo a retração do pênis de volta para o prepúcio. É uma situação de emergência que requer intervenção imediata para a preservação do pênis.

Balanopostite

A balanopostite é a inflamação da glande e do prepúcio. Não há predisposição racial reportada. Causada por uma infecção oportunista, a identificação do agente etiológico é importante para a instituição de um tratamento correto.

Tumor venéreo transmissível

O tumor venéreo transmissível (TVT) é passado, principalmente, pelo contato sexual. As lesões localizam-se sobretudo no pênis, mas podem acometer outros locais. Tem como características ser friável e hemorrágico. É um tumor que responde bem a diversos tratamentos quimioterápicos, sendo financeiramente aceitável pela maioria dos proprietários, observando-se a completa remissão em mais de 90% dos casos ao se usar o quimioterápico mais citado como primeira escolha.[19]

CONSIDERAÇÕES FINAIS

O conhecimento básico das principais doenças reprodutivas e da infertilidade canina auxilia o criador de cães e o veterinário a melhor acompanhar os cães reprodutores, bem como a orientar o manejo reprodutivo em canis de maneira mais satisfatória. O esclarecimento é a melhor ferramenta que se tem para aperfeiçoar os sistemas de criação e aprimorar os resultados de reprodução.

REFERÊNCIAS

1. CBRA. Manual para exame andrológico e avaliação de sêmen animal. Belo Horizonte: CBRA, 2013.
2. Cortez A, Aquino-Cortez A, Silva A, Cardoso R, Silva L. Relação entre perímetro escrotal e concentração espermática em cães, clinicamente normais, da raça pastor alemão. Arq Bras Med Vet Zootec 2002; 54(5):549-50.
3. England G. Relationship between ultrasonographic appearance, testicular size, spermatozoal output and testicular lesions in the dog. J Small Anim Pract 1991; 32(6): 306-11.
4. Souza M, Barbosa C, Pinto J, Uchoa D, Campello C, Silva L (eds.). Comparison of testicular volume between french bulldog and brazilian terrier dogs. In: Proc International Symposium on Canine and Feline Reproduction. Whistler: Canadá. 2p(Abstracts); 2012.
5. Christiansen I. Reprodução no cão e no gato. São Paulo: Manole, 1988.
6. Sorribas CE, Sanabria MF, Dias RF, de Brito CP. Atlas de reprodução canina. São Caetano: Interbook, 2006.
7. Johnston SD, Kustritz MVR, Olson PNS. Semen collection, evaluation and preservation. In: Johnston SD, Kustritz MVR, Olson PNS (eds.). Canine and feline theriogenology. Philadelphia: WB Saunders, 2001. p.287-306.

8. Otite J. Reproduction in the dog. A tropical approach. Bloomington: Xlibris Corporatio, 2015.
9. Cardoso R, Silva A, Silva L. Use of the powdered coconut water (ACP-106®) for cryopreservation of canine spermatozoa. Anim Reprod 2005; 2:257-62.
10. Cardoso R, Silva A, Silva L. Determinação da concentração espermática no sêmen de cães pastores alemães através da espectrofotometria. Rev Bras Reprod Anim 2003; 27:384-6.
11. Boucher J, Foote RH, Kirk R. The evaluation of semen quality in the dog and the effects of frequency of ejaculation upon semen quality, libido, and depletion of sperm reserves. Cornell Vet 1958; 48(1):67.
12. Johnston SD, Kustritz MVR, Olson PNS. Clinical approach to infertility in the male dog. In: Johnston SD, Kustritz MVR, Olson PNS (eds.). Canine and feline theriogenology. Philadelphia: WB Saunders, 2001. p.370-95.
13. Rijsselaere T, Maes D, Hoflack G, De Kruif A, Van Soom A. Effect of body weight, age and breeding history on canine sperm quality parameters measured by the Hamilton-Thorne analyser. Reprod Dom Anim 2007; 42(2):143-8.
14. England G. Semen quality in dogs and the influence of a short-interval second ejaculation. Theriogenology 1999; 52(6):981-6.
15. Harrop AE. Reproduction in the dog. Londres: Bailliere, Tindall & Cox, 1960. 204 p.
16. Barber J. Canine semen collection and evaluation (Proceedings). CVC in Washington, D.C. Proceedings, 2010. Disponível em: http://veterinarycalendar.dvm360.com/canine-semen-collection-and-evaluation-proceedings. Acesso em: 22/04/2019.
17. Otite J. Semen characteristic and extension in Alsatian dogs. M. Sc. Thesis, Department of Animal Science, University of Ibadan, Nigéria; 2000.
18. Evans H, Christensen G. The urogenital system. In: Evans H (ed). Miller's anatomy of the dog. Philadelphia: Saunders, 1993. p. 494-558.
19. Johnson C. Distúrbios do sistema reprodutivo. In: Nelson RW, Couto CG (eds.). Medicina interna de pequenos animais. 3.ed. Rio de Janeiro: Guanabara Koogan, 2006. p. 811-911.
20. Muzzi L, Araújo R, Muzzi R, Guedes R, Rezende C. Ultra-sonografia e citologia das afecções prostáticas em cães. Arq Bras Med Vet Zootec 1999; 51(1):9-16.
21. Krawiec D. Canine prostate disease. J Am Vet Med Assoc 1994; 204(10):1561.
22. Johnston SD, Kustritz MVR, Olson PNS. Disorders ofthe canine prostate. In: Johnston SD, Kustritz MVR, Olson PNS (eds.). Canine and feline theriogenology. Philadelphia: WB Saunders, 2001. p. 333-55.
23. Feeney D, Johnston G, Klausner J, Perman V, Leininger J, Tomlinson M. Canine prostatic disease: comparison of ultrasonographic appearance with morphologic and microbiologic findings: 30 cases (1981-1985). J Am Vet Med Assoc 1987; 190(8):1027-34.
24. Proescholdt T, DeYoung D, Evans L. Preputial reconstruction for phimosis and infantile penis [in a dog]. J Am Vet Med Assoc 1977; 13:725.

CAPÍTULO 15

Genética, acasalamentos e controle de doenças hereditárias

Eduardo Maldonado Turra
Érika Ramos de Alvarenga
Alexandre Rodrigues Silva

INTRODUÇÃO

Todo criador de cães sério terá sempre o interesse de gerar animais melhores. A função principal de programas de melhoramento genético de populações animais, isto é, os indivíduos que compõem uma raça ou o plantel de um criador, é exatamente esta: aumentar cada vez mais na população a quantidade (frequência) de indivíduos melhores. Em termos genéticos, trata-se de aumentar a quantidade de animais que carregam genes de interesse que determinam fenótipos melhores para esta população. Logo, todo criador precisará ter em mente, desde o início de suas atividades de criação, duas importantes perguntas a serem respondidas: "O que é um animal melhor?" e "Como escolher e acasalar os animais para que sejam obtidos filhos tão bons ou melhores que os pais?"

Responder a primeira pergunta sempre foi, e continua sendo, uma questão extremamente debatida entre criadores, melhoristas e veterinários. O melhor cão seria aquele com a melhor conformação externa para exposições de beleza ou o indivíduo com as maiores aptidões para exercer algum determinado trabalho? Ou então, o animal com a menor probabilidade de apresentar e transmitir para seus filhotes problemas de saúde de origem total ou parcialmente genética? Quem sabe não seria o ser com a adequada composição de todos esses fenótipos e genótipos? Respostas diferentes são assumidas por grupos distintos de criadores, o que promove desde mudanças ligeiras até formações de tipos diferentes dentro de algumas raças, com distinções até na frequência com que algumas doenças genéticas aparecem nessas raças.

Responder a segunda pergunta envolve um conhecimento básico de genética e herança, de estratégias de acasalamentos e de modernas ferramentas de auxílio ao melhoramento genético, que serão apresentados da forma mais clara e acessível possível ao longo deste capítulo.

CONCEITOS BÁSICOS DE GENÉTICA E HEREDITARIEDADE

Característica, fenótipo e genótipo

A descrição de um animal geralmente é feita a partir de aspectos físicos ou de desempenho, observáveis ou mensuráveis, as chamadas características. Exemplos de características observáveis, ou seja, que em geral descrevem a aparência do animal, são: cor de pelo e de pele, formato de cabeça, inserção de cauda etc. Exemplos de características mensuráveis seriam: peso, altura e tempo de corrida em determinada distância, entre outras.

Há um equívoco técnico ao dizermos que um animal possui características melhores que outro. Um animal, por exemplo, pode possuir uma cor de pelo vermelha, mais desejável que a cor branca presente em outro animal. Contudo, vermelho e branco são variações de uma única *característica*: cor de pelo.[1] Dessa forma, uma característica em avaliação pode apresentar diversas variações externas, ou *fenótipos*. No exemplo, vermelho e branco são fenótipos da característica cor de pelo, e um animal apresenta um fenótipo para a característica cor de pelo mais interessante que o fenótipo do outro.

Uma característica pode ser determinada por influências genéticas e/ou ambientais. Ou seja, uma vez reconhecido que há um *gene* ou *grupo de genes* que tem papel na apresentação de uma característica, a importância genética para a formação de um fenótipo pode ser total ou parcialmente influenciada, muito ou pouco, por elementos ambientais. Os genes ou grupos de genes que um animal pode apresentar, influenciando um determinado fenótipo, são chamados de *genótipo*.

Genes e cromossomos

Os *genes* são estruturas presentes dentro do núcleo da célula. O gene contém a informação para a produção de uma proteína, ou parte dela, que poderá ser parcial ou totalmente determinante na formação de uma característica.

Os genes estão agrupados formando uma estrutura maior chamada *cromossomo* (Figura 15.1). A espécie do cão doméstico possui *78 cromossomos* dentro do núcleo das células. Os cromossomos estão em pares (39 no cão), também chamados de cromossomos homólogos. Um dos cromossomos do par provém da célula germinativa do pai (espermatozoide) e o outro provém da célula germinativa da mãe (ovócito). Ou seja, quando

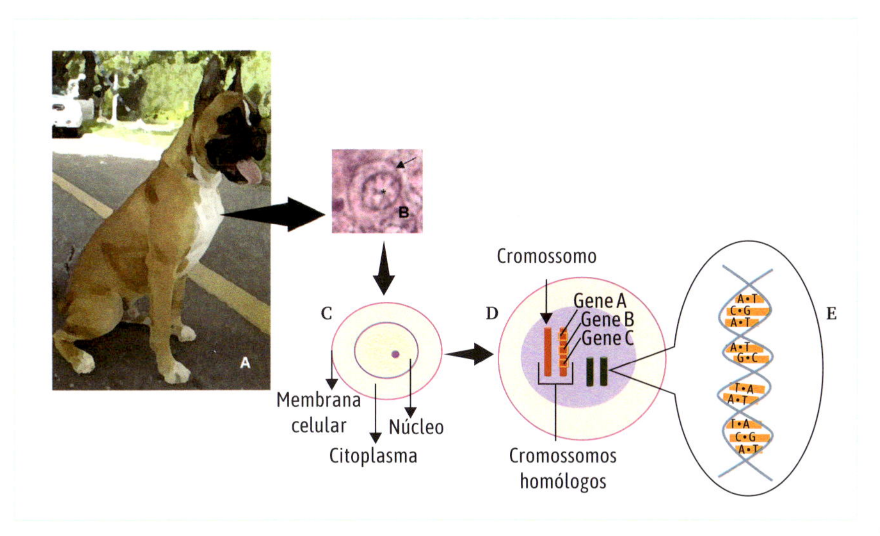

Figura 15.1 A célula constitui a unidade básica dos seres vivos. Um cão (**A**) é formado por trilhões de células. Em **B** é mostrada uma célula (*seta*) com seu núcleo (*) observada sob microscópio. Em **C** é mostrado um desenho esquemático da célula, indicando alguns componentes principais. O material genético das células fica no núcleo. Em cães, como nos demais mamíferos, as células são diploides, ou seja, possuem dois conjuntos completos de cromossomos. Para fins didáticos, uma célula com apenas quatro cromossomos foi mostrada (**D**). Vale ressaltar que uma célula de cão apresentaria 78 cromossomos. Em cada cromossomo existem vários genes; por motivo de simplificação, foram mostrados apenas três genes no cromossomo. Os cromossomos e seus genes são constituídos de DNA (**E**), que codificam as informações genéticas de um indivíduo.

um animal produz sua célula germinativa para fazer a reprodução, mecanismos biológicos fazem com que esta célula possua somente uma das cópias de cada par. Dessa forma, o espermatozoide ou o ovócito possui 39 cromossomos. Quando essas células se encontram e ocorre a fecundação (o núcleo do espermatozoide se une ao núcleo do ovócito/óvulo), a célula nova formada, denominada ovo, passa a ter 78 cromossomos novamente.[2]

Cada cromossomo de cada par possui genes com as mesmas funções, exceto os cromossomos sexuais X e Y. Por exemplo, suponhamos que no meio do cromossomo 25 esteja o sítio ou o local – *locus*, o termo técnico, cujo plural é *loci* – do gene que determina a cor do pelo de um cão. No cromossomo que faz par com ele (seu homólogo), no mesmo local, também estará outro gene que determina a cor do pelo.

Existe um par de cromossomos bastante diferente dos demais que, dentre outras, tem a função específica de determinar o sexo do indivíduo. Esses cromossomos são chamados *cromossomos sexuais*, e nos machos são representados pelas letras XY; e nas fêmeas, pelo par XX. Os outros cromossomos, que não os sexuais, são chamados de *cromossomos autossômicos*.

Hereditário e congênito

Aspectos, ou fenótipos, negativos de uma característica podem ser chamados de *defeitos*. Esses defeitos podem ser *congênitos*, o que significa que sua expressão externa surgiu ao longo da gestação, e o animal apresenta esse fenótipo ao nascimento. Contudo, algo congênito não necessariamente é *hereditário*. Vários defeitos congênitos são resultados da ação de algum elemento ambiental durante a gestação do indivíduo, como deformações por radiação ou medicamento recebido pela mãe. Dessa forma, se não houvesse o elemento externo, não teria havido a deformação, uma vez que esta não é resultante de um gene no filhote que promoveria o problema.

Alguns defeitos congênitos também podem ser formados na gestação devido à influência de variações de genes presentes na mãe, mas que não necessariamente foram passados ao filho: ou seja, existia uma possibilidade de ser herdado, mas não foi. Mas há defeitos que se manifestam na gestação, contudo, resultantes de genes presentes no filho, os quais foram passados por um de seus pais e que, dessa forma, poderão ser herdados por seus filhos (progênie), caso ele se reproduza. Nesse caso, há um defeito congênito e hereditário.

HERANÇA GENÉTICA

A partir de estudos do monge Gregor Mendel, no século XIX, entende-se hoje que um gene ocupando o seu *locus* em um cromossomo poderá apresentar variações na sua constituição, isto é, mudanças na sua sequência de bases nitrogenadas. Alterações na sua estrutura poderão definir novas formas do gene, modificando o resultado, ou seja, a proteína que determinarão para ser produzida. Uma nova proteína pode influenciar um resultado fenotípico diferente. Quando encontramos em uma população de animais (ou plantas) um gene que se apresenta de várias formas, dizemos que essas variações são os diferentes *alelos* para esse gene.[2]

Como um cão possui um mesmo gene no cromossomo homólogo que veio da mãe e no cromossomo homólogo vindo do pai, ele pode possuir uma dupla de *formas alélicas* iguais ou diferentes. Suponha um gene A, situado em algum cromossomo dos cães e que pode ser encontrado em uma população canina nas duas formas alélicas A e a. Podem-se encontrar nessa população indivíduos com os genótipos AA, aa e Aa. Os animais que possuem os dois primeiros genótipos são chamados de *homozigotos*, e aqueles que possuírem o último, *heterozigotos* (Figura 15.2).

Deve-se lembrar que quando um cão produz suas células germinativas (gametas), cada uma dessas células somente carrega um cromossomo homólogo, e que cada alelo de um gene do animal está em um dos cromossomos homólogos. Se um animal tiver o genótipo homozigoto AA, ele poderá produzir gametas carregando somente o alelo A. Tendo o genótipo homozigoto aa, o cão poderá produzir gametas que carregam somente o alelo a e, caso tenha o genótipo Aa, conseguirá produzir células germinativas que carregam o alelo A ou o alelo a.

Um animal AA que se acasalar com outro AA (AA × AA) produzirá somente indivíduos AA em 100% dos resultados, uma vez que ambos só terão gametas carregando o alelo A. Da mesma forma, indivíduos com genótipo aa que se acasalem com animais aa (aa × aa) também produ-

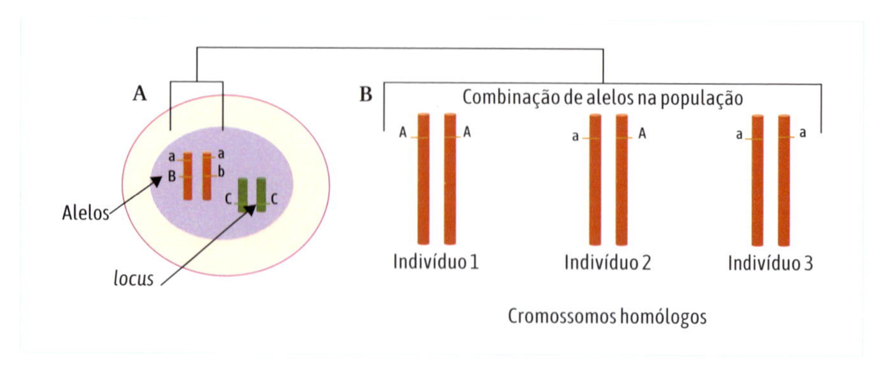

Figura 15.2 Cromossomos, *locus* e alelos de um indivíduo. **A.** Representação de célula. Para fins didáticos, uma célula com apenas quatro cromossomos (bastões vermelhos e verdes), ou seja, dois pares de homólogos – cada par representado por uma cor –, foi mostrada. Vale ressaltar que cães possuem 39 pares de cromossomos. Em um par de cromossomos, um é de origem paterna e o outro é de origem materna. **B.** Representação de um gene A e suas duas formas alélicas A e a. Em uma população, podem-se encontrar indivíduos com os genótipos AA, aa – ambos chamados de homozigotos – ou Aa, denominado heterozigoto.

zirão somente cães aa em 100% dos resultados. Quando indivíduos heterozigotos se acasalam (Aa × Aa), um conjunto de resultados genotípicos diferentes pode ser obtido. Se o gameta produzido pelo macho estiver carregando o alelo A, ele pode fecundar um gameta materno carregando um alelo A ou a. O resultado é um filhote AA ou Aa. Uma vez que o gameta produzido pelo macho estiver carregando o alelo a, ele pode produzir um filhote aA (que é igual a Aa) ou aa, ao fecundar o gameta da mãe heterozigota carregando A ou a, respectivamente. Percebe-se que, dos possíveis encontros de gametas, existe uma probabilidade de 25% de nascimento de animais AA, 25% de animais aa e 50% de animais Aa. Então, em uma ninhada de 4 filhotes oriunda desse acasalamento de heterozigotos, espera-se um filhote AA, dois filhotes Aa e um filhote aa. Contudo, é importante lembrar que este resultado pode não ser obtido, uma vez que a segregação dos cromossomos para os gametas e o próprio encontro dos gametas masculinos e femininos são ao acaso. Somente com um grande número de filhotes, na casa de dezenas a centenas, a proporção esperada de genótipos teria mais chance de ser realmente produzida.

Mas se um animal possuir duas formas alélicas diferentes para um mesmo gene, qual delas definirá o fenótipo que o indivíduo apresenta?

Para alguns genes, a relação entre os alelos será de *dominância* e *recessividade* ou de *dominância incompleta* e, para outros, de *codominância.*[3]

Na situação em que há *dominância* e *recessividade*, um dos alelos que o animal possui expressa sua informação (dominante), e o outro não (recessivo). Um exemplo clássico dessa situação em cães pode ser visto na Figura 15.3. Um gene B para um tipo de padrão de pelagem pode apresentar duas formas alélicas: B (representado em letra maiúscula), que expressa a cor preta, e b (representado em letra minúscula), que expressa a cor castanha. Se um cão receber um alelo B de um dos pais e um b de outro, ele terá o genótipo Bb (genótipo heterozigoto). Como o alelo B domina o b, o cão com esse genótipo terá o fenótipo preto, o mesmo de um animal que possuir o genótipo BB (genótipo homozigoto dominante). O cão com genótipo bb (genótipo homozigoto recessivo) apresentará o fenótipo castanho.

Quando não há dominância total entre os alelos, o fenótipo do indivíduo heterozigoto fica intermediário ao dos indivíduos homozigotos. Um exemplo, ainda em estudo e não totalmente confirmado, é a presença de pequenas manchas (pretas ou castanhas) em cães. Em um *locus* para o gene T poderiam existir um alelo T e outro t. Cães TT apresentariam muitas manchas e bem pigmentadas, indivíduos tt seriam brancos (não por albinismo), e cachorros Tt apresentariam manchas pouco marcadas.[2]

Quando a relação entre alelos de um gene é de *codominância*, ambas as formas se expressam. Dessa forma, um animal com genótipo heterozigoto apresenta o resultado fenotípico de ambos os alelos. Um exemplo clássico é o tipo sanguíneo AB em humanos. Indivíduos AB produzem antígenos A e B e, portanto, não produzem anticorpos para ambos.

É importante salientar que na dominância incompleta, a expressão do gene dominante foi diminuída e, no exemplo dado sobre manchas na pelagem do cão, a mancha será menos pigmentada, mas os pelos da mancha serão todos iguais – fracamente pigmentados, mas iguais. Existem situações de codominância em que o animal possuirá pelos de cores diferentes, porque todos os dois alelos estão se expressando. Um exemplo clássico é uma pelagem que possua pelos completamente castanhos, resultado da expressão de um dos alelos, e pelos completamente brancos, decorrentes da expressão do outro alelo, ambos entremeados em todo o corpo do animal.

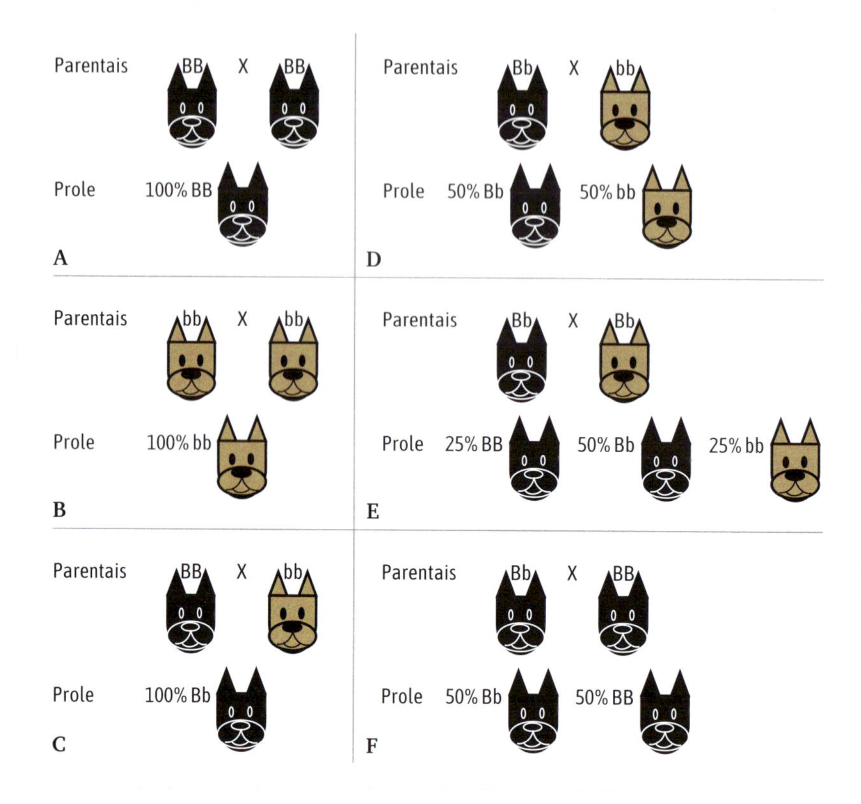

Figura 15.3 Acasalamentos possíveis considerando um *locus* com dois alelos com uma relação de dominância entre eles. Quando a interação alélica é de dominância e recessividade, um dos alelos que o animal possui expressa sua informação (dominante) e o outro não (recessivo). No exemplo, o alelo B, que confere pelagem preta, é dominante em relação ao alelo b, que codifica a cor castanha. Assim, quando o indivíduo é heterozigoto, ele apresenta coloração preta. **A.** Quando homozigotos dominantes são cruzados entre si, toda a prole é preta. **B.** Quando homozigotos recessivos são cruzados entre si, toda a prole é castanha. **C.** Quando um homozigoto recessivo é acasalado com um homozigoto dominante, toda a prole é heterozigota e preta. **D.** O cruzamento entre heterozigoto e homozigoto recessivo resulta em metade da prole heterozigota preta e metade castanha. **E.** O cruzamento entre heterozigotos resulta nos três genótipos possíveis (BB, Bb e bb), sendo 75% pretos e 25% castanhos. **F.** Quando heterozigotos dominantes são cruzados com homozigotos dominantes, toda prole é preta, sendo 50% Bb e 50% BB.

Alelos múltiplos

Na seção anterior, foram dados exemplos de *loci* que possuem apenas duas formas variantes na população, ou seja, dois alelos. Entretanto, para alguns *loci*, existem mais de duas formas variantes dentro de um grupo de indivíduos. Esse é o caso de alguns *loci* que determinam o padrão e a cor da pelagem em cães. Um exemplo de alelos múltiplos ocorre no *locus* albino (C), que determina se a cor da pelagem será expressa. Para esse *locus*, existem cinco alelos possíveis,[2] que conferem os fenótipos apresentados na Tabela 15.1.

Tabela 15.1 Cinco alelos possíveis para o *locus* albino (C) e os respectivos fenótipos para cada um dos alelos.

Alelo	Fenótipo
C	Cor total é expressa
c^{ch}	Chinchila, menos cor é expressa, resultando em cor clara
c^{d}	Pelagem branca com olhos e nariz escuros
c^{b}	Pelagem toda branca com olhos azuis
c	Albino com olhos e nariz rosados

Para o *locus* albino, a suposta relação de dominância é $C > c^{ch} > c^{d} > c^{b} > c$. Deve-se salientar que a herança de características codificadas por alelos múltiplos não é diferente daquela codificada por dois alelos. No exemplo do *locus* albino, cinco alelos estão presentes na população, mas cada cão possui apenas dois alelos nesse *locus*. O efeito dos alelos múltiplos é simplesmente aumentar a variedade de fenótipos possíveis para uma característica.[2]

Herança simples

Muitas características qualitativas são definidas por um único gene, podendo ter uma, duas ou mais formas alélicas dentro da população. Nesses casos, o efeito do gene normalmente é determinante na expressão fenotípica do animal, sofrendo pouca influência ambiental. Contudo, a maior parte das características, desde um mecanismo fisiológico de um cão até um desempenho em um trabalho, será influenciada por alguns pares de genes ou, até mesmo, milhares, a chamada *herança poligênica*.

Herança poligênica

Acredita-se que uma parte grande das características de um animal, uma vez que se reconheça a influência genética para elas, sejam influenciadas por vários *loci* gênicos. O peso de um animal, sua altura e seu comprimento são exemplos simples de características regidas por milhares de genes. Essas características são resultado de muitos processos fisiológicos do indivíduo, explicados somente a partir das expressões de muitos genes. Existem ainda as situações em que um par de genes, ou pouco mais do que isso, define uma característica. A relação entre esses pares pode ser de "trabalho em cooperação", em que o resultado da expressão de um gene complementa o resultado da expressão do outro, a chamada interação gênica não epistática. Grande parte desse trabalho de cooperação acontece a partir de interações aditivas, ou seja, a soma dos efeitos de vários genes contribui para o resultado fenotípico. Contudo, esse resultado fenotípico sofrerá também efeitos de influências de origem ambiental.

Mas a relação entre os genes pode ser de interferência, também chamada de interação gênica epistática, ou simplesmente *epistasia*. Um exemplo clássico de epistasia na genética de cães é a relação entre os *loci* do gene B e do gene E na raça Labrador Retriever.[2] Como pode ser visto na Figura 15.4A, quando o animal possui os pares de alelos EE ou Ee, esse *locus* não interfere na expressão do *locus* B. Dessa forma, o cão poderá ser preto (genótipos BB e Bb) ou chocolate (genótipo bb). Quando o cão possuir o genótipo ee, esse *locus* interferirá na expressão gênica do *locus* B e o animal será amarelo. Percebam que as possibilidades de herança para alelos do *locus* B independem das possibilidades hereditárias do *locus* E (Figura 15.4B).

SELEÇÃO DOS ANIMAIS

A escolha do cão destinado à reprodução depende das características que se pretende melhorar ou perpetuar na raça, ou mesmo no canil. Ca-

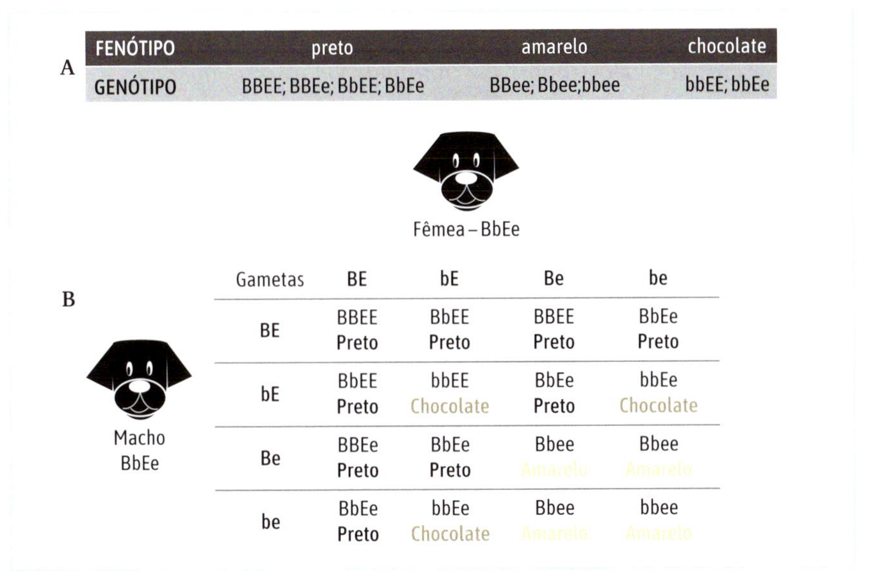

Figura 15.4 **A.** Genótipos e fenótipos em um caso de epistasia observada entre os *loci* dos genes B e E na raça Labrador Retriever. Quando o cão possuir o genótipo ee, esse *locus* interferirá na expressão gênica do *locus* B e o animal será amarelo. O alelo B confere a cor preta ao pelo, e o alelo b, a cor chocolate. Um *locus* epistático recessivo (ee) impede a expressão da cor preta ou marrom, ao passo que o alelo E (EE ou Ee) permite a expressão da cor preta e marrom. **B.** Cruzamento envolvendo dois *loci* que apresentam interação gênica epistática. Em um cruzamento entre heterozigotos para os dois *loci* (B e E), esses indivíduos podem produzir gametas BE, bE, Be ou be. A prole resultante desse cruzamento apresenta a seguinte proporção de fenótipos: 9 pretos, 3 chocolates e 4 amarelos. Perceba que as possibilidades de herança para alelos do *locus* B independem das possibilidades das do *locus* E.

racterísticas morfológicas, comportamentais – relacionadas ao desempenho de um trabalho ou não – e de saúde serão objetivos de seleção na maior parte das raças. Contudo, o foco ou a importância atribuída a cada uma dessas características depende do interesse dos criadores, individualmente ou de forma coletiva, a partir de decisões dos clubes de criadores.

Na seleção para características de conformação e de comportamento, em tese, busca-se a maior aproximação possível dos "ideais" descritos nos padrões (*standards*) de cada raça. Em relação às características de saúde, com a seleção busca-se a redução da frequência de indivíduos com doenças genéticas que possam estar muito presentes em uma raça.

Quando uma característica a ser selecionada é definida ou influenciada por um *locus* gênico, a sua seleção é bastante fácil, principalmente quando o fenótipo desejado for o resultado de um genótipo homozigoto recessivo. Quando uma característica é influenciada por vários genes, o processo de seleção é muito mais complexo, exigindo, principalmente, a coleta de informações dos fenótipos de parentes dos cães a serem selecionados. Além disso, o conhecimento de conceitos de genética mais elaborados, como a herdabilidade, contribui para facilitar o processo de decisão de quem deve ser selecionado.

Seleção para característica regida por *locus* gênico

Tomemos como exemplo a característica cor de pelo preto ou marrom, já apresentada neste capítulo, regida pelo *locus* B. Se determinado criador ou clube de criadores define que somente manterá no seu plantel ou na raça os animais de cor marrom, a seleção para obter esse resultado é bastante simples e exitosa. Os animais marrons, sendo homozigotos recessivos (bb), só produzirão filhos homozigotos recessivos, com o fenótipo marrom, se forem acasalados entre si. Então, em uma única mudança de geração, um plantel passa a ser composto por cães marrons quando somente pais com esse fenótipo forem selecionados para o acasalamento.

Se o interesse for por animais pretos, os objetivos da seleção para fixação da cor preta não serão alcançados em somente uma geração. Mesmo que apenas cães pretos (genótipos BB e Bb) sejam escolhidos para a reprodução, a existência de animais heterozigotos (Bb) faz com que o alelo b permaneça na população e seja possível o nascimento de cães marrons resultantes de acasalamentos de heterozigotos. É certo que a quantidade de animais marrons na população diminuirá, uma vez que serão retirados da reprodução e a frequência de gametas carregando o alelo B será maior que a frequência de gametas carregando o alelo b.[1,3]

Só será possível o término do nascimento de animais marrons se os indivíduos heterozigotos forem identificados e também retirados da reprodução. A identificação desses animais seria possível de duas formas. A primeira opção seria a sua identificação a partir de um teste genético de laboratório, no qual se buscaria a existência de um alelo b em seu material genético (neste caso, especificamente, ainda não existe). A segunda opção seria por meio de teste de progênie (filhos), isto é, a partir da constatação de nascimentos de indivíduos marrons resultantes dos acasalamentos do cão a ser testado com outros indivíduos da população.

A resposta ao teste de progênie será mais rápida se o cão a ser avaliado acasalar com indivíduos marrons, e não com outros pretos. A razão disso é bastante simples: se um animal heterozigoto Bb for acasalado com um animal marrom (necessariamente bb), existirá uma probabilidade alta, de 50%, de nascimento de animais marrons, de modo que ao nascer somente um animal marrom já se constata imediatamente a condição heterozigota do pai preto que está sendo testado. Como o encontro de gametas é um evento aleatório, o nascimento de uma prole apenas de cães pretos – genótipo Bb, uma vez que necessariamente receberam do pai marrom o alelo b – também é possível (50%). Não se tirará a dúvida, então, se o animal que está sendo testado é BB ou Bb. Somente a partir de um número maior de filhos nascidos será possível, probabilisticamente, suspeitar que o animal é homozigoto dominante, se continuarem nascendo somente filhos pretos desse reprodutor ao acasalá-lo com um cão marrom, ou heterozigoto, com o nascimento de algum filho marrom.

Ao se fazer o teste de progênie do cão suspeito heterozigoto com outro cão preto de genótipo desconhecido (BB ou Bb), o esforço será muito grande. A possibilidade de nascimento de animais marrons será pequena, uma vez que isso acontecerá apenas se o animal testado for heterozigoto e o outro também. Existirá, portanto, uma dificuldade grande em se fechar o diagnóstico provável do genótipo do animal testado.

Seleção para características poligênicas

O processo para a seleção de características poligênicas é muito mais complexo. O resultado fenotípico encontrado em uma população canina depende da ação de vários genes e do efeito do ambiente. Isso significa que o fenótipo do cão não representará, necessariamente, o resultado dos efeitos dos genes que ele possui para a característica de interesse. Dessa forma, as diferenças fenotípicas entre os cães não só existirão pelas diferenças genéticas entre eles, mas também pelas diferenças ambientais em que os animais estão sendo ou foram criados, e que têm influência nessa característica.

Um parâmetro importante que ajuda a avaliar o quanto os genes e o ambiente estão influenciando nas diferenças fenotípicas entre os cães de uma população é a chamada herdabilidade (h^2). Esta é uma medida que varia de 0 a 1 e representa a razão da variação genética em relação à variação fenotípica encontrada para a característica (Quadro 15.1). Em ou-

Quadro 15.1 Variância fenotípica.

A variância fenotípica (V_p) indica as diferenças fenotípicas entre membros de um grupo.[2] Considerando o fenótipo peso em cães, a variância desse fenótipo indicará a variabilidade das medidas de peso obtidas em uma população de cães. A variância fenotípica pode ser atribuída a vários fatores, como:

- Diferenças nos genótipos entre membros da população, ou seja, a *variância genética* (V_G)[2]. Levando em consideração o fenótipo peso, diferentes indivíduos podem possuir diferentes genótipos, que resultarão nos diferentes pesos dos indivíduos.
- Diferenças ambientais que promovem variações no fenótipo. A variação fenotípica decorrente das diferenças entre os ambientes que os animais estão submetidos é chamada de *variância ambiental* (V_E)[2]. Como exemplo, no caso do peso dos cães, diferentes dietas poderiam promover variações fenotípicas entre indivíduos.
- *Variância de interação genético-ambiental* (V_{GE}), que ocorre quando o efeito de um gene depende do ambiente específico no qual é encontrado.[2] Para exemplificar, considere os genótipos AA e aa. Sob uma determinada dieta, AA atinge em média 35kg, enquanto aa alcança 30 kg. Utilizando outra dieta, indivíduos com genótipo AA apresentam em média 28 kg, enquanto aqueles aa pesam 33 kg. Nesse caso, as influências no fenótipo não podem ser atribuídas apenas a componentes genéticos ou ambientais, pois a expressão do genótipo depende do ambiente ao qual o cão foi submetido.

Considerando o exposto, a variância fenotípica total apresenta basicamente três componentes e pode ser resumida da seguinte forma:[2]

$$V_p = V_G + V_E + V_{GE}$$

A V_G pode ainda ser subdividida em:

- Variância genética aditiva (V_A): compreende os efeitos aditivos dos genes no fenótipo.[2] No caso do peso do cão, supondo que um alelo A^1 contribui para 15 kg do animal e que o alelo A^2 acrescente 20 kg, os fenótipos para os diferentes genótipos seriam: $A^1 A^1 = 30$kg; $A^1 A^2 = 35$kg; e $A^2 A^2 = 40$kg;
- Variância de dominância genética (V_D): quando há um efeito genético de dominância. Nesse caso, o efeito de um alelo depende da identidade do outro alelo nesse *locus*;[2]
- Variância de interação gênica (V_I): efeito causado pela interação entre *loci* diferentes.[2]

Considerando as subdivisões da V_G, a equação pode ser reapresentada da seguinte forma:[2]

$$V_p = V_A + V_D + V_I + V_E + V_{GE}$$

tras palavras, a herdabilidade é a medida que mostra o quanto das diferenças (variação) fenotípicas da população de cães se deve à variação genética. É importante salientar que a herdabilidade é um parâmetro específico de uma determinada característica, em uma determinada população de animais.[4]

Quando uma característica de interesse em uma população possui uma herdabilidade alta ($h^2 > 0,5$), significa que a maior parte das diferenças fenotípicas entre os cães daquela população se deve aos efeitos dos genes que cada animal possui. Dessa forma, o próprio fenótipo de cada indivíduo estará representando bem os efeitos de seus genes para dada característica. A escolha dos cães fica mais fácil nessa situação, que é muito comum nas características altura e peso de cães.

Se a herdabilidade é baixa, pode ser em razão de duas situações: (1) não há muita variação genética na população, de forma que as diferenças fenotípicas se devem mais às diferenças ambientais; ou (2) as diferenças ambientais têm tanta influência na expressão da característica na população que mascaram as diferenças genéticas. Nas duas situações, o fenótipo dos animais não representa suficientemente os efeitos de seus genótipos.[3]

Não havendo variação genética nessa população, o melhoramento genético será pequeno ou nenhum a partir da seleção dos animais. Uma variação genética pequena significa grande semelhança genética entre os cães do plantel (população), o que poderá não ser um problema se o criador já tiver atingido resultados fenotípicos interessantes, ou seja, muito próximos do padrão descrito da raça, por exemplo. Se esses resultados fenotípicos não tiverem sido atingidos ainda, é possível que o criador precise trazer "genética" nova para seu plantel, a partir de acasalamentos de animais menos semelhantes (*outbreeding*) ao seu criatório, como discutido adiante neste capítulo (veja Tipos de Acasalamentos).

A baixa herdabilidade, associada à alta variação ambiental e não à baixa variação genética, implica um processo de seleção mais elaborado, situação muito comum para características reprodutivas e algumas doenças, como a displasia coxofemoral. Portanto, é necessário conhecer não só o fenótipo do cão em avaliação, mas também o máximo de informação dos fenótipos dos parentes desse animal.[5] Diz-se que animal é aparentado ao outro porque ambos possuem genes em comum, isto é, cópias de genes de um ou mais ancestrais comuns. Dessa forma, os cães aparentados terão genes em comum relacionados a essa determinada característica.[4] O resultado fenotípico médio de seus parentes poderá mostrar mais claramente os efeitos desses genes dessa "família", já que o fenótipo de um único cão, para uma característica de herdabilidade baixa, pode não representar claramente os efeitos dos genes que ele possui, exatamente por não se saber o quanto de efeito ambiental está ou esteve ali atuando.

A análise de um *pedigree* mais expandido do cão será sempre interessante[6,7] em qualquer das situações descritas. Isso significa que é importante avaliar não só os pais e avós dos cães a serem selecionados, mas seus meios-irmãos – irmãos que possuem um dos pais em comum –, seus irmãos completos – irmãos que possuem mesmos pai e mãe –, tios e primos. Quanto mais informação, maiores serão os acertos nas escolhas, o que será de extrema importância para lidar com o controle de doenças genéticas, o que será discutido mais adiante (veja Controle de Doenças Genéticas).

Seleção para mais de uma característica

É muito pouco provável que um criador, ou grupo de criadores, queira melhorar somente uma característica dentro de uma raça. É intenção da maior parte dos programas de melhoramento genético alcançar melhores resultados para várias características.[3] Normalmente há uma lista grande de características de saúde, conformação, temperamento e função relacionadas ao trabalho para o qual a raça é utilizada. Em especial, a parte da lista sobre saúde está cada vez maior, em razão dos avanços em conhecimentos genéticos de doenças hereditárias.[8]

A seleção para várias características em uma raça ou plantel pode acontecer de duas maneiras: o melhoramento de uma característica por vez, até que o resultado fenotípico final esperado esteja "fixado" na população e a seleção de outra característica possa começar, ou o melhoramento de várias características ao mesmo tempo.

Na primeira situação, o melhoramento para a característica que é o primeiro objetivo acontecerá mais rapidamente, contudo somente uma característica evoluirá por vez. É possível que algumas outras evoluam também – ou involuam –, por estarem relacionadas geneticamente com essa primeira característica.

Na segunda situação, o melhoramento para várias características será mais lento. Quanto maior o número de características envolvidas no processo de seleção, mais lenta será a sua evolução, uma vez que probabilisticamente é mais difícil encontrar um animal superior geneticamente para cinco características ao mesmo tempo do que para duas, por exemplo. Contudo, apesar de a evolução ser mais devagar, todas as características selecionadas melhorarão.

Uma forma bastante interessante de se selecionar várias características concomitantemente é o uso do método de *índice de seleção*.[9] Nessa metodologia, os cães selecionados serão aqueles que tiverem a melhor combinação das características de interesse. Dessa forma, serão selecionados os animais que obtiverem a melhor pontuação em um índice que engloba as características a serem melhoradas, ponderadas por seus pesos de importância.

O criador, individualmente, pode definir as características (ou conjunto de características) a serem selecionadas e sua importância. Contudo, este é o melhor momento para que grupos de criadores, na forma de clubes, exerçam sua principal função, a de direcionar os rumos da raça a que se dedicam, segundo os padrões preestabelecidos pelo *standard*. Dessa forma, um clube de criadores poderia definir, por exemplo, os seguintes pesos de importância para características de interesse em uma raça, apresentados na Tabela 15.2.

Tabela 15.2 Pesos de importância para características de interesse de um clube de criadores.

Característica	**Peso de importância**
Conformação de cabeça	6
Proporções de corpo	5
Angulações de membros	7
Andamento	6
Altura e peso	4
Temperamento	8
Desempenho em prova de trabalho	7
Saúde (conjunto de doenças genéticas de importância na raça)	9

Para se utilizar o índice, é necessário ainda definir como medir as características nos cães, o que também poderia ser proposto pelo clube. Uma possível forma de medir as características é por meio de *escores*. Tomemos como exemplo a altura e o peso do animal. Se um cão apresentar um peso e uma altura dentro do intervalo definido pelo *standard*, ele recebe um *escore* 5. Se o peso e a altura estiverem até 5% para mais ou para menos dos limites do intervalo, ele recebe o *escore* 4. Valores entre 5 e 10% para mais ou para menos do intervalo definem um *escore* igual a 3.

Consideremos agora dois cães, A e B, os quais um criador está avaliando para decidir qual selecionar. Na Tabela 15.3, há os *escores* deles para as características de interesse (assumindo que todas as características são medidas de 1 a 5 pontos de *escore*).

Tabela 15.3 *Escores* de dois cães para características de interesse para uma determinada raça.

Característica	**Cão**	
	A	**B**
Conformação de cabeça	5	4
Proporções de corpo	5	5
Angulações de membros	3	5
Andamento	4	3
Altura e peso	4	5
Temperamento	4	4
Desempenho em prova de trabalho	4	4
Saúde (conjunto de doenças genéticas de importância na raça)	2	4

A partir das informações das Tabelas 15.2 e 15.3, pode-se montar o índice de seleção e calcular a pontuação de cada cão:

- Macho A: $5\times6 + 5\times5 + 3\times7 + 4\times6 + 4\times4 + 4\times8 + 4\times7 + 2\times9 = 194$ pontos;
- Macho B: $4\times6 + 5\times5 + 5\times7 + 3\times6 + 5\times4 + 4\times8 + 4\times7 + 4\times9 = 218$ pontos.

Os resultados sugerem que o cão B seja selecionado para a reprodução, uma vez que sua pontuação foi maior que a do cão A, segundo os interesses do clube de criadores.

Um exemplo interessante do uso de índices de seleção em cães é encontrado na raça Boerboel – ainda não reconhecida pela Federação Cinológica Internacional –, um cão de guarda e trabalho da África do Sul. Os animais da raça são avaliados segundo um índice composto por algumas características, recebem uma pontuação que varia de 0 a 100%, e os criadores buscam bons acasalamentos entre animais com, pelo menos, 75% de pontos cada.[10]

O *escore* do animal para uma característica deveria levar em consideração o desempenho de seus parentes também, conforme discutido anteriormente. Para tanto, a pontuação do cão, para uma determinada característica, seria o resultado de outro índice, que englobasse os pontos de seus parentes e dele próprio. O desempenho do próprio animal teria maior peso na conta e, quanto mais próximo em parentesco fosse o cão parente, mais importância teriam seus pontos para o cálculo do índice que define os pontos do animal para a característica.

Em espécies de produção, como frangos, suínos, alguns peixes, bovinos etc., os cálculos citados são muito mais sistemáticos e complexos, envolvendo modelos estatísticos adequados e bancos de dados grandes, contendo as informações de muitos animais e seus parentes. Dessa forma, tenta-se atribuir a cada animal uma pontuação a mais próxima possível do que seria realmente o seu valor genético para uma característica, ou seja, a soma de efeitos de seus genes para a determinada característica, facilitando a escolha dos melhores animais e garantindo ganhos genéticos geração após geração. A capacidade produtiva já alcançada por essas espécies exemplifica com clareza como o uso de muita informação acelera o programa de melhoramento genético. E que fique claro, hoje em dia um frango consegue crescer em velocidade espetacular (2,7 kg em 42 dias – na década de 1940, não passava de 0,7 kg no mesmo período) por conta da seleção de animais, e não pelo errado senso comum de que usam hormônios: frango *não* recebem hormônios.

A falta, ou mesmo a inexistência, de uma estrutura de banco de dados em raças de cães não permite cálculos tão precisos, mas, ainda sim, uma avaliação dos animais baseada em índices que combinam os fenótipos de parentes é melhor que uma análise somente a partir de seus fenótipos individuais.

ESTRATÉGIAS DE ACASALAMENTOS

A combinação entre métodos de seleção e estratégias de acasalamento garante a melhor transferência dos genes de cães superiores geneticamente ao longo das gerações. Basicamente, as estratégias de acasalamento diferenciam-se quanto ao grau de parentesco entre os reprodutores – e, por consequência, sua semelhança genética. Essas estratégias têm objetivos diferentes e possuem razão de existir ao longo da evolução de um programa de melhoramento genético.

Os acasalamentos de animais mais aparentados que a média da população – *linebreeding* e *inbreeding* – têm como principal função fixar mais rapidamente os genótipos e fenótipos desejáveis. Os acasalamentos de animais menos aparentados que a média da população – *outbreeding* e *outcrossing* – têm como principal função a combinação de genótipos e fenótipos de linhas genéticas diferentes.[11]

O acasalamento de indivíduos mais aparentados gera um aumento de homozigose, ou seja, a proporção dos *loci* homozigotos. O acasalamento de indivíduos menos aparentados gera maior proporção de *loci* heterozigotos.

Inbreeding

O acasalamento de reprodutores com parentesco muito próximo, como pai e filha, mãe e filho, irmãos completos etc., é chamado de *inbreeding*. Nesses acasalamentos, devido ao grande parentesco entre os envolvidos, a proporção de *loci* que entram em homozigose é grande, logo, a taxa de consanguinidade (endogamia) é alta. *Inbreeding*, inclusive, é o termo utilizado na língua inglesa para designar exatamente "taxa de endogamia" (Quadro 15.2).

Busca-se, com esse tipo de acasalamento, fixar os alelos interessantes que um cão carrega e que determinaram seu alto valor genético. O pai que é acasalado com a filha pode ser um excepcional animal e espe-

Quadro 15.2 Parentesco e endogamia.

Em melhoramento genético, o parentesco está relacionado à semelhança entre genótipos. Indivíduos aparentados são aqueles que possuem, pelo menos, um ancestral comum (que pode ser pai, mãe, avô, avó etc.).[3] Para se ter uma ideia da relação entre parentesco e similaridade genética, vamos considerar um cão. Nesse indivíduo, dado que a metade dos seus genes são herdados da mãe e metade do pai, pode-se dizer que os filhos possuem 50% dos seus genes idênticos ao pai e 50% idênticos à mãe. A medida do grau ou relação (R) de parentesco pode ser realizada por meio do seguinte cálculo:[12]

$$R_{xy} = \sum(0,5)^{n+n'}$$

Onde:

- R_{xy} = grau ou relação de parentesco entre os indivíduos X e Y;
- n = número de passagens de gerações entre o ascendente comum e o animal X;
- n' = número de passagens de gerações entre o ascendente comum e o animal Y.

Para ilustrar, será realizado inicialmente o cálculo de parentesco entre os irmãos completos – indivíduos 4 e 5 mostrados na figura a seguir. Para fins didáticos, as fêmeas foram representadas com laços sobre a cabeça.

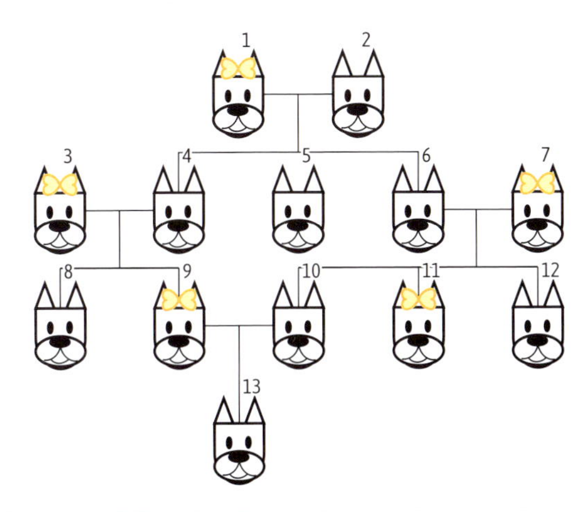

O número de passagens de gerações entre o ascendente comum e o animal 4 é de um. O mesmo ocorre para o animal 5 (perceba que são dois ancestrais comuns, cães 1 e 2). Assim, para se calcular, tem-se que:

- $R_{4.5} = (0,5)^{1+1} + (0,5)^{1+1}$;
- $R_{4.5} = 0,25 + 0,25$;
- $R_{4.5} = 0,5$ ou 50%.

(continua)

Quadro 15.2 Parentesco e endogamia. *(continuação)*

Esse valor de parentesco é um valor médio, que indica que esses irmãos completos possuem 50% a mais, em média, de genes em comum do que outros dois indivíduos não relacionados na população. Deve-se destacar que irmãos completos podem ter de 0 a 100% de semelhança genética, mas *em média* terão 50% de genes idênticos, devido ao fato de possuírem os mesmos pais.[3]
Entre os indivíduos 9 e 10 (primos, novamente com os cães 1 e 2 como ancestrais comuns), o grau de parentesco seria:

- $R_{9.10} = (0,5)^{2+2} + (0,5)^{2+2}$;
- $R_{9.10} = 0,0625 + 0,0625$;
- $R_{9.10} = 0,125$ ou 12,5%.

Novamente, isso indica que esses indivíduos têm, em média, 12,5% a mais de genes em comum do que outros dois indivíduos não relacionados na população.
Em algumas situações, opta-se por realizar cruzamentos entre parentes e, nesses casos, o acasalamento é chamado endogâmico. A endogamia, portanto, consiste na reprodução preferencial quanto ao parentesco. Para se mensurar a endogamia, utiliza-se o coeficiente de endogamia (F), que é a medida da probabilidade de que dois alelos sejam idênticos por descendência.[3] Os valores de F podem variar de 0 a 1, com o valor 0 indicando reprodução aleatória (sem endogamia), e o valor 1 indicando que todos os alelos são idênticos por descendência.[1]
Existem algumas formas de calcular o valor de F. Aqui, optou-se por utilizar o cálculo a partir da seguinte fórmula:[12]

$$F_x = \sum(0,5)^{n+n'+1} (1 + F_A)$$

Onde:
- F_X = coeficiente de endogamia do indivíduo X;
- n e n' = correspondem ao número de gerações nas linhas por meio das quais o pai e a mãe são relacionados;
- F_A = coeficiente de endogamia do ascendente comum.

Para exemplificar, o coeficiente de endogamia do indivíduo 13 da figura desse quadro foi calculado. O indivíduo 13 é endogâmico porque seus pais (indivíduos 9 e 10) são parentes, especificamente, primos em primeiro grau. Os ascendentes comuns são os indivíduos 1 e 2. Ao se realizar o cálculo de coeficiente de endogamia, tem-se que:

- $F_{13} = (0,5)^{2+2+1} + (0,5)^{2+2+1} (1 + F_A)$;
- $F_{13} = 0,03125 + 0,03125 (1 + 0)$;
- $F_{13} = 0,0625$ ou 6,25%.

(continua)

Quadro 15.2 Parentesco e endogamia. *(continuação)*

Como não se tem informação se os indivíduos 1 e 2 são aparentados, o valor de F_A foi considerado 0, ou seja, são resultantes de reprodução aleatória, sem endogamia. O resultado do cálculo é interpretado do seguinte modo: 6,25% dos *loci* que eram heterozigotos nos ancestrais 1 e 2 se tornaram homozigotos no indivíduo 13. O dado também indica que o indivíduo 13 possui provavelmente 6,25% a mais de *loci* em homozigose do que indivíduos não endogâmicos na mesma população.
Recentemente, pesquisadores americanos e franceses realizaram um estudo no qual calcularam o coeficiente de endogamia para 112 raças de cães a partir de dados de *pedigree* e análise de DNA de animais registrados no *American Kennel Club*.[13] Os resultados desse trabalho mostraram que a endogamia é consideravelmente alta na maioria das raças avaliadas. Para se ter uma ideia dos valores encontrados, a figura abaixo, adaptada desse trabalho, mostra coeficientes de endogamia obtidos a partir de análise de DNA para 25 raças. A barra em verde indica coeficiente de endogamia próximo ao esperado para cruzamento entre primos (ou seja, F = 6,25%); a amarela corresponde a valores de F em torno de 12,5%, valor encontrado para cruzamentos entre meios-irmãos; e a vermelha indica valores de F próximos ou superiores aos valores de 25%, que é o esperado para a prole resultante do acasalamento entre irmãos completos. O menor valor obtido foi de 6,5% para a raça Sloughie; o maior foi para Norwegian Lundehund, que apresentou um elevadíssimo valor de 86,8%. A maioria das raças teve valores de coeficiente de endogamia entre 20 e 40%.

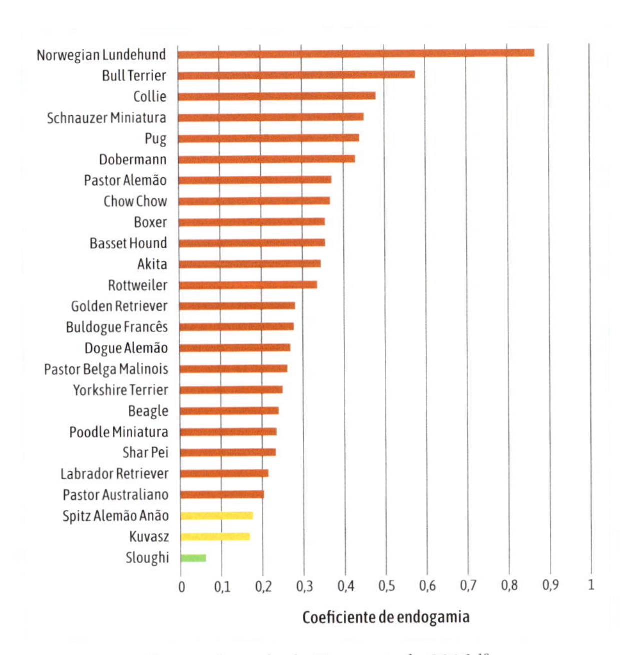

Fonte: adaptado de Dreger *et al.*, 2016.[13]

ra-se que a progênie resultante desse acasalamento carregue os mesmos alelos e combinações genotípicas, tendo um mesmo desempenho.

O grande inconveniente da prática é que há alta probabilidade de vários *loci* que *não* estavam em homozigose nesse pai passarem a estar na sua progênie. É grande, então, a possibilidade de genes deletérios entrarem em homozigose e doenças hereditárias se manifestarem.[14] A identificação dos animais com problemas genéticos é muito importante para que não sejam utilizados na reprodução (veja Controle de Doenças Genéticas).

Linebreeding

O acasalamento de reprodutores com parentesco menos próximo que um *inbreeding*, mas ainda assim maior que a média da população, é chamado de *linebreeding*. Normalmente são acasalamentos entre primos, meios-irmãos, sobrinhos-netos com tios-avôs etc. Na prática, um cão de alto valor genético é ancestral comum a todos esses acasalamentos, variando o número de vezes que aparece no *pedigree*.[11]

Melhores resultados para esse tipo de acasalamento são alcançados quando o ancestral comum está tanto na linha paterna quanto na materna, aumentando a probabilidade de boas combinações alélicas e sua fixação (Figura 15.5A). Desse modo, os alelos do ancestral comum têm maiores chances de se parearem novamente na progênie, como no ancestral, formando os mesmos genótipos. Quando o *linebreeding* ocorre em uma das linhas somente, a progênie resultante do acasalamento não é endogâmica – o acasalamento não é endogâmico, pois os pais não são parentes, somente é endogâmico o reprodutor resultante do *linebreeding* –, e pode não apresentar os genótipos e fenótipos de interesse (Figura 15.5B). Haverá o pareamento com alelos de outro animal diferente, o que diminuirá as chances de repetição dos genótipos iguais aos do ancestral comum.

A grande repetição desse ancestral comum nas duas linhas (paterna e materna) aumenta a taxa de endogamia podendo, inclusive, resultar em uma taxa maior que a de acasalamentos *inbreeding*. Novamente, existe uma grande possibilidade de genes deletérios entrarem em homozigose e doenças hereditárias se manifestarem.[14] A identificação desses animais passa a ser crucial para que problemas genéticos não sejam perpetuados.

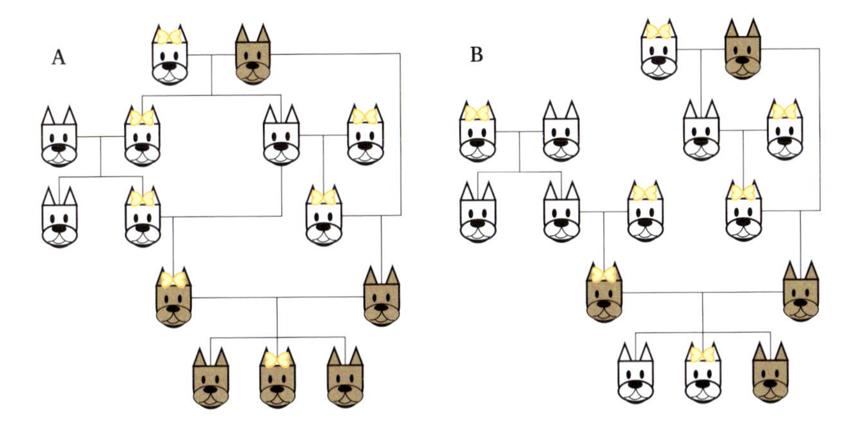

Figura 15.5 Exemplos de *linebreeding*. **A.** *Linebreeding* tanto na linhagem materna quanto na paterna. No diagrama foram mostrados exemplos de *linebreeding*: cruzamentos entre bisnetos, entre avô e neta e entre tio e sobrinha. Esse tipo de cruzamento aumenta a probabilidade de boas combinações alélicas e sua fixação. **B.** *Linebreeding* apenas na linhagem paterna. No diagrama foi mostrado exemplo de *linebreeding* apenas na linhagem paterna, com cruzamento entre avô e neta. Quando o *linebreeding* é em uma das linhas somente, a progênie resultante do acasalamento não é endogâmica e pode não apresentar os genótipos e fenótipos de interesse. Para fins didáticos, as fêmeas foram representadas com laços sobre a cabeça.

O *linebreeding* é um método interessante para fixar com maior rapidez os alelos desejáveis e identificar os indesejáveis. Além disso, o método resulta em progênie com menor variação entre os filhotes, mais homogênea, e, em populações de raças caninas pouco numerosas, seu uso é inevitável.

Outbreeding e outcrossing

O *outbreeding* é um método importante para combinar genótipos e fenótipos complementares de grupos genéticos diferentes dentro de uma raça. Os acasalamentos *outbreeding* são aqueles em que os reprodutores envolvidos possuem parentesco menor que a média da população.[11] Dessa forma, esse tipo de acasalamento tende a aumentar a heterozigose, sendo muito importante para controlar, ou mesmo resolver, um problema comum entre os criadores, a chamada "cegueira de criador": apaixonado pelos animais de seu plantel, acreditando que possa ter chegado à perfeição na raça, o criador passa a realizar somente acasalamentos endogâmicos com seus próprios animais, sem perceber a necessidade de buscar animais de boa qualidade em outros plantéis.

De maneira geral, dois inconvenientes são resultados de *outbreedings*: as progênies geradas têm, normalmente, maior variação fenotípica; e alelos deletérios podem ficar "escondidos" em genótipos heterozigotos de animais portadores (veja Controle de Doenças Genéticas).

Contudo, um programa de seleção bem estruturado, feito por um clube de criadores, pode minimizar ambos os inconvenientes e trazer grandes benefícios. Um clube grande, com bom número de criadores, que defina claramente os critérios de seleção de seu programa de melhoramento, cria condições para que haja uma quantidade boa de reprodutores registrados, com fenótipos (e genótipos) semelhantes e não necessariamente aparentados.

Como a busca por um tipo comum passa a ser o objetivo entre os criadores, com menores divergências de opiniões e critérios de seleção, cresce o número de plantéis dentre os criadores que estão em processo de fixação dos mesmos alelos relacionados aos mesmos fenótipos de interesse. Esses alelos, contudo, não são cópias de alelos de um ancestral comum muito próximo. Há a possibilidade, então, do intercâmbio de reprodutores entre criadores sem que haja a perda do tipo de interesse. Assim evita-se, também, o acasalamento de animais muito aparentados e a possibilidade de alelos deletérios entrarem em homozigose.

Um exemplo interessante é o da Associação Técnica Internacional do Boxer (ATIBOX), o principal clube de criadores da raça Boxer na Europa. Apesar de não ter diretrizes de seleção tão rígidas, os criadores afiliados chegaram a um tipo de Boxer europeu (fenótipo morfológico e de temperamento) muito similar entre os plantéis. Isso faz com que haja constantemente intercâmbios de reprodutores entre os vários criadores de vários países. Ademais, a exposição anual da raça promovida pela Associação premia um grande número de animais, não só quanto à sua categoria de idade, mas também de cor – são mais de 600 animais participantes. Isso amplia o número de animais valorizados para a reprodução e minimiza o efeito do "reprodutor-popular" (veja Controle de Doenças Genéticas), quando um reprodutor, muito valorizado, é utilizado enormemente por todos os criadores, "fechando" geneticamente toda a raça em seu "sangue", havendo perda de variabilidade genética.

Outro exemplo estimulante é o da raça Rottweiler. Como a busca pelo tipo do cão alemão é uma constante na maioria dos países do mundo, inclusive no Brasil, há uma tendência de padronização entre os principais plantéis. Isso favorece, novamente, o intercâmbio entre reprodutores.

Há uma confusão na literatura sobre se os termos *outbreeding* e *outcrossing* são sinônimos ou não. Para alguns autores existiria diferença, sendo *outcrossing* o cruzamento de raças diferentes.

Outras considerações sobre acasalamentos

Muitos criadores comumente realizam os chamados *acasalamentos corretivos*. Esse tipo de acasalamento acontece quando animais de fenótipos muito diferentes são cruzados: um reprodutor mais baixo é acasalado com outro mais alto, um reprodutor com pouca angulação de membro posterior é acasalado com outro com muita angulação etc. Pode-se dizer que os acasalamentos corretivos são tentativas de compensação.

Os criadores acreditam que o resultado para esse acasalamento será sempre a geração de um fenótipo intermediário, contudo, os resultados encontrados são extremamente variáveis, havendo uma explicação muito simples para tanto: resultados intermediários seriam encontrados se as relações entre os alelos e genes envolvidos na expressão da característica fossem de aditividade (veja Herança Poligênica). Quando a principal relação entre os genes é essa, para uma determinada característica, a progênie do acasalamento tende a apresentar genótipos que expressarão resultados fenotípicos medianos em relação aos pais. Características como peso e altura são exemplos. Mas é importante salientar que combinações genotípicas que expressam fenótipos extremos ainda assim também são possíveis.

Quando as interações alélicas ou gênicas são de dominância/recessividade e relações epistáticas, respectivamente, os resultados não tendem a ser de progênies com desempenhos intermediários – o que encontraremos são resultados de fenótipos extremos com maior frequência. Nessas situações, o mais producente seria o acasalamento de animais corretos, e não animais com diferenças extremas.

Como não se conhece o número e o modo de ação do(s) gene(s) envolvido(s) em uma característica, o mais prudente é trabalhar o máximo possível com acasalamentos de animais com fenótipos o mais próximo possível do correto. Essa estratégia funcionará melhor em qualquer situação, ou seja, serão produzidos com maior frequência cães dentro do padrão predefinido.

CONTROLE DE DOENÇAS GENÉTICAS

O programa de melhoramento genético de cães não deve procurar somente um animal com ótima estrutura e temperamento, mas também um exemplar saudável. Várias raças criadas por nós são acometidas em alta frequência por algumas doenças que sofrem forte influência em alelos deletérios. A origem disso está principalmente no modo como a maior parte das raças se iniciou, ou seja, a partir do acasalamento de poucos animais, muitos já aparentados, definindo uma base genética pequena ou pouco variável.[14] Alelos deletérios, outrora pouco frequentes em populações de cães não muito padronizados, passaram a ficar muito frequentes quando os poucos animais que deram origem a uma determinada raça eram portadores do gene defeituoso (heterozigotos) ou mesmo doentes (homozigotos).

Dessa forma, a redução da frequência de doenças genéticas de importância para cada raça deve fazer parte dos resultados esperados de programas de seleção e acasalamento bem-sucedidos. Contudo, três pontos importantes devem ser levados em consideração no processo de busca de uma raça geneticamente mais saudável:

- Existe, ou faz sentido existir, uma raça livre de todas as doenças genéticas?[15,16]
- É preciso selecionar contra todas as doenças genéticas?[16]
- O processo de seleção tem de ser muito intensivo, eliminando da reprodução não só os cães sintomáticos, como também todos os portadores de alelos deletérios?[16]

Hoje em dia, mais de 700 doenças genéticas já foram relatadas em cães, tendo sido identificado o processo de herança em mais de 200 delas.[19] Somente na espécie humana, o número de doenças genéticas conhecidas é maior. Algumas dessas doenças hereditárias caninas têm grande importância na saúde de diversas raças, sendo frequentes em várias delas. Contudo, a maioria dessas doenças genéticas não é comum nos cachorros, tendo sua importância um caráter muito mais científico do que prático.[8]

A seleção para várias doenças genéticas, ao mesmo tempo, é de difícil ou impraticável execução em um programa de melhoramento genético. Ainda que haja testes laboratoriais para detecção de várias falhas genéticas, os custos envolvidos e a dificuldade em selecionar animais "livres", ou não portadores, de todos esses alelos deletérios ao mesmo tempo inviabilizam o processo de seleção. Com certeza, é prudente focar no rastreamento de animais portadores de alelos deletérios (ou mesmo, efetivamente doentes) de doenças realmente impactantes para cada raça.

Ao se optar por um processo de seleção muito intenso, descartando não só os animais doentes – que realmente devem ser retirados da reprodução –, mas também todos os portadores, corre-se o risco de reduzir ainda mais a base genética dessa população canina. Isso significa reduzir a variabilidade genética também para todas as outras características de interesse na raça.[14,16] Em um exemplo prático, é possível acabar com uma determinada doença genética em uma raça e, ao mesmo tempo, aumentar a frequência de animais de péssimo temperamento, uma vez que, por um acaso, os animais sãos e não portadores selecionados para a reprodução eram em maioria também de temperamento desequilibrado.

É muito importante para o sucesso de um programa de seleção contra doença genética que haja um trabalho de rastreamento do maior número de cães da população. O conhecimento dos fenótipos e possíveis genótipos do máximo de animais no plantel garantirá maiores certezas na escolha dos animais para a reprodução (veja Seleção para Características Poligênicas).[17]

Melhores resultados na seleção contra uma doença hereditária são mais facilmente alcançados caso sua herdabilidade seja alta na população e se o método ou processo de diagnóstico para a doença é bastante acurado. Grande acurácia é obtida quando o método identifica adequadamente os animais doentes ou portadores, com o mínimo de falso-positivos ou falso-negativos.

Baseado no modo de herança da doença genética e na disponibilidade ou não de testes laboratoriais genéticos, há diferentes recomendações para um manejo de seleção a fim de prevenir ou reduzir a frequência de animais portadores ou afetados na população.[14]

Seleção contra doenças genéticas de herança simples ou oligogênicas

Doenças em que somente um ou poucos *loci* gênicos estão envolvidos (herança oligogênica) se enquadram normalmente em uma situação de herdabilidade alta. Contudo, têm-se ações diferentes a depender se a doença é relacionada a um gene dominante ou recessivo, e se provém de um cromossomo autossômico ou um cromossomo sexual.[18]

Doenças de alelos dominantes em cromossomos autossômicos

O processo de seleção de uma população de cães contra uma doença genética, em que o alelo deletério está em um cromossomo autossômico e tem uma relação de dominância com o(s) outro(s) alelo(s) do *locus*, é relativamente fácil. Todo animal homozigoto dominante ou heterozigoto estará acometido e será, a princípio, facilmente identificado. Devem ser acasalados somente os animais sãos, ou seja, homozigotos recessivos.

Doenças de alelos recessivos em cromossomos autossômicos

Infelizmente, a maior parte das doenças hereditárias relatadas em cães, quando já se conhece o padrão de herança, tem sua origem em alelos deletérios recessivos em cromossomos autossômicos. Nesse tipo de doença, a redução da frequência de animais doentes na população não se resume à retirada dos homozigotos recessivos da reprodução. Como os animais heterozigotos não são acometidos do problema, eles passam a ser mantenedores do alelo deletério (*portadores*) na população, capazes de gerar animais doentes quando gametas produzidos por eles, carregando o alelo recessivo, se encontram. Nessa situação, passa-se a ter duas questões a serem avaliadas e respondidas:

Como identificar o cão portador?
Uma vez identificados os portadores, todos devem ser retirados da reprodução?

Havendo teste genético laboratorial para a doença, fica mais fácil o rastreamento dos cães portadores. Não havendo um teste, a análise de um *heredograma* é necessária para a tentativa de reconhecimento dos cães portadores. Em um heredograma, todos os acasalamentos conhecidos de um *pedigree*, o mais amplo possível, são representados, indicando-se os animais afetados – homozigotos recessivos – e os não afetados. Quanto maior for esse *pedigree*, ou seja, mais completo, mais facilmente será possível inferir quais cães não afetados são portadores (heterozigotos) e quais são homozigotos dominantes (Quadro 15.3).

Os cães afetados deveriam ser retirados de reprodução. Em relação aos cães portadores, deve-se avaliar o nível de intensidade de seleção que será promovido. Isso significa que, ao se optar por um alto nível de intensidade de seleção, a maior parte ou a totalidade dos animais porta-

Quadro 15.3 Heredograma.

Um heredograma é uma representação de um histórico familiar que ressalta a herança de uma ou mais características. Ele é usado como ferramenta para se estudar uma herança.[2] Os principais símbolos usados em um heredograma são:

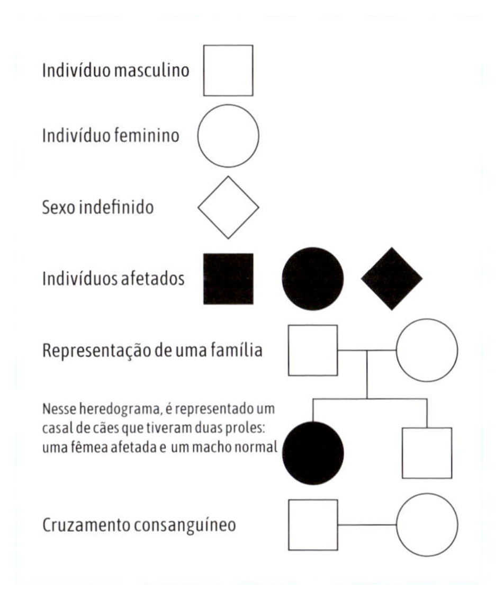

Para a identificação dos indivíduos em um heredograma, cada geração é representada por um algarismo romano, e os indivíduos dessa geração, por algarismos arábicos, contados da esquerda para a direita.[2]

Para exemplificar um heredograma, será considerado o histórico de uma família da raça Boxer, mostrado na figura a seguir.

(continua)

Quadro 15.3 Heredograma. *(continuação)*

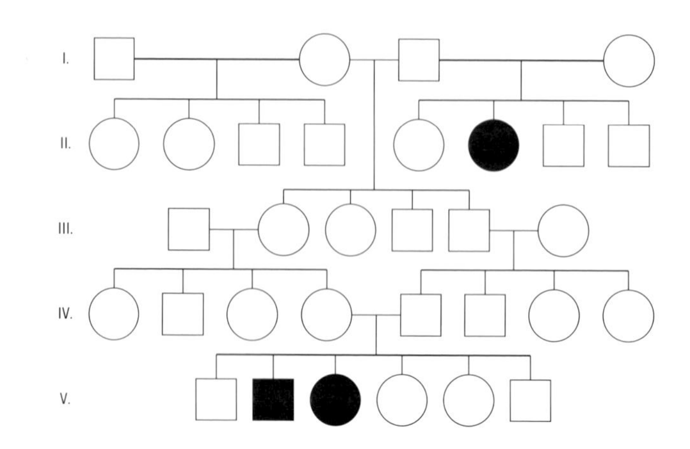

O cruzamento entre um casal normal (IV.4 e IV.5) deu origem a 6 filhotes, sendo dois deles (um macho [V.2] e uma fêmea [V.3]) afetados por uma doença cardíaca caracterizada por aumento do ventrículo esquerdo, insuficiência cardíaca congestiva e fraca contração do miocárdio.[19] Fez-se a construção do histórico familiar e constatou-se que tal desordem já havia ocorrido na prole do bisavô dos animais afetados. Doenças genéticas que aparecem na prole de pais normais geralmente são causadas por um alelo recessivo.[2] O fato de a doença acometer fêmeas e machos em proporção semelhante indica que a herança é autossômica. O diagnóstico de um veterinário confirmou que se tratava de uma doença genética de herança autossômica recessiva, conhecida como cardiomiopatia dilatada.[19] A análise do heredograma indica que os indivíduos (IV.4 e IV.5) são heterozigotos. O alelo que confere a doença possivelmente originou-se do indivíduo I.3. Dado o fato que, em outro cruzamento, I.3 teve um filho doente, ele certamente é heterozigoto e transmitiu o alelo recessivo para III.2 e III.5, que, por sua vez, transmitiram para IV.4 e IV.5, respectivamente. Conforme exemplificado, o cruzamento entre indivíduos aparentados (consanguíneos) favoreceu o surgimento da doença.

dores será retirada da reprodução. Um menor nível de intensidade de seleção garantirá que vários portadores possam ser escolhidos para serem pais da nova geração.

Um dos principais fatores que ajuda a se tomar a decisão quanto à intensidade de seleção é o número de indivíduos existentes na raça ou na população.[14] Quanto menor for a população, menor terá de ser a intensidade de seleção, pois ao se retirarem muitos animais de reprodução (afetados e portadores) por conta de uma característica (a doença genética), se está reduzindo a variabilidade genética dessa população, que já é baixa, de modo que as outras várias características a serem selecionadas serão muito prejudicadas. Em raciocínio inverso, quanto maior for a população da raça, mais rigoroso pode ser o processo seletivo.

Uma coisa é certa: quanto mais informação houver, quanto mais animais portadores forem identificados, melhores serão as decisões de acasalamentos a serem assumidas. Sabendo da existência do portador, um acasalamento entre homozigoto dominante e heterozigoto (portador) será sempre melhor para a raça do que a reprodução de dois heterozigotos.

Um exemplo da importância de um rastreamento de *pedigrees* o mais completo possível é a doença do armazenamento de cobre em cães (desordem autossômica recessiva), comum na raça Bedlington Terrier. Não existe teste laboratorial genético para identificar portadores, e os cães afetados são reconhecidos pela mensuração de cobre em biópsias de fígado, a partir de 1 ano de idade. Os animais afetados e não tratados morrem entre 2 e 5 anos de idade, tendo muitas vezes já reproduzido. Devido a essas circunstâncias, 25% dos cães da raça são afetados, 50% são portadores e 25% são homozigotos dominantes.[20] Um trabalho de seleção a longo prazo, montando-se heredogramas grandes e com o máximo de informação dos animais afetados, ajuda na identificação de portadores e na redução da frequência dessa doença na raça.

Doenças ligadas ao sexo

Doenças ligadas ao sexo são caracterizadas por alelos deletérios no cromossomo X. No caso de doenças ligadas ao X recessivas, as fêmeas só serão afetadas se receberem dois alelos deletérios, um de uma mãe portadora ou doente e o outro do pai, necessariamente doente, uma vez que ele só possui um cromossomo X – lembre-se, machos são XY. Por consequência, doenças ligadas ao sexo são mais comuns em machos do que em fêmeas, uma vez que a probabilidade de receber um alelo deletério (no caso dos machos) é maior do que receber dois (no caso das fêmeas).

Caso haja um teste laboratorial genético para a doença, é possível fazer a detecção da fêmea portadora. Se não houver, é necessário o estudo de heredogramas. Se um macho é afetado, necessariamente sua mãe é portadora, dado que ele recebe o Y do pai e o X da mãe; se esse macho for usado na reprodução, nenhum filho seu será afetado e todas as suas filhas serão portadoras e, talvez, afetadas, se o pai tiver acasalado com uma fêmea afetada ou portadora. Se uma fêmea afetada for usada na reprodução com um macho normal, todos os seus filhos serão afetados, e suas filhas, portadoras. Assim, uma fêmea afetada usada para a reprodução é mais prejudicial para a raça do que um macho.

Doenças ligadas ao sexo e dominantes são raras. Nesses casos, todo macho afetado produz filhas doentes, ou seja, independentemente do genótipo da mãe, o cromossomo X que ele passou para a filha vai desencadear a doença, mesmo que ela seja heterozigota.

Seleção contra doenças genéticas de herança poligênica

Enquanto a identificação e o controle de doenças genéticas associadas a um gene é relativamente simples, o mesmo não pode ser dito de doenças hereditárias de herança poligênica ou mais complexa. O grande número de genes envolvidos, somado à maior ou menor influência ambiental na expressão fenotípica, gera dificuldade no controle e redução da frequência dessas doenças em uma população.[18] Cânceres, várias anomalias do coração e a displasia coxofemoral são exemplos importantes desse tipo de doença para várias raças caninas.

Devido à complexidade da herança e da manifestação dos genótipos em fenótipos, fica mais evidente ainda a ideia de redução da frequência dessas doenças nas raças em vez de sua efetiva eliminação.

Como abordado anteriormente, quanto maior a herdabilidade para a característica – a desordem genética em questão –, mais fácil o processo seletivo.[14] Por conta disso, cabe uma discussão importante acerca de doenças de baixa herdabilidade: seria a população que teria baixa variabilidade genética para a doença ou o meio ambiente que estaria influenciando muito na expressão fenotípica dos cães de determinada população?

Um exemplo muito importante é a displasia coxofemoral, dado que alguns países, como Noruega e Finlândia, têm tentado há anos rastrear um número grande de cães de várias raças – apesar de muitas vezes não passarem de 40% dos indivíduos de principais raças, como o Pastor Alemão – e, ainda assim, não conseguem reduzir a frequência da doença nas populações. Dois importantes aspectos devem ser analisados. O primeiro diz respeito ao fato de a informação existente aparentemente estar sendo mal utilizada. Há uma preocupação com o fenótipo dos indivíduos que se acasalarão (se são normais ou não), quando, na verdade, deveria haver preocupação com os fenótipos de vários parentes desses cães também. Para uma característica de baixa herdabilidade, a informação de animais aparentados é tão ou mais importante que a dos próprios animais a serem acasalados. E quanto maior for o número de parentes avaliados, melhor.

O segundo aspecto a ser avaliado é a forma como a característica é "medida" nos cães. A análise radiográfica da articulação, classificando os animais de forma qualitativa, com vários elementos subjetivos, leva naturalmente a erros e, consequentemente, ao aumento da variação ambiental – os equívocos da medição levam a variações de resultados fenotípicos, que não são genéticos – herdabilidades menores que 0,3. Além disso, a literatura técnica mostra que não há uma grande certeza de que a classificação de "animal normal" recebida por um cão aos 2 anos de idade (idade utilizada como referência) possa se repetir em idades subsequentes; ou seja, esse tipo de medição não tem grande repetibilidade.[5]

Há certo tempo, a medição de um índice de frouxidão dos ligamentos de uma articulação tem sido feita para cães de algumas raças (exame de *PennHIP*). Existe uma associação forte e genética entre maiores frouxidões articulares e a displasia coxofemoral sintomática. Dessa forma, pode-se tratar o índice de frouxidão como uma característica que pode ser utilizada como critério para selecionar animais que produzirão filhos com menos displasia coxofemoral. Felizmente, esse índice de frouxidão é uma característica de alta herdabilidade (acima de 0,6 para várias populações estudadas) e de grande repetibilidade (cães com menos de 1 ano podem ser avaliados e os resultados encontrados são boas referências para a previsão da qualidade futura de sua articulação coxofemoral).[5] A combinação das informações dos fenótipos do animal e seus parentes para frouxidão de ligamento e para análise radiográfica é uma estratégia interessante para melhorar os resultados no processo de seleção. O exame radiográfico de *PennHIP* é feito por veterinários treinados e credenciados pela Universidade da Pensilvânia, nos EUA, local em que o procedimento foi idealizado e onde se localiza o banco de dados. No Brasil, há veterinários credenciados e aptos a realizar este exame.

Síndrome do reprodutor-popular

Um grande redutor de variabilidade genética e perpetuador de doenças em várias raças de cães é a *síndrome do reprodutor-popular*. A grande valorização de determinados indivíduos e alguns poucos parentes faz com que haja uma superutilização dos mesmos como reprodutores em vários criatórios. Muitas vezes, poucos animais passam a ser a única origem genética de uma nova geração de uma população inteira.[16,21]

O efeito do reprodutor-popular nada mais é que o resultado de um processo de seleção intenso acontecendo em vários criatórios ao mesmo tempo, ou seja, poucos animais (e aparentados) são escolhidos para serem pais da próxima geração de todos os plantéis. Há um processo de aumento de homozigose para os mesmos alelos do reprodutor-popular em todos os plantéis de criadores que utilizaram exaustivamente esses animais na reprodução.

Quando, dentre os alelos, existem deletérios, o aumento da frequência de doenças genéticas é um resultado extremamente comum. A população tende a entrar em um processo de *depressão endogâmica*, diminuindo o progresso genético e aumentando o risco da concentração de alelos indesejáveis na população.

O *Kennel Club* da Noruega é um exemplo de instituição que busca o controle da síndrome do reprodutor-popular. A recomendação do clube é que nenhum reprodutor seja pai de mais de 5% dos filhotes registrados em uma raça durante um período de 5 anos (provável período de vida útil como reprodutor desse cão). Isso implica que, se em uma raça são registrados 400 filhotes por ano, um reprodutor não poderá ter produzido mais que 100 filhos dos 2.000 animais registrados no período de 5 anos.[16]

FERRAMENTAS DE AUXÍLIO AO MELHORAMENTO

Biotécnicas reprodutivas

Para aumentar a eficiência no melhoramento genético, é sempre necessária a busca por animais de valor genético superior para as características desejadas. No intuito de aumentar o ganho genético dentro de um programa de melhoramento, pode-se fazer uso das ditas ferramentas de auxílio, dentre as quais se destacam as biotécnicas reprodutivas. Apesar de os primeiros estudos acerca do uso de biotécnicas da reprodução terem sido realizados em cães no final do século XVIII, seu estudo e sua aplicação passaram por um longo interlúdio, e apenas nos últimos 20 anos tem-se observado um crescente interesse por parte dos veterinários e criadores no intuito de desenvolver e aplicar rotineiramente essas biotécnicas na criação de cães.[22]

Dentre todas as biotécnicas reprodutivas, a inseminação artificial (IA), aliada às técnicas de monitoramento de ciclo estral e à tecnologia de sêmen, tem sido aquela mais amplamente difundida na criação de cães, tanto que dispõe de um capítulo específico no presente livro. A IA consiste em, após a obtenção do sêmen fresco, refrigerado ou criopreservado, depositá-lo no trato genital da fêmea a ser inseminada no momento mais oportuno. Dentre as inúmeras vantagens apresentadas por essa técnica, destaca-se sua relevância na possibilidade de utilização de material genético de animais de alto interesse zootécnico por um espaço indeterminado de tempo quando do uso do sêmen criopreservado. Outra vantagem ressaltada é a possibilidade de quebra de fronteiras, haja vista que a IA permite o intercâmbio de material genético valioso entre regiões distantes, reduzindo os custos e riscos com o transporte dos animais.[22,23]

Ao longo das duas últimas décadas, diversos estudos têm sido conduzidos no intuito de desenvolver protocolos para a aplicação de outras biotécnicas reprodutivas nos cães. Paradoxalmente, no entanto, a tecnologia de embriões, que é uma ferramenta já bastante difundida na criação de animais de produção, tem nos cães uma aplicação ainda limitada aos experimentos realizados por instituições de pesquisas.[23] Nesse aspecto, ressalta-se que recentemente, no ano de 2015, obteve-se o nascimento de cães a partir da produção *in vitro* de embriões,[24] contudo, devido à complexidade dos procedimentos associados à técnica, sua disponibilidade aos criadores demandará ainda muito tempo e muitos estudos. Por outro lado, a clonagem, que permite a produção de um indivíduo geneticamente idêntico ao original doador, tem sido foco de muitas pesquisas, e recentemente de investimento por parte de algumas empresas comerciais. Assim, a empresa Sooam Biotech Research Foundation, localizada em Seul, na Coreia, tem noticiado a oferta do serviço comercial de clonagem de cães a um custo médio de cem mil dólares americanos por clone, através do domínio https://myfriendagain.com. Outras empresas, como a Per-

PETuate Inc., localizada em Worcester, Massachusetts, Estados Unidos, tem ofertado o serviço de armazenamento de células somáticas de cães vislumbrando uma posterior clonagem, haja vista o desenvolvimento e a popularização da técnica ainda enfrentarem imensos obstáculos.

Necessário ressaltar que, de modo geral, costuma haver bastante confusão quanto à crença de que biotécnicas reprodutivas promoveriam a multiplicação de fenótipos e genótipos desejáveis em qualquer espécie. Na verdade, esse potencial melhorador depende de um conhecimento prévio e da sua forma de utilização. A seleção errônea de um material genético inadequado poderia resultar na disseminação de fenótipos e genótipos indesejáveis, contribuindo para um retrocesso em um programa de melhoramento genético, atrasando em anos o avanço de qualquer criação.

Sistemas de bases de dados

Com o intuito de melhor gerenciar os acasalamentos, diferentes *softwares* estão disponíveis para os criadores de cães. Na verdade, esses sistemas correspondem a bancos de dados coletados ao redor do mundo, sendo estes alimentados pelos próprios criadores. Dentre os programas, merece destaque o *Pedigree Database Online* (PDO), disponível no domínio https://pedigreedatabaseonline.com, criado pela empresa Pi3d, situada em Arnhem, Holanda. Essa ferramenta tem sido disponibilizada gratuitamente em rede virtual para clubes cinófilos e criadores, provendo informações relativas a registros genealógicos, simulação de acasalamentos, cálculo de coeficientes de endogamia e perda de variabilidade genética por até 10 gerações, bem como busca por ancestrais mútuos.

Além disso, empresas como a Optigen® (LLC Cornell Business & Technology Park, Ithaca, Nova York, EUA) têm disponibilizado diagnósticos moleculares e informações acerca de doenças hereditárias em cães através do domínio www.optigen.com. Dentre as doenças passíveis de diagnóstico, podem ser citadas algumas presentes em diferentes raças, como atrofia progressiva de retina (PRA), catarata (HSF4-1 e 2), doença de degeneração dos cones (CD), retinopatia multifocal canina (CMR), luxação primária da lente (PLL), entre outras. Ainda são oferecidos testes diagnósticos de doenças presentes em grupos específicos de cães, como a ataxia cerebelar (NCL-A) em Terriers, a nefropatia familiar (FN) do Cocker

Spaniel Inglês, a acromatopsia (ACHM), dentre outras. Com base nos resultados desses testes genéticos, é possível alimentar as bases de dados disponibilizadas pelo PDO e calcular a probabilidade de transmissão de alelos deletérios, com a formação de genótipos homozigotos, dentro de uma criação.

Faz-se necessário ressaltar, no entanto, que a confiabilidade dos resultados mostrados pelos referidos programas depende da veracidade das informações registradas no sistema pelos próprios criadores. Desse modo, se bem utilizados, esses programas podem facilitar bastante um sistema de criação; do contrário, apenas perpetuarão características indesejáveis.

REFERÊNCIAS

1. Bourdon RM. Understanding animal breeding. New Jersey: Prentice-Hall, 1997.
2. Pierce B. Genética: um enfoque conceitual. Rio de Janeiro: Guanabara Koogan, 2004.
3. Pereira JCC. Melhoramento genético aplicado à produção animal. 6.ed. Belo Horizonte: FEPMVZ, 2012.
4. Falconer DS, Mackay TFC. Introduction to quantitative genetics. 4.ed. Essex: Longman Group, 1996. 464p.
5. Smith GK. Strategies to control canine hip dysplasia: the need for veterinarian and breeder alliance. In: Tufts' Canine & Feline Breeding and Genetics Conference; 2005 Sep 29-Oct 1; Sturbridge, EUA.
6. Battaglia CL. Pedigree analysis. In: Tufts' Canine & Feline Breeding and Genetics Conference; 2005 Sep 29-Oct 1; Sturbridge, EUA.
7. Bell JS. Genetic counseling and breeding management of hereditary disorders. In: Tufts' Canine & Feline Breeding and Genetics Conference; 2005 Sep 29-Oct 1; Sturbridge, EUA.
8. Giger U, Sheppard CN. How to recognize and screen for hereditary diseases. In: Tufts' Canine & Feline Breeding and Genetics Conference; 2005 Sep 29-Oct 1; Sturbridge, EUA.
9. Hazel LN. The genetic bases for constructing selection indexes. Genetics 1943; 28:476.
10. South African Boerboel Breeders' Society (SABBS). Disponível em: https://sabbs.org/the-boerboel/appraisal-registration. Acesso em: 24/04/2019.
11. Bell JS. The ins and outs of pedigree analysis, genetic diversity, and genetic disease control. In: Tufts' Canine & Feline Breeding and Genetics Conference; 2005 Sep 29-Oct 1; Sturbridge, EUA.
12. Wright S. Coefficients of inbreeding and relationship. Am Nat 1922; 56(645):330-8.
13. Dreger DL, Rimbault M, Davis BW, Bhatnagar A, Parker HG, Ostrander EA. Whole genome sequence, SNP chips and pedigree structure: building demographic profiles in domestic dog breeds to optimize genetic trait mapping. Dis Model Mech 2016; 9: 1445-60.

14. Grégoire L. Genetic diversity, inbreeding and breeding practices in dogs: results from pedigree analyses. Vet J 2011; 189:177-82.
15. Bell JS. Removing the stigma of genetic disease. In: Tufts' Canine & Feline Breeding and Genetics Conference; 2005 Sep 29-Oct 1; Sturbridge, EUA.
16. Indrebo A. Breeding healthy dogs: a breeders perspective. EJCAP 2005; 15(1):17-21.
17. Dziuk E. Canine health information center: practical applications for breeders. In: Tufts' Canine & Feline Breeding and Genetics Conference; 2005 Sep 29-Oct 1; Sturbridge, EUA.
18. Oberbauer AM. Strategies for identifying and managing complex genetic disorders. In: Tufts' Canine & Feline Breeding and Genetics Conference; 2005 Sep 29-Oct 1; Sturbridge, EUA.
19. Online Mendelian Inheritance in Animals (OMIA). Sydney School of Veterinary Science. University of Sydney. Disponível em: https://omia.org/home/. Acesso em: 24/04/2019.
20. Duffendack JC, Mostoskey UV, Padgett GA, Stinson AW, Brewer GJ. Canine molecular genetic diseases. In: Tufts' Canine & Feline Breeding and Genetics Conference; 2005 Sep 29-Oct 1; Sturbridge, EUA.
21. Bell JS. Popular-sire syndrome: keeping watch over health and quality issues in purebreds. In: Tufts' Canine & Feline Breeding and Genetics Conference; 2005 Sep 29-Oct 1; Sturbridge, EUA.
22. Silva AR, Cardoso RCS, Silva LDM. Principais aspectos ligados à aplicação da inseminação artificial na espécie canina. Rev Port Cienc Vet 2003; 98(576):53-60.
23. Silva LDM, Silva AR, Cardoso RCS, Lima AKF, Silva TFP. Biotécnicas aplicadas à reprodução de cães e gatos. In: Gonçalves PBD, Figueiredo JR, Freitas VJF (orgs.). Biotécnicas aplicadas à reprodução animal. 2.ed. São Paulo: Roca, 2008. v. 1, p.181-200.
24. Nagashima JB, Sylvester SR, Nelson JL, Cheong SH, Mukai C, Lambo C et al. Live births from domestic dog (*Canis familiaris*) embryos produced by *in vitro* fertilization. PLoS One 2015; 10(12):e0143930.

CAPÍTULO 16

Castração e controle temporário da fertilidade

Patricia Maria Coletto Freitas
Erika Christina Santos Oliveira
Marcelo Rezende Luz

INTRODUÇÃO

Nos últimos anos, métodos de prevenção ou bloqueio da reprodução têm sido descritos para o controle da fertilidade de cães, os quais incluem cirurgia, terapia hormonal e, mais recentemente, controle imunológico e químico.[1]

A esterilização de cães, também conhecida como castração, pode ser indicada para:

- Reprodutores que, por algum motivo, não podem ou não devem ser mais utilizados na reprodução;
- Controle populacional (acasalamentos indesejados);
- Diminuição de comportamento característico do macho, como monta, demarcação pela urina e agressividade (embora com resultados variáveis);
- Prevenir ou tratar animais com doenças dependentes dos hormônios masculinos;
- Animais com doenças potencialmente transmissíveis para os filhos durante o acasalamento;
- Animais com idade avançada, sendo considerados "idosos" do ponto de vista reprodutivo.

Nas fêmeas, a castração traz alguns benefícios, dentre os quais:[2]

- Param de atrair os machos;
- Redução do comportamento de fuga em busca de um parceiro sexual;
- Pode diminuir a incidência de tumores mamários;
- Previne doenças como piometra, tumores ovarianos, cistos ovarianos etc.;
- Desaparecem as secreções vaginais do proestro, muitas vezes consideradas desagradáveis pelos proprietários.

Todavia, pode haver algumas consequências negativas da castração já em curto e médio prazos, que incluem aumento do peso corporal, aumento do apetite e decréscimo da atividade física. Todos esses fatores associados predispõem o animal castrado à obesidade.

Recentemente, além de a castração ser utilizada e indicada devido aos fatos acima descritos, alguns veterinários e criadores vêm discutindo e divulgando a castração de filhotes ainda muitos jovens, antes da puberdade, ou seja, a castração pré-púbere. Essa indicação seria para os filhotes que, "teoricamente", não devem ser utilizados como reprodutores. As justificativas são as mais diversas possíveis, indo desde excluir os animais que não seriam destinados à criação profissional, mas apenas para companhia, até evitar que esses animais produzam descendentes mestiços, decorrentes de acasalamentos não programados ou desejados. Entretanto, castrações em animais extremamente jovens não são isentas de riscos, podendo potencializar alterações na estrutura física, bem como predispor a doenças futuras.

A *Parsemus Foundation*, uma organização não governamental norte-americana[3] que promove estudos de medicina baseada em evidências para a saúde animal, em parceria com a Dra. Michelle Kutzler, da Oregon State University (EUA), propôs que todos pensem na *individualização das indicações para as castrações de cães*. Assim, em um futuro bem próximo – para não dizer atualmente –, a indicação de castrar ou não um animal e a idade para fazê-lo dependerão não só do objetivo almejado com a castração daquele indivíduo, mas também de raça, sexo e porte do animal; além disso, a técnica de castração poderá também variar. Como exemplo, podem ser citadas as raças Boxer e Rottweiler, cujos proprietários já questionam a necessidade ou não de castração, devido à alta incidência (até

65%) de incontinência urinária em cães da raça Boxer (além de diversos outros problemas de saúde que podem ser potencializados pela castração) e à propensão a tumores ósseos (p. ex., osteossarcoma) em cães da raça Rottweiler, do mesmo modo que ocorre em raças gigantes.[4]

Assim, neste capítulo serão discutidos os diferentes procedimentos de esterilização e controle temporário da fertilidade, além das indicações, os prós e os contras de cada método, bem como as possíveis consequências da castração na saúde animal.

ESTERILIZAÇÃO CIRÚRGICA (CASTRAÇÃO CIRÚRGICA)

Métodos

Dentre os meios de esterilização cirúrgica, há vários que podem ser utilizados. A escolha do método depende de vários fatores e deve ser previamente discutida com o veterinário responsável pelo procedimento. Como exemplo desses fatores de escolha, tem-se: experiência profissional, aporte financeiro e objetivo da esterilização, como prevenção de doenças reprodutivas, esterilização sem alterar a produção dos hormônios sexuais, entre outros.

A esterilização cirúrgica pode ser realizada por meio da orquiectomia ou vasectomia nos machos, e por ovariossalpingo-histerectomia, ovariectomia ou histerectomia nas fêmeas.

Nenhuma cirurgia é 100% isenta de riscos.[5]

Esterilização cirúrgica de machos

Orquiectomia

No Brasil, a orquiectomia (*neutering*) é a técnica de castração mais utilizada para cães (Figura 16.1). Consiste na retirada cirúrgica dos testículos, dos epidídimos e de parte dos cordões espermáticos.[6]

As razões para se escolher essa técnica incluem, além da esterilização do macho, o auxílio na prevenção de doenças relacionadas aos hormônios masculinos (andrógenos), como doenças prostáticas (p. ex., hi-

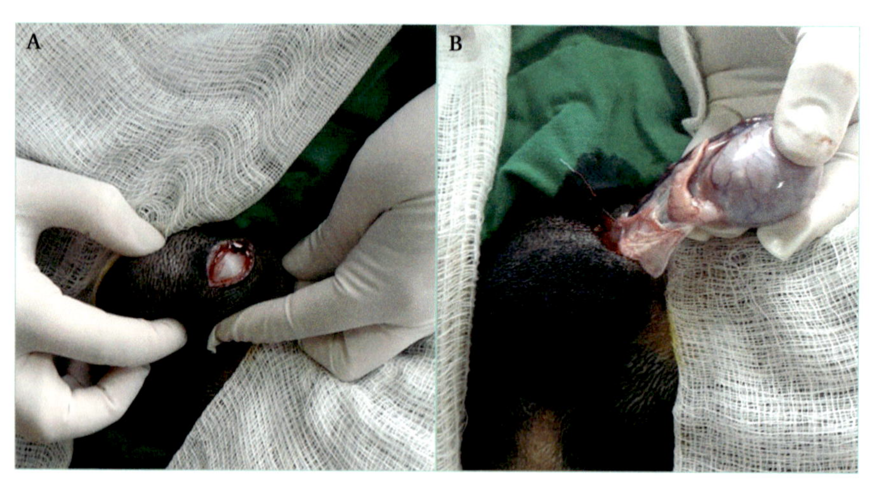

Figura 16.1 A e B. Orquiectomia em cão.

perplasia prostática benigna – HPB), adenoma perianal e hérnia perineal. Além disso, auxilia no controle de epilepsia, na diminuição do comportamento indesejável de micção para demarcar territórios[7] e na agressividade, bem como no tratamento de tumores testiculares e orquites não responsivas a tratamento. Outra indicação para se realizar orquiectomia é a esterilização de animais que possuem doenças hereditárias, com a finalidade de não propagar a doença.

Para realizar esse procedimento cirúrgico, o animal deve passar por uma avaliação veterinária e realizar alguns exames laboratoriais, procedimento este denominado pré-operatório.[7] Nele será verificado se o animal está em condições de ser anestesiado e operado. Vale ressaltar que para realizar esse tipo de cirurgia, os animais devem receber anestesia geral e analgésicos.[7] No período pós-operatório, devem-se administrar ao animal analgésico e antibióticos conforme a indicação do veterinário, além de cuidar da ferida cirúrgica para que não ocorra contaminação. A sutura da pele do animal realizada com fios cirúrgicos deve ser removida após 10 dias do procedimento cirúrgico.

Vasectomia

Há proprietários que solicitam a realização de vasectomia (Figura 16.2) em vez de orquiectomia para manter a produção dos hormônios masculinos no animal. Como esse procedimento não interfere nos testí-

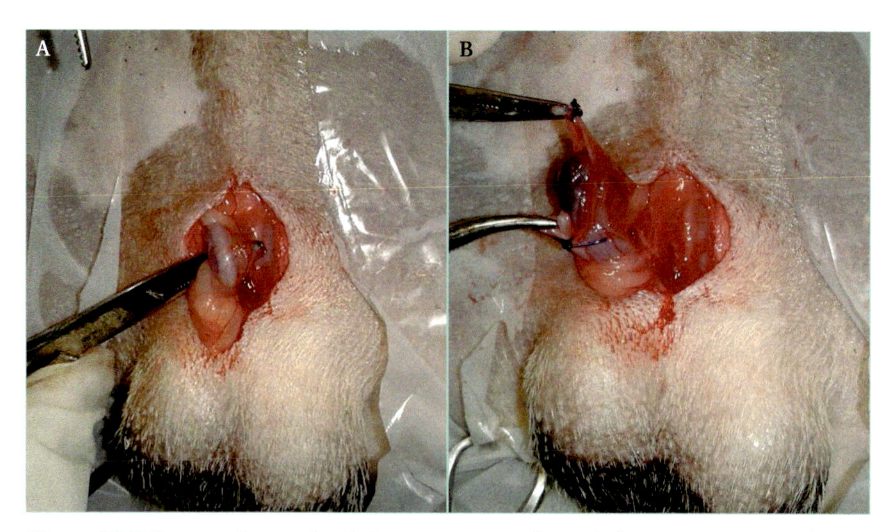

Figura 16.2 Vasectomia em cão. **A.** Destaque para o ducto deferente intacto. **B.** Observe o ducto deferente após a ligadura e ressecção de fragmento.

culos, os hormônios masculinos continuam sendo produzidos. Assim, não há absolutamente nenhuma mudança no comportamento do animal ou potencialização de doenças relacionadas à falta desses hormônios.[6,7] A técnica consiste em remover cirurgicamente um fragmento do ducto deferente (canal por meio do qual os espermatozoides migram do epidídimo, onde estavam armazenados, até a uretra no momento da ejaculação) e assim causar a interrupção do fluxo de espermatozoides.[7]

Os cuidados descritos no pré- e pós-operatório para a técnica de orquiectomia devem ser os mesmos adotados para esta cirurgia. Este procedimento somente deve ser realizado com o animal sob anestesia geral.

A maioria dos cães torna-se azoospérmico (ejaculado sem presença de espermatozoides) até 1 semana após a cirurgia,[8] ou seja, tornam-se estéreis.

Esterilização cirúrgica de fêmeas

Ovariossalpingo-histerectomia (ovário-histerectomia, pan-histerectomia, OSH)

Atualmente, no Brasil, a ovariossalpingo-histerectomia (*spaying*) (Figura 16.3) é a técnica mais utilizada por veterinários para castração de cadelas. Essa técnica consiste na remoção cirúrgica de ovários, útero e

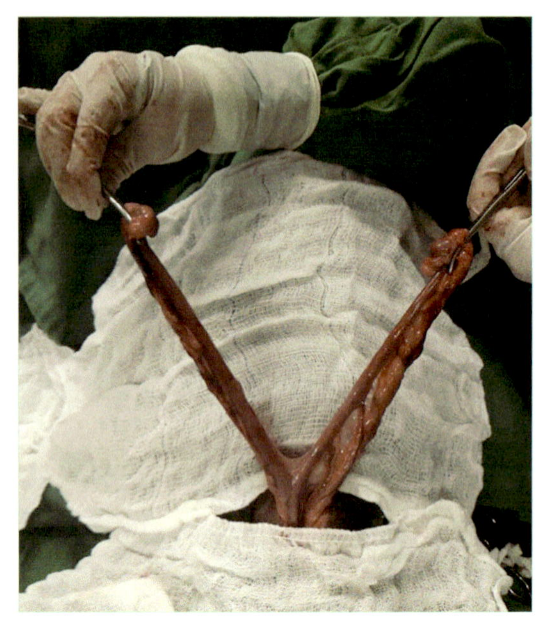

Figura 16.3 Ovariossalpingo-histerectomia em cadela.

tubas uterinas. Ela pode ser realizada de formas distintas, como a abertura do abdômen pela linha média ou pelo flanco para a retirada dos órgãos; a cirurgia videolaparoscópica, em que a retirada dos órgãos ocorre por pequenas aberturas no abdômen; ou a videocirurgia via NOTES, na qual o acesso aos órgãos se dá por meio de orifícios naturais, no caso da cadela, pela vagina.[9]

As razões para se escolher essa técnica de esterilização incluem, além da esterilização da fêmea, a prevenção de tumores mamários, metrite, neoplasias (ovariana, uterina ou vaginal), prolapso uterino e hiperplasia vaginal[10]; a prevenção e o tratamento da piometra; o impedimento da reprodução de fêmeas portadoras de doenças hereditárias que possam originar descendentes portadores de genes para essas anormalidades; a prevenção, o controle e o tratamento de algumas anormalidades endócrinas, como a diabetes mellitus; e o controle de epilepsia[11] e de dermatoses (p. ex., sarna demodécica).[7]

Para essa técnica, devem-se adotar os mesmos cuidados descritos para o pré- e pós-operatório da cirurgia de orquiectomia. O procedimento somente deve ser realizado com o animal sob anestesia geral. Além disso, por essa técnica ser mais invasiva, visto que ocorre a abertura da cavidade abdominal do animal, o que ocasiona dor de grau moderado a intenso,[9] superior quando comparada à orquiectomia e vasectomia, é de extrema importância a administração de analgésicos e anti-inflamatórios no pós-operatório, conforme orientação do veterinário. Deve-se, ainda, cuidar da ferida cirúrgica, para que não ocorra contaminação.

Ovariectomia

Em diversos países europeus já não se realiza OSH em cadelas sadias, mas apenas ovariectomia.[12] Esta técnica consiste na retirada cirúrgica apenas dos ovários, permanecendo o útero no abdômen. É uma técnica menos invasiva e que despende menos tempo em comparação à OSH.[13]

A ovariectomia é indicada para as fêmeas em que se objetiva a esterilização e a prevenção de tumores mamários.[13] Já foi comprovado que após a ovariectomia, o útero atrofia por falta da ação hormonal e, portanto, não haveria necessidade de sua retirada, pois não há aumento dos riscos de piometra e outras complicações.[12,14] Nesse caso, o útero só é removido quando se evidencia alguma doença uterina durante a cirurgia. No Brasil, em função do uso indiscriminado de contraceptivos hormonais em cadelas, essa técnica deve se restringir aos animais que não fizeram uso desses medicamentos, e principalmente em fêmeas jovens.

O procedimento somente deve ser realizado com o animal sob anestesia geral. O pós-operatório é similar ao descrito para a OSH, ou seja, uso de analgésicos, anti-inflamatórios, antibióticos (conforme indicação do veterinário) e cuidados com a ferida cirúrgica.

Histerectomia

Recentemente, veterinários de alguns países, sobretudo dos EUA, já estão indicando a realização de castração apenas por histerectomia, ou seja, a retirada cirúrgica do útero, deixando os ovários no abdômen, para manter a produção dos hormônios sexuais. São as chamadas castrações parciais, ou *ovary-sparing spay*, em inglês.[15] É uma forma de esterilizar o animal sem aumentar os riscos e impactos negativos na sua saúde pela ausência dos hormônios sexuais[3] (ver adiante). Assim, esta técnica cirúrgica de esterilização, anteriormente impensável para a cadela, vem sendo recentemente indicada[3] quando se deseja preservar os ovários, face aos novos conhecimentos dos efeitos deletérios sobre a saúde canina da remoção das gônadas e a consequente cessação da produção dos hormônios sexuais.[16]

A histerectomia é indicada para as fêmeas em que se objetiva a esterilização em si, pois impedirá a ocorrência de gestações, mas com a manutenção da produção dos hormônios sexuais.

Esse procedimento somente deve ser realizado com o animal sob anestesia geral. Nessa técnica, durante a remoção do útero, a cérvix tem de ser totalmente removida, pois assim o animal não correrá riscos de desenvolver piometra de coto uterino. O pós-operatório é similar ao descrito para a OSH, ou seja, uso de analgésicos, anti-inflamatórios e antibióticos (conforme a indicação do veterinário) e cuidados com a ferida cirúrgica.

Lembrete: Independentemente da cirurgia realizada, cuidados devem ser dispensados para controle da dor pós-operatória e monitoramento de hemorragia e infecções.

ALTERNATIVAS CONTRACEPTIVAS NÃO CIRÚRGICAS PARA MACHOS

Muitas pesquisas têm sido realizadas na tentativa de tornar os métodos de contracepção, sejam eles temporários ou definitivos, mais acessíveis à população. O bloqueio reprodutivo no macho pode ser obtido por meio de intervenção cirúrgica – orquiectomia ou vasectomia, como descrito anteriormente –, e com o uso de vacinas, terapia medicamentosa ou pela utilização de agentes esclerosantes nos testículos ou epidídimos.

Uso de hormônios análogos ao GnRH

Os hormônios similares (análogos) ao GnRH agem como o próprio GnRH do animal. Entretanto, em médio e longo prazos, eles inibem a produção e liberação de FSH e LH e, consequentemente, o funcionamento do eixo reprodutivo hormonal. Dessa forma, levam à diminuição da produção de testosterona e LH, e à ausência de espermatozoides no ejaculado (azoospermia), além de inibir a libido do cão.[17]

Os análogos do GnRH são contraceptivos temporários, e o animal tem sua atividade reprodutiva reestabelecida após a interrupção da sua utilização. Alguns exemplos são a deslorelina (Suprelorin®) e a azaglinafarelina (Gonazon®).

A deslorelina tem sido usada experimentalmente em cães na forma de implantes, aplicados no tecido subcutâneo, isto é, abaixo da pele.[18,19] Até o momento, não se conhece nenhum efeito adverso decorrente do uso dos implantes; a esterilidade é alcançada em até 3 meses após o implante[20] e tem um período de ação estimado entre 8 e 12 meses, ocorrendo retorno da fertilidade após a retirada do implante. O Suprelorin® foi registrado para ser utilizado em machos caninos na Austrália, Nova Zelândia e União Europeia. Além do uso em cães adultos, quando aplicado em filhotes, retarda o início da puberdade em até 3 anos de idade, sendo mais uma estratégia eficaz para diminuição da fertilidade com fins de controle populacional.[21] Em cães adultos, seu uso diminui o comportamento de agressividade em 75% dos casos.

A azaglinafarelina também é utilizada na forma de implante subcutâneo e, de acordo com informações do fabricante, trata-se de um medicamento seguro que pode ser aplicado em machos e também em fêmeas pré-púberes ou adultas. A contracepção se estende por um período de até 1 ano após o implante e não parece interferir no desenvolvimento corporal dos animais submetidos ao tratamento.[22] Em machos, há diminuição da testosterona produzida, bem como do comportamento de agressividade, sendo este mais efetivo quando o implante é utilizado em cães com menos de 3 anos de idade.[23] Também pode ser utilizada para tratamento de casos de agressividade, demarcação de território e diminuição da libido, obtendo sucesso em aproximadamente 87% dos casos.[22] O Gonazon® foi aprovado para comercialização na União Europeia em 2006, mas o fabricante ainda não o disponibilizou no mercado.

No Brasil, tanto a deslorelina quanto a azaglinafarelina não estão disponíveis para uso em cães.

Uso de vacinas anti-GnRH

Já existem pesquisas com vacinas que imunizam o cão contra a ação do GnRH produzido pelo próprio animal, ou seja, bloqueiam o funcionamento do eixo reprodutivo hormonal, impedindo que haja produção e liberação dos hormônios hipofisários, necessários ao funcionamento testicular.

O efeito contraceptivo em animais submetidos à vacinação anti-GnRH pode ser observado em média 3 a 3,5 meses após a vacinação. Essa vacina foi utilizada em caráter experimental e causou infertilidade em cães, gatos e algumas outras espécies por 1 a 6 anos após uma única aplicação. Porém, a contracepção com vacinas anti-GnRH é mais eficaz em fêmeas do que em machos, provavelmente devido às diferenças nos padrões de produção de hormônios entre os sexos.[24,25]

Atualmente, o uso dessa vacina encontra-se temporariamente suspenso nos EUA, devido aos efeitos colaterais, como granuloma e abscesso no local da aplicação, mas uma nova formulação foi desenvolvida e parece estar em vias de liberação para comercialização. No Brasil, a vacina não se encontra comercialmente disponível para cães.

Uso de agentes esclerosantes testiculares

Em algumas situações, pode-se interromper de forma permanente a fertilidade do animal sem cirurgia, e a esterilização por meio de injeção intratesticular de agentes esclerosantes é uma alternativa viável (Figura 16.4). É a chamada "castração química". Essa técnica tem se mostrado um método tão eficaz quanto a clássica orquiectomia, pois os agentes es-

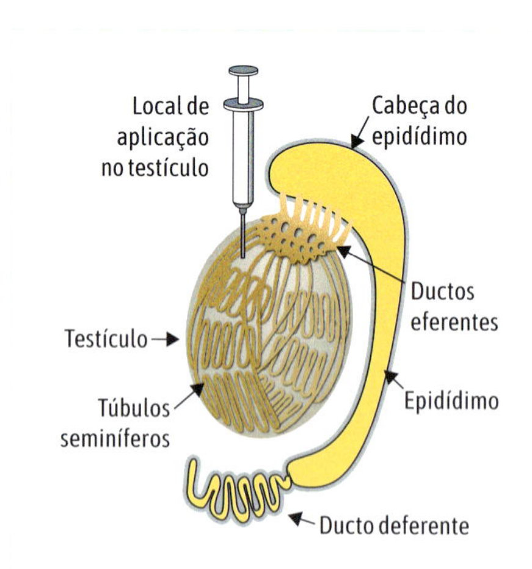

Figura 16.4 Ilustração esquemática da injeção de gluconato de zinco no interior do testículo.

clerosantes injetados no interior do testículo causam a degeneração do órgão, sem a necessidade de remoção dos testículos. Na atualidade, as substâncias que têm sido utilizadas comercialmente e/ou experimentalmente na castração química de cães incluem o gluconato de zinco e o cloreto de cálcio.

A castração química realizada com gluconato de zinco possui vantagens em relação à orquiectomia, por se tratar de uma técnica menos onerosa e mais simples de ser realizada, além de menos invasiva e de não exigir anestesia geral do animal. Isso faz com que um maior número de cães possa ser esterilizado em um mesmo período de tempo, auxiliando efetivamente no controle populacional canino. Por outro lado, a castração química não causa interrupção na produção de testosterona, diferente do que ocorre após a orquiectomia.[1,26] Sendo assim, a técnica não é indicada para o controle de doenças causadas pelos hormônios masculinos, como a hiperplasia prostática benigna, por exemplo, nem em casos nos quais se deseja a mudança do comportamento agressivo em machos.

Em 2003, foi lançado nos EUA o gluconato de zinco (Neutersol®) para uso apenas em cães entre 3 e 10 meses de idade. Em 2005, o produto deixou de ser comercializado e, em 2008, uma nova versão foi lançada no México (Esterilsol®). Posteriormente, este foi aprovado nos EUA, e em 2014, passou a ser comercializado neste país com o nome de Zeuterin® (além de México, Colômbia, Panamá e Turquia), também para castração química de cães de 3 a 10 meses de idade.

Desde 2003, outro agente esclerosante à base de gluconato de zinco e arginina (Testoblock®) vem sendo utilizado de modo experimental na esterilização de cães adultos.[1,27] De forma similar ao Zeuterin®, faz-se necessária a tranquilização medicamentosa do animal para evitar que o mesmo se movimente durante o procedimento. Após a aplicação, observa-se aumento de temperatura local (hipertermia) e edema dos testículos durante os primeiros 3 dias após o procedimento. A azoospermia ocorre em até 60 dias. Durante esse período, os animais devem ficar afastados das fêmeas em cio. Entretanto, até o momento, o Testoblock® não está disponível comercialmente no Brasil.

Em 2009, foi lançado comercialmente no Brasil o Infertile®, semelhante aos produtos anteriores, mas contendo dimetilsulfoxido (DMSO), composto anti-inflamatório que atua como carreador para ampliar a distribuição do gluconato de zinco pelo testículo. Além disso, sua concentração tem o dobro de gluconato de zinco.[26] O Infertile® pode ser utilizado na castração química de cães adultos e, na maioria dos casos, causa azoospermia dos animais tratados após 60 dias da aplicação. Quando o animal não se torna estéril, ocorre diminuição da motilidade e concentração dos espermatozoides em níveis que comprometem a fertilidade dos animais. Nos testículos, ocorrem alterações como degeneração e atrofia.[26]

O cloreto de cálcio (associado ao álcool etílico) é um composto com ação esclerosante que vem sendo utilizado em caráter experimental na castração química de cães nos EUA, Itália e Índia.[28,29] Diferentemente do gluconato de zinco, a administração do cloreto de cálcio é feita na região caudal do testículo, próximo à cauda do epidídimo. Além disso, relata-se a interrupção da produção de testosterona,[28] ou seja, a técnica pode ser indicada não apenas para fins de controle da fertilidade, mas também em casos nos quais se deseja mudança de características comportamentais (principalmente diminuição de libido, demarcação de território e comportamento de fuga). Após a aplicação, ocorre aumento da temperatura local e edema dos testículos nos primeiros 3 a 4 dias, bem como interrupção da função testicular aos 60 dias, semelhante ao observado quando da utilização do gluconato de zinco.[28,29] O cloreto de cálcio ainda não foi aprovado oficialmente nos EUA, mas o *American Veterinary Medical Association*, órgão semelhante ao Conselho Federal de Medicina Veterinária no Brasil, mantém uma lista que permite verificar a disponibilidade da técnica em cada estado do país. No Brasil, a castração química de cães realizada com injeção intratesticular de cloreto de cálcio associado ao álcool etílico ainda se encontra em caráter experimental.

Alguns animais submetidos à castração química com gluconato de zinco ou cloreto de cálcio podem apresentar desconforto durante os primeiros 3 dias após o procedimento. Essa maior sensibilidade pode ser evidenciada por meio de vocalização, lambedura e mordedura dos testículos e perda do apetite.[1,30]

Antes de realizar a castração química, seja com gluconato de zinco ou cloreto de cálcio, todos os animais devem ser submetidos à sedação, assim como devem receber analgésicos após o procedimento.

Mesmo sendo uma técnica aparentemente simples, a castração química por meio de injeção intratesticular de agentes esclerosantes só pode ser realizada por veterinários treinados. O uso inadequado da medicação pode causar irritação, dermatite e até ulceração do escroto do animal, fazendo com que ele precise ser submetido à orquiectomia com remoção total do escroto.

ALTERNATIVAS CONTRACEPTIVAS NÃO CIRÚRGICAS PARA FÊMEAS

Os medicamentos utilizados como contraceptivos em fêmeas podem causar o efeito de prevenção de cios, supressão de cios e interrupção de gestações indesejadas. São medicamentos que permitem um controle reprodutivo temporário das fêmeas, porém de forma reversível, ou seja, após interrupção do uso, os animais voltam a manifestar ciclos estrais.

Na maioria das vezes, o uso de medicamentos contraceptivos hormonais *não* é indicado para matrizes, pois não se conhecem profundamente os seus efeitos sobre a fertilidade futura do animal. Todavia, esses medicamentos podem ser utilizados em *situações muito específicas e pontuais*, com um nível de segurança razoável, se usado na dose mínima eficaz.[31]

Assim, a necessidade do uso, suas vantagens e seus riscos devem ser discutidos com o veterinário responsável, sempre caso a caso. Entretanto, nunca são indicados por dois ciclos consecutivos.[31]

Há países nórdicos, por exemplo, nos quais a esterilização cirúrgica eletiva de animais é proibida por motivos éticos e/ou legais, e esses medicamentos são usados como única opção de controle reprodutivo. Mas é importante ter em mente que o *uso indiscriminado* desses medicamentos, sem orientação técnica ou por repetidas vezes, pode ser *desastroso para a fertilidade e saúde geral do animal.*

O uso de contraceptivos em cadelas pode ser realizado, basicamente, em três situações:[31-34]

- **Interrupção do cio**: quando se deseja interromper o cio e, assim, cessar o comportamento do cio, ou mesmo impedir a ovulação, fertilização ou implantação do embrião no útero. Esse pode ser o caso, por exemplo, de cadelas que competirão em exposições de beleza ou obediência, quando realizarão trabalho junto com machos "inteiros", ou quando as mudanças físicas e comportamentais do cio não são interessantes para a fêmea ou outros cães. Nestes casos, é importante lembrar que não é possível interromper um cio com medicamentos por um tempo pré-fixado, ou seja, após o tratamento não se sabe quando a fêmea voltará a ciclar regularmente, pois o intervalo é muito variável.

- **Prevenir a ocorrência de cios**: quando se deseja que uma cadela não apresente cios regulares. Nesses casos, geralmente é necessário o uso de hormônios por tempo prolongado, hormônios de longa ação ou mesmo implantes hormonais, ainda indisponíveis no Brasil. Hormônios de longa ação ou de uso prolongado são mais prejudiciais que os demais.
- **Interrupção de gestações indesejadas**: é quando se deseja interromper as gestações não planejadas. Pode ser o caso, por exemplo, de uma cadela que acasalou no primeiro cio, do acasalamento entre raças diferentes ou mesmo em situações que coloquem em risco a vida da fêmea[35] – há medicamentos e protocolos bastante seguros para esses casos.

Opções medicamentosas para contracepção de fêmeas

Os principais hormônios utilizados nas situações descritas anteriormente são similares a progesterona, testosterona, estradiol, prostaglandinas, corticoides, inibidores da prolactina, GnRH e antagonistas da progesterona. A escolha é realizada caso a caso. Alguns exemplos de efeitos indesejáveis são: piometra, tumores de mama, diabetes, cio prolongado, intoxicação estrogênica, clitóris aumentado, vaginite, agressividade, obesidade, entre outros. Todavia, os efeitos adversos dependem do medicamento usado, da dose, das associações de medicamentos, da idade do animal e da fase do ciclo estral em que a fêmea se encontra. Além disso, são contraindicados nas cadelas com suspeita de gestação que não se deseja interromper, naquelas com histórico de vaginites e doenças uterinas, mamárias ou do fígado e em animais diabéticos.[31]

Portanto, o uso desses hormônios deve ser sempre bem pensado e discutido entre o criador/proprietário e seu veterinário de confiança.[35]

CASTRAÇÃO: SIM OU NÃO?

- Devo castrar?
- Qual é a idade ideal para submeter o animal à castração?

- Castrar antes do primeiro cio: realizar castração pré-púbere, em geral antes de 6 meses de idade, ou castração pediátrica, entre 6 e 16 semanas de idade?
- Castrar após a puberdade ou na idade adulta?
- Ou não devo castrar?

Essas são perguntas que rondam a cabeça das pessoas quando se trata de castrar ou não um cão ou cadela.[4,36] A castração de animais de companhia é algo tão comum em algumas mentes e culturas que, muitas vezes, nem se para mais para refletir sobre o assunto.

A idade para castrar um cão ou cadela, seus benefícios e malefícios sempre foram objeto de contradição entre leigos, e também entre profissionais. O fato é que lideranças científicas já aceitaram que a castração e/ou a idade para se castrar têm tanto consequências positivas quanto negativas na saúde do animal (Tabela 16.1).[36]

Tabela 16.1 Aumento ou diminuição dos riscos de alterações/doenças após a castração convencional.

Alteração	**Cadela**	**Cão**
Tumor de mama	↓	—
Piometra	↓	—
** Osteossarcoma	↑	↑
** Hemangiossarcoma	↑	↑
** Carcinoma de bexiga	↑	↑
Tumor prostático	—	↑
Tumor testicular	—	↓
Incontinência urinária	↑	↑
Hiperplasia prostática	—	↓
** Ruptura de ligamento cruzado cranial	↑	↑
Obesidade	↑	↑
Complicações cirúrgicas	Possíveis	Possíveis

* Diminuição = ↓; aumento = ↑.
** Comprovado somente em algumas raças.
Fonte: adaptada de Kustritz, 2014.[36]

Recentemente o tema foi amplamente debatido no Congresso Mundial da Associação Mundial de Veterinários de Pequenos Animais (WSAVA). A conclusão a que o grupo de pesquisadores chegou, baseando-se nas evidências científicas mais atuais, é que a castração pré-púbere é apropriada para o controle populacional de animais abandonados, resgatados ou de abrigos, como os Centros de Controle de Zoonoses, mas em certos casos há razões para a castração ser adiada ou mesmo não ser realizada.[4]

Portanto, antes de pensar em castrar um animal, deve-se considerar o objetivo da castração, a idade do animal no momento do procedimento, a raça e o porte. A seguir, serão descritos alguns efeitos da castração sobre a saúde canina.

EFEITOS DA CASTRAÇÃO SOBRE SAÚDE E COMPORTAMENTO

Castração *versus* incontinência urinária

Uma questão bastante discutida é se a castração e/ou a idade em que o animal é castrado aumentam os riscos de incontinência urinária. Cadelas das raças Boxer, Dobermann, Old English Sheepdog, Schnauzer Gigante e Rottweiler são conhecidas por terem predisposição à incontinência urinária pós-castração.[37] Além disso, pesquisas e evidências clínicas sempre apontaram para o maior risco de incontinência urinária nas fêmeas castradas,[38] principalmente quando realizada antes dos 3 meses de idade – castração pediátrica.[37] Em estudo recente, esses dados foram questionados,[39] mas sabe-se que a castração pouco antes do animal entrar na puberdade parece diminuir esse risco em 50%. Além disso, estudos apontam que fêmeas da raça Pastor Alemão não castradas não apresentaram incontinência urinária, enquanto 7% das fêmeas castradas antes de 1 ano apresentaram o distúrbio,[40] assim como cadelas da raça Boxer.[41]

Castração *versus* doenças articulares

O efeito da castração ou da idade de castração sobre os riscos de o animal vir a ter diversos tipos de doenças articulares também têm sido objeto de pesquisa científica. Nas raças Golden Retriever e Labrador Retriever, foi demonstrado que a castração aumenta a incidência de doenças articulares, como displasia coxofemoral, displasia de cotovelos e ruptura do ligamento cruzado cranial. A prevalência de ruptura de ligamento cruzado cranial é maior em machos castrados, seguidos de fêmeas castradas, sendo o dobro do risco de animais não castrados.[42]

De modo geral, a incidência de doenças articulares em Labradores e Goldens, machos e fêmeas, duplica nos Labradores machos castrados com idade inferior a 6 meses (passa de 5 para 10%), e aumenta para 14% nos animais castrados entre 6 e 11 meses; já nos Goldens machos castrados antes dos 6 meses de idade, a incidência passa de 3 para 27%.[43]

Nas fêmeas de Labrador castradas antes dos 6 meses de idade ou entre 6 e 11 meses, a incidência de displasia coxofemoral aumenta de 1,5 para 4 a 5%. Nas fêmeas Golden castradas antes dos 6 meses de idade, aumenta a incidência para 20%, enquanto na castração entre 6 e 11 meses, a incidência de ruptura do ligamento crucial cranial e de displasia coxofemoral sobe de 5 para 13%.[43] *É importante frisar que esses resultados, provenientes de estudos com cães de determinada raça, não devem ser extrapolados para cães de outras raças.*

Uma pesquisa recente com cães da raça Pastor Alemão evidenciou que nos machos não castrados a incidência média de uma ou mais doenças articulares (p. ex., displasia coxofemoral, displasia de cotovelo e ruptura do ligamento cruzado cranial) é de 7% (embora essa porcentagem seja variável entre raças, linhagens e mesmo entre regiões). Nessa raça, a castração antes de 1 ano de idade aumentou a incidência das doenças de 7 para 21%. Nas fêmeas, a incidência aumentou de 5 para 16%.

Castração *versus* câncer

Há muito tempo se afirma que, quando a castração da cadela é realizada antes do primeiro cio, o risco do aparecimento de tumores de mama reduz em 99,5%, o que foi demonstrado por pesquisa publicada no ano de 1969[37] e é aparentemente evidenciado clinicamente mundo afora, embora pesquisa recente questione esta prevenção atribuída à castração.[44] Por esse motivo, a castração é amplamente divulgada e indicada para as fêmeas, em particular àquelas das raças Poodle, Dachshund e diversos Spaniels, e também os SRDs, que parecem ser predispostas a tumores mamários.[37]

Em contrapartida, já foi comprovado que o aparecimento de vários outros tipos de câncer é mais frequente em animais castrados. Nas fêmeas da raça Golden Retriever, por exemplo – nas quais a incidência média de câncer é de 3% –, quando essas fêmeas são castradas antes de 1 ano de idade, a incidência aumenta 3 a 4 vezes para linfossarcoma; nas fêmeas castradas após 1 ano de idade, aumenta 3 a 4 vezes a incidência de hemangiossarcoma no baço ou no coração; e nas fêmeas castradas em qualquer momento até os 8 anos de idade, é maior a incidência de mastocitoma. Por outro lado, as fêmeas da raça Labrador Retriever quase não têm alteração da incidência de câncer pós-castração, quando comparadas às fêmeas Golden Retriever, demonstrando o *efeito raça* sobre a suscetibilidade ou resistência a algumas doenças.[43]

Embora menos acometidos que as fêmeas, nos machos Golden Retriever há maior incidência de linfossarcoma e hemangiossarcoma quando são castrados antes de 1 ano de idade.[43,45-47] Portanto, na raça Golden Retriever, a castração realizada até os 8 anos de idade aumenta em 3-4 vezes o risco de desenvolvimento de pelo menos um tipo câncer em relação aos animais não castrados.[43]

Outro exemplo é a raça Rottweiler. Nessa raça, a incidência de osteossarcoma aumenta em 4 vezes nos machos e fêmeas castrados antes de 1 ano de idade.[48]

É importante, novamente, ressaltar que essas pesquisas feitas em raças específicas podem até apresentar tendências, mas não devem ser extrapoladas para as demais raças.[35] Entretanto, pelo menos para *cães de raças grandes e gigantes*, parece haver mais benefícios para a saúde do animal quando ele não é castrado; ou, se houver desejo de castrá-lo, recomenda-se optar por uma técnica que não remova os ovários (histerectomia) ou os testículos (vasectomia), embora ainda haja riscos de algumas doenças, como tumor de mama e cistos ovarianos, por exemplo.

Castração *versus* longevidade

Embora sempre tenha sido apontado que animais castrados têm maior longevidade, possivelmente por maior cuidado dos proprietários, prevenção de doenças reprodutivas ou melhora no comportamento,[49] atualmente essas informações estão sendo questionadas.

Recentemente descobriu-se que cadelas da raça Rottweiler não castradas que tiveram ação hormonal ovariana, fisiológica, por pelo menos 6 anos de idade, apresentaram maior longevidade que as fêmeas da mesma raça castradas. As fêmeas castradas viveram em média 8 a 10 anos, enquanto as não castradas viveram cerca de 13 anos, um aumento de 30% na expectativa de vida. A maior longevidade das fêmeas não castradas foi relacionada à presença dos ovários, já que em geral as fêmeas Rottweiler também apresentam maior longevidade que os machos. As fêmeas portadoras de ovários parecem ter maior imunidade mediada pelos estrógenos e maior proteção celular contra estresse oxidativo.[16,50]

Castração *versus* comportamento

A agressividade nos animais pode ser inata ou um distúrbio de comportamento. Assim, ela pode ser de origem multifatorial. Vários fatores podem influenciar um cão a ser ou não agressivo contra outros cães, animais ou pessoas. Dentre os fatores que podem contribuir positivamente para o comportamento agressivo tem-se, por exemplo, má socialização do filhote, alta libido, raça, linhagem, presença concomitante de cães de portes similares, instinto territorialista, hierarquia, hormônios sexuais e competição por alimento, atenção ou objetos.

A castração é um dos métodos mais utilizados para o controle do comportamento de agressividade dos animais domésticos, embora os efeitos sejam difíceis de serem quantificados, dado que são parâmetros subjetivos. Isso faz com que não haja consenso sobre os reais efeitos da castração sobre alguns comportamentos pós-castração.[2]

Os efeitos dos hormônios masculinos e da castração sobre o comportamento de agressividade dos cães já foram pesquisados, e já se sabe que a testosterona regula várias funções do comportamento no macho. Entretanto, quando machos caninos com alterações de comportamento são castrados, alguns apresentam eliminação do comportamento, uns diminuem o comportamento sem eliminá-lo completamente e outros não apresentam mudança comportamental alguma, ou seja, nem todos os machos castrados têm alteração de comportamento, e os que sofrem mudanças nem sempre perdem a agressividade por completo.[51]

Há controvérsias sobre a castração quanto à diminuição do comportamento agressivo do macho contra outros cães.[52] Além disso, sabe-se que apenas 25% dos cães castrados têm redução de 50 a 90% da agressividade contra seres humanos ou outros cães do mesmo domicílio.[53] De qualquer forma, para cães que, indesejavelmente, sejam agressivos, a castração pode ser considerada um adjuvante no tratamento, junto a outras mudanças de práticas comportamentais[54] e de adestramento. O período mínimo para esperar qualquer mudança no comportamento após a castração é de 6 meses.[55] Devem-se sempre levar em consideração as particularidades raciais e os demais efeitos benéficos ou maléficos da castração.

Nas fêmeas, a castração normalmente piora o comportamento de agressividade dominante, ocorrendo em geral nas cadelas castradas antes de 1 ano de idade, e que já apresentam algum tipo de agressividade antes da castração. Já foi demonstrado, também, que cadelas da raça Pastor Alemão castradas entre 5 e 10 meses se tornam mais reativas a cães e estranhos que as fêmeas não castradas.[56,57]

Outra questão interessante é o fato de que a castração durante a fase do diestro do ciclo estral pode causar comportamento agressivo ou irritabilidade transitória em algumas fêmeas em função da remoção da fonte de progesterona.[53,58]

Outro comportamento desagradável para vários proprietários é a demarcação de território, quando o animal urina em diversos lugares para "mostrar quem manda ali". A demarcação com urina é relativamente bem controlada pela castração: 50 a 70% dos animais castrados diminuem em até 90% a demarcação pela urina,[51] assim como o comportamento de fuga e o interesse em cadelas que estão no cio, que geralmente cessam.[2]

Castração *versus* doenças imunes

Recentemente uma pesquisa avaliou o impacto negativo da castração sobre a função imunológica de cães. Foi demonstrado que a castração aumenta a prevalência e o risco de algumas doenças, como por exemplo, dermatite atópica (dermatite alérgica), anemia hemolítica autoimune, colite, hipoadrenocorticismo, hipotireoidismo e pênfigo. Embora o estudo tenha sido feito em apenas uma universidade dos Estados Unidos, foram avaliados 90.000 cães, ou seja, uma grande quantidade de animais, e dessa forma evidenciou-se que a falta dos hormônios gonadais pós-castração produz efeitos deletérios sobre o sistema imunológico dos cães.[59]

Castração *versus* hérnia de disco

A hérnia de disco é uma doença que envolve o deslocamento do disco intervertebral, podendo causar paresia (perda parcial da função) e paralisia dos membros posteriores. É extremamente comum na raça Dachshund e constatou-se que a castração, principalmente a realizada antes de 1 ano de idade, aumenta ainda mais sua prevalência em cães dessa raça, tanto machos quanto fêmeas.[60]

Castração *versus* obesidade

A obesidade é a doença nutricional mais comum em cães. Ocorre quando o peso do animal está pelo menos 15% acima do ideal, devido ao acúmulo excessivo de gordura no corpo, o que afeta as funções fisiológicas do organismo.[61] Dessa forma, é fator de risco para várias doenças, como por exemplo, as ortopédicas, colapso de traqueia, paralisia de laringe e síndrome da obstrução das vias aéreas em cães braquicefálicos. Além disso, embora já se soubesse que a obesidade diminui a longevidade dos cães, esta perda foi quantificada em cães de meia-idade de diversas raças, demonstrando que a doença diminui em aproximadamente 2 a 3 anos a expectativa de vida dos cães, machos e fêmeas, em especial os da raça Yorkshire.[62]

CONSIDERAÇÕES FINAIS

A castração de cães é um assunto controverso. De maneira geral, animais que não serão utilizados na reprodução podem ser castrados a critério do proprietário. Entretanto, como definido pela Sociedade de Teriogenologia dos EUA,[63] a escolha entre castrar ou não um animal deve ser feita caso a caso. E essa decisão deve ser tomada entre o proprietário do animal e o veterinário, considerando vários aspectos, como o objetivo da castração, suas vantagens e desvantagens, os efeitos em curto, médio e longo prazos, a raça em questão, a saúde do animal, sua idade e seu temperamento. Embora possa haver alguns benefícios à saúde com a castração, eles devem ser contrastados com os benefícios à saúde em manter a produção dos hormônios esteroides ovarianos ou testiculares, quando não se castra. Geralmente, as vantagens da castração incluem o controle populacional, a diminuição dos riscos de acidentes automobilísticos e a diminuição ou ausência das chances de desenvolver tumor de mama, piometra, testicular ou ovariano. Em contrapartida, as desvantagens incluem o risco aumentado do desenvolvimento de obesidade, diabetes, osteossarcoma, hemangiossarcoma, adenocarcinoma prostático, infecções urinárias, incontinência urinária, tireoidite autoimune, hipotireoidismo e doenças ortopédicas, como displasia coxofemoral, displasia de cotovelos e ruptura do ligamento cruzado cranial. Assim, levando em consideração todos os tópicos apresentados neste capítulo, os autores sugerem que haja uma individualização das indicações para a castração de cães, bem como do uso de agentes farmacológicos para o controle temporário da fertilidade.

REFERÊNCIAS

1. Oliveira ECS, Moura MR, Sá MJC, Silva Jr. VA, Kastelic JP, Douglas RH et al. Permanent contraception of dogs induced with intratesticular injection of a zinc gluconate-based solution. Theriogenology 2012; 77:1056-63.
2. De Cramer KGM. Breeding is a bitch: reference book on dog breeding. Krugersdorp: Kejafa Knowledge Works, 2015. 308 p.
3. Parsemus Foundation. Promoting choice for optimal animal health. Disponível em: www.parsemusfoundation.org/projects/ovary-sparing-spray/. Acesso em: 05/03/2016.
4. Clark K. Neutering: how early is too early? Vet Rec 2012; 28:432-3.
5. Muraro L, White RS. Complications of ovariohysterectomy procedures performed in 1880 dogs. Tierarzlt Prax Ausg K Kleintiere Heimtiere 2014; 42:297-302.
6. Del Carlo RJ, Borges AP. Técnicas operatórias do sistema reprodutor. In: Oliveira AL. Técnicas cirúrgicas em pequenos animais. Rio de Janeiro: Elsevier, 2012. 480 p.
7. Fossum TW. Cirurgia de pequenos animais. 4.ed. Rio de Janeiro: Elsevier, 2014. 1619 p.
8. Schiff JD, Li PS, Schlegel PN, Goldstein M. Rapid disappearance of spermatozoa after vasal occlusion in the dog. J Androl 2003; 24:361-3.
9. Souza FW, Brun MV, Oliveira MT, Feranti JPS, Corrêa RKR, Idalêncio R et al. Ovario-histerectomia por videocirurgia (via NOTES vaginal híbrida), celiotomia ou miniceliotomia em cadelas. Cienc Rural 2014; 44:510-6.
10. Bencharif D, Amirat L, Tainturier D. Ovariohysterectomy in the bitch. Obst Gynecol Int 2010; 2010(542693):7.
11. Pöppl AG, Mottin TS, González FH. Diabetes mellitus remission after resolution of inflammatory and progesterone-related conditions in bitches. Res Vet Sci 2013; 94: 471-3.
12. Kirpensteinjn J. Ovariectomy versus ovariohysterectomy: is the eternal argument ended? In: International Congress of the Italian Association of Companion Animal Ve-

terinarians; 2008 May 30-Jun 1; Rimini, Itália. Reimpresso em IVIS com permissão do 59º Congresso Internazionale Multisala SCIVAC. p. 290-3.
13. Goethem BV, Okkens AS, Kirpensteijn J. Making a rational choice between ovariectomy and ovariohysterectomy in the dog: a discussion of the benefits of either technique. Vet Surg 2006; 35:136-43.
14. Okkens AC, Kooistra HS, Nickel RF. Comparison of long-term effects of ovariectomy versus ovariohysterectomy in bitches. J Reprod Fertil Suppl 1997; 51:227-31.
15. Lissner E. The pros of partial spay. Integr Vet Care J. Disponível em: http://ivcjournal.com/the-pros-of-partial-spay/. Acesso em: 03/03/2016.
16. Waters DJ, Kengeri SS, Clever B, Booth JA, Maras AH, Schlittler DL et al. Exploring mechanisms of sex differences in longevity: lifetime ovary exposure and exceptional longevity in dogs. Aging Cell 2009; 8:752-5.
17. Senger PL. Pathways to pregnancy and parturition. 2.ed. Pulmann: Current Conceptions, 2005. 373 p.
18. Trigg TE. Advances in use of the GnRH agonist deslorelin in control of reproduction. In: International Symposium on Canine and Feline Reproduction, 5, 2004, São Paulo. Anais... São Paulo: [s.n.], 2004. p. 49-51.
19. Junaidi A, Williamson PE, Cummins JM, Martin GB, Blackberry MA, Trigg TE. Use of a new drug delivery formulation of the gonadotrophin- releasing hormone analogue Deslorelin for reversible long-term contraception in male dogs. Reprod Fertil Dev 2003; 15:317-22.
20. Romagnoli S, Siminica A, Sontas BH, Milani C, Mollo A, Stelletta C. Semen quality and onset of sterility following administration of a 4.7-mg deslorelin implant in adult male dogs. Reprod Dom Anim 2012; 47(suppl 6):389-92.
21. Sirivaidyapong S, Mehl NS, Trigg TE. Delay of puberty and reproductive performance in male dogs following the implantation of 4.7 and 9.4 mg GnRH-agonist deslorelin at an early pre-pubertal age. Reprod Domest Anim 2012; 47(suppl. 6):400-2.
22. Goericke-Pesch S, Wilhelm E, Ludwig C, Desmoulins PO, Driancourt MA, Hoffmann B. Evaluation of the clinical efficacy of Gonazon implants in the treatment of reproductive pathologies, behavioral problems, and suppression of reproductive function in the male dog. Theriogenology 2010; 73:920-6.
23. Bertschinger HJ, Trigg TE, Jöchle W, Human A. Induction of contraception in some African wild carnivores by down regulation of LH and FSH secretion using the GnRH analogue deslorelin. Reprod Dom Anim 2002; 60:41-52.
24. Baker HJ. Immunization of cats and dogs with an anti-GnRH protein vaccine with molecular adjuvantation. In: International Symposium on Non-Surgical Contraceptive Methods for Pet Population Control. 2, 2004, Breckenridge: EUA.
25. Peed K, Kutzler M, Lamb S. Gonadotropin releasing hormone vaccination for immunocastration in male. In: International Symposium on Non-Surgical Contraceptive Methods for Pet Population Control. 4, 2010, Dallas: EUA.
26. Soto FRM, Viana WG, Sousa AJ, Pinheiro SR, Mucciolo GB, Hosomi FYM et al. Evaluation of zinc gluconate, either associated or not to dimethyl sulphoxide as contraceptive method for male dogs. Anim Reprod 2007; 4:119-24.
27. Oliveira ECS, Moura MR, Silva Jr VA, Peixoto CA, Saraiva KL, de Sá MJ et al. Intratesticular injection of a zinc based solution as a contraceptive for dogs. Theriogenology 2007; 68:137-45.
28. Leoci R, Aiudi G, Silvestre F, Lissner EA, Marino F, Lacalandra GM. The long-term study on the use of calcium chloride in saline solution as a non-surgical sterilization me-

thod in dogs: evaluation of effective concentration at the lowest risk. Acta Vet Scand 2014; 56:63.
29. Jana K, Samanta PK. Sterilization of male stray dogs with a single intratesticular injection of calcium chloride: a dose-dependent study. Contraception 2007; 75(5):390-400.
30. Lorena SERS, Luna SPL, Rodrigues D, Lima AF. Avaliação álgica do gluconato de zinco injetado por via intratesticular para a contracepção química em cães. FMVZ, UNESP, Botucatu, 2010. Disponível em: http://www.infertile.com.br.
31. Romagnoli S, Concannon PW. Clinical use of progestins in bitches and queens: a review. In: Concannon PW, England G, Verstegen III J, Linde-Forsberg C (eds.). Recent advances in small animal reproduction. Ithaca: International Veterinary Information Service, 2003.
32. Maenhoudt C, Santos NR, Fontbonne A. Suppression of fertility in adult dogs. Reprod Dom Anim 2014; 49(suppl. 2):58-63.
33. Schäfer-Somi S, Kaya D, Gültiken N, Aslan S. Suppression of fertility in pre-pubertal dogs and cats. Reprod Dom Anim 2014; 49(suppl 2):21-7.
34. Kaya D, Schäfer-Somi S, Kurt B, Kuru M, Kaya S, Kaçar C et al. Clinical use of deslorelin implants for the long-term contraception in prepubertal bitches: effects on epiphyseal closure, body development, and time to puberty. Theriogenology 2015; 15:1147-53.
35. Kutzler M, Wood A. Non-surgical methods of contraception and sterilization. Theriogenology 2006; 66:514-25.
36. Kustritz MVR. Pros, cons, and techniques of pediatric neutering. Vet Clin North Am Small Anim 2014; 44:221-33.
37. Reichler IM. Gonadectomy in cats and dogs: a review of risks and benefits. Reprod Dom Anim 2009; 44(suppl 2):29-35.
38. Reichler IM, Hubler M. Urinary incontinence in the bitch: an update. Reprod Domest Anim 2014; 49(suppl 2):75-80.
39. Beauvais W, Cardwell JM, Brodbelt DC. The effect of neutering on the risk of urinary incontinence in bitches – a systematic review. J Small Anim Pract 2012; 53:198-204.
40. Hart BL, Hart LA, Thigpen AP, Willits NH. Neutering of German shepherd dogs: associated joint disorders, cancers and urinary incontinence. Vet Med Sci 2016; 2(3): 191-9.
41. Reichler IM, Hubler M. Urinary incontinence in the bitch: an update. Reprod Domest Anim 2014; 49(suppl 2):75-80.
42. Slauterbeck JR, Pankratz K, Xu KT, Bozeman SC, Hardy DM. Canine ovariohysterectomy and orchidectomy increases the prevalence of ACL injury. Clin Orthop Relat Res 2004; 429:301-5.
43. Hart BL, Hart LA, Thigpen AP, Willits NH. Long-term health effects of neutering dogs: Comparison of Labrador Retrievers with Golden Retrievers. PloS One 2014; 9:1-10.
44. Beauvais W, Cardwell JM, Brodbelt DC. The effect of neutering on the risk of mammary tumours in dogs – a systematic review. J Small Anim Pract 2012; 53:314-22.
45. Prymak C, McKee LJ, Goldschmidt MH, Glickman LT. Epidemiologic, clinical, pathologic, and prognostic characteristics of splenic hemangiosarcoma and splenic hematoma in dogs: 217 cases (1985). J Am Vet Med Assoc 1988; 193:706-12.
46. Ware WA, Hopper DL. Cardiac tumors in dogs: 1982-1995. J Vet Int Med 1999; 13:95-103.
47. Torres de la Riva G, Hart BL, Farver TB, Oberbauer AM, Messam LL, Willits N et al. Neutering dogs: effects on joint disorders and cancers in golden retrievers. PLoS One 2013; 8(2):e55937.

48. Cooley DM, Beranek BC, Schlittler DL, Glickman NW, Glickman LT, Waters DJ. Endogenous gonadal hormone exposure and bone sarcoma risk. Cancer Epidemiol Biomarkers Prev 2002; 11:1434-40.
49. Greer KA, Canterberry SC, Murphy KE. Statistical analysis regarding the effects of height and weight on life span of the domestic dog. Res Vet Sci 2007; 82:208-14.
50. Waters DJ. A healthier respect to ovaries. Ovaries & Longevity. Disponível em: http://www.gpmcf.org/respectovaries.html. Acesso em: 05/03/2016.
51. Neilson JC, Eckstein RA, Hart BL. Effects of castration on problem behaviors in male dogs with reference to age and duration of behavior. J Am Vet Med Assoc 1997; 15:180-2.
52. Fogle B. The dog's mind. New York: Howell Book House, 1990.
53. Hart BL, Eckstein RA. The role of gonadal hormones in the occurrence of objectionable behavior in dogs and cats. Appl Anim Behav Sci 1997; 52:331-44.
54. O'Heare J. The effects of spaying and neutering on canine behavior. Association of Animal Behavior Professionals. Disponível em: http://www.associationofanimalbehaviorprofessionals.com/effects_of_neutering.html. Acesso em: 04/03/2016.
55. Hopkins SG, Schubert TA, Hart BL. Castration of adult male dogs: effects on roaming, aggression, urine marking, and mounting. J Am Vet Med Assoc 1976; 15:1108-10.
56. Kim HH, Yeon SC, Houpt KA, Lee HC, Chang HH, Lee HJ. Acoustic feature of barks of ovariohysterectomized and intact German Shepherd bitches. J Vet Med Sci 2005; 67:281-5.
57. Kim HH, Yeon SC, Houpt KA, Lee HC, Chang HH, Lee HJ. Effects of ovariohysterectomy on reactivity in German Shepherd dogs. Vet J 2006; 172:154-9.
58. O'Farrell V, Peachey E. Behavioural effects of ovariohysterectomy on bitches. J Small Anim Prac 1990; 31:595-8.
59. Sundburg CR, Belanger JM, Bannasch DL, Famula TR, Oberbauer AM. Gonadectomy effects on the risk of immune disorders in the dog: a retrospective study. BMC Vet Res 2016; 12:278.
60. Dorn M, Seath IJ. Neuter status as a risk factor for canine intervertebral disc herniation (IVDH) in dachshunds: a retrospective cohort study. Canine Genet Epidemiol 2018; 5:11.
61. Aptekmann KP, Suhett WG, Mendes Junior AF, Souza GB, Tristão APPA, Adams FK et al. Aspectos nutricionais e ambientais da obesidade canina. Ciência Rural 2014; 44(11):2039-44.
62. Salt C, Morris PJ, Wilson D, Lund EM, German AJ. Association between life span and body condition in neutered client-owned dogs. J Vet Intern Med 2019; 33(1):89-99.
63. Society for Theriogenology. STF/ACT Position Statements. Mandatory Spay/Neuter. Spay/Neuter Task Force. Disponível em: www.therio.org. Acesso em: 25/10/2016.

ANEXO

Modelo de ficha de acompanhamento gestacional

Matriz:	Data estimada do parto/método:
Padreador:	Data/horário do primeiro nascimento:
Data do início do proestro:	❑ Normal s/ auxílio ❑ Normal c/ auxílio ❑ Distócico ❑ Cesariana
Detectou ovulação por progesterona: ❑ S ❑ N Valor/data da progesterona: Laboratório:	Filhotes nascidos vivos: Machos: Fêmeas: Natimortos: Aborto:
Gestação nº:	Letra da ninhada/ano:
1º acasalamento/IA: _/_/_ ❑ IA 2º acasalamento/IA: _/_/_ ❑ IA 3º acasalamento/IA: _/_/_ ❑ IA Outros: _/_/_ ❑ IA vaginal ❑ IA uterina	Óbito(s): ❑ S ❑ N ❑ 24 horas Quantidade: ❑ 48 horas Quantidade: ❑ 72 horas Quantidade: ❑ 1ª semana Quantidade: ❑ 1º mês Quantidade:
Avaliação seminal: ❑ S ❑ N Data: Resultado: Médico-veterinário:	Observações:

S: sim; N: não; IA: inseminação artificial.

Semana da gestação	Dia da gestação	Data planejada	Data da realização	Planejamento	Observações
-4		_/_/_	_/_/_	❑ Visita ao/do veterinário ❑ Pesagem ❑ Avaliação nutricional ❑ Escore corporal ❑ Vacinas ❑ Protocolo de vermifugação* ❑ Controle de parasitos ❑ Planos de acasalamento Outros:	Veterinário: Peso: Escore: Vacinas: Vermifugação: Parasitos: Planos de acasalamento: Outros:
-2		_/_/_	_/_/_	Vermifugação (conforme prescrição)* Início ácido fólico Outros:	❑ Vermifugação ❑ Iniciou ácido fólico Outros:
1	1	_/_/_	_/_/_	Acompanhar as ovulações Realizar acasalamento ou IA	Observações:
4 5	20-25 30-35	_/_/_ _/_/_	_/_/_ _/_/_	US gestacional Dosagem de progesterona Vermifugação (conforme prescrição)* Repetir US 30-35 dias, se inconclusivo	Confirmação da gestação: P4: ___ ng/mL ❑ Vermifugação Retorno US:
6	40-42	_/_/_	_/_/_	Aumento da ração (porções pequenas e frequentes, se confirmada a gestação) Vermifugação (conforme prescrição)*	Troca de ração: ❑ S ❑ N Marca da ração: ❑ Vermifugação Produto: Data da repetição:
7	50	_/_/_	_/_/_	Vermifugação (conforme prescrição)*	❑ Vermifugação

(continua)

Semana da gestação	Dia da gestação	Data planejada	Data da realização	Planejamento	Observações
8	55-58	_/_/_	_/_/_	Visita de 55 dias: US/RX (n. fetos, viabilidade fetal)	Resultados:
	55	_/_/_	_/_/_	Preparo para parto: maternidade, corte de unhas, tosas, banho (se indicado pelo veterinário)	Maternidade: ❑ S ❑ N Unhas: ❑ S ❑ N Tosas: ❑ S ❑ N Banho: ❑ S ❑ N
9	58-63	_/_/_	_/_/_	Início controle temperatura Início monitoração parto	Gráfico temperatura: ❑ S ❑ N
	60	_/_/_	_/_/_	Vermifugação (conforme prescrição)*	❑ Vermifugação
	63	_/_/_	_/_/_	Data para o parto Pesar	Observações: Peso:
	≥65	_/_/_	_/_/_	Consulta ao veterinário e US; considerar possibilidade de cesariana	Observações:
		_/_/_	_/_/_	Avaliação veterinária do pós-parto	Observações:
9-10		_/_/_	_/_/_	Recuperação do parto, bem-estar da mãe etc. Recém-nascidos: mamar colostro até 6h pós-parto Aumento da ração no pós-parto	Recuperação/bem-estar: Colostro: ❑ S ❑ N
9-11		_/_/_	_/_/_	Pesagem dos recém-nascidos** (1×, 2×, 3×, 4× ao dia, conforme evolução)	Acompanhamento individual: ❑ S ❑ N
Observações gerais:				Vermifugação no pós-parto (mãe e filhotes)	Dias:

Observação importante: todos os dias acima são baseados na detecção do dia das ovulações, identificado por dosagem de progesterona. Assim, o parto deve ocorrer na maioria das fêmeas entre 62 e 64 dias após a ovulação. Se a ovulação não foi detectada, os dias passam a ser aproximados.

* As datas de vermifugações variam conforme o medicamento e o protocolo prescrito pelo veterinário.

** Balança de precisão para gramas.

US: ultrassom; RX: raio-X.

Índice remissivo

D

F

G

H

O

P

Q

R

S

Z